Springer
Berlin
Heidelberg
New York
Barcelona
Budapest
Hong Kong
London
Mailand
Paris
Tokyo

G. Bueß · A. Cuschieri
J. Périssat (Hrsg.)

Operationslehre der Endoskopischen Chirurgie 2

Mit 273 Abbildungen in 432 Einzeldarstellungen,
überwiegend in Farbe

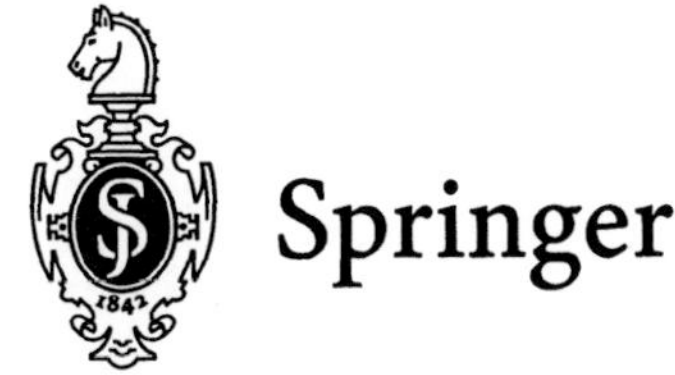

Springer

Prof. Dr. Gerhard Buess
Minimal Invasive Chirurgie, Abt. für Allgemeinchirurgie
Klinikum Schnarrenberg, Eberhard-Karls-Universität
Hoppe-Seyler-Str. 3, 72076 Tübingen, BRD

Prof. Dr. Alfred Cuschieri
Ninewells Hospital and Medical School, Dept. of Surgery
University of Dundee
Dundee DD1 9SY, Scotland, U.K.

Prof. Dr. Jacques Périssat
Cliniques Chirurgicales, 311 Boulevard du Président Wilson
33200 Bordeaux, France

Übersetzung: Maria Buess
Kapitel 1 und 2 wurden von den Autoren übersetzt

Umschlagabbildung: 12.15 b, S. 252

ISBN-13:978-3-642-79734-7   eISBN-13:978-3-642-79733-0
DOI: 10.1007/978-3-642-79733-0

Die Deutsche Bibliothek – CIP-Einheitsaufnahme
Operationslehre der endoskopischen Chirurgie/
G. Buess . . . (Hrsg.). [Übers.: Maria Buess]. –
Berlin; Heidelberg; New York; London; Paris; Tokyo;
Hong Kong; Barcelona; Budapest: Springer.
Literaturangaben. – Engl. Ausg. u. d. T.:
Operative manual of endoskopic surgery
NE: Buess, Gerhard [Hrsg.] 2 (1995)

Zeichnungen: M. Wosczyna, Rheinbreitbach
Satz: Datenkonvertierung durch B. Wieland, Heidelberg

SPIN 10475710   24/3135 – 5 4 3 2 1 0 – Gedruckt auf säurefreiem Papier

Vorwort

Im Band 2 der *Operationslehre für Endoskopische Chirurgie* werden endoskopische Operationsmethoden beschrieben, die nach der Veröffentlichung von Band 1 in die klinische Praxis eingeführt wurden. Der Allgemeine Teil beinhaltet neu erarbeitete Kapitel über Instrumente, Hilfsgeräte und die Videotechnik, desgleichen ein neues Kapitel über die Anästhesie in der endoskopischen Chirurgie. Diese Themen sind von größter Bedeutung für die endoskopische Chirurgie und werden üblicherweise in Literaturberichten nicht angemessen berücksichtigt.

Band 2 befaßt sich mit endoskopischen Eingriffen in Thorax und Abdomen. In der thorakoskopischen Chirurgie waren in den vergangenen zwei Jahren erhebliche Fortschritte zu verzeichnen; hier werden insbesondere anatomische Lungen- und Ösophagusresektionen beschrieben. Abgehandelt werden die Eingriffe am oberen Intestinaltrakt, nicht aufgenommen wurden kolokterale Eingriffe, weil es unserer Meinung nach noch weiterer Erfahrung bedarf, ehe valide Aussagen zu endoskopischen kolorektalen Resektionen, insbesondere bei Karzinomen, vorliegen. Wir haben deshalb beschlossen, über kolorektale Eingriffe und laparoskopische Leistenbruchoperationen erst in Band 3 zu berichten, der in Vorbereitung ist.

Der Darstellung der einzelnen Operationsschritte wurde besonderes Gewicht beigemessen. In den Abbildungen zu den Einstichstellen der Trokare und Trokarhülsen sind außer der Lokalisation auch Größe und Funktion jedes Ports angegeben.

Wir bedanken uns bei den Autoren für ihre qualitativ hochwertigen Beiträge, wodurch unsere Aufgabe als Herausgeber erheblich erleichtert wurde. Ebenso danken wir dem Springer-Verlag für die Unterstützung bei der Vorbereitung dieses Buches, insbesondere Frau Wehner und Herrn Wieland.

G. Buess
A. Cuschieri
J. Périssat

Inhaltsverzeichnis

1 Instrumente und Technologie für die endoskopische Chirurgie
A. MELZER, G. BUESS und A. CUSCHIERI 1

2 Videotechnologien für die endoskopische Chirurgie
T. LANGE und G. BUESS 77

3 Die Anästhesie in der endoskopischen Chirurgie
B. KOTTLER, G. LENZ und G. BUESS 99

4 Subtotale thorakoskopische Ösophagektomie rechts
mit Lymphadenektomie
A. CUSCHIERI 113

5 Thorakoskopische Perikardektomie und Einsetzen
eines Epikardschrittmachers
A. CUSCHIERI 133

6 Endoskopische Eingriffe im Mediastinum
K. MANNCKE, G. BUESS und G. ROVIARO 143

7 Endoskopische Lungenresektionen
G. ROVIARO, C. REBUFFAT, F. VAROLI, C. VERGANI und S. M. SCALAMBRA . . 153

8 Laparoskopische Leberchirurgie
A. CUSCHIERI 173

9 Laparoskopische biliodigestive Anastomose
A. CUSCHIERI 183

10 Laparoskopische Behandlung von Gallengangsteinen
A. CUSCHIERI 205

11 Laparoskopische Splenektomie
A. CUSCHIERI 225

12 Laparoskopische Eingriffe am Magen
A. CUSCHIERI 239

13 Laparoskopie und laparoskopische Kontaktultrasonographie
bei Erkrankungen der Leber, des Gallengangsystems
und der Bauchspeicheldrüse
A.CUSCHIERI 261

Sachverzeichnis 281

Autorenverzeichnis

Prof. Dr. GERHARD BUESS
Minimal Invasive Chirurgie
Abteilung für Allgemeinchirurgie
Klinikum Schnarrenberg
Eberhard-Karls-Universität
Hoppe-Seyler-Str. 3
72076 Tübingen, BRD

Prof. Dr. ALFRED CUSCHIERI
Ninewells Hospital
and Medical School
Department of Surgery
University of Dundee
Dundee DD1 9SY, Scotland, U.K.

Dr. med. B. M. KOTTLER
Abteilung für Anästhesiologie
Klinikum Schnarrenberg
Eberhard-Karls-Universität
Hoppe-Seyler-Str. 3
72076 Tübingen, BRD

T. LANGE
Minimal Invasive Chirurgie
Abteilung für Allgemeinchirurgie
Klinikum Schnarrenberg
Eberhard-Karls-Universität
Hoppe-Seyler-Str. 3
72076 Tübingen, BRD

Dr. med. G. LENZ
Abteilung für Anästhesiologie
Klinikum Schnarrenberg
Eberhard-Karls-Universität
Hoppe-Seyler-Str. 3
72076 Tübingen, BRD

M. MACIOCCO, MD
C. REBUFFAT, MD
S. M. SCALAMBRA, MD
F. VAROLI, MD
C. VERGANI, MD
Università di Milano
Via S. Vittore 12
20100 Milano, Italy

Priv.-Doz. Dr. med. K. MANNCKE
Abteilung für Allgemeinchirurgie
Klinikum Schnarrenberg
Eberhard-Karls-Universität
Hoppe-Seyler-Str. 3
72076 Tübingen, BRD

A. MELZER
Minimal Invasive Chirurgie
Abteilung für Allgemeinchirurgie
Klinikum Schnarrenberg
Eberhard-Karls-Universität
Hoppe-Seyler-Str. 3
72076 Tübingen, BRD

G. ROVIARO, MD
Università di Milano
Via S. Vittore 12
20100 Milano, Italy

1 Instrumente und Technologie für die endoskopische Chirurgie

A. Melzer, G. Buess und A. Cuschieri

Einleitung

Seit die ersten laparoskopischen Cholezystektomien Ende der 80er Jahre erfolgreich klinisch durchgeführt wurden, ist eine Vielzahl neuer Instrumente entwickelt worden, doch die derzeitigen Instrumente unterscheiden sich wenig von den Originalgeräten, die von Jakobeus [1], Wittmoser und Pfau [2], Semm [3] und unseren Teams [4, 5] entwickelt wurden. Obwohl Trokare, Trokarhülsen, Nadelhalter, Scheren, Zangen, Klipps und Klammernahtgeräte ständig verbessert wurden, sind noch immer die grundsätzlichen Probleme der endoskopischen Operation nicht vollständig gelöst [6]. Nähte, Ligaturen und schwierige Organpräparationen müssen mit starren Instrumenten, extrakorporalen Schiebeknotentechniken und teilweise wenig ergonomischen Handgriffen in einem nur zweidimensional dargestellten Operationsfeld durchgeführt werden. Somit ist nur der sehr erfahrene Chirurg in der Lage, schwierige endoskopische Operationen sicher und schnell durchzuführen. Solche Verfahren können erleichtert werden, wenn die derzeitigen Nachteile und Einschränkungen der endoskopisch-chirurgischen Technologie aufgrund der eingeschränkten Handhabbarkeit von Geweben, dem Verlust der taktilen Sensorik und Kraftreflexion überwunden sind und eine dreidimensionale Visualisierung routinemäßig angewendet werden kann [7, 8]. Je komplexer und ausgedehnter die Operationen werden, desto komplexer und aufwendiger wird das Instrumentarium. Es ist von größter Wichtigkeit, daß der Chirurg mit den Grundzügen der technologischen Prinzipien des Instrumentariums vertraut ist, da nur er die technisch-operativen Probleme benennen und Lösungsvorschläge machen kann. Neben den technischen Anforderungen an eine Instrumentenentwicklung müssen vor allem die medizinischen und chirurgischen Prinzipien beachtet werden. Diese beinhalten adäquate Operationszeiten, hygienisch einwandfreies Instrumentarium, auf ein Minimum reduzierte Fehlfunktionen und kompromißlose Sicherheit des Patienten. Um das Instrumentarium, das die wirklichen Bedürfnisse der endoskopischen Chirurgie erfüllt, entwickeln zu können, müssen wir eine möglichst enge Kooperation zwischen der Industrie, den Entwicklungszentren und der Chirurgie erreichen.

Entwicklungsprinzipien

Historisch gesehen haben Ärzte und Techniker (Medicus und Technicus) bei der Entwicklung des klassischen Instrumentariums eng zusammengearbeitet. Trotz der damals primitiven Herstellungsverfahren und des relativ einfachen Aufbaus der Instrumente wurden alle wichtigen chirurgischen Anforderungen integriert. Im Verlauf vieler Jahrhunderte entstand so eine Vielzahl von chirurgischen Instrumenten [9]. Entsprechend dem sich ständig ändernden Wissensstand wurden einige modifiziert und andere gänzlich verworfen [10]. Die konventionellen chirurgischen Instrumente durchliefen so eine Art Evolution und sind nun perfekt an ihren Anwendungsbereich angepaßt. Diese langjährige Tradition der Zusammenarbeit zwischen Instrumentenbauer und Chirurg wurde mehr und mehr durch anderweitig orientierte klinische Forschung verdrängt, so daß heute in der Regel die Industrie die Instrumentenentwicklung durchführt.

Mit alten Entwicklungsprinzipien zu einer neuen Ära der Chirurgie

Nur bei der Durchführung einer endoskopischen Operation werden die Einschränkungen und die fundamentalen Probleme des Instrumentariums deutlich. Daher gewinnt die enge Kooperation zwischen Ingenieur und Chirurg wieder an Bedeutung, und so wie in der Vergangenheit müssen sie gemeinsam alle technologischen Fortschritte prüfen, um das geeignetste Instrumentarium zu entwickeln. So werden steuerbare Instrumente, multifunktionale Instrumente und verbesserte Nahtsysteme benötigt. Wir hatten die Möglichkeit, während der Entwicklung neuer endoskopischer Verfahren das erforderliche Instrumentarium in alter Tradition zu entwickeln [11]. Wie in früherer Zeit wurden die Instrumente gemeinsam von Chirurg und Techniker konstruiert und hergestellt. Eine solch enge, interdisziplinäre Instrumentenentwicklung hat den Vorteil, daß auf der einen Seite der Chirurg die wichtigsten Prinzipien von Konstruktion und Fertigung der Instrumente erlernt, während auf der anderen Seite der Techniker die grundsätzlichen chirurgischen und medizinischen Prinzipien erfährt [12, 13].

Interdisziplinäre Kooperation

Im Verlauf der letzten Jahre haben wir an unseren Kliniken interdisziplinäre Entwicklungsteams etabliert, die sich intensiv mit der Erarbeitung der endoskopisch-chirurgischen Technologie beschäftigen. Diese Teams arbeiten in der Regel an bestimmten Aufgabenfeldern, so wie sie durch die zwei Ebenen unseres Kooperationsmodelles definiert werden:

- Ebene 1 beinhaltet die Entwicklung von einfachen Instrumenten und Geräten entsprechend den praktischen chirurgischen Erfordernisse für endoskopische Operationen.
- Ebene 2 beinhaltet die Systemtechnik [14] der endoskopischen Chirurgie als Basis für die Entwicklung von fortschrittlichen intelligenten Instrumentarien und Operationssystemen.

Die Entwicklungen in der ersten Innovationsebene werden prinzipiell in 4 Phasen vollzogen,

Ausgangspunkt ist immer das chirurgische Problem (Abb. 1.1). Die Phasen sind zusammenhängend und im wesentlichen beeinflußt durch derzeitige Technologien sowie Systemanalyse und Systemtechnik auf Ebene 2 der Innovation.

- In *Phase 1* diskutieren Chirurg und Techniker gemeinsam eine Reihe von theoretischen Lösungsmöglichkeiten für ein bestimmtes chirurgisches Problem. Die technologische Lösung für ein Instrument wird mit Hilfe von Zeichnungen oder einfachen Draht-, Holz- oder Papiermodellen eingegrenzt und ausgewählt.
- *Phase 2* beinhaltet das Anfertigen eines einfachen Prototyps, z. B. die Modifikation eines konventionellen vorrätigen Instrumentes und die Anfertigung eines Testphantoms aus Tiergewebe. In diesem Stadium werden die verschiedenen Lösungsvorschläge auf diejenigen reduziert, die aufgrund der ersten einfachen Tests vielversprechend sind. In Abhängigkeit vom technologischen Aufwand müssen bereits in dieser Phase Ingenieurwissenschaften zur Berechnung und Konstruktion hinzugezogen werden. Die frühe Einbeziehung der jeweiligen medizintechnischen Industrie ist außerordentlich wichtig, da nur so die Aspekte einer Serienfertigung in die Entwicklung einfließen können. Auch marktwirtschaftliche Aspekte hinsichtlich einer Kosten-Nutzen-Analyse dürfen nicht außer acht gelassen werden.
- In *Phase 3* wird ein bereits für den klinischen Einsatz definierter Prototyp konstruiert, angefertigt und getestet. Die Erprobung erfolgt zunächst noch einmal im Phantom und dann, soweit notwendig, im Tierversuch. Zur Durchführung weiterer Modifikationen ist eine gut ausgestattete Werkstatt in der Nähe des Tierlabors sehr hilfreich. Nach der praktischen Erprobung im Tierversuch, wo die Anwendbarkeit eines Instrumentes realitätsnah getestet wird, muß der eingeschlagene Lösungsweg häufig neu überdacht werden.
- In *Phase 4* sollte ein erster Prototyp (0-Serie) des zukünftigen Instrumentes professionell gefertigt werden. Nur ein Gerät, das erfolgreich bei einer Operation am Menschen eingesetzt werden konnte und den neuesten medizinischen Erkenntnissen entspricht, sollte den rou-

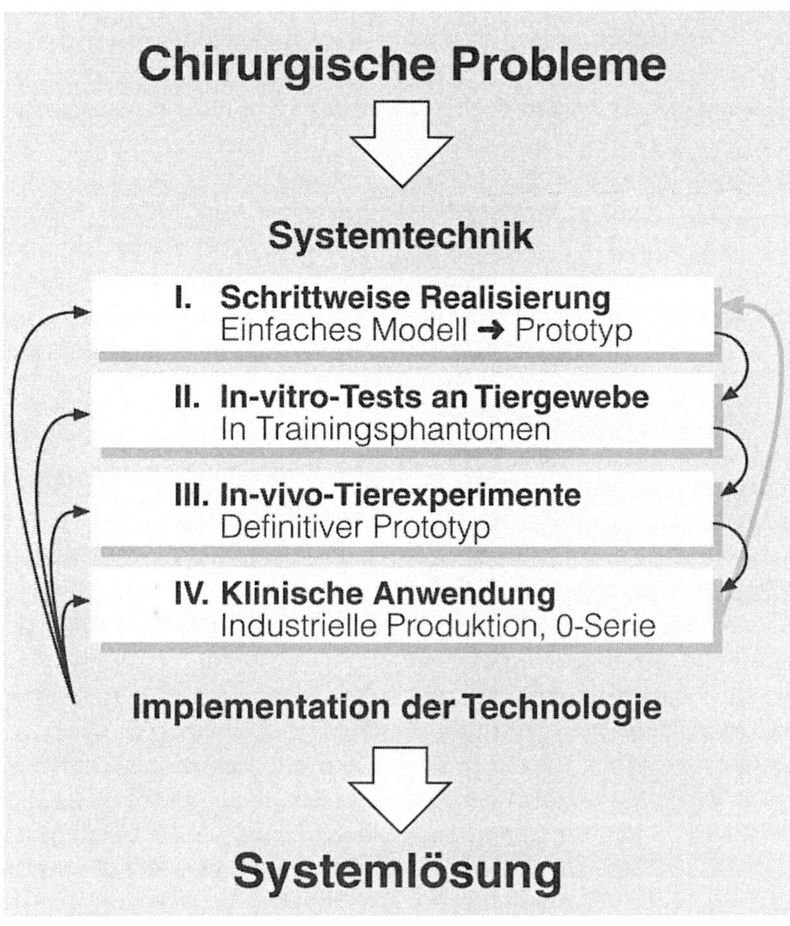

Abb. 1.1. Innovationsebenen in der Technologieentwicklung für die endoskopische Chirurgie. Der Entwicklungsprozeß ist unterteilt in 4 Phasen: 1. Phase (*I*): theoretische Konzepte und einfache Modelle; 2. Phase (*II*): praktische Erprobung der Ideen in Phantomexperimenten an Tiergewebe; 3. Phase (*III*): Tierexperimente und professionelle Fertigung der Prototypen; 4. Phase (*IV*): klinische Tests und industrielle Produktion (0-Serie). Alle Abschnitte der Entwicklung und die verschiedenen Phasen beeinflussen und kontrollieren sich gegenseitig. Ein vollständiger Durchlauf aller Phasen von 1 bis 4 ist nicht immer notwendig. Ideen und Konzepte können in allen Phasen abhängig von ihrer technologischen Komplexität oder den medizinischen Anforderungen realisiert werden

tinemäßigen klinischen Einsatz und die Vermarktung erreichen. So können z. B. Neuentwicklungen in anderen medizinischen Disziplinen eine etablierte Operationsmethode und damit auch die diesbezügliche technologische Entwicklung überflüssig machen.

Dieses Entwicklungsmodell ist flexibel und es gibt keine festgelegten Grenzen zwischen den verschiedenen Phasen. Ein einfaches Instrument kann ohne weiteres rasch in den klinischen Einsatz gelangen, ohne die verschiedenen Entwicklungsphasen zu durchlaufen, während hingegen komplexe Entwicklungen wie Manipulatoren oder multifunktionale Instrumente [7] u. U. mehrfach durch alle Phasen laufen müssen und ausgedehnte Tests und Modifikationen erfordern.

Die Ebene 2 beinhaltet Systemtechnik [14] und die Entwicklung von intelligenten Instrumentensystemen. Die nächste Generation des endoskopischen Instrumentariums wird intelligent und steuerbar sein und mit Hilfe von Mikrosensoren und Mikroaktuatoren [7, 15] sowie komplexer Elektronik geregelt werden. Die Entwicklung dieser Systeme ist schwierig und muß von wissenschaftlicher Forschung begleitet werden, z. B. bei der Entwicklung von taktiler und propriozeptiver Informationsübertragung [16, 17] oder von Mikrosensor- und Aktuatorsystemen. Um mit diesen Entwicklungen eine fernhantierte Telechirurgie unter dreidimensionaler Sicht zu erreichen und ihre klinische Einsetzbarkeit prüfen zu können, muß das gesamte Wissensspektrum von Naturwissenschaft und Ingenieurwesen eingesetzt werden. Aus diesem Grunde hat die Arbeitsgruppe in Tübingen gemeinsam mit dem Forschungszentrum Karlsruhe bereits 1990 ein interdisziplinäres Entwicklungsprogramm zur Etablierung von Hochtechnologie in der endoskopischen Chirurgie initiiert. In weiteren Kooperationen mit dem Fraunhofer-Institut für biomedizinische Technik in St. Ingbert und der Deutschen Aerospace (DASA), München, werden zusätzliche Komponenten und Systeme, wie z. B. taktile Sensorik und intelligente Visualisierung des Operationsfeldes erarbeitet. In dem EUREKA-Projekt „MASTER" wird die gesamte notwendige Technologie im Verbund mit europäischen Kliniken (G. Bueß, Tübingen, A. Cuschieri, Dundee, GB, M. M. Lirici, Rom, und J. Marescaux, Strasbourg) und Firmen, v. a. Alcatel und Dornier, entwickelt. Neben den klassisch-praktischen Erprobungen ist in der Ebene 2 der Innovation die Anwendung von Simulations- und Modulationstechniken als Testverfahren sehr sinnvoll und kann Zeit und Kosten sparen. Computersimulation und -modellation sind bei der Entwicklung von Mikrosystemen und Geräten der Handhabungstechnik unverzichtbare Hilfsmittel [15]. Der Ingenieur prüft und testet seine Entwicklung beliebig oft auf dem Bildschirm seines Computers und kann auf diese Weise viele technische Fehlfunktionen bereits im Vorfeld eliminieren. Die Anwendung solcher Qualitätssicherungssysteme und Fehleranalysen in der endoskopischen Chirurgie kann wesentlich zur Erhöhung der Zuverlässigkeit und Sicherheit neuentwickelter Instrumentarien beitragen. Die klinische Erprobung und Evaluation aber bleibt unverzichtbar, denn nur während einer Operation unter realen Bedingungen läßt sich die Anwendbarkeit einer Technologie bestätigen. Der Chirurg, der mit den technologischen Grundprinzipien der Instrumentarien und Zukunftsentwicklungen vertraut ist, kann dem Techniker die operativen Probleme verständlich erläutern und sinnvolle Lösungsmöglichkeiten vorschlagen. Eine gut funktionierende interdisziplinäre Kooperation und die Etablierung einer für beide Seiten verständlichen Nomenklatur ist daher eines der vordringlichsten Ziele für die zukünftige Technologieentwicklung.[1]

Technologische und medizinische Voraussetzungen für ein sicheres endoskopisches Instrumentarium

Zuverlässigkeit

Konstruktion und Fertigung eines optimal zuverlässigen und sicheren operativen endoskopischen Instrumentariums sind durch die begrenzte Größe der Zugänge erheblich eingeschränkt. Insbesondere die multifunktionalen Instrumente sind komplex und empfindlich, was bei Reinigung und Sterilisation zu Beschädigungen führen kann [18]. Neben dem finanziellen Aspekt ist z. B. der Bruch und Verlust eines Maulteils beim Abklemmen eines Gefäßes ein unakzeptabler Zwischenfall, der zu erheblichen Komplikationen führen kann. Das übergeordnete Problem bei Konstruktion und Ausführung liegt im geringen Durchmesser und in der großen Schaftlänge der Instrumente. Die kritischen Konstruktionen der kleinen Gelenke und schmalen Bolzen (Abb. 1.2) müssen dringend überdacht werden, um zu einem einfachen und zuverlässigen Betätigungssystem der Maulteile zu kommen. Der einmalige Gebrauch eines Instrumentes mag sicherlich grundsätzlich dieses Problem lösen: Einmalinstrumente sind absolut steril, und die kurze Einsatzzeit bietet verschiedene Vorteile, z. B. die Scheren sind bei einmaligem Gebrauch immer ausreichend scharf. Die Funk-

---

[1] Ein neues Journal, *Endoscopic Surgery and Allied Technologies*, Thieme, Stuttgart, wurde von der Tübinger Gruppe gegründet, um u. a. ein Forum zur interdisziplinären Kooperation bereitzustellen.

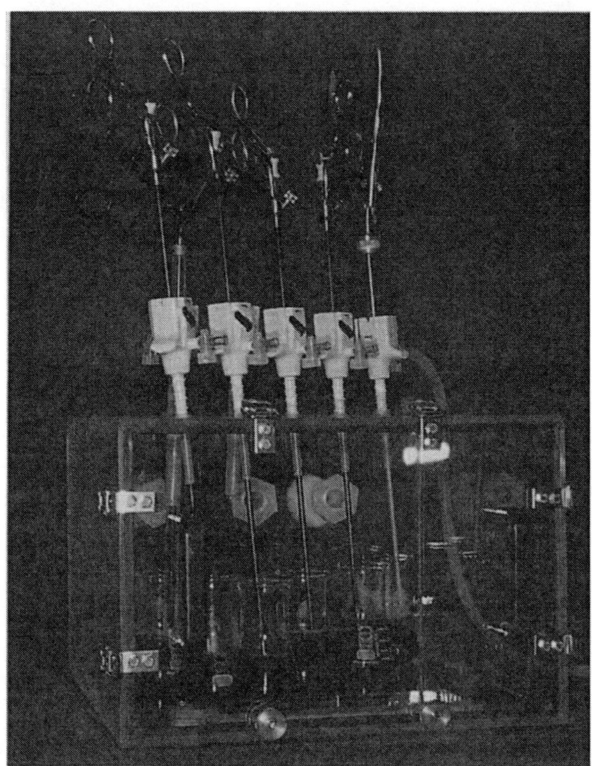

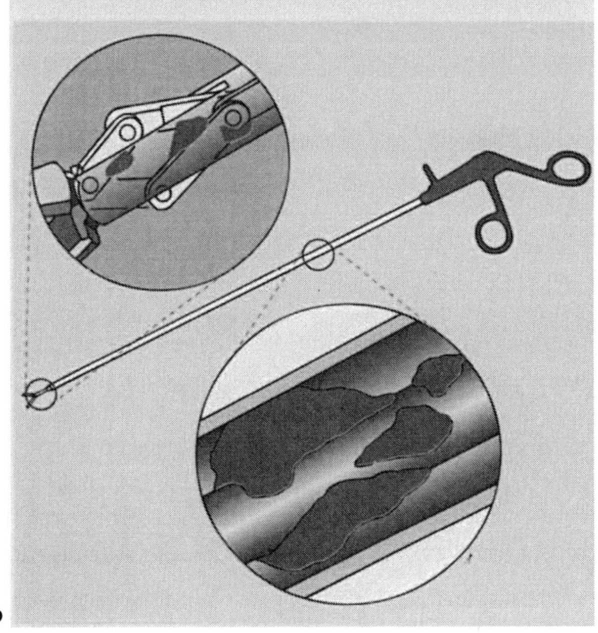

Abb. 1.2 a, b. Reinigungsprobleme endoskopischer Instrumente. **a** Standardinstrumente wurden in einem speziell hierfür entwickelten Simulator zur reproduzierbaren Verschmutzung plaziert (Tübingen). **b** Der lange Rohrschaft des Instrumentes, die kapillaren Spalten im Maulteilbereich und Handgriff in Kombination mit dem intraabdominellen Druck führen zur erheblichen inneren Verunreinigung mit Blut, die nach einer Routineaufbereitung verbleibt

tionen und die Handhabung der Instrumente ist oft aber nicht so präzise wie dies erforderlich ist. Einmalverwendbare Faßzangen sind in der Regel nicht gut einzusetzen, da die Maulteilbetätigung über ein relativ großes Spiel verfügt und die bewegten Bauteile häufig nicht die notwendige Stabilität aufweisen. Die angestrebten niedrigen Verkaufspreise solcher Instrumente bedingen möglichst niedrige Produktionskosten, womit häufig ein Qualitätsverlust verbunden ist. Sowohl die Konstruktion als auch die Materialauswahl beeinflussen in hohem Maße Funktion und Zuverlässigkeit der Instrumente. Es ist jedoch unbestreitbar, daß Einmalverwendbarkeit in gewissen Fällen die einzig praktikable Lösung für chirurgische Instrumente ist. So ist es z. B. aus Gründen der Reinigbarkeit und der Zuverlässigkeit nicht zu verantworten, die Klammernahtgeräte komplett wiederzuverwenden oder die Magazine neu mit Klipps zu bestücken.

Um die Kosten, die mit den endoskopisch-chirurgischen Operationen verbunden sind, weiter zu senken, scheint das Konzept der „re-posables" oder teilwiederverwendbaren Instrumente, die den Anforderungen sowohl von chirurgischer als auch von hygienischer Seite genügen, ein sinnvoller Ansatz [19]. Eine Wiederverwendung darf jedoch nicht zu Lasten einer möglichst einfachen Bedienung und damit störungsfreien Durchführung der Operation gehen. Außerdem muß eine einfache und schnelle Aufbereitung und Sterilisation der Instrumente möglich sein, ohne daß die Lebensdauer der Geräte erheblich eingeschränkt wird. Bauteile, die einem erheblichen Verschleiß unterliegen, sollten vor jeder Operation ausgetauscht werden und die wiederverwendeten Bauteile müssen vor einem weiteren Einsatz zweckmäßigerweise von speziell geschultem Personal hinsichtlich ihrer Funktion geprüft werden.

Anwendbarkeit

Desinfektion und Sterilisation des endoskopischen Instrumentariums

Die hygienischen Anforderungen an das Instrumentarium hängen im wesentlichen vom Kontaminationsrisiko des Instrumentes und dem daraus resultierenden Infektionsrisiko für den Patienten ab. Die Risiken werden in 3 Ebenen unterteilt [20]: Am kritischsten sind Instrumente, die mit dem Blut und den inneren Geweben des Patienten in Kontakt kommen; semikritische berühren die Schleimhaut und nicht-kritische kommen nur in Kontakt mit der äußeren Haut. Entsprechend dieser Einteilung werden verschiedene Reduktionsraten der Mikroorganismen gefordert. Während nach den heute geltenden Regeln der Hygiene bei hochkritischen Instrumenten Mikroorganismen um den Faktor 10^6, Sporen eingeschlossen, gesenkt werden müssen, ist bei semikritischen eine Reduktion um den Faktor 10^5, Sporen nicht eingeschlossen, erforderlich.

Ein Instrument für die endoskopische Chirurgie, das mit inneren Organen und auch dem Blut des Patienten in Kontakt kommt, muß daher als hochkritisch betrachtet werden. Die Möglichkeit der Keimübertragung und Infektion muß durch vollständige Reinigung und nachfolgende Sterilisation vermieden werden. Der optimale Sterilisationsprozeß ist die Dampfsterilisation im Autoklaven. Der gespannte und gesättigte Wasserdampf kann jedoch bei einer Temperatur von 121–134 °C hitzeempfindliche Instrumente aus Kunststoff, Optiken oder elektronische Bauteile erheblich beschädigen. Das explosive, giftige und karzinogene Äthylenoxid (EO) wird zur Niedertemperatursterilisation von hitzeempfindlichem Material verwendet. Die EO-Sterilisation ist mit hohem apparativem Aufwand und strengen Sicherheitsvorschriften für das Personal verbunden, in ihrer Effektivität ist sie dem Wasserdampfverfahren unterlegen. Da das Äthylenoxid sogar in Metall gelöst wird, müssen die sterilisierten Teile bis zu einer Woche vor der eigentlichen Anwendung belüftet werden. Der kürzeste EO-Sterilisationszyklus ist 1 Tag [21].

Die Niedertemperatur-„Sterilisation" von Instrumenten mit Sidex und anderen Tauchlösungen, wie z.B. Glutaraldehyd, Formaldehyd oder Peressigsäure, ist nur für die Desinfektion von semikritischen Instrumenten geeignet. Für Instrumente, die mit Gewebe und Blut in Kontakt kommen, sind die Tauchverfahren nicht zu empfehlen. Es gibt einige wenige Fälle einer bewiesenen Übertragung von Hepatitis-B-Viren durch endoskopisches Instrumentarium [20]. In der Regel ist es jedoch fast unmöglich, solche Infektions- und Kontaminationswege zu beweisen. Da das Infektionsrisiko aber nicht grundsätzlich ausgeschlossen werden kann, müssen die Instrumente optimal gereinigt und sterilisiert werden.

Neue Verfahren der Niedertemperatursterilisation ermöglichen eine vollständige Sterilisation, sogar von empfindlichen elektronischen Bauteilen [22]. Das Sterrad-System (Johnson & Johnson, Norderstedt) ist ein H_2O_2-Niedertemperatur-Plasmaprozeß, der eine nichttoxische, schnelle Sterilisation bei Temperaturen im Bereich von 50 °C erlaubt [23].

Die Niedertemperaturplasmasterilisation verläuft folgendermaßen: Das Sterilgut muß in spezieller Verpackung versiegelt werden und wird in der Plasmakammer des Gerätes plaziert. Nach Evakuation wird die Menge von 1,8 ml H_2O_2 in die Kammer injiziert. Das Wasserstoffperoxid verdampft vollständig aufgrund des Vakuums und bedeckt alle Oberflächen im Inneren der Kammer. Die Anlage eines radiofrequenten Hochspannungsfeldes führt zum Aufbruch der H_2O_2-Moleküle in freie Radikale. Diese reagieren nun mit allen organischen Materialien und zerstören so die Mikroorganismen. Der gesamte Zyklus dauert ungefähr 75 min und wird durch Füllen der Kammer mit gefilterter Luft abgeschlossen.

Obwohl die Niedertemperaturplasmasterilisation sich durch Umwelt- und Materialfreundlichkeit auszeichnet, ist ihre Anwendung jedoch zunächst auf Oberflächensterilisation limitiert. Innere Oberflächen von Schläuchen und Röhren müssen mit zusätzlichen H_2O_2-Injektionssystemen bestückt werden. Für Gewebe und Tücher ist dieses Verfahren nicht geeignet. Da keine Umbaumaßnahmen für einen Niedertemperaturplasmasterilisator benötigt werden und das Gerät nur in etwa die Abmessungen einer großen Waschmaschine hat, ist die Niedertemperaturplasmasterilisation insbesondere für die komplizierten Instrumentarien der endoskopischen Chirurgie unserer Ansicht nach gut geeignet.

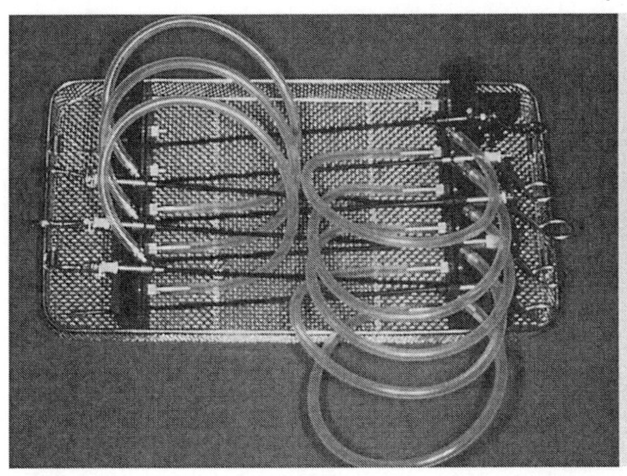

a

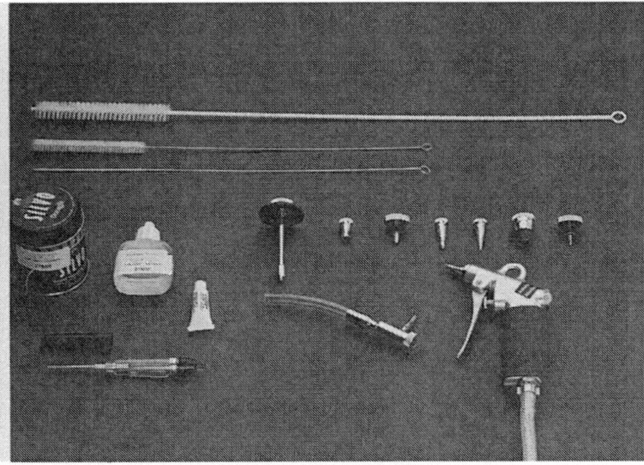

b

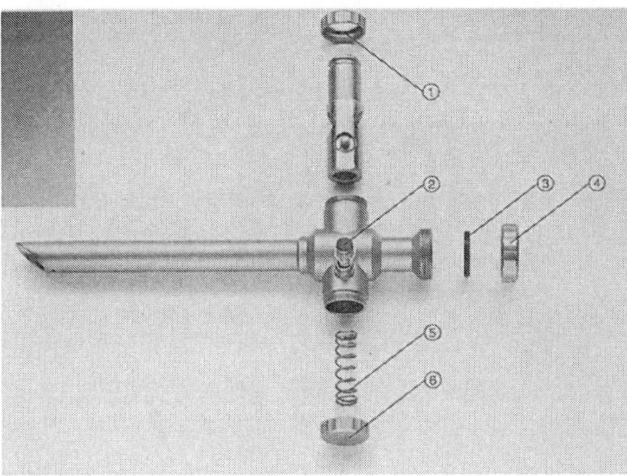

c

Abb. 1.3 a Die Durchspülung der endoskopischen Instrumente wird im Tübinger Container (Netzsch Newamatic und Jakoubek) automatisch kontrolliert. **b** Die Reinigung der Instrumente erfordert neben erheblicher Handarbeit eine Vielzahl von zusätzlichen Geräten sowie Bürsten, Durchspülkonnektoren und andere Werkzeuge. Dies bedeutet ein Kontaminations- und Infektionsrisiko für das Personal, und zusätzlich werden die empfindlichen Instrumente bei unvorsichtiger Behandlung leicht beschädigt. **c** Konventionelle Trokare und Trokarhülsen mit Trompetenventilen bestehen aus vielen Teilen, die nicht untereinander ausgetauscht werden dürfen und oft nur mit großen Schwierigkeiten auseinandergenommen und wieder zusammengebaut werden können

Grundregeln der Desinfektion, Reinigung und Sterilisation

Die Prinzipien der Instrumentenaufbereitung sind Desinfektion, Reinigung und nachfolgende Sterilisation. Desinfektion und Reinigung sind normalerweise kombinierte Verfahren. Nach allgemein anerkannten Regeln müssen alle äußeren und inneren Oberflächen eines Instrumentes vollständig erfaßt werden [19]. Geräte, die nicht zerlegbar und mit Dichtungen versehen sind, müssen regelmäßig geprüft werden.

Die ersten Ergebnisse unserer Hygieneuntersuchungen in Tübingen zeigen, daß die Reinigungsmöglichkeit der Standardausführungen der starren, wiederverwendbaren und nicht zerlegbaren endoskopischen Zangen und Scheren ungenügend ist (Abb. 1.2 a, b). Wir haben daher in Kooperation mit Netzsch Newamatic (Waldkraiburg) und Jakoubek (Liptingen) den Tübinger Contai-

ner (Abb. 1.3 a) entwickelt. Nach Beendigung der Operation können die Instrumente noch am Operationstisch in den Container eingelegt und mit speziellen Anschlüssen an ein Spülleitungssystem konnektiert werden. Die Instrumente können in diesem Container in üblicher Weise gespült werden. Zusätzlich werden die inneren Oberflächen der Instrumente automatisch gespült und die Durchflußmengen in jedem Kanal automatisch gemessen, so daß Fehler beim Reinigungsverfahren erfaßt werden können. Derselbe Container wird nach der Sterilisation wieder in den Operationssaal zurückgeführt, wo die Entnahme der Instrumente zur nächsten Operation erfolgen kann. Somit ist ein vollständiger und automatischer Desinfektions-, Reinigungs- und Sterilisationszyklus möglich, ohne daß die Instrumente von Hand aufgearbeitet werden müssen. Die Handaufbereitung und Reinigung der Instrumente sollte soweit irgend möglich vermieden werden. Kürz-

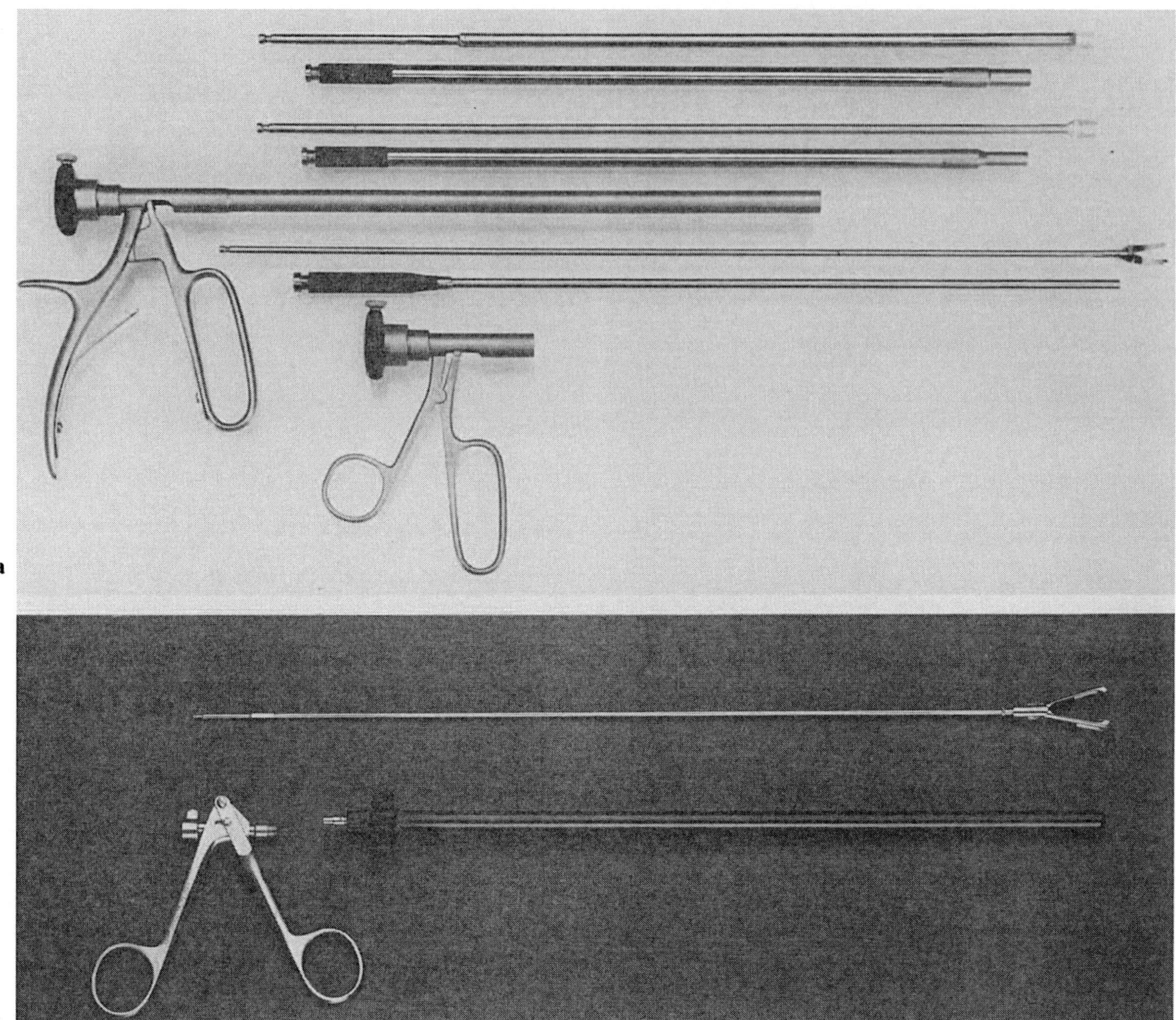

lich wurden zum Beispiel HIV-Viren im Blutaerosol während chirurgischer Operationen nachgewiesen [24].

Die Reinigung und Desinfektion ist vorwiegend vom Aufbau der Handinstrumente abhängig. Die Spülmaschinen selbst sind über viele Jahre hinweg optimiert worden, und ihre Zuverlässigkeit und Reinigungsleistung ist für die traditionellen Instrumente präzise evaluiert. Obwohl die Association of Operating Room Nurses (AORN, USA) das Zerlegen des gesamten chirurgischen Instrumentariums zur Sterilisation fordert [25, 26], können nur wenige endoskopische Instrumente effektiv und einfach zerlegt werden. Zerlegte Instrumente sind einfacher zu reinigen und zu ste-

Abb. 1.4. a Eine neue Generation von gelenkfreien, modular aufgebauten Instrumenten, die gemeinsam mit PCI/Jakoubek und Nitinol Devices & Components NDC entwickelt wurden, kann sehr einfach zerlegt, gereinigt und wieder zusammengebaut werden. **b** Storz, Wolf und andere Hersteller bieten eine Reihe von Standard-Gelenkinstrumenten an, die ebenfalls zerlegt werden können, um die Reinigung zu erleichtern

rilisieren [27], dies erfordert jedoch Handarbeit und zusätzliche Gerätschaften (Abb. 1.3 b). Konventionelle Trompetenventile an Trokarhülsen bestehen z. B. aus einer Vielzahl von Einzelteilen, die nicht einmal mit den gleichen Trokaren des gleichen Herstellers ausgetauscht werden dürfen (Abb. 1.3 c). Daher haben wir, gemeinsam mit der

Firma PCI/Jakoubek (Liptingen) und Nitinol Devices & Components NDC (Fremont, CA, USA) versucht, einfache Instrumente zu entwickeln, die bei hoher Funktionalität einfaches Zerlegen und Wiederzusammensetzen erlauben (Abb. 1.4 a). Auch andere Hersteller, wie z. B. Storz (Tuttlingen) oder Wolf (Knittlingen) vermarkten zerlegbare Instrumente (Abb. 1.4 b).

Die einschlägige medizintechnische Industrie sollte daher dazu motiviert werden, den Chirurgen mit praktikablem Gerät zu versorgen, das neben den Anforderungen der Hygiene und Aufbereitung auch den operativen Anforderungen gerecht wird[2].

Eine Möglichkeit, die oben genannten Probleme zu lösen, wäre, die wiederverwendbaren Instrumente durch einmalverwendbare zu ersetzen, dies würde jedoch unakzeptable Kosten verursachen. Nach unserer Ansicht sind einmalverwendete Bauteile, wie z. B. die Magazine von Klammernahtgeräten aus Zuverlässigkeitsgründen sehr sinnvoll. Eine Vielzahl von Bauteilen, wie z. B. die Handgriffe, könnten jedoch wiederverwendet werden. Die häufig praktizierte Aufbereitung und Wiederverwendung der vom Hersteller als Einmalartikel deklarierten Instrumente ist riskant, da sich Gewährleistung und Produkthaftung nur auf den einmaligen Gebrauch erstrecken und bei Wiederverwendung der Chirurg die volle Verantwortung für das Instrument übernehmen muß [19]. Wir haben „Disposables" experimentell für Tierversuche aufbereitet und wiederverwendet, und nach unseren Erfahrungen sind die Funktionen nach wenigen Operationen bereits erheblich eingeschränkt. Zur endgültigen Beurteilung der klinischen Anwendung von „Disposables", „Re-posables" oder „Re-usables" sind intensive Studien notwendig, die neben Kosten-Nutzen-Analysen auch ökologische Aspekte wie Abfall, Energieverbrauch, Materialverbrauch und Arbeitsaufwand berücksichtigen.

---

2 Im September 1993 wurde der Normenausschuß „Endoskopische Chirurgie M 2" als Normenausschuß der DIN-Außenstelle Pforzheim gegründet.

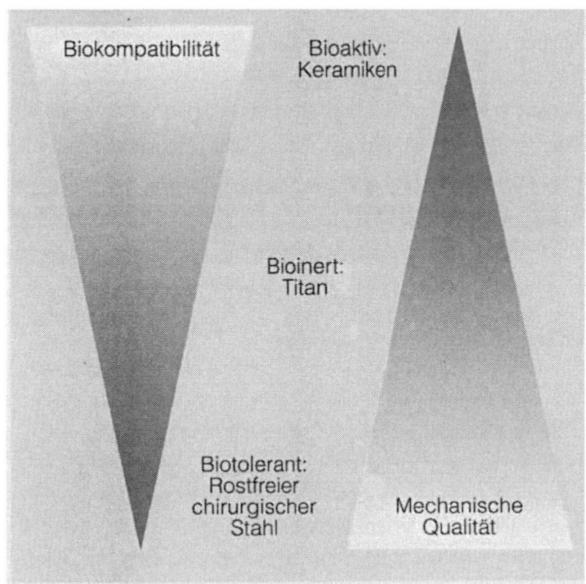

Abb. 1.5. Schematische Darstellung der Beziehung zwischen Biokompatibilität und mechanischer Qualität von Werkstoffen. Je höher die biologische Verträglichkeit des Materials, desto niedriger ist die mechanische Stabilität. Bestimmte Keramiken werden entweder aufgrund der Polarität der Oberfläche durch Proteinmoleküle maskiert (Siliziumoxid) oder direkt in den Knochenstoffwechsel aufgenommen (Hydroxilapatit). Aber die Elastizität und mechanische Belastbarkeit dieser Keramiken ist sehr gering. Die bioinerten Materialien, wie z. B. Titan, bilden sog. Passivschichten (Titanoxid), die eine Auflösung des Werkstoffes im Körper verhindern. Die biotolerablen Werkstoffe, wie z. B. Tantal und rostfreier Stahl, haben eine hohe mechanische Belastbarkeit, sie führen jedoch zu geringgradigen Gewebereaktionen und der Lösung der Metallkomponenten in akzeptablem Maße

Biokompatibilität

Die Frage der Biokompatibilität hat wesentlichen Einfluß auf die Konstruktion und Herstellung des endoskopischen Instrumentariums. Die Werkstoffe müssen bestimmten Anforderungen genügen: keine Gewebetoxizität, minimalste Gewebereaktion, höchste chemische Widerstandsfähigkeit und hohe physikalische Stabilität [28]. In der Regel ist jedoch ein umgekehrt proportionaler Zusammenhang zwischen der mechanischen Qualität eines Werkstoffes und seiner Biokompatibilität zu finden. Die Abb. 1.5 verdeutlicht den Zusammenhang zwischen Biokompatibilität und mechanischer Qualität bei den in der Medizin üblichen Werkstoffen.

Synthetische Materialien müssen z. B. unter Reinraumbedingungen hergestellt und bearbeitet werden. Bioabsorbierbare Kunststoffe sind bei der Verwendung als Klippmaterial zu bevorzugen, die Herstellung ist jedoch schwieriger, außerdem haben die Metallklipps in der Regel bessere mechanische Eigenschaften.

Bildgebende Verfahren

Aufgrund des reduzierten sensorischen „input", wie z. B. Verlust des Tastsinnes und das nur zweidimensionale Videobild sollten für die endoskopische Chirurgie zusätzliche Informationen über die Anatomie des Patienten gewonnen werden. Daher werden Verfahren wie die digitale Subtraktionsangiographie, Ultraschall, Computertomographie (CT) und Magnetresonanztomographie (MRT) [29–35] verwendet, um die Beurteilbarkeit der Anatomie und Pathologie des Operationsgebietes zu verbessern.

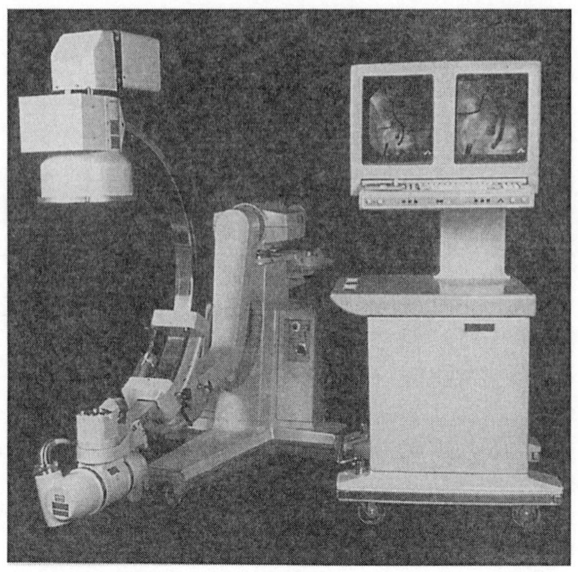

Abb. 1.6. Digitale C-Bogen-Geräte ermöglichen exzellente Bildgebung aufgrund der digitalen Echtzeitsubstraktion, „Road mapping" und Bildspeicherung (OEC Diasonics, Philips Medical Systems und Siemens)

Intraoperative Cholangiographie

Obwohl die intraoperative Cholangiographie kein neues Verfahren ist und bereits von Mirizzi in den 30er Jahren entwickelt und von Hickens 1936 [30] klinisch verbreitet wurde, ist ihre Routineanwendung während der laparoskopischen Cholezystektomie umstritten [31, 32]. Die Herausgeber dieses Buches empfehlen jedoch die routinemäßige Anwendung der intraoperativen Cholangiographie, da bisher kein anderes Verfahren anwendbar ist, das vergleichbare anatomische und pathologische Details liefert. Außerdem ist sie eine wichtige Voraussetzung für die weiterführende Gallengangchirurgie. Die Qualität des Verfahrens wird im wesentlichen durch die radiologische Ausrüstung und ihre kompetente Anwendung bestimmt [30].

Die Anfertigung von einfachen Röntgenaufnahmen nach Gabe von Kontrastmitteln mit mobilen Röntgengeräten führt nicht zu befriedigenden Ergebnissen. Zusätzlich wird die sehr wichtige Füllungsphase während der Kontrastmittelinjektion nicht erfaßt. Daher müssen bei diesem Verfahren die Röntgenaufnahmen häufig wiederholt werden.

Die modernen C-Bogen-Geräte (Abb. 1.6) mit digitaler Bildverarbeitung, Echtzeitsubtraktion, „road mapping" und Bildspeicherung liefern qualitativ hochwertige Bilder [33] (OEC Diasonics, Salt Lake City, UT, USA; Philips Medical Systems, Eindhoven, NL; Siemens, Erlangen). Die intraoperative Cholangiographie basiert auf den Verfahren der digitalen Subtraktionsangiographie mit intravenöser Kontrastmittelgabe. Somit können auch Arterien ohne direkte Punktion dargestellt werden. Die Hintergrundinformationen eines ersten sog. „Maskenbildes" werden digital von den mit Kontrastmittel gefüllten Gefäßen „subtrahiert". Auch überlappende Bereiche der Gallenganganatomie können detailliert dargestellt werden. Die heute üblichen C-Bogen-Geräte verfügen alle über digitale Substraktionstechnik.

Mittels integrierter Zoomfunktion kann das durchleuchtete Gebiet bis zu 4fach vergrößert werden. Die sog. „Opakifikation" vergleicht den Helligkeitswert aller hintereinander gewonnenen Pixel und verwendet nur den jeweils dunkelsten

Wert zur Bildgenerierung. Mit dem automatischen Kontrastausgleich, der „Autohistofunktion", werden alle gesammelten Graustufenwerte des Bildes verglichen und der korrekte Wert für ein scharfes Bild ausgewählt. Das so entstandene Bild zeigt optimalen Kontrast und Qualität für eine Weiterverarbeitung und Speicherung. Die „Road-mapping-Funktion" erlaubt eine Sequenz von hintereinander gewonnenen Bildern, was insbesondere für die intraoperative Cholangiographie vorteilhaft ist. Die Echtzeitbildgebung ermöglicht die konstante Darstellung eines ausgewählten Bildes auf dem linken Monitor, während die aktive Durchleuchtung auf dem rechten Monitor dargestellt wird. Das laufende Bild wird für die kontinuierliche Bestimmung von Mittelwerten der Pixel und Reduktion der Bewegungsartefakte kontinuierlich optimiert. So werden nur die Mittelwerte der Bewegungsstörungen als sog. Bildrauschen dargestellt, ohne daß erhebliche Artefakte entstehen. Mit Hilfe des Fußschalters selektierte Abbildungen können auf eine Festplatte gespeichert werden. Die Weiterverarbeitung dieser Daten als Ausbelichtung auf einem Röntgenfilm mit einer Multiformatkamera oder als Videosignale in SVHS-Qualität oder Videoprints mit Hilfe eines Laserdruckers ist möglich.

Ultraschall

Die Anatomie der Gallengänge und anderer innerer Organe kann auch mit Hilfe von laparoskopischen Ultraschallsonden dargestellt werden [34, 35]. Im Gegensatz zu Röntgenaufnahmen basieren die Ultraschallbilder auf hochfrequenten, longitudinalen Schallwellen, die im wesentlichen durch Reflexion ein Echogramm des biologischen Gewebes erzeugen. Die diagnostisch günstigen Frequenzen der Schallwellen von 3,5–10 MHz werden durch piezoelektrische Transducer erzeugt. Größe, Aufbau und Resonanzfrequenz der emittierenden Siliziumkristalle definieren die Beschallung des Untersuchungsgebietes. Zur Erzeugung eines zweidimensionalen Scanfeldes werden die Transducerkristalle entweder innerhalb eines Sektors von etwa 60–120 ° alternierend geschwenkt oder eine Vielzahl von Transducerkristallen ist linear aneinandergereiht und wird sequentiell aktiviert.

Mit den „Linear arrays" können nichtverzerrte rechteckige Abbildungen von hoher Auflösung erzeugt werden.

Die Schallwellen werden auf ihrem Wege durch die Zellagen aufgrund der verschiedenen Schallimpedanzen unterschiedlich stark abgeschwächt. Die Abschwächung entsteht im wesentlichen auch durch Reflexion, Streuung, Ablenkung und Absorption. Je höher die Abschwächung der Schallwelle, desto geringer ist die wieder aufgenommene Signalintensität. Die reflektierten Schallwellen werden von einem Empfänger detektiert und zu einem Bild weiterverarbeitet, wobei die unterschiedlichen Graustufen der Gewebetextur entsprechen. Die Ultraschallbildphänomene sind Schattengebung und Verstärkung. Ultraschallschatten entstehen, wenn die Dichte eines Gewebes (fibrös, Kalzifikation) wesentlich höher ist als die des umliegenden Gewebes, während eine Verstärkung der Intensität das Gewebe mit einer geringeren Schallabschwächung (z. B. Flüssigkeit) als die umliegenden Strukturen darstellt.

Die Auflösung des Ultraschallbildes in Abhängigkeit zur Beschallungstiefe im Gewebe wird im wesentlichen durch die Frequenz des Transducers bestimmt. Je niedriger die Frequenz, desto tiefer reicht die Darstellbarkeit der Gewebetextur, aber gleichzeitig vermindert sich die Detailauflösung. Je höher die Frequenz (bis zu 20 MHz bei intravasalem Ultraschall), desto größer ist die Detailauflösung und desto geringer die Eindringtiefe [36]. Für endoskopische Verfahren erscheint ein Frequenzbereich von 5–10 MHz günstig. In modernen Geräten werden die Pulsechos digitalisiert und in Echtzeit zu einem zwei- oder auch dreidimensionalen Bild konvertiert.

Seit kurzem sind Ultraschallkontrastmittel verfügbar, die sich in ihrem Wirkungsprinzip von den radiologischen Kontrastmitteln unterscheiden. Im Gegensatz zu den im Röntgenkontrast notwendigen Schwermetallen, z. B. Barium, finden sich in Ultraschallkontrastmitteln lediglich mikrofeinste Gasblasen, die, in eine Protein- oder Phospholipidmatrix eingebettet, in Flüssigkeit gelöst vorliegen.

Laparoskopische Ultraschallsonden

Als starre und nichtdeflektierbare Ultraschallsonden sind derzeit die Sektorscanner von
Endomedix (Irvine, CA, USA) und die Aloka
Linearscanner (Keymed, Southend-on-Sea, GB)
verfügbar. Der 7,5-MHz-LaproScan (Endomedix)
(Abb. 1.7 a, b) durchstrahlt einen Sektor von 90 °
entweder in Seitrichtung oder in transversaler
Richtung. Auflösung und Bildqualität der Sektorscanner sind bisher nicht befriedigend. Mit der
starren Sonde ist in der Regel eine optimale
Ausrichtung auf das zu untersuchende Areal nicht
möglich.

Die Aloka-Sonde (Keymed) hat ein „Linear ar-
ray", das aus aneinandergereihten kleinen Trans-
ducerelementen besteht. Die so gewonnenen Bilder sind von hoher Qualität und mit denen von
Handgeräten vergleichbar. Da die ebene Fläche
des Schallkopfes nur im Idealfall vollständig auf
das Gewebe aufgelegt werden kann, ist die Anwendung im Vergleich zum Sektorscanner etwas
erschwert [34]. Eine gekrümmte Oberfläche der
Transducer verbessert die Anwendbarkeit, da der
Auflagewinkel variiert werden kann. Deflektierbare Ultraschallköpfe, wie sie von Olympus
Optical (Tokio, Japan), Brüel & Kjeaer Medical
(Gentofter, Dänemark) und Pentax (Japan) angeboten werden, stellen derzeit die beste Lösung hinsichtlich der Applizierbarkeit dar [35]. Der ent-
scheidende Nachteil dieser Ultraschallsysteme ist
die Aufbereitung und Sterilisation der empfindlichen, mit flexiblen Endoskopen vergleichbaren
Technologie (Abb. 7 b).

Dopplersonographie

Der Dopplereffekt ist das Prinzip, welches die
Unterscheidung von arteriellem und venösem
Blutfluß ermöglicht: Eine Schallwelle, die von einem Objekt, das sich von der Schallquelle entfernt,
reflektiert wird, hat eine größere Wellenlänge (der
Ton wird tiefer), während eine Schallwelle, die von
einem sich auf die Schallquelle zubewegenden
Objekt reflektiert wird, eine verkürzte Wellenlänge aufweist (der Ton wird höher). Auf dem
Monitor wird der arterielle Blutfluß rot und der
venöse Blutfluß blau dargestellt. Bei endosko-

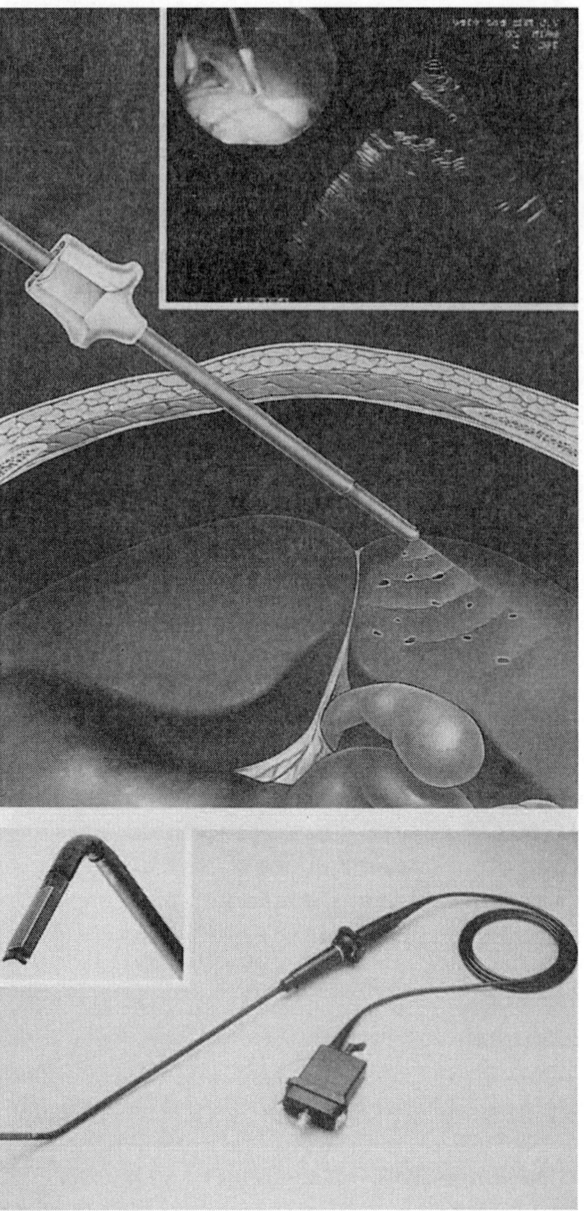

Abb. 1.7. a Endomedix (Irvine, CA, USA) hat einen
Ultraschallsektorscanner vertrieben, der laparoskopisch
angewendet werden kann. Das Sektorscanning führt zwar
zur Bildverzerrung, es ermöglicht jedoch das Scannen eines
bestimmten Punktes. **b** Ein deflektierbarer Linear-sector-
Scanner ist bei Olympus Optical erhältlich. Das Linear-
Scanning erfordert ein relativ großes Kontaktareal des Organs, liefert jedoch ein exzellentes Bild

pischen Operationen, die eine Dissektion von gefäßführenden Strukturen erfordert, ist die Dopplersonographie eine wichtige Ergänzung des Instrumentariums [37, 38]. Spezifische Dopplerschallsonden für die Endoskopie sind von Medasonics (Fremont, CA, USA) und Meadox Surgimed (Oakland, NJ, USA) erhältlich. Die Dopplerfunktion ist mittlerweile auch bei den steuerbaren Ultraschallsonden (Brüel & Kjaer, Olympus usw.) verfügbar.

Optische Systeme

Technologisch und physikalisch gesehen sind die Stablinsensysteme der Endoskope optimiert und weitere erhebliche Verbesserungen physikalisch limitiert. Auflösung und Farbwiedergabe der heutigen starren Endoskope korrespondieren gut mit den visuellen Fähigkeiten des menschlichen Auges. Verzerrungsfreie, randkorrigierte Optiken sind von zahlreichen Firmen verfügbar, ihre Wertigkeit wird jedoch im Bereich der monokularen Endoskopie kontrovers diskutiert. Eine korrigierte Optik verbessert zwar die Bildqualität, aber der Fisheye-Effekt des konventionellen Endoskopes erleichtert die räumliche Orientierung während der Operation (s. Band 1, Kapitel 2). Bei stereoskopischen Optiken ist eine Verzeichnungsfreiheit wichtige Voraussetzung für die Übereinstimmung von rechtem und linkem Bild.

Einmal verwendbare Endoskope

Die neueste Entwicklung im Bereich der starren Endoskope sind die einmal verwendbaren Laparoskope der Firma USSC (Norwalk, USA). Obwohl diese Optiken sehr leicht sind, nur wenig Hitze leiten und bereits mit einem Linsenspülsystem ausgerüstet sind, entspricht ihre Bildqualität nicht ganz der der wiederverwendbaren Endoskope. Sie stellen jedoch eine preisgünstige Alternative zu Ersatzendoskopen dar. Optisch und technisch gesehen können Linsensysteme, z. B. aus Polymethylmetacrylat exzellente optische Qualitäten liefern (Minolta, Fotoobjektive). Beschichtungen, z. B. mit Metalloxiden und nanokristalli-

nen Silikatpartikeln, führen bei Kunststofflinsen zu ausgezeichneter Entspiegelung und Kratzfestigkeit, die vergleichbar mit konventionellen Glaslinsen ist.

Die Linsen fotografischer Objektive sind jedoch erheblich größer als die von Stablinsensystemen und hinzu kommt, daß die Korrektur von chromatischen und sphärischen Aberrationen in der Regel Gläser mit verschiedenen Brechungsindizes erfordert. Plastiklinsen haben derzeit einen ungefähr gleichen Lichtbrechungsindex.

In Zukunft kann vor allem die Niedertemperaturplasmasterilisation auch eine routinemäßige Sterilisation temperaturempfindlicher Materialien wie Polymethylmetacrylat ermöglichen. Unter diesem Gesichtspunkt sollten die Vorteile von Kunststofflinsen wie geringes Gewicht, geringe Wärmeleitung und reduzierte Bruchgefahr auch für wiederverwendbare Endoskope berücksicht werden.

Videoausrüstung

Das qualitätsbestimmende Element der Bildqualität ist heute das für die Operation verwendete Videosystem [39] (s. Kapitel 2). Die hohe optische Qualität des Bildes von Stablinsenendoskopen wird durch die geringere Auflösung und Farbwiedergabe der Videokameras vermindert. Das Herzstück der Kamera, der sog. „Charge-coupled device-(CCD-)Chip", ist ausführlich in Band 1, Kapitel 2 beschrieben. Die heute verwendeten Chips sind in der Regel $^{1}/_{2}$ zoll in der Diagonalen und verfügen über 300 000–400 000 Pixel sowie 400 x 400 Linien. Sinnvoll wären jedoch 1 000 x 1 000 Linien und 1 Mio. Pixel, um die Wiedergabemöglichkeit eines Stablinsensystems voll ausnutzen zu können. In Tübingen konnten mit Hilfe der Firmen BTS (Eindhoven, NL) und Richard Wolf GmbH (Knittlingen) erste Erfahrungen mit HDTV („high definition television") gewonnen werden. Die hohe Auflösung von 1 250 x 920 Zeilen und insgesamt 2,2 Mio. Pixel verbessern sowohl das räumliche Orientierungsvermögen als auch die Differenzierbarkeit anatomischer Strukturen. Einem Routineeinsatz stehen jedoch der sehr hohe Preis eines HDTV-Systems und die optische Übertragbarkeit im Wege. So ist

z. B. beim Endoskop eine 7- bis 8-mm-Optik erforderlich, um überhaupt die Qualität des HDTV zu erreichen. Zusätzlich ist aufgrund des Gewichtes der Spezialkamera die Bildübertragung mit einer Gliederoptik notwendig.

Digitale Videoaufnahme und -wiedergabesysteme sind derzeit z. B. von Canon und Sony erhältlich, aber auch mit hohen Kosten verbunden. Die digitalen Videosysteme haben jedoch ein großes Potential für die gesamte Medizin, da die Bilder auf Datenspeicher, wie z. B. „Optical discs", eine nahezu beliebige Weiterverarbeitung auch in Computersystemen ermöglichen. In Kombination mit HDTV-Endoskopie würde die digitale Videotechnik alle Anforderungen, die an Farbwiedergabe, Auflösung und Weiterverarbeitung gestellt werden, erfüllen und letztlich das optimale Sichtsystem verwirklichen.

Starre Chipendoskope

Die Integration eines CCD-Chips an der Spitze eines Endoskopes hat einige Vorteile im Vergleich zu den klassischen Endoskopen und Kamerasystemen. Diese sind geringes Gewicht, einfache Handhabung und der Verzicht auf die Adaptation einer Kamera an das Endoskopokular. Da Kamera und Endoskop eine Einheit darstellen, entfallen die lichtverbrauchenden Schnittstellen zwischen dem Stablinsensystem der Kamera und dem Lichtkabel. Zusätzlich kann das gesamte Set sterilisiert werden und bedarf keiner weiteren Abdeckung während der Operation. Auflösung und Farbqualität der derzeitigen Kleinst-CCDs, die in ein solches Endoskop integriert werden können, ist geringer als die einer klassischen Stablinsenkamerakombination.

Stereoskope

Neben dem Stereorektoskop der Firma Richard Wolf GmbH für die Transanale Endoskopische Mikrochirurgie (TEM) sind nun von zahlreichen Herstellern Stereolaparoskope erhältlich, z. B. von Aesculap (Tuttlingen), Olympus Winter & Ibe (Hamburg) und Opticon (Karlsruhe). Diese Stereolaparoskope sind jedoch nur in Verbindung mit einem 2-Kamera- und 3D-Verarbeitungssystem anwendbar. Sie bestehen aus 2 einzelnen optischen Systemen, die mit hoher Präzision gefertigt werden müssen. Diese aufwendige Herstellung bedingt den höheren Preis im Vergleich zu monokularen Endoskopen [40]. Die beiden optischen Systeme sollten verzerrungsfrei und randkorrigiert sein, um eine maximale Übereinstimmung der beiden Abbildungen zu erreichen.

Flexible Endoskope

Die Anwendung flexibler Endoskope hat in den letzten Jahren zugenommen, so sind z. B. Geräte für die Thorakoskopie und die Gallengangendoskopie verfügbar (Abb. 1.8 a–c; Abb. 1.9 a, b). Ein Nachteil der flexiblen Endoskope (Storz, Tuttlingen; Wolf, Knittlingen; Olympus Optical und Pentax, Tokio, Japan usw.) ist die Notwendigkeit, daß sie mit Äthylenoxid oder Formaldehyd sterilisiert werden müssen. Semi-disposable Endoskope (Endomedix, Abb. 1.8 c) können einige Male resterilisiert werden und sind aufgrund ihres relativ günstigen Preises eher ersetzbar. Obwohl diese dünnen Endoskope während der Anwendung sehr leicht beschädigt werden können und dies einen erheblichen Kostenfaktor darstellt, ist die direkte optische Visualisierung z. B. der Gallenwege oft von Vorteil bei der Lithotripsie. Zum Schutz sind sog. Einführhilfen erhältlich, in die in das Endoskop eingeführt werden kann, während es durch die Trokarhülse in das Operationsgebiet vorgeschoben wird.

Semiflexible Endoskope

Die sog. semiflexiblen Endoskope verfügen über ein starres Zwischenstück und sind im Vergleich zu den flexiblen Standardendoskopen verkürzt und modifiziert (Olympus Optical, Pentax; Abb. 1.9 a). Grundsätzlich ermöglichen die semiflexiblen Endoskope zusätzliche Freiheitsgrade und Blickrichtungen während der Operation. Bei den derzeit verfügbaren Systemen ist jedoch die Bildqualität aufgrund der Verwendung von Glasfaseroptiken sowie die Ausleuchtung des Operationsgebietes noch unbefriedigend. Bei der An-

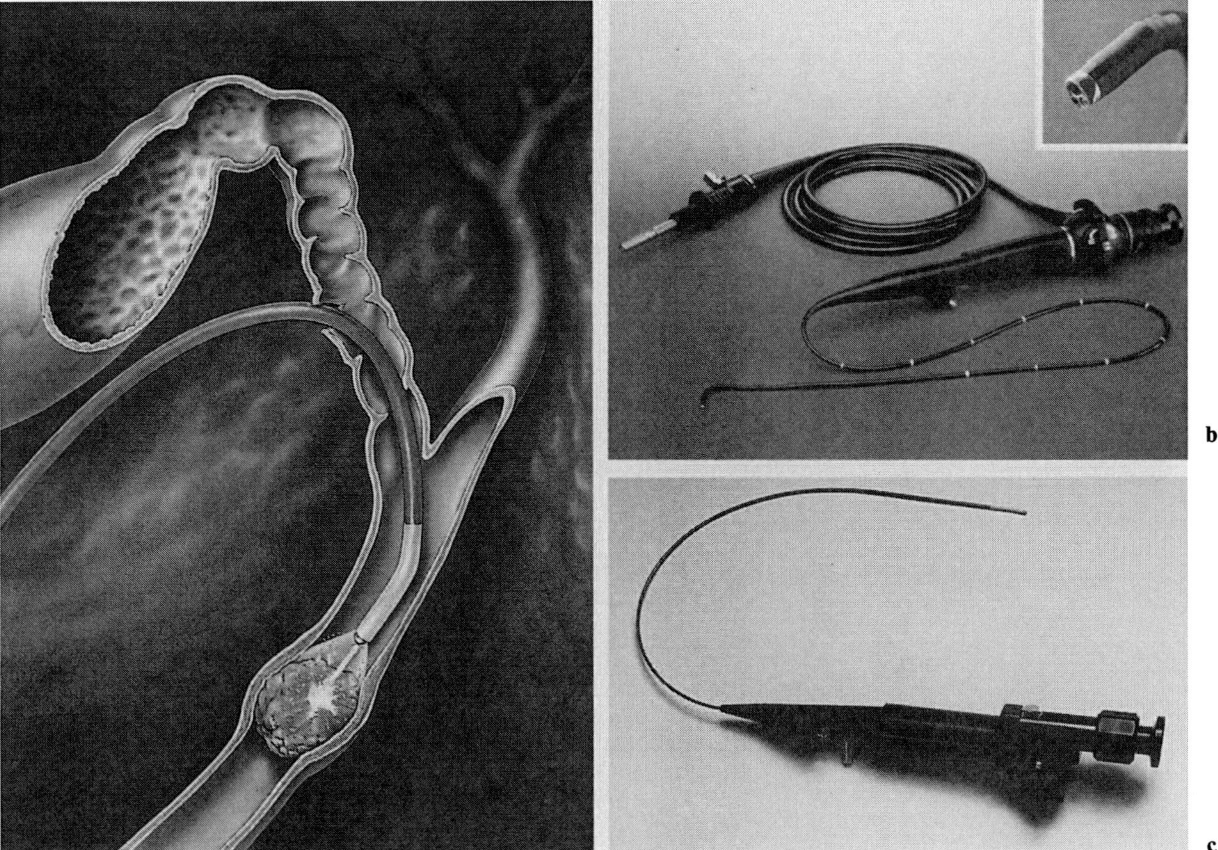

Abb. 1.8. a Flexible Endoskope werden zunehmend in der endoskopischen Chirurgie verwendet, z. B. zur Exploration der Gallenwege und zur intraoperativen Lithotripsie (Endomedix). **b** Photographische Darstellung eines flexiblen Choledochoskops (URF-P 2, Olympus Optical). Vergleichbare Endoskope sind erhältlich von Storz, Wolf, Pentax und anderen Herstellern. **c** Semidisposable Endoskope (Endomedix) können, abhängig von der Wartung und Handhabung, mehrfach resterilisiert werden

wendung kann es aufgrund der großen Variabilität der Blickrichtung zu erheblichen Orientierungsproblemen kommen (Abb. 1.9 b, c). Die Firma Baxter brachte kürzlich ein semiflexibles Endoskop mit einer sogenannten „Joystick"-Steuerung am Handgriff heraus. Die Bewegungen des flexiblen Frontteils werden über Servomotoren angesteuert; dies ändert jedoch nichts an den grundsätzlich auftretenden Orientierungsproblemen.

Ein anpaßbarer Blickwinkel, z. B. von 0–90 ° in der Längsachse des Endoskops, wäre von erheblichem Vorteil, da der Wechsel der Optik während komplizierter Operationen entfiele. Obwohl die optische Qualität der Stablinsenendoskope der von flexiblen Endoskopen überlegen ist, ist eine aktive Veränderung des Blickfeldwinkels technisch nur sehr schwer zu lösen. Eine derartige Konstruktion würde miniaturisierte bewegliche Spiegel oder Prismen erfordern, wie sie z. B. in der Gliederoptik nach Wittmoser verwendet werden [41]. Insbesondere die notwendige präzise Abdichtung für Reinigungs- und Sterilisationsverfahren ist hier ein beträchtliches Realisationshindernis.

Die optimale endoskopische Visualisierung würde mit einem System ermöglicht, das dreidimensionale Sicht, automatische Blende, automatischen Fokus, Zoomfunktion und Konvergenz mit optimaler Auflösung und Farbwiedergabe kombinierte. Die Qualität des Bildes sollte der des menschlichen Auges entsprechen, um eine Bildqualität zu ermöglichen, die der notwendigen operativen Sicherheit entspricht. Mit der CCD-Chip-

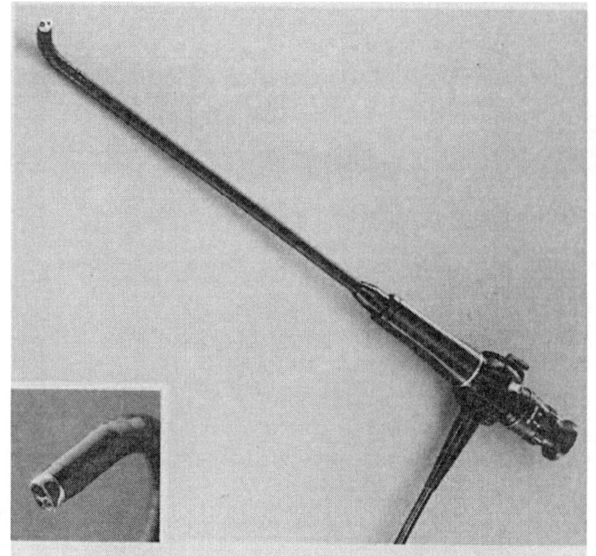

Abb. 1.9. a Die neuen Thorakoskope haben eine starre Intersektion am Schaft und sind flexibel und steuerbar am distalen Ende (LTF, Olympus Optical). Obwohl die optische Qualität der Fiberendoskope geringer ist als die von starren Stablinsensystemen, ist die Steuerbarkeit der Spitze in der diagnostischen Thorakoskopie von Vorteil. Schematischer Vergleich der Kontrollierbarkeit von chirurgischen Manövern unter Verwendung von starren Endoskopen (**b**) und semiflexiblen Endoskopen (**c**). Die Manöver sind bei deflektiertem Endoskop schwieriger durchzuführen, weil die Hand-Augen-Koordinationsachse umgekehrt wird

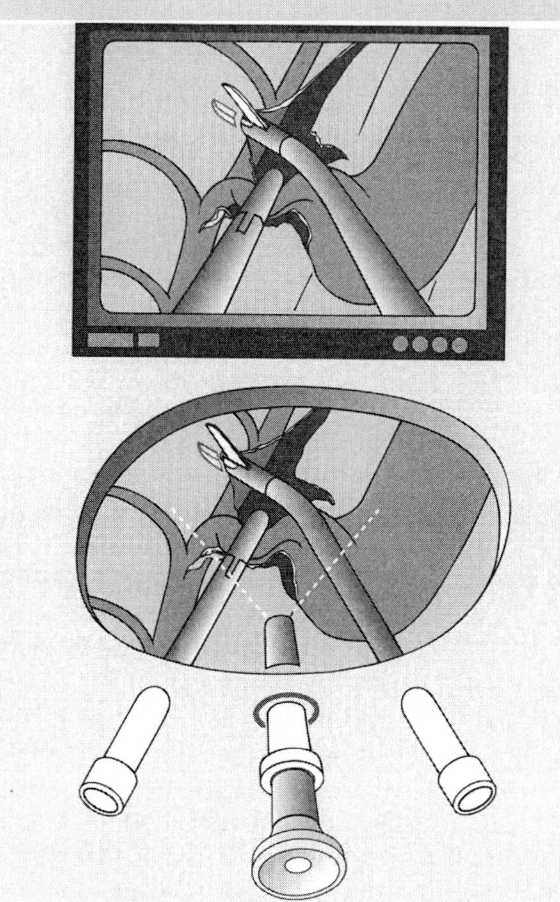

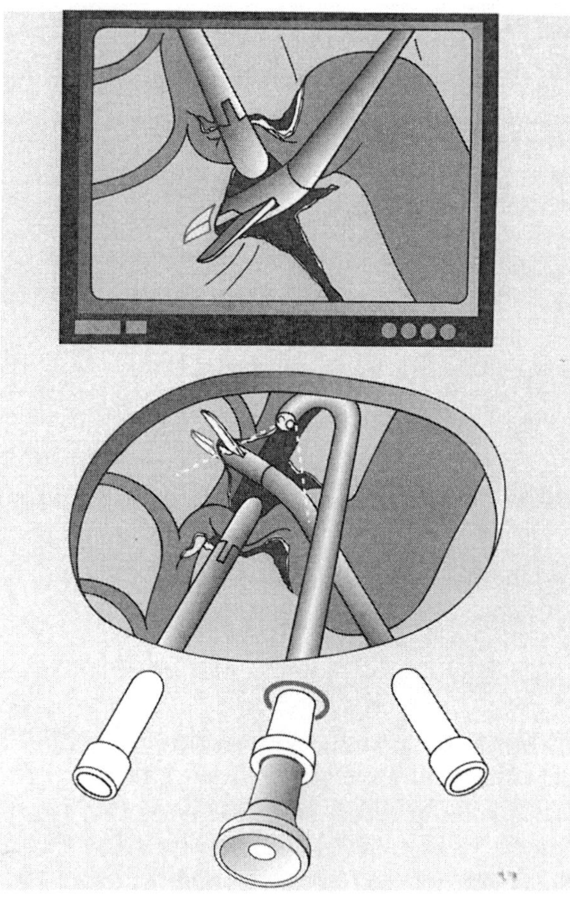

Technologie [6], kombiniert mit Mikromechanik und Mikroelektronik zu einem Mikrosystem [15], könnte das optimale endoskopische System verwirklicht werden.

Lichtquellen

Im Bereich der Lichtquellen und Lichtübertragung sind keine neuen Technologien verfügbar, jedoch sind die existierenden Systeme verbessert worden. Die neue Generation der Halogen-Metall-Dampflampen emittiert in Tageslichtqualität bei einer Farbtemperatur von ca. 5 700 K. Die Lebensdauer dieser modernen Glühbirnen wird mit einem Stundenzähler angezeigt, und der Austausch der Birne ist mit Hilfe einer integrierten Ersatzlampe einfach. Die Lichtquellen haben jedoch immer noch erhebliche Nachteile, z. B. können die Lichtleiterkabel verschiedener Hersteller nur mit speziellen Konnektoren ausgetauscht werden, und die Blendenkontrolle ist in der Regel nicht mit Kamerasystemen anderer Hersteller kombinierbar. Als weitere Verbesserung wären ein automatischer Glühbirnenaustausch und standardisierte Schnittstellen von Blendenkontrolle und Lichtkabelverbindung notwendig.

Intraluminale Beleuchtung

Verfahren wie z. B. die Kardiomyotomie profitieren von der intraluminalen Beleuchtung mit dem Gastroskop. Das EndoLumina-System (Bio-Enterics, Carpinteria, CA, USA) besteht aus einer weichen und transparenten Silikonbougie, die mit einem Glasfaserlichtleiter verbunden ist. Das Licht einer Standardlichtquelle wird durch die Oberfläche der Bougie hindurch gleichmäßig abgestrahlt und durchscheint z. B. die Ösophaguswand. Verschiedene Formen und Durchmesser sind verfügbar. Das Gerät ist autoklavierbar, es sollte jedoch nicht in flüssige Desinfektionsmittel getaucht werden, da Silikon erhebliche Mengen der Flüssigkeit absorbiert und nachträglich im Körper wieder abgeben kann, was zu Gewebeschäden führt.

Darstellung des Operationsfeldes

Neue Techniken der mechanischen Distension und der gaslosen Laparoskopie

Die mechanische Dehnung des Operationsfeldes ist so alt wie die Chirurgie selbst. Auch in der Endoskopie wurden von Mouret schon früh verschiedene Ausführungen von Retraktionshaken entwickelt, um die Bauchwand anzuheben und somit das Operationsfeld darstellen zu können. Neben ihrer Einfachheit hat die mechanische Distension zahlreiche Vorteile: Die Gasinsufflation kann vermieden werden, die Technologie ist einfacher und zuverlässig und die Ausführung der Operationsinstrumente ist variabler. Da keine Gasdichtigkeit erforderlich ist, benötigen die Instrumente keinen zirkulären Schaft.

Bei Patienten mit kardiovaskulären Risiken, Trauma und bei hohem Alter kann die Vermeidung der Gasinsufflation von Vorteil sein, da die insufflationsbedingten Blutgasveränderungen und das Risiko einer CO_2-Embolie oder -Emphysems nicht auftreten. Zusätzlich kann der Schulterschmerz, der vermutlich durch eine Phrenikusreizung infolge der Gasdehnung ausgelöst wird, möglicherweise vermieden werden. Im Fall einer massiven Blutung hat die gaslose Dehnung den Vorteil, daß Instrumente schneller eingeführt werden können und die Hämodynamik des Patienten weniger gefährdet ist. Wesentliche Nachteile der mechanischen Distension sind z. B. eine in den Randbereichen ungenügende Darstellung des Operationsfeldes durch die zeltartige Anhebung der Bauchwand (Abb. 1.10) sowie die mögliche Traumatisierung der inneren Bauchwand an der Anlagestelle des Retraktionshakens, die neben postoperativen Schmerzen auch zu Adhäsionen führen kann.

Geräte für die gaslose Laparoskopie

Die Bauchwand kann auf einfache Weise mit Hautfäden angehoben werden. Die Dundee-Technik der mechanischen Dehnung nutzt einen Drainageschlauch, der mit einer eingeführten kurzen Edelstahlstange verstärkt ist und, über 2 gegenüberliegende Einstiche eingeführt, die Bauchwand

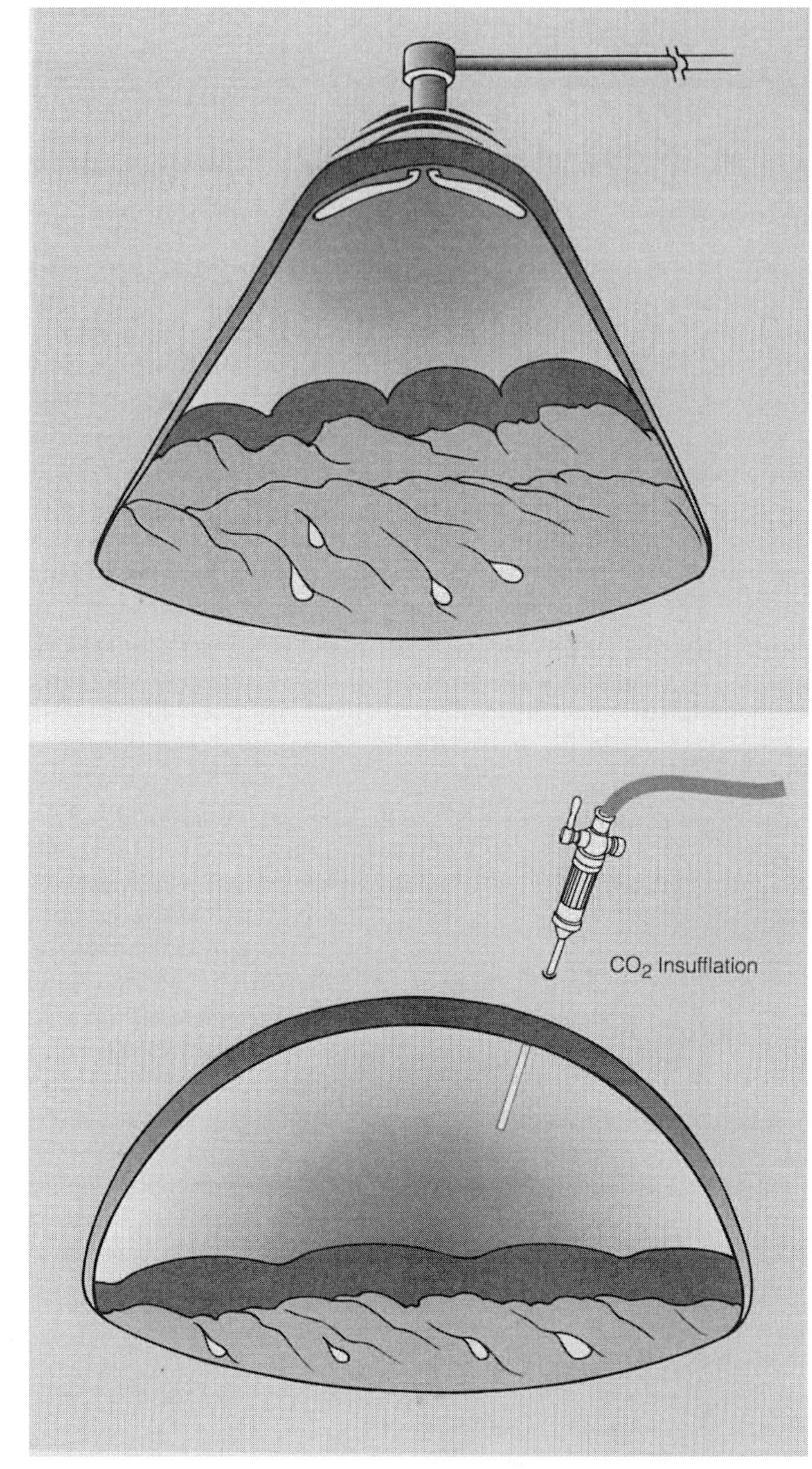

Abb. 1.10. Mechanische (**a**) im Vergleich zur Gasdruckdehnung (**b**) der Bauchhöhle. Beim mechanischen Abheben ist die Darstellung des Operationsfeldes aufgrund der zeltartigen Anhebung der Bauchwand ungünstig. Im Gegensatz dazu ermöglicht die Gasinsufflation eine kuppelartige Darstellung des Objektes. Die gaslose Laparoskopie hat aber Vorteile für Hochrisiko- und Traumapatienten

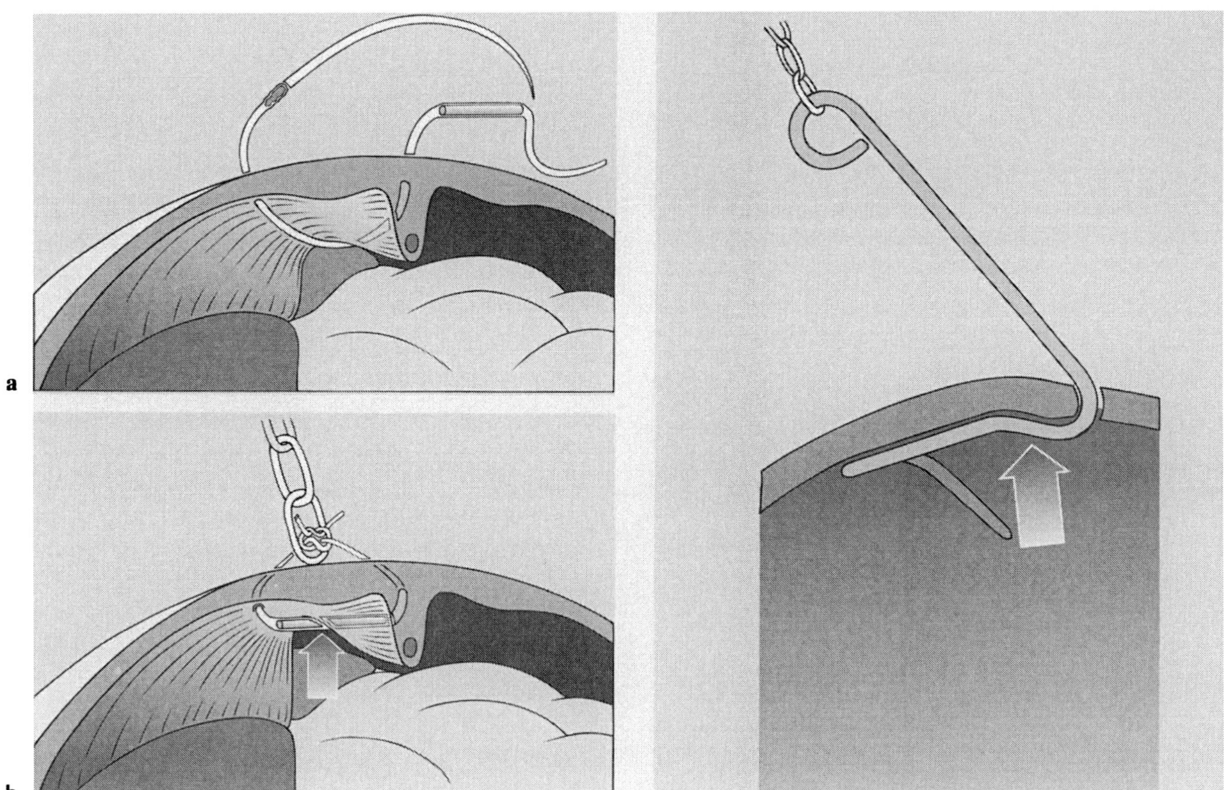

Abb. 1.11 a–c. Anheben der Bauchwand mit einem Drainageschlauch, der durch einen Stab verstärkt wird (Dundee-Technik). **a** Im ersten Schritt wird der Drainageschlauch eingestochen und gegenüberliegend aus der Bauchhöhle wieder herausgeführt. **b** Die Verstärkungsstange wird zwischen den beiden Insertionen plaziert und der Schlauch an einem Galgen fixiert. **c** Das Liftsystem nach Mouret (Société 3X; Caluire&Cuire, Paris, Frankreich) besteht aus einer speziell gebogenen Edelstahlstange, die durch eine kleine Inzision in die Bauchwand eingeführt werden kann

anhebt (Abb. 1.11 a, b). Die Methode ist einfach und wird in Verbindung mit Gasinsufflation bei Verfahren wie z.B. Fundoplicatio oder Vagotomie vorteilhaft angewendet. Das weiche Material des Drainageschlauches reduziert die Traumatisierung der inneren Bauchwand und kann somit postoperative Schmerzen an der Applikationsstelle im Vergleich zu einem Seil, so wie es in Japan verwendet wird, reduzieren. Es ist aber zu beachten, daß diese Technik keine Überlastungsvorrichtung aufweist und daher vorsichtig angewendet werden muß.

Ein einfaches Liftinstrument nach Semm besteht aus einer Stange, die mittig am Schaft des Instrumentes distal gelagert ist und nach Einführen in die Bauchwand geschwenkt werden kann, so daß ein T-Stück resultiert (WISAP, Sauerlach). Das Liftsystem nach Mouret (Société 3X, Caliure & Cuire, Paris) besteht aus einer speziell gekrümmten Edelstahlstange, die durch eine kleine Inzision in die Bauchwand gewissermaßen eingeschraubt wird, und dann eine relativ große Auflagefläche zur Anhebung der Bauchwand zur Verfügung stellt (Abb. 1.11 c). Traumatisierung ist bei beiden Systemen jedoch nicht ausgeschlossen. Das derzeit erhältliche High-end-Gerät ist der LaparoLift (Origin, Menlo Park, CA, USA; Abb. 1.12). Das Liftprinzip ist das gleiche wie schon beschrieben: Ein hakenförmiges Element (LaparoFan) wird durch eine kleine Inzision im Nabelbereich in die Bauchhöhle eingeführt und aufgespreizt, die Anhebung erfolgt mittels Elektromotoren, die über 2 Schaltknöpfe am Handgriff gesteuert werden. Nach unserer Ansicht sind die beiden Klingen des spreizbaren Hakens nicht aus-

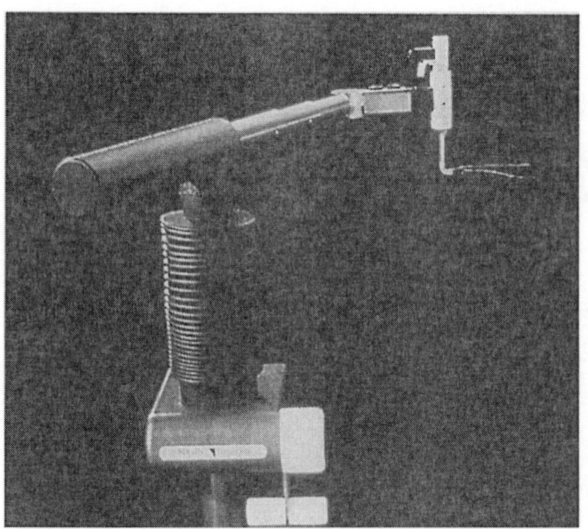

Abb. 1.12. Der LaparoLift von Origin wird elektrisch angetrieben

reichend atraumatisch gestaltet. Der LaparoLift ist nicht sterilisierbar, relativ groß und muß mit einem Polyäthylenschlauch steril abgedeckt werden. Das Gerät verfügt als einziges über einen integrierten Überlastungsschutz, der jedoch nicht individuell variiert werden kann. Der maximale Zugwert, der auf die Bauchwand ausgeübt werden kann, hängt sicher von individuellen Faktoren, aber auch von Art und Ausführung des Zughakens ab und muß für eine sichere Anwendung klinisch evaluiert werden.

Hydraulische Dehnung

Die präperitoneale Technik der Hernioraphie oder retroperitoneale Operationen wie die Nephrektomie oder die Entfernung von paraaortalen Lymphknoten erfordern die präzise Darstellung der entsprechenden anatomischen Regionen. Eine effektive, einfache und kostengünstige Methode wird von Rassweiler in Band 3 beschrieben. Ein Finger eines konventionellen chirurgischen Handschuhs wird auf das distale Ende eines Operationslaparoskops mit Arbeitskanal gestülpt. Durch eine Inzision über der entsprechenden Region wird diese zunächst vorsichtig stumpf mit dem Endoskop tunneliert und anschließend der Handschuhfinger mit einer vorher bestimmten Menge

von physiologischer Kochsalzlösung (500–1 000 ml) gefüllt. Das Volumenreservoir wird dann in ei ner Höhe von ca. 2 m aufgehängt. Aufgrund de Dehnung des Fingerlings wird die Außenwand rasch transparenter, so daß der Raum, der durch die Ballondehnung erzeugt wird, sowie die ent sprechenden anatomischen Schichten differenzier werden können. Kleinere Blutgefäße zerreissei zwar, werden jedoch durch den Druck der Ballon hülle komprimiert, so daß nach Ablassen de Ballons und Entfernung ein relativ blutfreie Raum verbleibt, der mit niedrigem Druck bei ca 5–8 mm Hg mit CO_2 insuffliert werden kann Gleichermaßen arbeitende Einwegdissektions ballons sind u. a. erhältlich von Origin (Menl Park, CA, USA), General Surgical Innovation (Portola Valley, CA, USA; werden jetzt durch USSC vertrieben).

Gasinsufflation [3]

Derzeit ist eine große Zahl neuartiger Gasin sufflatoren erhältlich. Die wichtigsten technischer Veränderungen sind elektronische Druck- unc Flowsteuerung, Messung des maximalen Gasflus ses bis zu einer Höhe von 20 l/min sowie Behei zung und Filtrierung des Insufflationsgases.

Drucksteuerung

Die grundsätzliche Aufgabe eines Insufflators ist den hohen Gasdruck aus der CO_2-Flasche auf der niedrigen, für die Gasdehnung geeigneten Druck zu reduzieren. Diese Druckminderung wird vor folgenden Parametern bestimmt: intraabdominel lem Druck, Insufflationsdruck, Insufflationsfluß und Temperatur des Gases.

Der intraabdominelle Druck ist der wichtigste Parameter bei der Druckkontrolle. Aufgrund des nur etwa 10 mm Hg betragenden Blutdruckes ir der V. cava und in anschließenden Hohlgefäßen sollte der intraabdominelle Druck 15 mm Hg nicht überschreiten. Daher muß ein Insufflator mit einer Überdrucksicherung bzw. einem Druckminderer

---

[3] In Zusammenarbeit mit S. Sawatzki, WOM, Berlin.

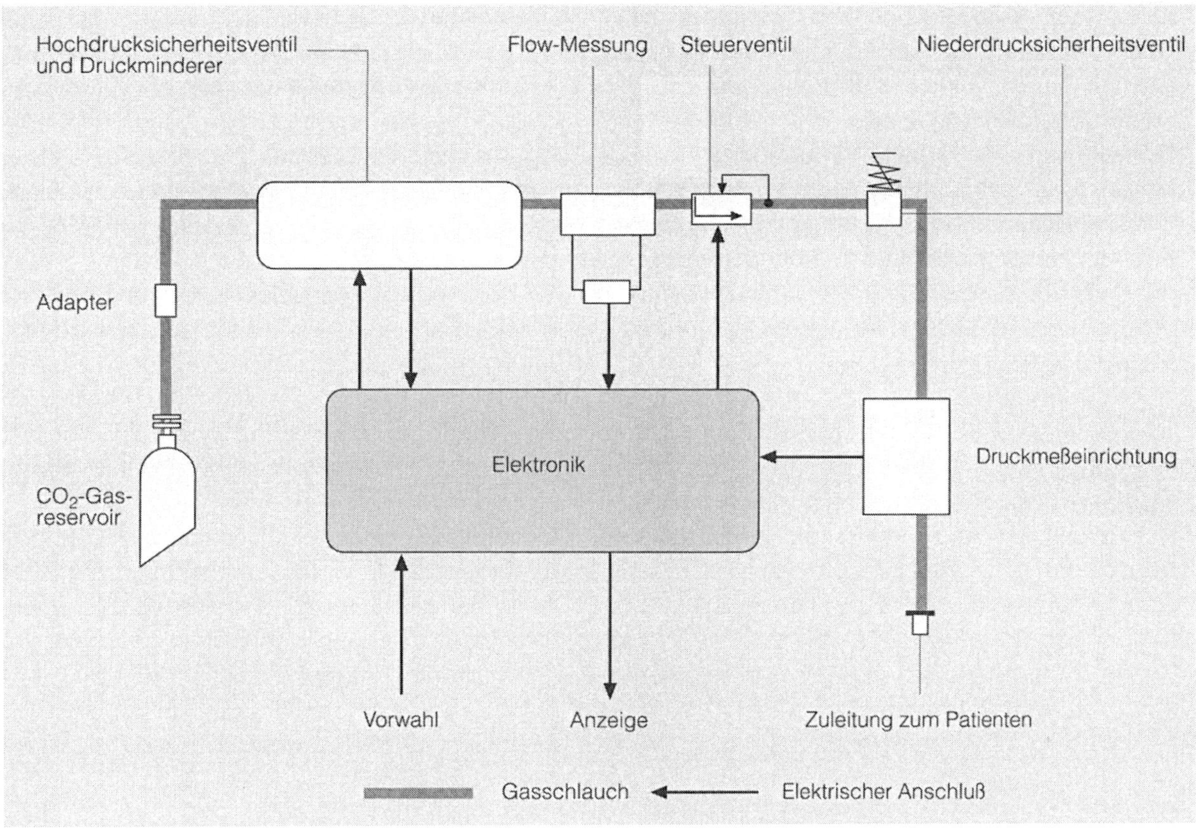

Abb. 1.13. Ein moderner Gasinsufflator mit Sicherheitsventil und elektronischer Kontrolle aller Funktionen

ausgerüstet sein (Abb. 1.13). Weiterhin muß die höchste Druckvorwahl auf 15 mm Hg begrenzt sein.

Von besonderer Bedeutung ist die Druckkontrolle während der Absaugung bzw. Spülung des Operationsgebietes sowie im besonderen bei Argongaskoagulation. Die Verwendung eines Argongaskoagulators kann zu einer erheblichen Steigerung des intraabdominellen Druckes führen. Mit konventionellen Irrigationssystemen und durch Absaugen mit Vakuumpumpen ist in der Regel eine ausreichend genaue Einstellung des Flusses nicht möglich, so daß erhebliche intraabdominelle Druckschwankungen auftreten.

Die sog. Rollenpumpe kann im Gegensatz zu den Vakuumpumpen präzise auf bestimmte Volumina eingestellt werden (Abb. 1.14). So kann z. B. bei Verwendung eines Argongaskoagulationsgerätes mit einer zusätzlichen Insufflation von ca.

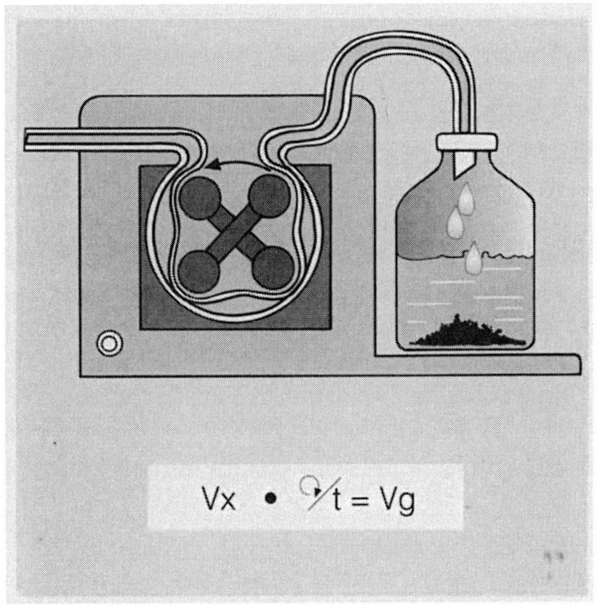

Abb. 1.14. Die Rollenpumpe ermöglicht die exakte Einstellung auf determinierte Volumina von Flüssigkeit und Gas. Abhängig von der Rotationsgeschwindigkeit der Rollen werden definierte Volumina durch den Schlauch gepreßt. Eine exzessive Gasaspiration wird dadurch vermieden

4 l/min die Rollenpumpe exakt 4 l/min absaugen, so daß der intraabdominelle Druck ausgeglichen wird. Hierzu ist jedoch das ständige Vorhandensein eines Saugers sowie eine gemeinsame Steuerung und Regelung von Insufflation und Rollenpumpe notwendig. Eine vergleichende Untersuchung (Tübingen) von konventionellen OP-Saugern und einer Rollenpumpe ergab 2,4 l Absaugung von Flüssigkeit beim OP-Sauger, aber ca. 20 l Luftabsaugung. Die Rollenpumpe aspiriert Flüssigkeit und Luft ohne signifikanten Unterschied (2,9 l/3,1 l)

Nach unserer Ansicht ist die Integration von Rollenpumpe und Insufflationsgerät eine wichtige und geeignete Geräteverbesserung. In Kombination mit einer gemeinsamen Steuerung und Regelung wäre trotz Aspiration, Irrigation und Insufflation ein weitgehend konstanter intraabdomineller Druck aufrechtzuerhalten. Ein solches System wurde in Tübingen (M. O. Schurr u. G. Bueß) in Kooperation mit der Firma Dornier Medizintechnik, Germering, realisiert.

Gasfluß

Der Gasfluß basiert auf der Druckdifferenz zwischen Insufflationssystem und Bauchhöhle: je höher die Druckdifferenz, desto größer der Gasfluß. Die Höhe des Gasflusses wird im besonderen durch die Widerstände entlang des Weges (Röhren, Schläuche, Kanülen, usw.) bestimmt. Während einer einstündigen Operation werden durchschnittlich 60 l CO_2-Gas verbraucht. Daraus resultiert ein durchschnittlicher Gasfluß von 1 l/min. Der maximale Gasfluß von 20 l bei den Insufflatoren der neueren Generation führt bei Undichtigkeiten zu hohem Gasverbrauch und stellt aufgrund des häufig hohen Insufflationsdruckes eine potentielle Gefahr für den Patienten dar. In der Regel wird jedoch der vom Hersteller angegebene maximale Gasfluß, der durch die Länge und den Innendurchmesser der zuführenden Leitungen bestimmt wird, nicht erreicht. Unsere Untersuchungen ergaben einen realen Gasfluß von ca. 6–9 l/min gegen realistischen Widerstand, z. B. bei einem intraabdominellen Druck von 10 mm Hg. Ein Fluß > 9 l/min erscheint uns nicht notwendig und birgt ein höheres Risiko

für den Patienten. Um eine lebensbedrohliche intravasale CO_2-Insufflation zu verhindern, sollte der Insufflationsdruck 50 mm Hg nicht überschreiten, was in Konsequenz zur Limitierung des Gasflusses führt.

Um ein sicheres und konstantes Pneumoperitoneum zu erreichen, ist eine zuverlässige Gasdruck- und Gasflußsteuerungseinheit notwendig („soft approach pressure control", SAPC WOM, Berlin). Zusätzlich muß die Austrittstelle (Kanüle) optimiert und standardisiert werden. Die Mehrzahl der derzeitig verfügbaren Insufflatoren verfügt über eine intermittierende Druckmessung zur Äquilibrierung des intraabdominellen Druckes. Mit Hilfe eines leistungsfähigen Kontrollalgorithmus wird der Flow mit ca. 90 % der Genauigkeit eines vergleichbaren kontinuierlich messenden Systems konstant gehalten. Der Vorteil eines intermittierenden Systems ist die elegante Druckmessung ohne zusätzliche Leitungen.

Da die High-flow-Gasinsufflation ernste Komplikationen verursachen kann, sollten die Geräte mit einem Sicherheitsventil ausgestattet werden, das bei Erreichen des Maximaldruckes automatisch zur Druckentlastung führt. Unter diesem Gesichtspunkt sind die üblichen akustischen Warnsignale in keinem Fall ausreichend. Obwohl das Risiko der Entstehung von Überdruck gering ist, sollte ein Insufflator mit integriertem Sicherheitsventil bevorzugt werden.

Externe Druckentlastung

Beacon Laboratories, Inc. (Broomfield, CO, USA) vertreibt ein Sicherheitsventilsystem, den sog. Pressure Guard, der eine Druckentlastung bei Erreichen des Maximums sicherstellt. Dieses Gerät ist so einfach wie effektiv: Ein nach oben offener Kunststoffbeutel wird am Infusionsständer des Patienten aufgehängt und mit steriler physiologischer Kochsalzlösung bis zum gewünschten Druck, z. B. 13 mm Hg, welcher auf dem Beutel indexiert ist, gefüllt. Der am unteren Beutelpol befestigte Schlauch wird an einer der Trokarkanülen fixiert, und der Druck wird bei jedem Anstieg des intraabdominellen Druckes über den gesetzten Level entlastet. Das überschüssige Gas steigt als Blasen in der Beutelflüssigkeit auf. Die Blasenbildung verschwindet, wenn der zuvor festgelegte Maximaldruck erreicht ist. Auch bei diesem System ist eine ausreichende Druckentlastung von Gasfluß, Zuleitungen und Trokarsystem abhängig.

Temperaturkontrolle

Der sog. Joule-Thomson-Effekt beschreibt die Abkühlung eines sich ausdehnenden Gases wie im Falle der Insufflation des CO_2. Nach dem Joule-Thomson-Koeffizienten vermindert sich die Temperatur bei einer Druckreduktion von 60 auf 1 um 45 °C. In Anbetracht der geringen thermischen Kapazität von CO_2 erfordert die Erwärmung der maximalen Flußmenge von 9 l/min auf Raumtemperatur nur eine geringe Menge thermischer Energie, die im wesentlichen durch die elektronischen Komponenten des Insufflators zur Verfügung gestellt wird. An der Austrittstelle der Insufflation hat das CO_2-Gas Raumtemperatur erreicht. Daher wird der Kühlungseffekt beim Patienten nur durch CO_2-Gas erzeugt, das ungefähr Raumtemperatur hat und zur weiteren Erwärmung auf Körpertemperatur nur wenig Energie benötigt. Nach Semm sollte nur beheiztes Insufflationsgas verwendet werden, da seine Untersuchung eine signifikante Reduktion der postoperativen Schulterschmerzen ergeben hat [42]. Andere Untersuchungen belegen jedoch, daß die Körpertemperatur durch CO_2-Insufflation aufgrund der geringen thermischen Kapazität des Gases nicht relevant ist. Die Insufflation von 40–50 l Gas mit Raumtemperatur hat eine Verminderung der zentralen Körpertemperatur um 0,3 °C zur Folge [43]. Bei High-flow-Insufflation (ca. 9 l/min) beträgt die Verminderung der intraabdominellen Temperatur ca. 0,7 °C im Vergleich zur intraösophageal gemessenen Temperatur. Der Körper ist jedoch in der Lage, eine intraabdominelle Temperaturveränderung von 2 °C/min zu kompensieren [44]. Ein Vergleich von nichtbeheizter und beheizter Gasinsufflation (Flow Therme, WISAP) hat in 2 Untersuchungsgruppen keine signifikante Temperaturdifferenz ergeben [45]. Bei ausgedehnten laparoskopischen Operationen mit hoher Insufflationsrate scheint jedoch eine Zufuhr von befeuchtetem und beheiztem CO_2 sinnvoll zu sein [46].

Grundsätzlich ist allerdings zu beachten, daß die Erwärmung von 100 l CO_2-Gas von Raum- auf Körpertemperatur die gleiche thermische Energie benötigt wie die Erwärmung von 200 ml Spülflüssigkeit, um lediglich 3 °C. Aufgrund der höheren Kapazität ist der Kühleffekt durch die Spülflüssigkeit wesentlich größer als durch jede übliche Gasinsufflation. So sollte weniger auf die Beheizung des CO_2-Gases, sondern vor allem auf eine korrekte Temperatur der Spülflüssigkeit geachtet werden.

Gasreservoir

Keiner der bisher verfügbaren Insufflatoren verfügt über ein Reservegasreservoir. Während einer Operation wird eine leere Gasflasche häufig erst dann bemerkt, wenn das Abdomen absinkt. Neben den dadurch entstehenden möglichen Gefahren verursacht der Austausch der Gasflasche häufig erhebliche Verzögerungen. Eine einfache Lösung wäre eine Hauptgasflasche mit einem Reservezylinder. Ein akustisch-optisches Signal könnte die Entleerung anzeigen und automatisch die Zuschaltung der Reserve auslösen. Ein Manometer auf der Rückseite des Insufflatorgerätes sollte ständig den Druck der Reserveflasche anzeigen. Mit diesem einfachen Prinzip wäre die Gefahr der unnötigen Dekompression und des Verlustes des Pneumoperitoneums während einer Operation weitgehend eliminiert.

Die richtige Wahl bei der Anschaffung eines Insufflators sollte auf klinisch signifikanten technologischen Details sowie veröffentlichten Vergleichstests und Evaluationen [47] wie auch auf den individuellen Anforderungen beruhen. Neben den notwendigen technischen Spezifikationen muß ein Insufflator v. a. einfach zu handhaben sein, vollautomatisch arbeiten, den intraabdominellen Druck wie auch den Gasfluß deutlich und klar lesbar anzeigen und über ein Druckentlastungssystem verfügen.

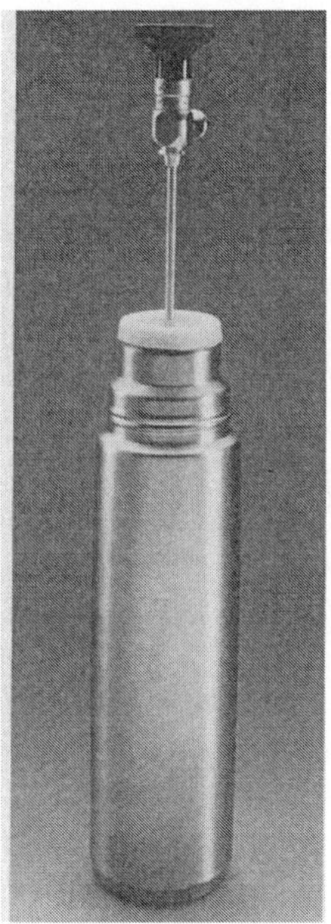

Abb. 1.15. Der Endoskopwärmer (Applied Laparoscopy) ist eine sterilisierbare Thermosflasche, die 500 ml Spülflüssigkeit 3–4 h lang warm hält

Sichterhaltung

Während einer Operation ist das Objektiv des Endoskops häufig durch Kondensat und Blut verschmutzt. Zahlreiche wirksame Antibeschlaglösungen sind erhältlich und sorgen für eine weitgehend klare Sicht. Zur Reinigung eines verschmutzten Endoskops ist der extern anwendbare Laparoscopic Scope Warmer (Applied Laparoscopy; Laguna Hills, CA, USA) nützlich. Diese sterilisierbare Thermoskanne kann mit 500 ml steriler physiologischer Kochsalzlösung gefüllt werden, die sie für 3–4 h warm hält (Abb. 1.15). Externe, elektrisch beheizte Endoskopwärmer (Wolf) sind kostenintensiv, können nicht sterilisiert werden und erfordern daher eine sterile Abdeckung.

Optikspülung

Bedauerlicherweise haben nur wenige Endoskope eine integrierte Optikspülung, um die Sicht freizu-

halten. Diese sind das Stereoskop für die Transanale Endoskopische Mikrochirurgie und das Operationsmediastinoskop (beides von Wolf) sowie das kürzlich eingeführte Hydrolaparoskop der Firma Circon ACMI (Stamford, CT, USA). Das Hydrolaparoskop verfügt über eine Spülung der Frontlinse, und durch einen zusätzlichen Kanal kann das Operationsgebiet auch direkt gespült werden (Abb. 1.16 a). Nach unserer Ansicht ist die Optikspülung eine unbedingte Voraussetzung für schwierige Dissektionen im Bereich großer Gefäße, da hier eine Blutung zur sofortigen Beeinträchtigung der Sicht führt und evtl. eine Konversion zur offenen Operation erforderlich machen kann. Blutungen waren laut einer multizentrischen Studie, die in den wichtigsten europäischen Zentren durchgeführt wurde [48], der häufigste Grund für eine Erweiterung des endoskopischen Verfahrens zur offenen Operation .

Kombination von Insufflation, Spülung und Aspiration

Um eine Beeinträchtigung der Sicht durch Tropfen der Spülflüssigkeit auf der Frontlinse bis zu ihrer Abtrocknung zu vermeiden, wurde in einem in Tübingen entwickelten System die Kombination von Aspiration, Insufflation und Spülung verwirklicht (Abb. 1.16 b). Gas wird über einen Kanal zugeführt, der in eine Manschette integriert ist, die auf konventionelle 10-mm-Optiken paßt. Das zufließende CO_2-Gas wird über die Linsenoberfläche geleitet, wodurch die Bildung von Kondensat vermieden wird (Abb. 1.16 b_4). Darüber hinaus kann die Linse über einen separaten Spülkanal saubergespült werden (Abb. 1.16 b_2). Durch den konstanten Gasfluß wird die Linse umgehend getrocknet. Das Sichterhaltungssystem wurde experimentell und klinisch erprobt und wird von der Firma Wiest (München) hergestellt.

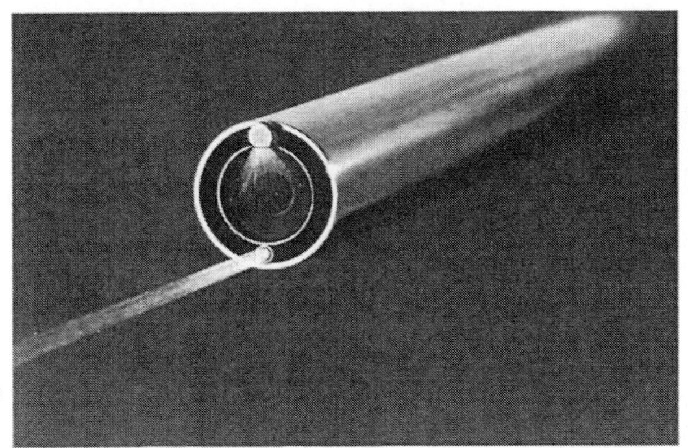

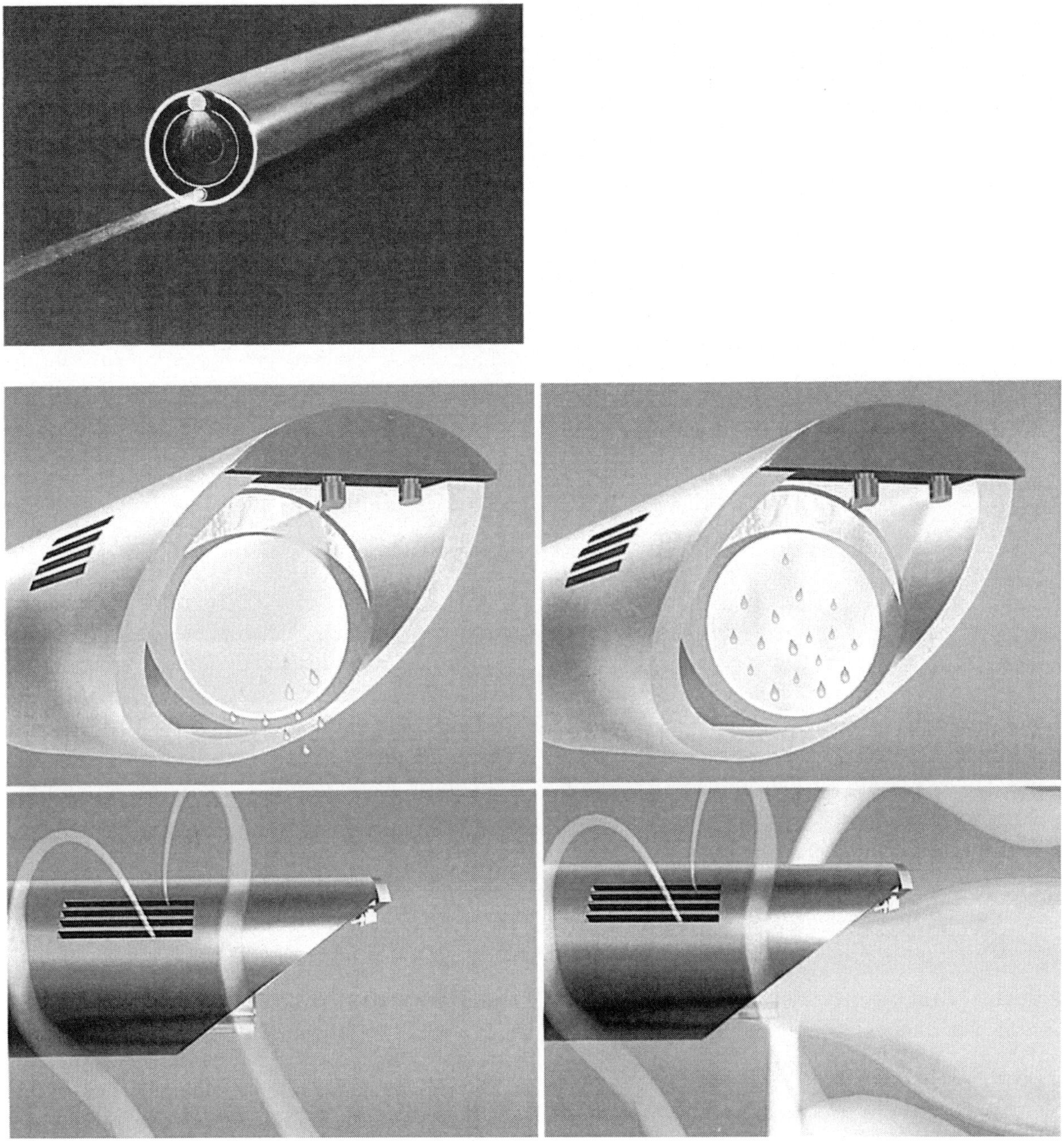

Abb. 1.16. a Das Hydrolaparoskop (Circon, ACMI) ermöglicht die Spülung der Optik und über einen separaten Kanal auch des Operationsfeldes. **b** Das Tübinger System (Wiest, München) verbindet Saugen, Spülung und Insufflation, um eine klare Sicht zu gewährleisten. Das CO_2 wird an der Frontlinse vorbeigeführt, wodurch die Tropfen von Kondensation und Spülung getrocknet werden. Rauch wird durch konstante Absaugung mit einer Rollenpumpe entfernt

Energetische Systeme

Hochfrequenzgeräte und Instrumente[4]

Die Qualität des Schnittes, der Koagulation und damit der Verhinderung von unerwünschten Nebeneffekten sind für die Hochfrequenz- (HF-) Chirurgie von zentraler Bedeutung. Die qualitätsbestimmenden Elemente sind die Instrumente und die geeigneten HF-Stromgeneratoren ebenso wie die Anwendungstechnik und ihre korrekte Durchführung. Sobald der Chirurg mit den spezifischen Charakteristiken der HF-Chirurgie vertraut ist, wird sie zu einer zuverlässigen und sicheren operativen Technik in der endoskopischen Chirurgie.

Schnittqualität

Die Schnittqualität wird durch Art und Ausmaß der thermischen Schädigung des Gewebes bestimmt. Um die postoperative Wundheilung zu begünstigen, sollten die Schnittränder so wenig wie möglich thermisch destruiert werden. Die schwierige Dissektion von gefäßführenden Strukturen erfordert eine korrekte Differenzierung der verschiedenen Schichten. Auch für eine histopathologische Untersuchung ist eine präzise Exzisionstechnik Voraussetzung. Die Schnittränder müssen jedoch auch ausreichend koaguliert werden, um eine ausreichende Hämostase während der Durchtrennung zu gewährleisten. Karbonisation sollte unter allen Umständen verhindert werden. Die damit verbundene Gewebeverdampfung sollte auf ein Minimum beschränkt werden, da der Dampf die endoskopische Frontlinse beschlägt und damit die Sicht behindert.

Reproduzierbares Schneiden

Die Qualität des Schnittes hängt von der Intensität des elektrischen Lichtbogens zwischen Schneidelektrode und Gewebe, der elektrischen Spannung im Lichtbogen, der Form der Schneidelektrode

und von der Schnittechnik ab. Die Amplitude der HF-Spannung zwischen Schneidelektrode und dem Gewebe muß mindestens 200 V erreichen, da der elektrische Lichtbogen bei niedrigeren Spannungen nicht gezündet wird. Je höher die HF-Spannung ist, umso größer wird die Intensität des elektrischen Lichtbogens und somit die thermische Destruktion der Schnittränder (Abb. 1.17 a). Mit niedriger und modulierter HF-Spannung, dünner Schneidelektrode und schneller Schnittführung kann ein „schwach koagulierender" Schnitt erreicht werden, ein „stark koagulierender" Schnitt wird mit hoher HF-Spannung, dicker Schneidelektrode und langsamer Schnittführung erzielt. Die Amplitude der HF-Spannung sollte jedoch 500 V nicht überschreiten, da die hohe Intensität des Lichtbogens zwischen Elektrode und Gewebe zu intensiver Karbonisation und Vaporisation führt.

Da die Amplitude der HF-Spannung und die Intensität des elektrischen Lichtbogens zwischen Elektrode und Gewebe die Qualität des Schneideffektes wesentlich bestimmt, sollten HF-Generatoren mit automatischer Spannungskontrolle für die Chirurgie benutzt werden, damit eine reproduzierbare und konstante Qualität gesichert ist. Damit können auch die unerwünschten Nebeneffekte wie Karbonisation und Vaporisation weitgehend vermindert werden.

Qualität der Koagulation

Auch für die Qualität der Koagulation ist die Art und Ausdehnung der thermischen Destruktion des Gewebes wichtigstes Kriterium. Die Reproduzierbarkeit der erwünschten thermischen Effekte und die Vermeidung der unerwünschten Effekte spielen eine zentrale Rolle für die Ausdehnung der Koagulationszone. Es sollte immer nur so viel Gewebe koaguliert werden, wie dies für den therapeutischen Zweck erforderlich ist. Desikkation (Dehydration) des koagulierten Gewebes führt zur Schrumpfung, die die Blutstillung begünstigt. Allerdings führt die Desikkation auch zur Adhäsion des koagulierten Gewebes an der Elektrode. Durch Abreißen des verklebten Gewebes kann nachfolgend eine Blutung entstehen [49]. Karbonisation erhöht das Risiko der Bildung postope-

---

[4] In Kooperation mit G. Farin, Firma Erbe Elektromedizin, Tübingen, Deutschland.

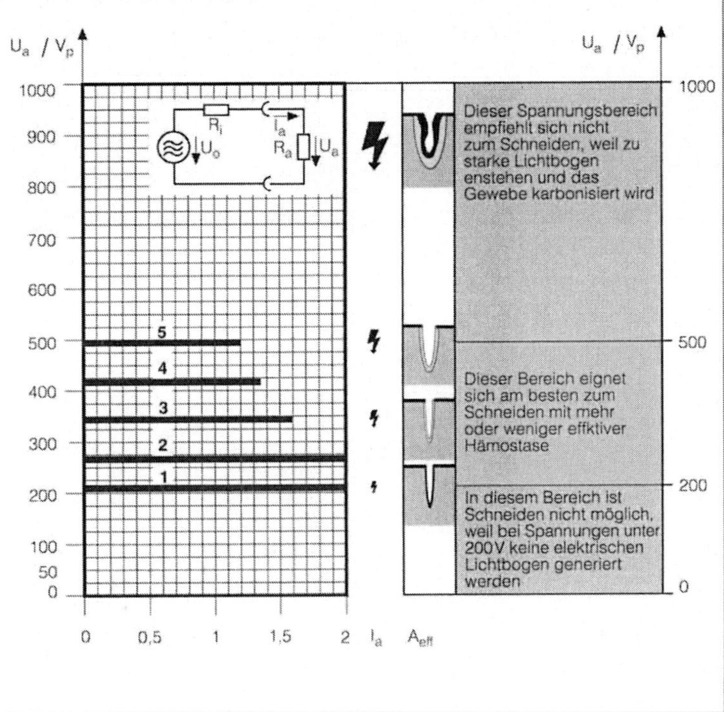

a

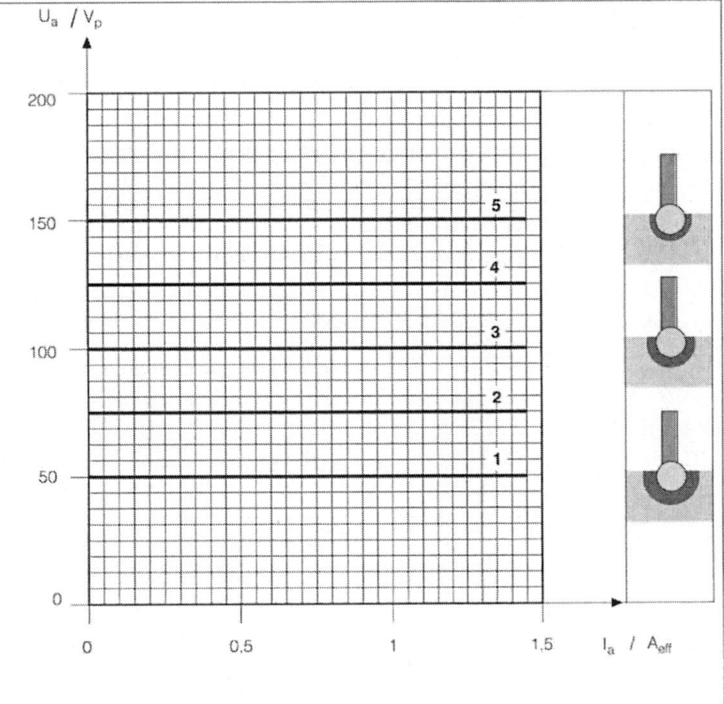

b

Abb. 1.17. a Die Beziehung zwischen Hochfrequenz-(HF-) Spannung, Intensität des mikroelektrischen Lichtbogens und thermischer Schädigung der Schnittränder. HF-Geräte mit automatisch reguliertem HF-Ausgang sorgen für eine reproduzierbare Qualität des Schneideeffektes. **b** Die Beziehung zwischen HF-Spannung und Intensität des Koagulationseffektes. HF-Geräte mit automatisch regulierter HF-Spannung können im sog. „Softkoagulationsmodus" die Bildung von mikroelektrischen Lichtbogen verhindern und damit ein weiches und feuchtes Koagulationsareal sicherstellen

rativer Adhäsionen und sollte daher vermieden werden [50].

Reproduzierbarkeit der Koagulation

Die Koagulation hängt von der Höhe der elektrischen Spannung zwischen der Koagulationselektrode und dem Gewebe ab. Reine Koagulation mit ausreichender Desikkation, minimaler Dampferzeugung und ohne Karbonisation kann mit HF-Spannungen in einer Amplitude zwischen 20 und 190 V erreicht werden. Wenn die Amplitude der HF-Spannung 200 V überschreitet, bilden sich elektrische Lichtbogen, die zur Karbonisation und Rauchbildung führen. Da das koagulierte Gewebe bei Vermeidung von Lichtbogenbildung weich und feucht bleibt, wird dieser Koagulationsmodus „Soft-Koagulation" genannt (Abb. 1.17 b).

Bei monopolarer Koagulation ist die räumliche Ausdehnung der Koagulationszone proportional der effektiven Kontaktfläche und umgekehrt proportional zur Fläche der Ausbreitung der elektrischen Spannung zwischen Koagulationselektrode und dem Gewebe (Abb. 1.18). Bei der bipolaren Koagulation ist die räumliche Ausdehnung der Koagulationszone weitestgehend auf das Gewebe zwischen den beiden Polen des bipolaren Koagulationsinstrumentes beschränkt. Aufgrund des großen Einflusses der Spannung auf die räumliche Ausdehnung bei der monopolaren Koagulationszone sollte HF-Chirurgie nur mit automatischer Spannungskontrolle benutzt werden.

Eine automatische Ausschaltung des Koagulationsprozesses beim Erreichen der Dampfphase kann ausgedehnte Desikkationen und Adhäsionen zwischen Gewebe und Elektrode weitgehend vermeiden. Die Ausschaltfunktion wird durch die Kapazität und Widerstandsänderungen des Gewebes infolge des eintretenden Wasserverlustes aktiviert.

Oft müssen ausgedehnte Areale mit einer kleinen monopolaren Elektrode koaguliert werden. Hierzu ist eine Erhöhung der elektrischen Spannung auf > 200 V notwendig. Lichtbogen müssen generiert werden, um die elektrisch isolierenden Schichten des ausgetrockneten Gewebes durchschlagen zu können. Dieser Koagulationsmodus wird „Forced Koagulation" genannt. Wenn die „Forced Koagulation" in Anwesenheit von Luf angewendet wird, entstehen Desikkation, Karbonisation, Vaporisation und der Adhäsionseffekt zwischen Gewebe und Elektrode. Werden jedoch die „Forced Koagulation" oder auch die anderen HF-Modi in Kombination mit Spülflüssigkeit, z. B Wasser, eingesetzt, verringern sich diese unerwünschten Nebeneffekte [51].

Spannungen mit einer Amplitude > 2000 V generieren elektrische Lichtbögen von einer Länge, die den Kontakt der aktiven Elektrode mit dem Gewebe unnötig macht. Obwohl hiermit eine Oberflächenkoagulation durch einfaches Hin- und Herführen der Elektrode erreicht werden kann, ist die Reproduzierbarkeit des Koagulationseffektes ungenügend. In der Anwesenheit von Sauerstoff führt diese sog. „Spraykoagulation" zu beträchtlicher Karbonisation, Vaporisation und Adhäsionseffekten, die eine Anwendung, insbesondere bei der endoskopischen Chirurgie, gefährlich machen.

Inertgaskoagulation

Argongaskoagulation ist die bevorzugte Methode der kontaktfreien Koagulation von Gewebeoberflächen. Hierbei wird der HF-Strom mit Hilfe eines ionisierten Gasstrahls auf das Gewebe übertragen [52]. Argon eignet sich hierfür, weil es unter normalen Bedingungen bereits weitgehend ionisiert vorliegt und damit eine hohe elektrische Leitfähigkeit hat. Das chemisch inerte Argon verhindert Karbonisation und Vaporisation des Koagulationsgutes. Bei korrekter Applikation entsteht eine relativ konstante Koagulationstiefe und gut kontrollierte Desikkation der Gewebeoberfläche, die eine ausreichende Hämostase bewirkt (Abb. 1.19 a, b). Bei Verwendung eines HF-Generators mit ausreichend kontrollierter, konstanter HF-Spannung ist die Koagulationstiefe reproduzierbar.

Die Argongaskoagulation hat sich bei der Anwendung zur Hämostase im Gastrointestinaltrakt [53], bei Lungenteilresektionen [54] und in der Milzchirurgie [55] als günstig erwiesen. Zusätzlich zum HF-Generator erfordert die Argongaskoagulationstechnik eine geregelte Argongasquelle und entsprechende Sonden für die jeweilige Applikation.

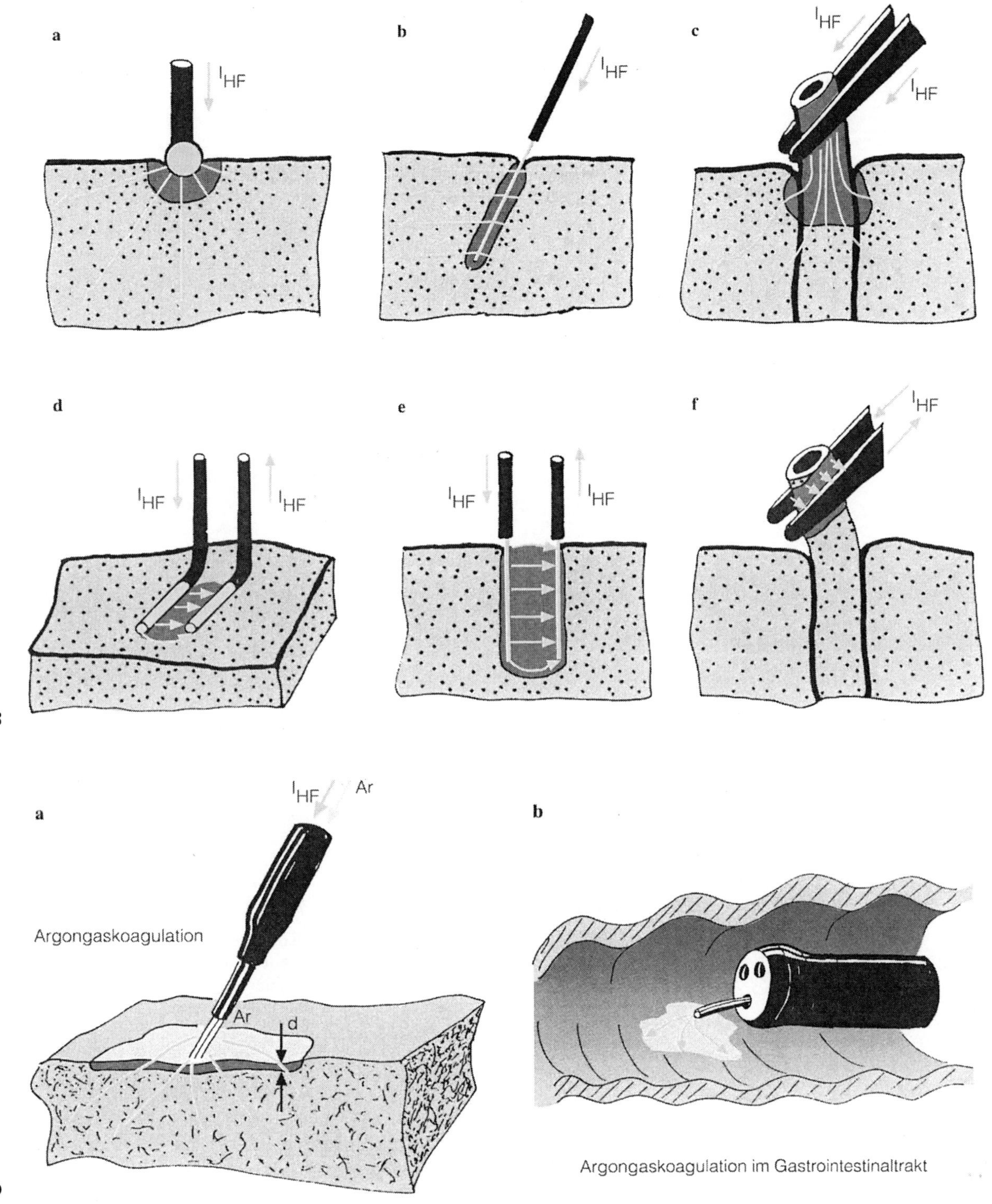

Abb. 1.18 Vergleich der räumlichen Ausdehnung der Koagulationszone von monopolarer (**a–c**) und bipolarer (**d–f**) HF-Stromanwendung.(*HF*); **a, d** Kontaktkoagulation; **b, e** Punktionskoagulation; **c, f** Vergleich der Koagulationsausbreitung

Abb. 1.19 a, b. Die verschiedenen Applikationstechniken der Inertgaskoagulation. **a** Das Argongas wird vollständig durch das hochfrequente elektrische Feld ionisiert und dient somit als Leiter für den elektrischen Lichtbogen, was zu einer relativ konstanten Koagulationstiefe des Gewebes ohne Karbonisation führt. **b** Applikation von Argongaskoagulation im Gastrointestinaltrakt im Rahmen der flexiblen Endoskopie

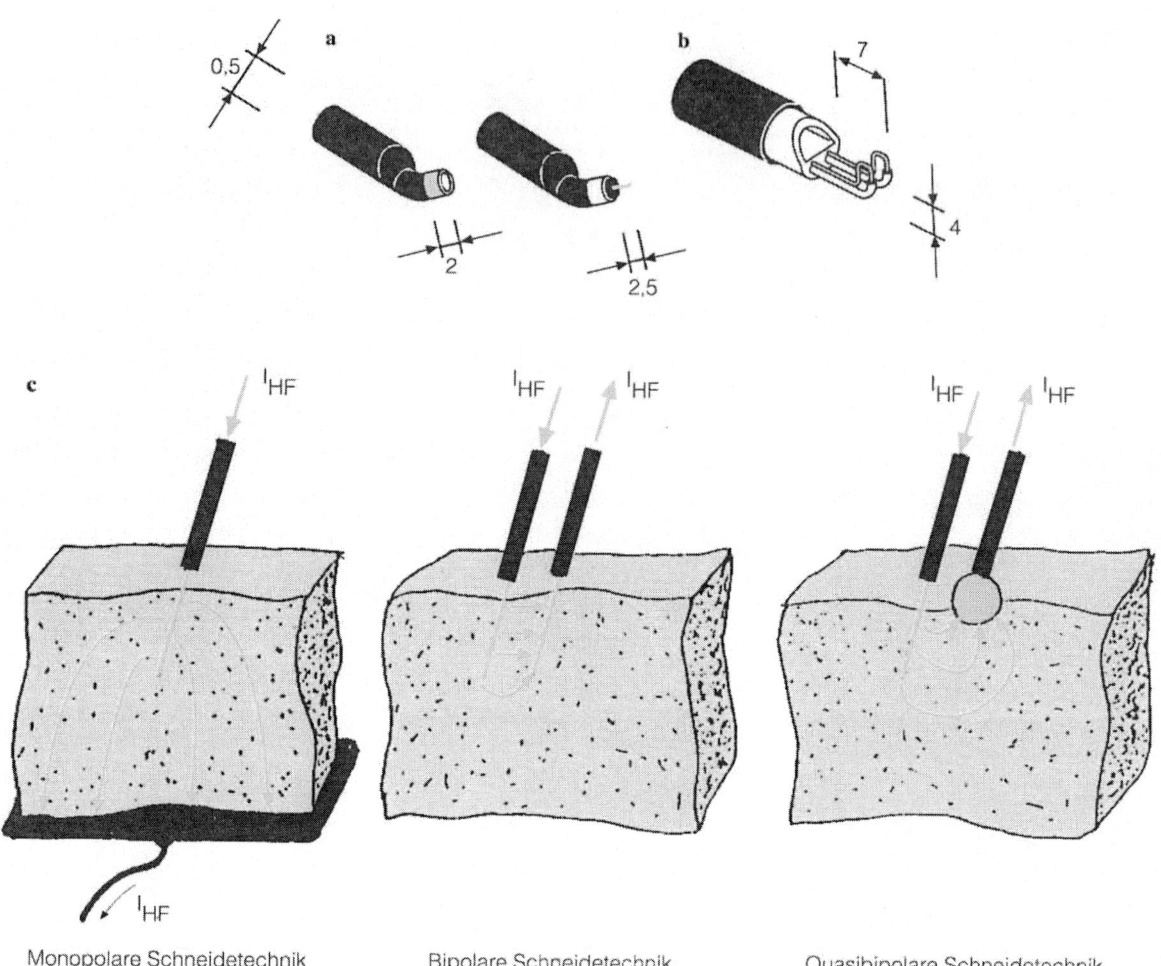

Instrumente für die Hochfrequenzchirurgie

Derzeit ist ein breites Spektrum von monofunktionalen, bifunktionalen und multifunktionalen HF-Chirurgieinstrumenten verfügbar, die zur Dissektion, Koagulation und in Kombination mit anderen Funktionen verwendet werden können (Abb. 1.20).

Abb. 1.20 a–c. Beispiele von bifunktionalen Schneide- und Koagulationsinstrumenten. **a** Die Nadel dient zum Schneiden, der distale Ring der Koagulation. **b** Die 2 dünnen Drähte werden für bipolares Schneiden, die 2 dicken Drähte für bipolare Koagulation benutzt. Dieses Instrument ist zusätzlich mit einem Spülkanal ausgerüstet. **c** Die 3 verschiedenen Schneidetechniken: monopolar (*links*); bipolar (*Mitte*); quasibipolar (*rechts*). *HF* Hochfrequenz

Schneideinstrumente

Das einfachste Schneideinstrument ist die monopolare Schneideelektrode in Nadelform. In der endoskopischen Chirurgie kann die dünne Nadelelektrode wie ein Skalpell zur präzisen Dissektion verwendet werden. Vorteile einer dünnen Nadelelektrode sind, daß nur niedriger HF-Strom für das Schneiden erforderlich ist und daß daher nur eine minimale thermische Zerstörung der anliegenden Gewebestrukturen entsteht. Ein HF-Chirurgiegerät mit automatischer Spannungsbegrenzung und Lichtbogenkontrolle hat verschiedene Vorteile bei der Verwendung von HF-Nadeln. Wenn die für den Schneidevorgang erforderliche Mindestspannung von 200 V nicht erreicht wird, kön-

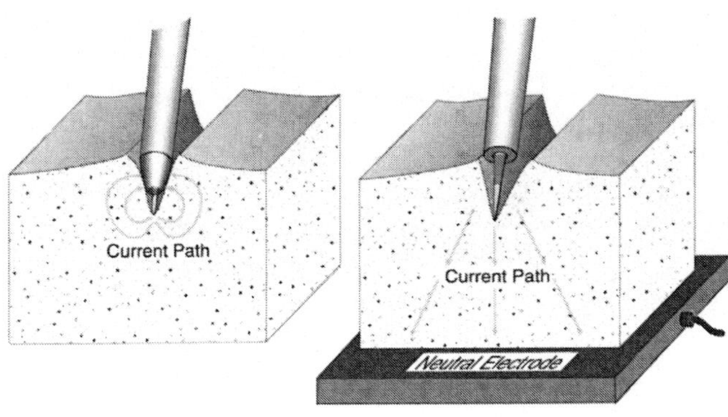

Quasibipolare
Schneidetechnik

Monopolare
Schneidetechnik

Abb. 1.21. Monopolare (*rechts*) und quasi-bipolare (*links*) Nadeln mit einstellbarer Länge sind für Präparationen mit kritischer Inzisionstiefe erhältlich. Curent Path = Stromverlauf. (Quelle: Endoscopic Surgery and Allied Technologies 1 (1993) 103, Thieme, Stuttgart)

nen die dünnen Nadelelektroden leicht biegen oder abbrechen und im Gewebe verbleiben. Bei Spannungsamplituden > 500 V kann die dünne Nadelelektrode leicht verglühen. Um diese Risiken zu vermeiden, sind die bipolare und die „quasibipolare" Schneidetechnologie entwickelt worden. Eine quasibipolare Nadelelektrode kombiniert die obengenannten Vorteile der Applikation einer dünnen Nadelelektrode mit der Sicherheit einer bipolaren HF-Technik. Die Abb. 1.20 c gibt eine schematische Übersicht über die 3 verschiedenen Schneidetechniken. Monopolare und quasibipolare Nadelelektroden mit justierbarer Arbeitslänge sind für Präparationen mit kritischer Inzisionstiefe geeignet (Abb. 1.21).

Koagulationsinstrumente

Im Gegensatz zur konventionellen Chirurgie und flexiblen Endoskopie werden Instrumente, die speziell für die Koagulation konstruiert sind, selten verwendet. Um den zeitraubenden Instrumentenwechsel zu vermeiden, wird daher oft der Präparationssauger entweder monopolar oder bipolar als Koagulationsinstrument verwendet. Häkchen, die primär für stumpfe Manipulationen und Präparationen gestaltet waren, werden nun vorwiegend zum Schneiden und Koagulieren in

Arthroskopie und Laparoskopie angewendet. Der Einsatz dieser Instrumente bedeutet aber einen Kompromiß zwischen optimaler Funktion und Zeitersparnis. Die Abb. 1.18 zeigt verschiedene Koagulationstechniken, die sowohl mit monofunktionalen, bifunktionalen als auch multifunktionalen Instrumenten ausgeführt werden können.

Bifunktionale Schneide- und Koagulationsinstrumente

Bifunktionale Schneide- und Koagulationsinstrumente beinhalten prinzipiell 2 chirurgische Techniken. So wie die HF-Schlinge in der transuretralen Resektionstechnik wird ein Instrument, das primär für das Schneiden konstruiert ist, zur Koagulation verwendet. Eine weitere Möglichkeit ist die Ausrüstung mit separater Schneide- und Koagulationselektrode. Die Koagulation mit einem Instrument, das primär für die Dissektion gestaltet ist, beinhaltet aber das Risiko einer unerwünschten Gewebedurchtrennung. Dies kann aber mit dem sog. Soft-Koagulationsmodus (s. oben) verhindert werden. Allerdings ist die Hämostase bei der Soft-Koagulation aufgrund der schmalen effektiven Kontaktfläche vermindert. Wird auf „Forced Koagulation" umgeschaltet, besteht das Risiko eines schneidenden Effektes aufgrund der Entstehung von Lichtbogen. Um dieses Risiko zu vermeiden, kann der Durchmesser der Schneideelektrode vergrößert werden, so wie dies für eine „Low coagulation" notwendig ist. Bifunktionale Schneide- und Koagulationsinstrumente sind sowohl mit Schneide- als auch Koagulationselektrode ausgerüstet (Abb. 1.20, 1.21). Die Abb. 1.22 zeigt als Schnittzeichnung ein multifunktionales Schneide- und Koagulationsinstrument. Kurz vor der Aktivierung des HF-Stromes wird die Nadelelektrode automatisch mit Hilfe eines pneumatischen Aktuators ausgefahren.

Multifunktionale Instrumente für die HF-Chirurgie

Schneiden und Koagulieren wurden mit anderen Funktionen kombiniert, wie z. B. Saugen, Spülung, Greifen, mechanischer Dissektion und Ultra-

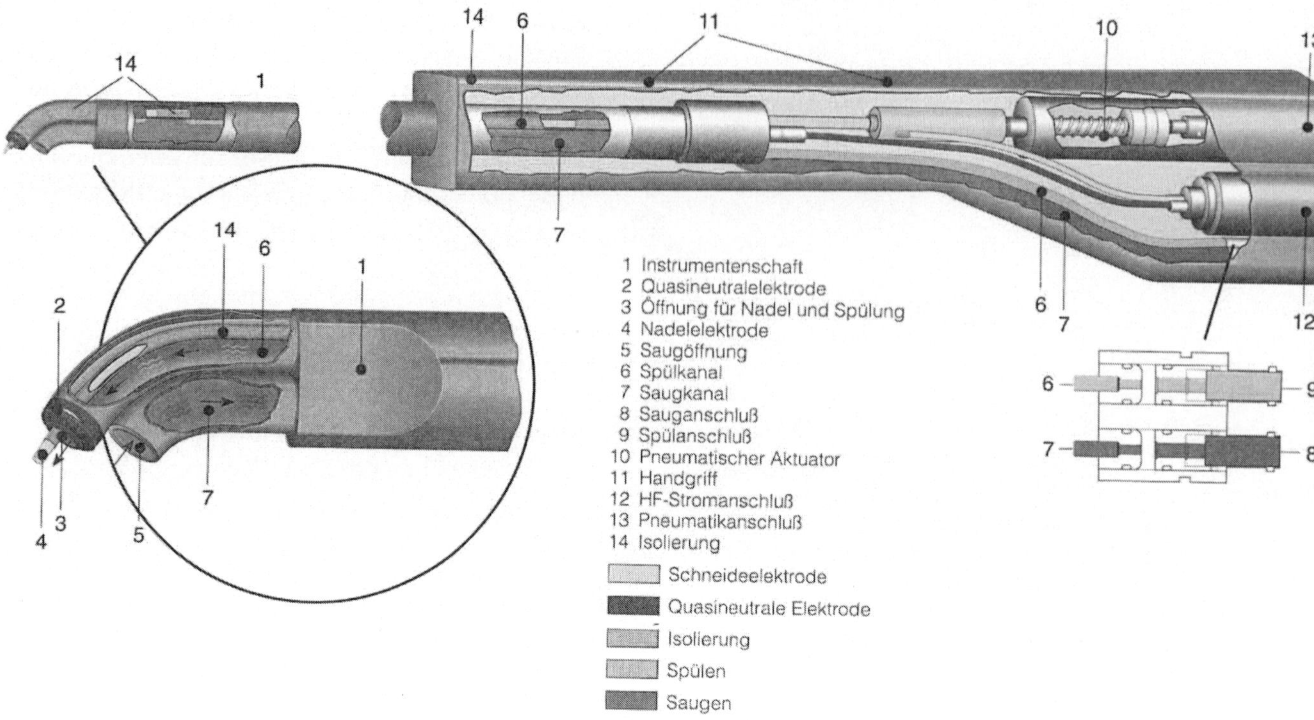

Abb. 1.22. Schnittzeichnung eines multifunktionalen Instrumentes mit pneumatischen Aktuator der Präparationsnadel (Multifunktionales Instrument, Firma Erbe, Tübingen, für die endorektale Chirurgie). Wenn der Schneidemodus aktiviert ist, wird die bipolare Nadel pneumatisch herausgefahren. (Quelle: Endoscopic Surgery and Allied Technologies 1 (1993) 98, Thieme, Stuttgart)

schalldissektion. Da diese multifunktionalen Instrumente nicht nur mit dem HF-Chirurgiegerät, sondern auch mit Saug- und Spülgeräten verbunden sind, ist aus Gründen der Sicherheit eine zentrale Koordination aller Funktionen erforderlich (Abb. 1.22).

der elektrischen Parameter ist die Qualität des Schneidens und Koagulierens gesichert. Da diese multifunktionalen Instrumente komplexe elektronische Funktionen haben, sollten sie mit Standardschnittstellen ausgerüstet werden, welche die Kommunikation mit anderen Geräten ermöglichen. Um eine kontinuierliche Verfügbarkeit aller Systeme zu garantieren, sollten auch automatische Fehlerdetektion und Report-Funktionen zur Verfügung stehen. HF-Chirurgiegerät und das korrespondierende chirurgische Instrument sollten nicht länger als unabhängige Einheiten betrachtet werden, sie müssen vielmehr systemtechnisch verknüpfte Komponenten eines Gesamtsystems darstellen [56].

HF-Chirurgiegeräte

Die modernen HF-Chirurgiegeräte für die endoskopische Chirurgie erfüllen die Erfordernisse an Reproduzierbarkeit von Schneide- und Koagulationsfunktionen und die Verhinderung von unerwünschten Nebeneffekten. Mit Hilfe von automatischer Überwachung, Regulation und Kontrolle

Therapeutischer Ultraschall

Die Anwendung von Vibrationen in Ultraschallfrequenz ist nicht auf diagnostische bildgebende Verfahren beschränkt. So ist die Anwendung der Ultraschalldissektion in der Leberchirurgie mit guten Ergebnissen beschrieben [57, 58]. Mit dem kürzlich eingeführten „Harmonic scalpel" (Ultracision, Smithfield, RI, USA) können nun die Ultraschallvibrationen auch zur kombinierten Schneide- und Koagulationstechnik in der endoskopischen Chirurgie angewendet werden.

Ultraschalldissektion

Die Ultraschalldissektion verhindert wirkungsvoll die Verletzung von Gefäßen, Gangstrukturen und Nerven, während weiches Gewebe, wie z. B. Fett oder Drüsenparenchym abgetragen werden. Die Abtragung der Gewebe ist bedingt durch den mechanischen und kavitationalen Effekt, der an der Spitze des vibrierenden Werkzeugs (25 000 Hz) entsteht. Da die Kavitation Wasser in Dampfblasen überführt, ist die Wirksamkeit des Effektes abhängig vom Wassergehalt der Zellen, die in Kontakt mit der vibrierenden Spitze kommen. Fett und parenchymatöse Zellen enthalten mehr Wasser als Bindegewebe. Dadurch werden diese Zellen fragmentiert, während Strukturen, die vorwiegend kollagene Fasern enthalten, sowie Gefäße, Nerven und Sehnen intakt bleiben. Abb. 1.23 zeigt den Ultraschalldissektor der Surgical Technology Group (Andover, GB). Ähnliche Geräte sind von ValleyLab/Pfizer (Boulder, CO, USA) und Söring (Quickborn, Deutschland) erhältlich. Zusätzliche Elektrokoagulationsfunktionen sind optional erhältlich. Somit können Ultraschalldissektion und HF-Koagulation simultan und ohne Wechsel der Instrumente durchgeführt werden. Beide Effekte addieren sich, da der hochfrequente Strom in elektrolytischen Lösungen gut weitergeleitet wird und somit eine wirkungsvolle Hämostase entsteht. Da die gleichzeitige Applikation von HF- und Ultraschalldissektion die Selektivität des Systems vermindert, ist eine vorsichtige Anwendung ratsam. Ein Kombinationsinstrument mit konventionellem HF-Präparier-

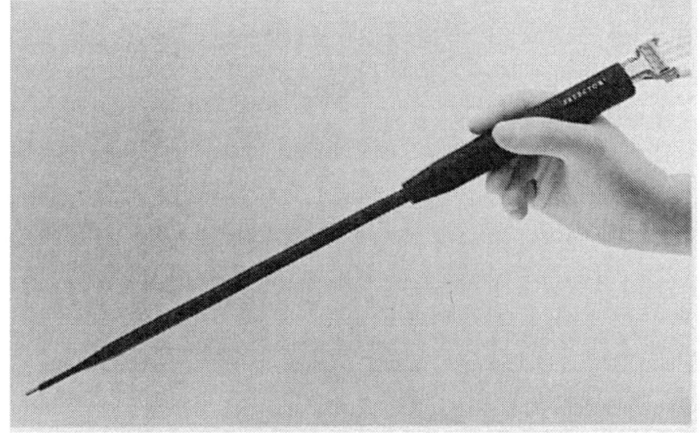

Abb. 1.23. Der Ultraschalldissektor der Surgical Technology Group (Andover, Hampshire, GB) ermöglicht die selektive Dissektion von parenchymatösen Organen. Ähnliche Geräte sind von ValleyLab/Pfizer, Söring u. a. erhältlich

Abb. 1.24. Vergleich der thermischen Effekte von Ultraschall (*links*), Hochfrequenz (*Mitte*) und Laser (*rechts*) ▼

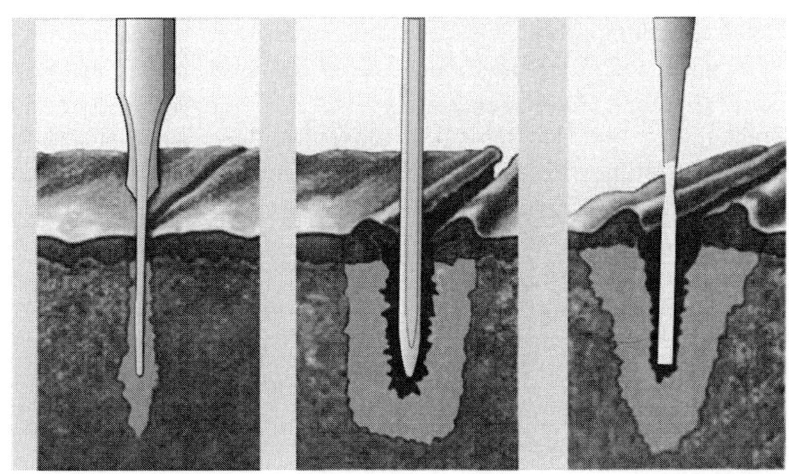

häkchen und einem Ultraschalldissektor ist von Erbe, Tübingen, erhältlich.

Schneiden mit Ultraschall

Wird die Frequenz der vibrierenden Spitze einer Ultraschallsonde auf 55 000 Hz erhöht (harmonische Schwelle), entsteht am Gewebe eine genügend hohe Temperatur zur Koagulation, weil der thermische Effekt dominiert. Bei einer skalpellförmigen Ausformung der Spitze kann mit geringfügigem Koagulationseffekt geschnitten werden. Die Erhöhung der Frequenz führt jedoch zu technischen Schwierigkeiten, wie z. B. Indifferenz und Resonanz, insbesondere wenn die Vibrationen über eine lange Distanz (40 cm) transmittiert werden müssen. Das „Harmonic scalpel" (Ultracision) hat eine bemerkenswerte Schnittcharakteristik, weil das Messer nicht scharf ist und nur schneidet, wenn es vibriert. Der Koagulationseffekt ist jedoch nur oberflächlich und nicht ausreichend zur Verhinderung von Blutungen. Verschiedene Werkzeugspitzen sind für dieses System erhältlich, und kürzlich wurde sogar eine Schere eingeführt, die nach dem gleichen Prinzip arbeitet. Alle Instrumentenvariationen wurden klinisch getestet [59] und sind bis auf die Schere in 5 mm Durchmesser erhältlich. Die Abb. 1.24 illustriert den termischen Effekt von Ultraschall, HF-Strom und Laser.

Gallensteinlithotripsie

Gallensteinzertrümmerungstechniken reichen von einfacher mechanischer Desintegration bis zu Ultraschall-, piezoelektrischer und Laserfragmentation [60, 61]. Für endoskopische Anwendungen haben alle diese Techniken Vor- und Nachteile.

Bei der rein mechanischen Lithotripsie können v. a. weichere Steine mit Hilfe von Zangen oder dem Dormia-Körbchen zerdrückt werden. Aufwendigere Lithotripsie ist mit den einzigartigen und sehr effektiv arbeitenden motorgetriebenen Systemen LaproLith und RothoLith (Endomedix) möglich. Der RothoLith ist flexibel und wurde für die perkutane Gallensteinfragmentation entwickelt. Der LaproLith hat seine überwiegende Anwendung bei der Desintegration von großen

Gallensteinen vor der Extraktion der Gallenblase am Ende einer laparoskopischen Cholezystektomie. Dieses System ermöglicht die komplette Fragmentierung der Steine innerhalb von Sekunden, und die verbleibende verflüssigte Mischung kann einfach abgesaugt werden. Das System ist jedoch nicht für sehr große Steine geeignet, da diese von den rotierenden Klingen nicht erfaßt werden können.

Ultraschalllithotripsie

Die ultraschallinduzierte Desintegration von Steinen basiert auf dem Kavitationseffekt, der bereits bei der Ultraschalldissektion beschrieben wurde. Die Stoßimpulse erzeugen Schockwellen, die die Gesteinsstruktur zerstören. Die technischen Schwierigkeiten, die Vibrationen bis zur Spitze zu übertragen, limitieren die Länge und die Flexibilität der Ultraschalllithotripsiesonden. Die Effektivität der Steinzertrümmerung ist relativ gering und von der Zusammensetzung der Steine abhängig: So können vorwiegend Steine mit hohem Bilirubin- und Kalziumgehalt gut zertrümmert werden.

Elektrohydraulische Lithotripsie

Schockwellen können auch nach dem elektrohydraulischen Prinzip mit 2 Elektroden an der Spitze der Sonde erzeugt werden. Durch ein piezoelektrisches Element (der piezoelektrische Effekt ist eine Spannungserzeugung durch Ladungsverschiebung aufgrund einer mechanischen Verformung eines Kristalles) wird eine Ladung erzeugt, die an der Spitze der Sonde zwischen beiden Elektroden überspringt. Die so entstehende Schockwelle führt zur Zerstörung des Steingefüges. Der Desintegrationseffekt ist größer als jener, der durch Ultraschalllithotripsie erzeugt wird, und 60–80 % der Steine können fragmentiert werden. Bei direktem Kontakt der Sondenspitze mit Bindegewebe ist allerdings auch die Verletzungsgefahr größer als bei Ultraschall.

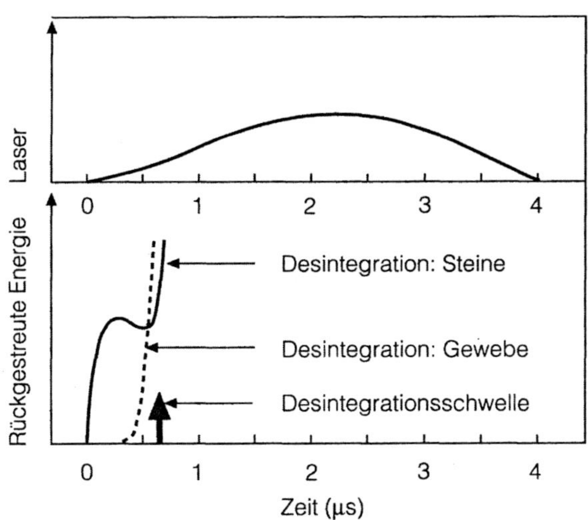

Abb. 1.25. Der „Lithognost"-Laser (Telemit, München) erzeugt ein schwachintensives Laserlicht kurz vor der Auslösung des Hauptimpulses. Das reflektierte Licht wird analysiert und die charakteristische Absorption von Steinen ist Vorbedingung für die Aktivierung des Hauptimpulses

Laserlithotripsie

Die Anwendung des Laserlichtes zur Lithotripsie ermöglicht eine Steindetektion aufgrund der Lichtabsorption durch den Stein. Der Telemit-Laser „Lithognost" (Telemit, München) erzeugt zunächst einen niedrigintensiven Laserlichtimpuls, der in Abhängigkeit von dem angestrahlten Material mehr oder weniger absorbiert wird (Abb. 1.25). Die reflektierte Lichtmenge wird innerhalb von Nanosekunden gemessen, und wenn nicht die spezifische Lichtabsorption von Steinen vorliegt, wird der Hauptlaserimpuls nicht eingeschaltet. Diese Steinerkennung ist ein sehr wichtiges Prinzip, da selbst unter direkter endoskopischer Kontrolle der Lithotripsie Gewebeverletzungen durch die Laserimpulse nicht ausgeschlossen werden können. Die Fragmentationsrate ist ausreichend. Bei größeren Steinen müssen jedoch bis zu 20 min lang Impulse appliziert werden.

Instrumentenhalter

Für eine Routineoperation sind Instrumentenhalter nicht unbedingt notwendig. In der Notfallchirurgie, z. B. während der Nacht und wenn nicht genügend Assistenz zur Verfügung steht, können Instrumentenhalter jedoch sehr nützlich sein.

Komplizierte chirurgische Eingriffe, z. B. Kolonresektionen, erfordern 5 oder sogar mehr Zugänge. Die Handhabung der zahlreichen Instrumente und der Aktionsradius der Bewegungen sind oft durch die Enge am Operationstisch behindert. Wir haben daher die Möglichkeit von mechanisch assistierten Operationen experimentell und klinisch evaluiert. Die Ein-Mann-Operation ist in der Tat möglich und mit einiger Erfahrung auch relativ einfach durchzuführen. Die Machbarkeit steht jedoch in engem Zusammenhang mit den Funktionen der Instrumentenhalter. Der Robotrac (Aesculap, Tuttlingen, Deutschland) hat als wesentlichen Nachteil, daß er, wenn beide Gelenke gelöst sind, völlig kollabiert. Hinzu kommt, daß der Robotrac nicht autoklavierbar ist, allerdings sind seine Haltekraft und die Positionierbarkeit sehr gut.

Der autoklavierbare First Assistant von Leonhard Medical (Huntington Valley, PA, USA) arbeitet auf der Basis von Vakuumbremsen, die über den konventionellen OP-Sauger angetrieben werden. Bei Öffnung aller Gelenke verhindert ein Federsystem das Kollabieren des Armes. Obwohl die Haltekraft aufgrund des Vakuumprinzips geringer ist als die des Robotrac, ist sie jedoch für die meisten Applikationen ausreichend [62–64]. Der „Little Brother" hat die gleichen Funktionen bei geringerer Baugröße (Abb. 1.26). Die verschiedenen mechanischen Konnektoren des Armes von Leonhard ermöglichen die Adaptierung von Instrumenten und Endoskopen.

Ein Nachteil der rein mechanischen Haltearme ist, daß die Kontinuität der Operation bei jeder Einstellung und Justierung des Systems unterbrochen wird. Der ideale Haltearm sollte daher über energetisch-angetriebene Positionierung und Sprachkontrolle verfügen. Solch ein intelligenter Haltearm erfordert jedoch die gleiche komplexe Technologie wie ein Manipulator- oder Robotersystem. Computer Motion Inc. (Goletta, CA. USA) hat das erste robotische Positioniersystem

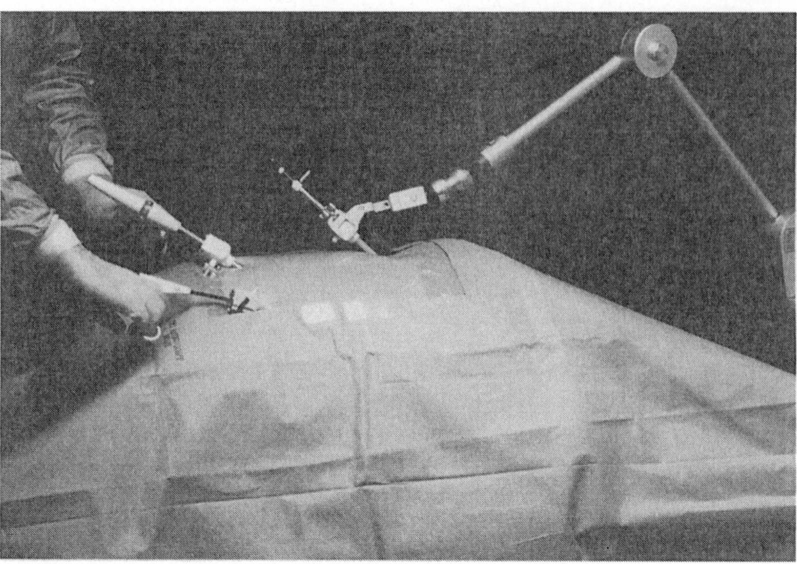

Abb. 1.26. Der autoklavierbare „First Assistant" von Leonhard Medical hat Vakuumbremsen, die durch den konventionellen OP-Sauger angetrieben werden

für Endoskope, AESOP (automated endoscopic system for optimal positioning), entwickelt. Das System besteht aus einem Arm mit 3 Segmenten, die mit Gelenken verbunden sind und mit Servomotoren angetrieben werden. Zur Operation muß der Arm mit einem sterilen Folienschlauch überzogen werden. Das System kann mit Hilfe einer steril abgedeckten Fernsteuerung oder mit einem Fußschalter positioniert werden. Verschiedene Positionen können mit bis zu 6 programmierbaren Knöpfen gespeichert werden. So können bestimmte Positionen, z. B. Einführen des Instrumentes, durch einfaches Drücken des Programmknopfes eingenommen werden. Aufgrund der großen Variabilität der Anatomie und auch der Patientenposition muß diese Programmierung jedoch häufig wiederholt werden. Obwohl der Fußschalter auch eine Aktivierung oder Repositionierung während der Operation ermöglicht, können Fehlbedienungen auftreten, weil auch andere Instrumente, z. B. das HF-Chirurgiegerät mit Fußschaltern kontrolliert werden.

Die wesentliche Aufgabe eines Haltearms ist sicherlich die, den Assistenten zu ersetzen, aber in Anbetracht der technologischen Fortschritte im Bereich Sprachsteuerung und anderen optischen Führungssystemen, wie z. B. „Eye tracking", können zukünftige Instrumentenführungssysteme die Durchführbarkeit von endoskopischen Operationen verbessern.

Instrumente für den Zugang

Trokare und Trokarhülsen (Kanülen)

Es wurden verschiedene Trokar- und Kanülentypen entwickelt. Neue Konstruktionen umfassen die Ventile, die Sicherheitsmechanismen, flexible Trokare sowie die Prinzipien der Einführung und Adapatatoren, die es erlauben, Instrumente verschiedenen Durchmessers einzuführen, ohne Reduktionshülsen zu verwenden. Der Wunsch, die Bauchdecke noch sicherer zu durchdringen, hat zu verschiedenen Entwicklungen geführt, wie z. B. der Einführung eines Nadelendoskops in die Veress-Nadel [65], zu komplexen Einführungskanülen [66] und zum Prinzip, ein optisches Skalpell zu verwenden [67]. Es ist zu erwarten, daß die Probleme des Zuganges und der Trokarhülsen in den nächsten Jahren noch weiter entwickelt werden. Erstrebenswert ist auf alle Fälle auch eine Standardisierung der Trokare und Kanülen.

Passive Dilatation

Das Prinzip, den Zugangskanal passiv aufzudehnen, führte zur Verwendung von konischen Trokaren. Dieses System wird überwiegend bei wiederverwendbaren Kanülen eingesetzt (s. Band 1, Kapitel 2).

Aktives Schneiden

Die Verwendung von scharfen, pyramidenförmigen Trokaren führt zur Reduzierung der Kraft, die zum Durchdringen der Bauchdecke erforderlich ist. Die scharfen, schneidenden Spitzen dieser Trokare können allerdings ernsthafte Verletzungen auslösen [68], dies besonders bei der Verwendung von Einmaltrokaren, wenn deren Sicherheitsschild nicht schnell genug ausgelöst wird (Abb. 1.27 a, b). Nach der Darstellung in Band 1, Kapitel 2, der Operationslehre wurden neue Sicherheitsmechanismen in die Trokare integriert. Ein Trokar der Firma Dexide (Fort Worth, TX, USA) besteht aus einem äußeren, schneidenden Rohrteil, das zentral einen stumpfen Kegel beinhaltet, der sich vorbewegt, sobald die Bauchdecke überwunden ist (Abb. 1.28 a). Bei dem Trokar von Origin retrahiert sich der schneidende Anteil innerhalb einer Millisekunde in die Hülse, sobald die Bauchdecke überwunden ist (Abb. 1.28 b). Im Vergleich zu den bisherigen Systemen wird durch diese Formen ein deutlicher Sicherheitsgewinn erreicht. Bühler (Tuttlingen) vertreibt einen wiederverwendbaren Trokar mit einem Sicherheitsschild.

Obwohl alle diese Trokare als „sicher" bezeichnet werden, kann der Darm beim Vorliegen von Verwachsungen doch verletzt werden. Die Verwendung dieser scharfen, schneidenden Trokare erfordert Erfahrung und große Vorsicht, auch wenn neuere Studien [69, 70] nachweisen, daß der Darm seltener verletzt wird.

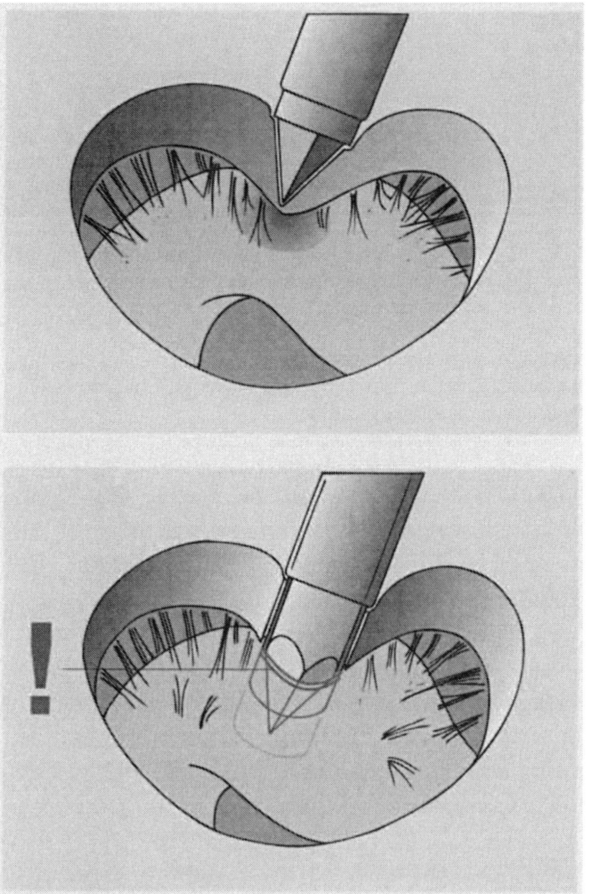

Abb. 1.27 a, b. Sicherheitstrokare können dazu beitragen, das Risiko schwerer Verletzungen intraabdomineller Organe zu mindern. Wenn jedoch Verwachsungen vorliegen, können die scharfen, schneidenden Spitzen ernsthafte Verletzungen verursachen

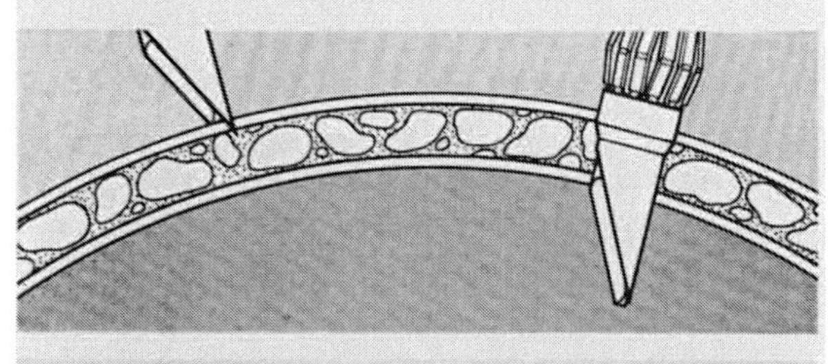

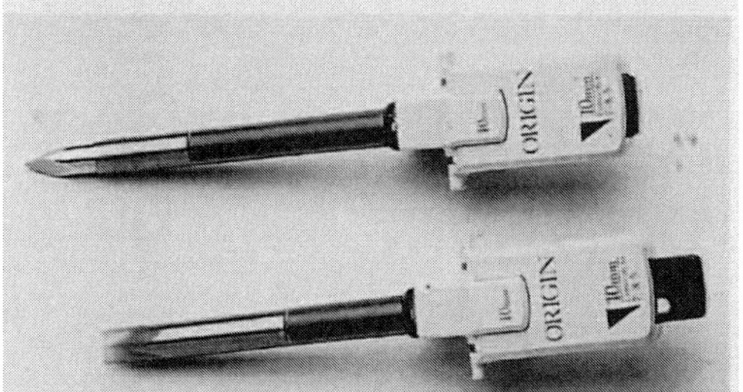

Abb. 1.28. a Ein Trokar der Firma Dexide (Fort Worth, TX, USA) besteht aus einem äußeren, schneidenden Rohrteil, das zentral einen stumpfen Kegel beinhaltet, der sich vorbewegt, sobald die Bauchdecke überwunden ist. **b** Einmalverwendbare Trokarhülse mit einem Trokar, der sich retrahiert, sobald die Bauchdecke überwunden ist (Origin)

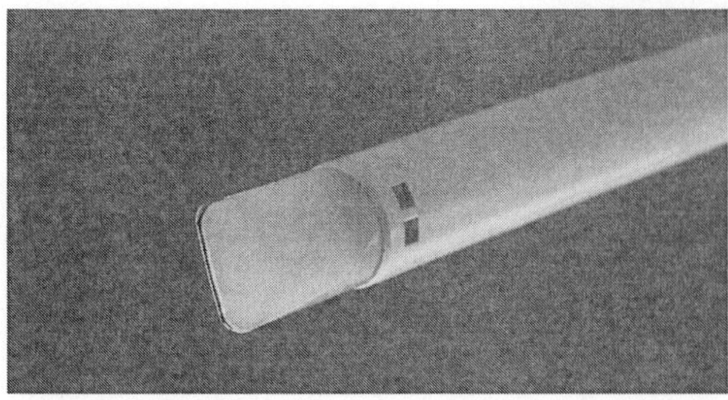

Abb. 1.29. Der Trokar „Accucise" (Applied Laparoscopy) hat einen abgeflachten, zentralen Kern, auf den ein Hochfrequenzdraht aufgebracht ist

Tabelle 1.1. „Farbcode" der anatomischen Strukturen der Bauchdecke

Anatomische Struktur	Farbe
Fett	Leicht gelbliches, reflektierendes Weiß
Muskelgewebe	Hellrot
Faszie	Helles, reflektierendes Weiß
Peritoneum	
Adhärente Struktur	Undurchsichtig/hellreflektierend
Freier Bereich in der Bauchhöhle	Durchscheinend/vaskularisiert

Der Trokar „Accucise" wird von der Firma Applied Laparoskopy vertrieben. Er besteht aus einem abgeflachten, zentralen Kern, auf den eine Hochfrequenzdrahtschlinge aufgebracht ist (Abb. 1.29). Die Kraft, die zum Einführen aufgewandt werden muß, ist ähnlich wie bei scharfen Trokaren. Nachdem der Strom nicht automatisch abgeschaltet wird, wenn die Bauchdecke durchdrungen ist, können auch damit innere Organe verletzt werden, besonders dann, wenn Verwachsungen vorliegen. Diese elektrochirurgischen Trokare lassen sich am besten unter Sicht einführen, wenn also bereits ein Optiktrokar gelegt ist. Ihr Vorteil besteht besonders in der Reduzierung der Blutungsgefahr beim Durchschneiden der Bauchdecke.

Optisch kontrolliertes Schneiden

Das neue „optische Skalpell" (Olympus, Winter & Ibe) besteht aus einem speziellen Endoskop, das gleichzeitig eine Kontaktsicht und eine gewisse Durchleuchtung des Gewebes erlaubt, aber auch auf Objekte in größerer Distanz fokussiert werden kann [67]. Der Fokus wird durch einen Ring am Okular eingestellt. Das 5-mm-30 °-Endoskop liegt im Zentrum eines röhrenförmigen Skalpells aus rostfreiem Stahl, das ein geschärftes Ende aufweist und selbst im Inneren eines Trokars liegt. Dieser Trokar erlaubt schließlich die Aufdehnung auf 10 mm Durchmesser (Abb. 1.30 a–e). Das Durchschneiden der Bauchdecke wird mit dem röhrenförmigen Skalpell erreicht, das durch einen Hebel am Handgriff des Systems vorbewegt werden kann.

Abb. 1.30 a–e. Das „optische Skalpell" (Olympus, Winter & Ibe) erlaubt eine aktive, endoskopisch kontrollierte, scharfe Durchdringung der Bauchdecke. Das Endoskop liegt im Zentrum eines röhrenförmigen Skalpells (*T*), das durch einen kleinen Hebel (*H*) am Handgriff vorbewegt werden kann. Die Orientierung bei der Durchdringung der Bauchdecke erfolgt aufgrund der Farben der unterschiedlichen anatomischen Strukturen der Bauchdecke: Fett, *gelb* (**b**); Muskelgewebe, *rot* (**c**); Faszie, *weiß*; Peritoneum, *vaskularisiert durchsichtig* oder *hell reflektierend und undurchsichtig*. Die optische Charakteristik des Peritoneums ermöglicht die Unterscheidung, ob eine adhärente Darmschlinge (**d** oben rechts) oder ein freier Bereich in der Bauchhöhle (**e**, oben links) vorliegen

Untersuchungen an Phantomen unter Verwendung von Bauchdecken von Schweinen haben ebenso wie Tierversuche gezeigt, daß ein gewisser „Farbcode" erhoben werden kann, der die Identifizierung der verschiedenen Gewebeschichten erlaubt (Tabelle 1.1).

Der Punktionskanal kann durch Vorführen des Endoskopes sichtbar gemacht werden, die einzelnen Gewebeschichten lassen sich durch den „Farbcode" unterscheiden. Farbintensität und Kontrast sind allerdings niedrig. Dies bedeutet, daß eine gewisse Erfahrung für die sichere Orientierung notwendig ist. Ein spezieller Optikadapter erlaubt eine Transillumination des Gewebes, so daß größere Gefäße dargestellt und geschont werden können. Zusätzlich zum Farbcode gibt auch die unterschiedliche Festigkeit der anatomischen Struktur bei der Durchtrennung einen Hinweis auf die einzelnen Schichten. Fett und Muskulatur erlauben eine relativ kraftfreie Durchtrennung, während Faszienschichten eine aktive, schneidende Durchtrennung erfordern. Bei der Darstellung des

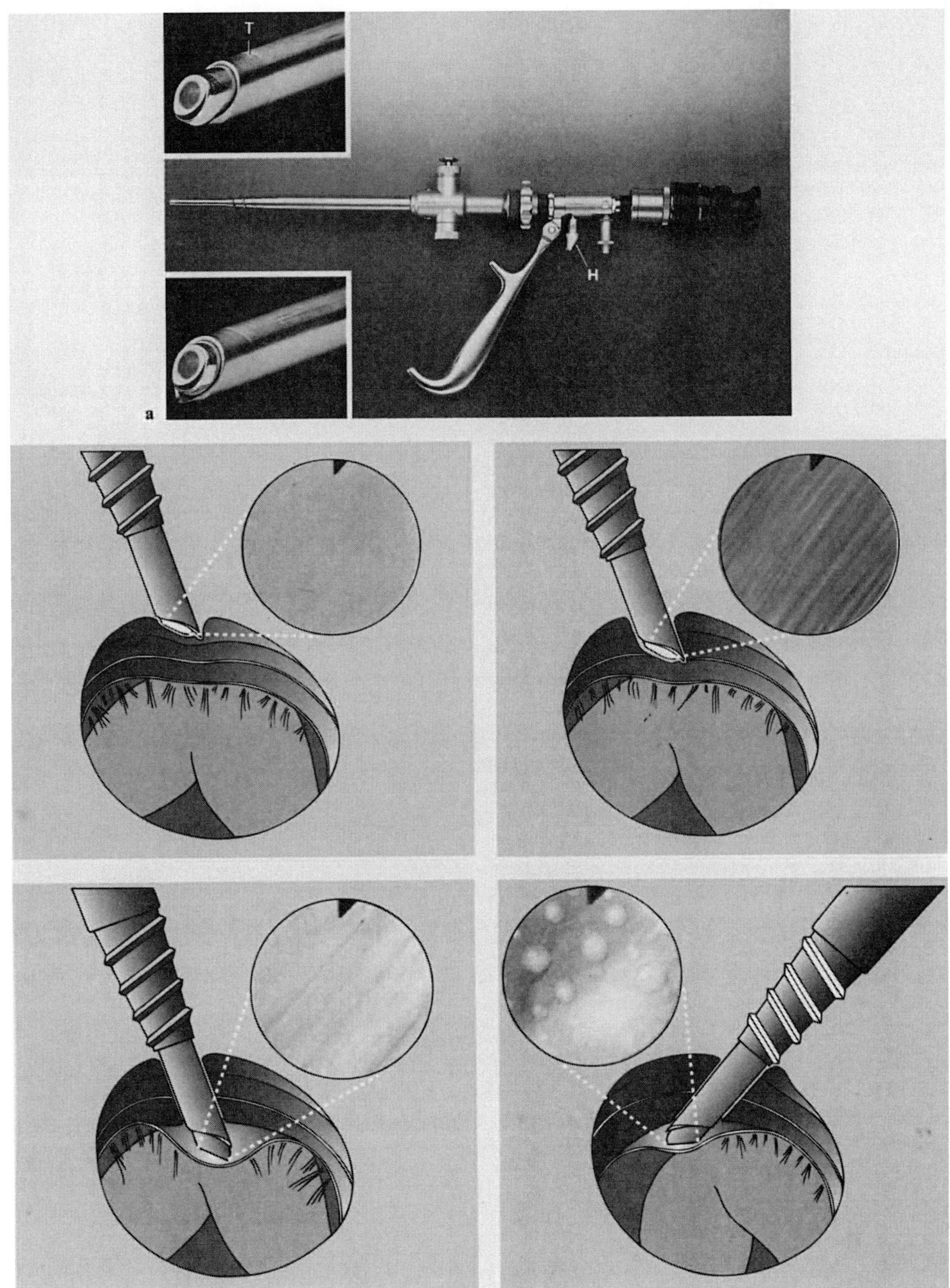

Peritoneums, kann zwischen weißen Flächen, verursacht durch eine adhärente Darmschlinge, vaskularisiertem Gewebe oder aber einer milchig-durchsichtigen Schicht im Bereich der freien Bauchhöhle unterschieden werden. Dies ergibt die Möglichkeit, ein „Sicherheitsfenster" für den Zugang zur Bauchhöhle auszuwählen. Das optische Skalpell scheint auch für den präperitonealen Zugang besonders günstig zu sein, weil der Chirurg so das Zielorgan unter Sicht erreichen kann.

Ventile

Aktive Ventile

Zu den aktiven Ventilen zählen die manuell kontrollierten Trompeten- oder Klappenventile. Klappenventile werden heute überwiegend in einmalverwendbaren Instrumenten verwendet. Bei der Verwendung in wiederverwendbaren Trokaren ist die Reinigung und Instandhaltung der Klappenventile schwierig und zeitaufwendig. Dabei sind besonders die kleinen Federn ein Schwachpunkt. Diese Federn bewirken keine ausreichende Abdichtung mehr, wenn sich Gewebefragmente zwischen Klappe und Klappensitz einklemmen.

Im Gegensatz dazu ist die Abdichtungsqualität der Trompetenventile auch bei einer gewissen Verschmutzung ausgezeichnet. Allerdings ist es wichtig, daß der scharfkantige Kolben des Ventils beim Einführen und Herausziehen von Instrumenten vollständig offengehalten wird, weil sonst die Kanüle mit dem Instrument nicht zurückgezogen werden kann oder aber die Oberfläche des Instruments zerkratzt (Abb. 1.31 a). In diesem Fall kann es auch zu einem Verklemmen der Trokarhülse kommen. Eine Lösung dieses Problems wurde von Aesculap vorgestellt (Abb. 1.31 b). Mit einem kleinen Blockierungskolben wird das Kolbenventil in Öffnungsposition gehalten. Dazu muß der Kolben des Ventils zurückgezogen werden; er wird dann in dieser Position durch den kleinen Blockierungskolben gehalten und bei Bedarf durch Drücken des kleinen Knopfes wieder freigegeben.

Zusammenfassend kann man sagen, daß Trompetenventile die Oberflächen von Instrumenten

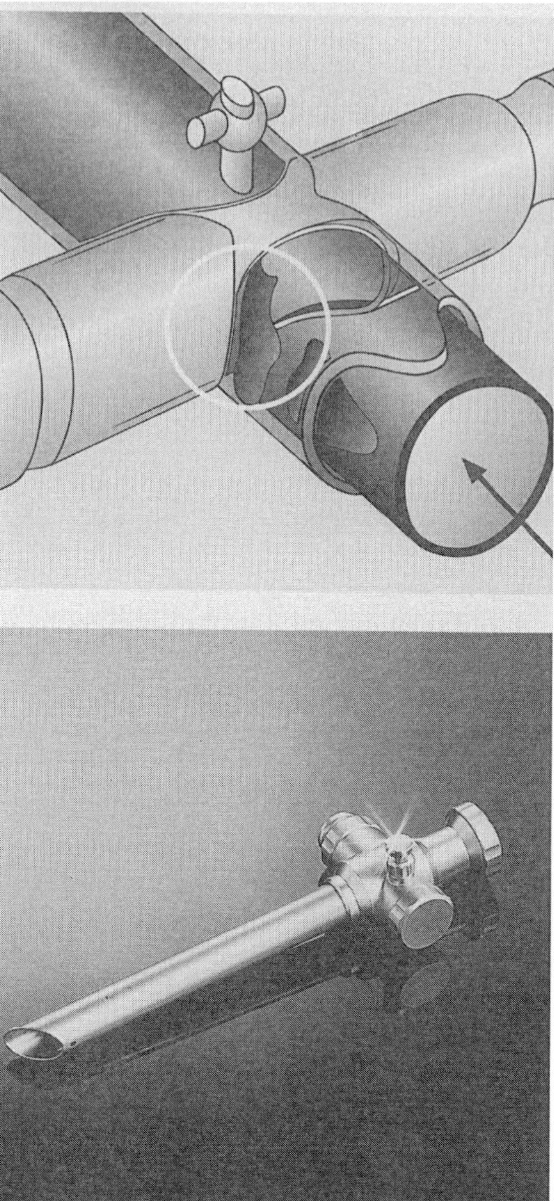

Abb. 1.31. a Bei Trompetenventilen muß der Kolben beim Einführen und Herausziehen von Instrumenten vollständig offengehalten werden, weil sonst die Trokarhülse mit dem Instrument zurückgezogen werden kann oder aber die Oberfläche des Instruments zerkratzt wird. **b** Aesculap verwendet einen Blockierungskolben, der die freie Bewegung der Instrumente erlaubt. Der Kolben kann durch Knopfdruck wieder freigegeben werden

schädigen können und die Vermeidung dieser Schädigung eine gewisse Konzentration während der Benutzung erfordert. Passive Silikonventile sind in dieser Beziehung am sichersten; sie benötigen keinen Kontrollmechanismus und sie dichten unter fast allen Bedingungen ausreichend ab.

Passive Ventile

Die Silikondichtung von Apple (London, GB) ist einfach aufgebaut und wirkt zuverlässig (Abb. 1.32 a). Die Trokarhülse ist aus temperaturresistentem Kunststoff, von seiten der Firma ist die Hülse jedoch als nichtwiederverwendbar deklariert, weil die Autoklavierung nicht sicher sei. Sowohl heißer Dampf als auch Äthylenoxid können nach Meinung der Firma die innere Oberflächenstruktur der Trokarhülse schädigen, was zu einer Beeinträchtigung der Festigkeit führt und toxische Substanzen freisetzen kann. Die Silikondichtung erlaubt sicheres Einführen aller Instrumente und gibt gleichzeitig genügend Friktion, um ein Instrument in einer Position zu halten. Die Trokarhülse hat eine schraubenförmige Oberfläche, die das Zurückrutschen beim Entfernen eines Instruments verhindert. Ähnliche Trokarkanülen, allerdings in wiederverwendbarer Form, werden von der Firma Wolf geliefert (Abb. 1.32 b).

Dichtungen mit unterschiedlichen Durchmessern

Alle Trokarkanülen weisen an ihrem Eingang eine Dichtung auf. Beim Instrument der Firma Apple wird diese Eingangsdichtung auch als ein Teil des Klappensystems genutzt. Allerdings kann eine 10-mm-Trokarhülse nur ein Instrument von ca. 10 mm Durchmesser sicher abdichten. Wenn ein 5-mm-Instrument eingeführt und mit einer gewissen Seitkippung gehalten wird, dann geht Gas verloren. Ein 5-mm-Instrument muß deshalb mit einem Adapter eingeführt werden, entweder in Form einer Reduzierhülse, oder aber andere Dichtungen müssen verwendet werden. Zusätzliche Dichtungen werden auch bei Trokarkanülen der Firma Origin eingesetzt. Ein Satz von Dichtungen kann ganz einfach mit einer Hand gewechselt werden (Abb. 1.33 a).

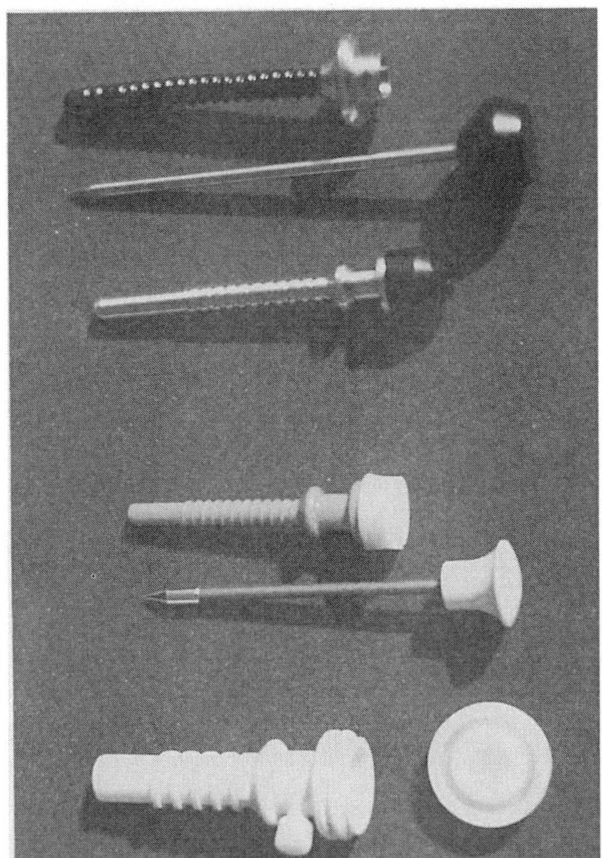

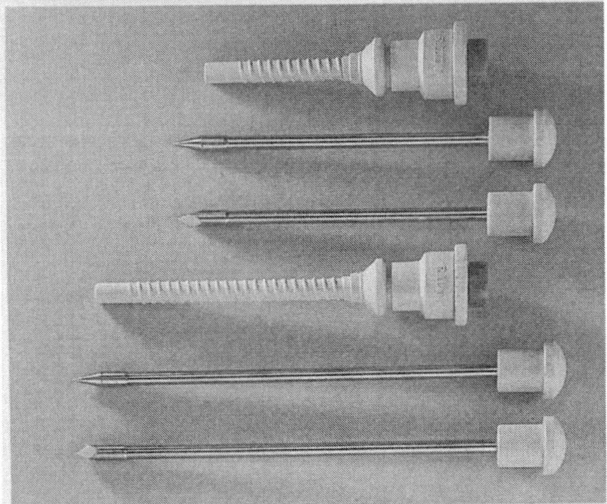

Abb. 1.32. Einmalverwendbare Trokare der Firmen Apple, London, GB und PCI, Liptingen (**a**) und wiederverwendbare Trokare der Firma Wolf, Knittlingen (**b**), sind mit einfachen Silikondichtungen ausgestattet, die genügend Friktion am Instrument aufweisen und beim Einführen und Herausziehen der Instrumente nur geringfügigen Gasverlust zulassen

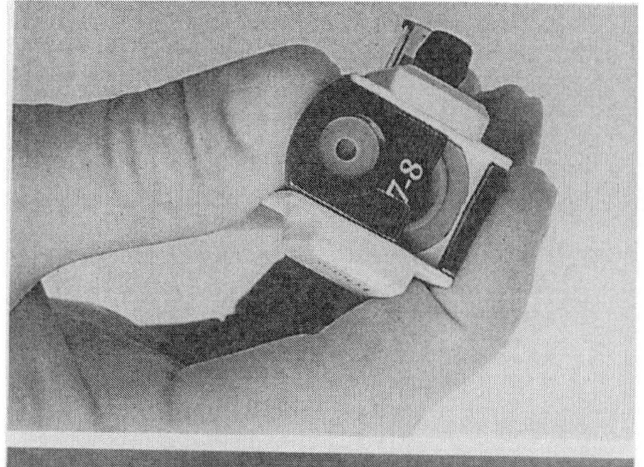

a

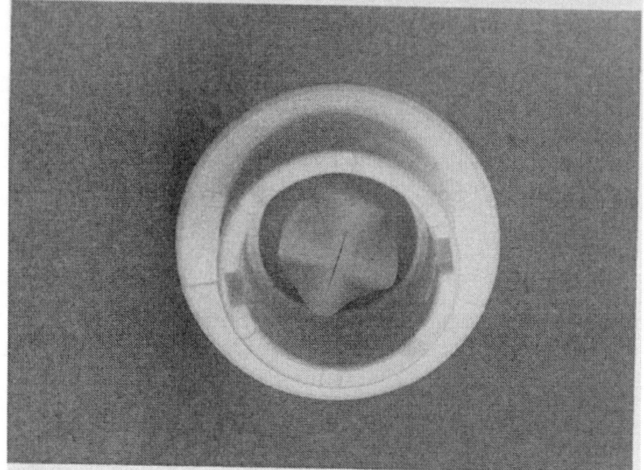

b

Abb. 1.33. a Die Firma Origin vertreibt Trokarhülsen mit integriertem Konverter, die ganz einfach mit einer Hand eingestellt werden können. **b** Die Firma Applied Laparoscopy bietet eine Dichtung an, die sich auf verschiedene Instrumentendurchmesser von 4,5–11,5 mm einstellen kann, ein Wechsel der Einsätze ist nicht notwendig

Eine sehr gute Lösung bietet auch die Firma Applied Laparascopy mit einer Dichtung, die sich auf verschiedene Durchmesser einstellen kann (Abb. 1.33 b). Diese Dichtung funktioniert ausreichend bei einem Durchmesserspektrum von 4,5 bis zu 11,5 mm, und das Instrument kann dabei auch seitlich gekippt werden, ohne daß eine gewisse Undichtigkeit auftritt. Diese Trokarkanülen sind allerdings nicht wiederverwendbar.

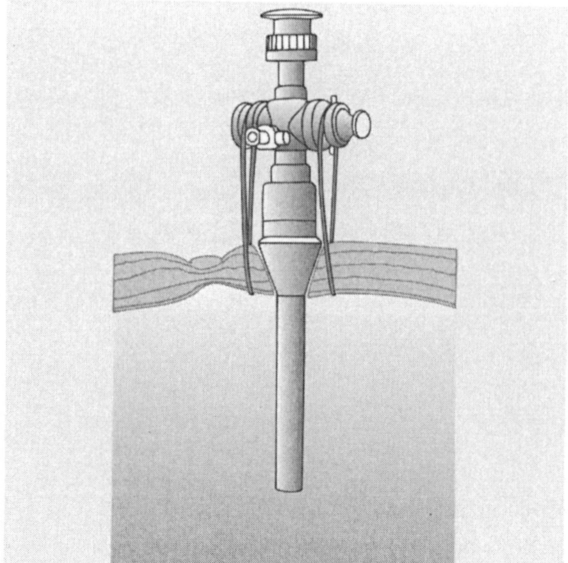

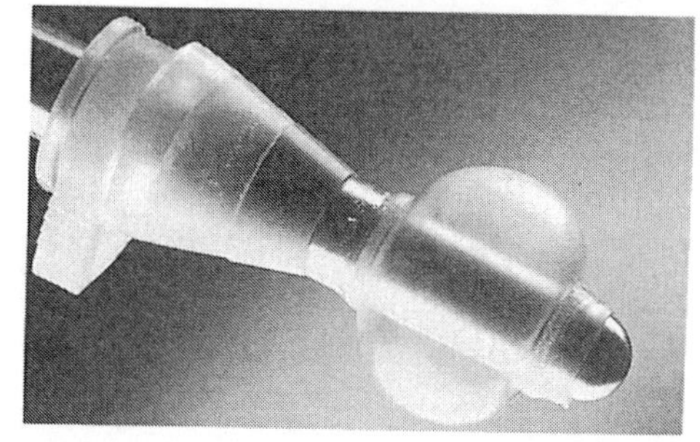

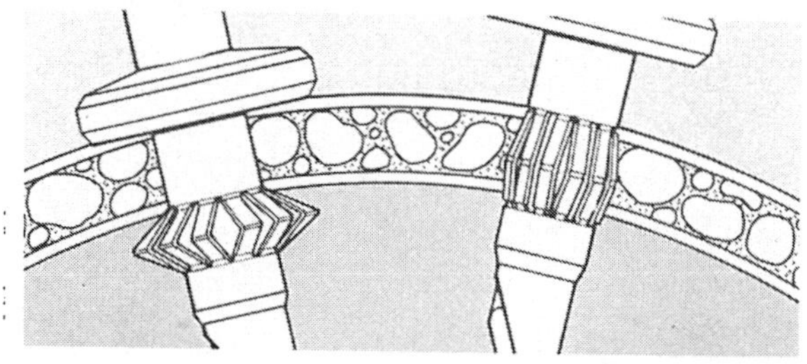

Abb. 1.34. a Die Hasson-Kanülen werden mit Nähten befestigt, um zu verhindern, daß sie aus der Bauchdecke herausgleiten oder Gasverlust auftritt. **b** Marlow und Origin verwenden Ballons, um die Trokarhülsen zu fixieren. **c** Bei den Dexide-Kanülen erfolgt die Verankerung durch einen mechanischen Spreizmechanismus

Verankerbare und selbsthaltende Trokarkanülen

Die Hasson-Kanülen werden mit Nähten befestigt, um zu verhindern, daß sie aus der Bauchdecke herausgleiten [70]. Dieses Prinzip bietet Vorteile, die meisten Ausführungen der Trokarhülsen erlauben die Aufhängung eines Fadens am Gehäuse der Klappen (Abb. 1.34 a).

Schrauben

Wenn die Schultern der Schraubengewinde günstig ausgeformt sind, dann erlauben die Trokarhülsen einfache und zuverlässige Fixation in der Bauch- oder Thoraxwand. Die Mehrzahl der Trokarkanülen hat Schraubengänge, die ähnlich ausgeformt sind wie die konventioneller Schrauben [71]. Für das menschliche Gewebe sollten allerdings relativ tiefe Gewinde mit abgerundeten Kanten verwendet werden. Dieses Design ist auch günstig, wenn mit Schraubentrokaren von 5 mm auf 10 mm aufgedehnt werden soll.

Ballons

Die Fixation der Trokarhülse mit Hilfe eines Ballons wird von Marlow (Willoughby, OH, USA) und Origin verwendet (Abb. 1.34 b). Eine Einschränkung existiert dadurch, daß für den Ballon nur ein begrenzter Raum zur Verfügung steht. Ein Vorteil ist, daß die glatte Oberfläche des Ballons Verletzungen des Peritoneums verhindert. Trokarkanülen mit Ballonfixation sind nichtwiederverwendbar, weil die Resterilisation nicht möglich ist.

Mechanischer Spreizmechanismus am Schaft

Trokarkanülen mit mechanischen Spreizmechanismen sind vorteilhaft, weil sie eine sichere Verankerung gewährleisten. Dieser Mechanismus ist einfach und zuverlässig, der Platzbedarf beim Einführen ist gering. Abbildung 1.34 c zeigt den Mechanismus der Kanüle der Firma Dexide. Probleme der Reinigung verhindern u. a. die Wiederverwendbarkeit.

Flexible Trokarhülsen

Grundsätzlich müssen 2 verschiedene Typen flexibler Trokarhülsen unterschieden werden: elastische Kunststoffkanülen und flexible Metallkanülen (Tabelle 1.2) [72].

Tabelle 1.2. Grundsätzliche Anforderungen an flexible Trokarhülsen

Reinigbarkeit
Biokompabilität
Kein Abknicken beim Einführen der Instrumente
Minimale Verformung
Minimale Veränderung von Länge und Durchmesser
Minimale Friktion zwischen Material und Instrument
Entsprechende Friktion zwischen Trokarhülse und Gewebe
Günstiger Preis

Flexible Metallkanülen

Flexible Metallkanülen können ähnlich wie eine Feder aufgebaut sein. Storz stellt z. B. diesen Kanülentyp her, der nach dem Prinzip einer eng gewickelten Spiralfeder aufgebaut ist. Dieses Konstruktionsprinzip ist robust und erlaubt die problemlose Einführung der gebogenen Instrumente (Abb. 1.35 a). Das Instrument muß vorsichtig mit gut geschlossenem Maulteil eingeführt werden, da es sonst durch die Gänge der Spiralfeder nach außen treten kann. Während der Bewegung der Instrumente können sich die Gänge der Spiralfeder etwas öffnen, allerdings verschließen sie sich in der Regel sofort wieder, so daß nur kurzfristig Gas austritt. Wenn die Kanüle komplett eingeführt ist, stellt dies in der Regel kein Problem mehr dar. Die Fixation der Kanüle erfolgt durch Festklemmen des Gewebes durch die Federwindungen, nachdem ein gebogenes Instrument eingeführt wurde. Um die Kanüle schließlich wieder entfernen zu können, muß der Trokar eingeführt werden, um die Trokarkanüle zu strecken und beim Entfernen in Position zu halten. Beim einfachen Zurückziehen ohne Trokar können die Federwindungen auseinandergezogen und geschädigt werden [73]. In Zukunft sollen noch Silikondichtungen in diese wiederverwendbaren flexiblen Trokarhülsen integriert werden.

Synthetische flexible Trokarhülsen

Auch elastische, schlauchartige Konstruktionen finden als flexible Trokarkanülen Verwendung. Die Elastizitätseigenschaften des Kunststoffs sind bei der Materialauswahl besonders wichtig. Wieder-

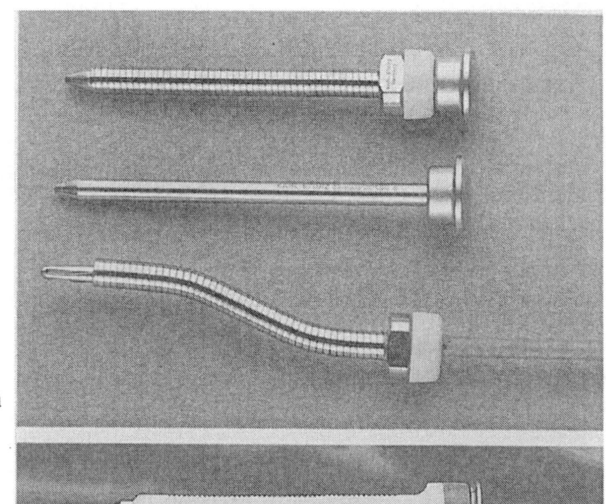

a

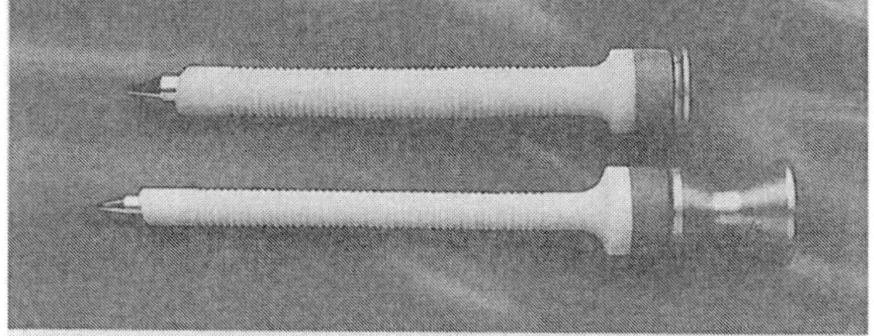

b

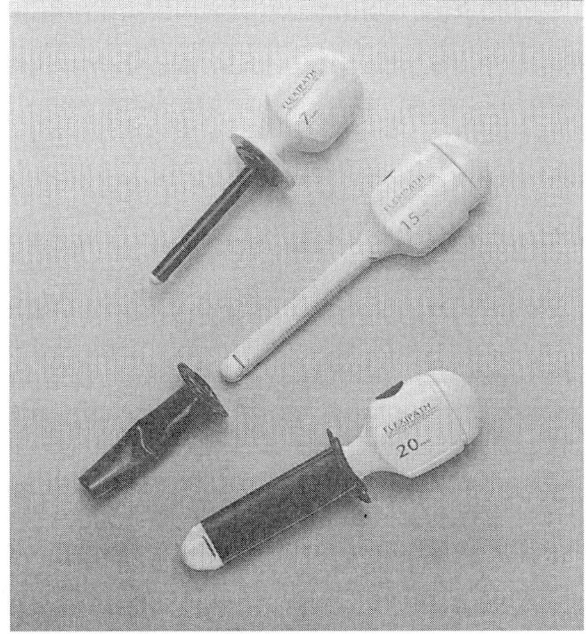

c

Abb. 1.35. a Storz stellt flexible Trokarhülsen her, die auf dem Prinzip eng gewickelter Spiralfedern aufgebaut sind. Zum Entfernen der Kanüle muß der Trokar eingeführt werden, um die Kanüle zu strecken und in Position zu halten. **b** Flexible Trokarhülsen aus Teflon (Wolf). **c** Weiche, gut biegsame Trokarhülsen mit spezieller Einführhilfe (Ethicon, Cincinnati, OH, USA)

verwendbare Instrumente müssen aus Kunststoffen bestehen, die eine Temperatur von ca. 200 °C aushalten. Das geeignetste Material dafür ist Polytetrafluoräthylen (PTFE; Teflon, Abb. 1.35 b). Allerdings ist die Elastizität dieses Materials nicht optimal, so daß die daraus hergestellten flexiblen Trokare gewisse Nachteile aufweisen.

Von Olympus, Winter & Ibe wird z. B. Teflon verwendet. Der elastische Schlauchteil dieser Trokarkanüle ist aus Goretex aufgebaut. Dieses Material besteht aus einer dünnen Folie, die kleine Poren aufweist, die 20 000 mal kleiner als ein Wassertropfen und 700mal größer als ein H_2O-Molekül sind. Olympus verwendet den Goretex-Film, um die Kanülen abzudichten, die so sehr flexibel bleiben. Der Nachteil ist wiederum, daß die Kanülen nicht wiederverwendbar sind, weil die Poren des Goretex-Materials nach der Benutzung nicht ausreichend gereinigt werden können.

Die Firma Wolf vertreibt flexible Trokarkanülen, die aus Teflon aufgebaut sind (Abb. 1.35 b).

Sehr weich, gut biegsam, aber nicht wiederverwendbar sind Kanülen, die aus Polyäthylen aufgebaut sind (Ethicon, Cincinnati, OH, USA). Ihre Einführung wird durch einen Trokar erleichtert, der innerhalb der Kanüle aufgespreizt werden kann und die Kanüle so an der Spitze gut fixiert.

Perkutan anwendbare Instrumente

Das einmalverwendbare „Quicksert-Instrumentarium" von Kinsey Nash (Nashville, TN, USA) hat einen Durchmesser von 3,7 mm. Eine dünne Spitze der Instrumente erlaubt die direkte perkutane Einführung, so daß die Trokarkanüle nicht mehr erforderlich ist. Als Instrumente sind Faßzangen, Scheren und Dissektoren lieferbar, die eine direkte perkutane Neueinführung ohne zusätzliche Inzisionen für die Kanülen erlauben. Dünne, direkt einführbare Instrumente können bei endoskopischen Eingriffen einen gewissen Vorteil bieten, und wenn sie wiederverwendbar wären, ließen sich auch noch Kosten sparen. Die kleinen Punktionen verursachen weniger Schmerzen und Narben und sollten so für den Patienten einen gewissen Vorteil darstellen.

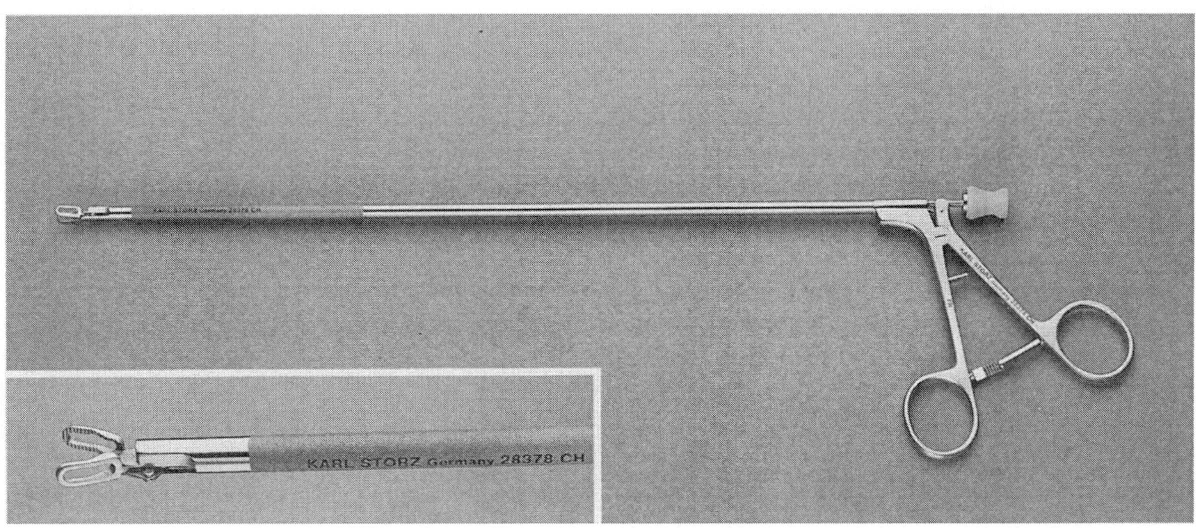

Abb. 1.36. Spezialzange für die intraoperative Cholangiographie mit einem kleinen Einführungskanal für den Katheter und Maulteilen am distalen Ende

Instrumente für die laparoskopische Cholangiographie

Für die laparoskopische Cholangiographie wird der Ductus cysticus mit einem Ureterenkatheter (4–5 Charr) kanüliert. Der Katheter wird durch eine kleine Inzision in der Zystikuswand eingeführt, passiert die Heister-Klappe, und die Spitze kann so bis zum Ductus choledochus vorgeführt werden [30, 74].

Eine Reihe verschiedener Einführinstrumente steht zur Verfügung. Diese Instrumente sind ursprünglich für urologische Verfahren konstruiert worden und verfügen über einen kleinen Einführkanal für den Katheter und Maulteile am distalen Ende (Abb. 1.36). Das Schließen der Maulteile führt zu einem wasserdichten Verschluß des Zystikus über dem eingeführten Katheter. Alle diese Instrumente sind sehr empfindlich und können leicht brechen, wenn sie nicht vorsichtig gehandhabt werden. Die Reinigung dieses Instrumentariums ist problematisch.

Das Einführen des Katheters in die Inzision kann durch Verwendung einer gebogenen, vorgeformten Einführhülse erleichtert werden, durch die der Ureterenkatheter vorgeführt wird (Rüsch, Kernen, Deutschland). Die Biegung des Katheters

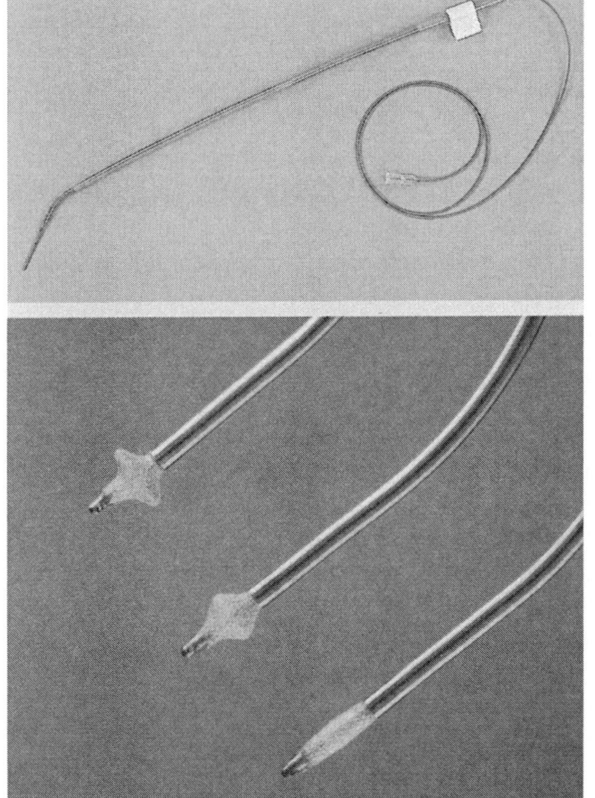

Abb. 1.37. a Die vorgeformte Einführhülse (Tübingen und Rüsch, Kernen, Deutschland) erleichtert die Einführung des konventionellen Röntgenkatheters in den Ductus cysticus. **b** Katheter der Firmen Applied Medical Resources und Origin verwenden einen mechanischen Spreizmechanismus, der über einen Handgriff eingestellt werden kann

kann durch Vor- oder Zurückbewegen der gebogenen inneren Einführhülse gegenüber der äußeren Einführhülse verändert werden (Abb. 1.37 a).

Auch ein Führungsdraht kann Verwendung finden. Dieser ist allerdings nur notwendig, wenn nach dem Röntgen weitere Maßnahmen über den Zystikus geplant sind. Markierungsringe an der Katheterspitze erlauben die präzise Beurteilung der Einführtiefe, die nach unseren Regeln bei 2–3 cm liegen sollte, so daß die Katheterspitze normalerweise noch im distalen Ductus cysticus endet. Der Katheter wird vorübergehend durch die Verwendung eines einfachen Ligaclip (aus Titan) am Ductus cysticus fixiert.

Weitere spezielle Katheter sind lieferbar (Taut, Geneva, Illinois, USA), die in 3 verschiedenen Größen zur Verfügung stehen. Eine Extravasation wird hier durch die konusförmige Spitze verhindert. Diese Konen haben allerdings nur einen kleinen Durchmesser, so daß ihre Fähigkeit, abzudichten, begrenzt ist. Ein Ballon bietet hier gewisse Vorteile. Dieses Prinzip nutzt ein Fogarty-artiger Katheter der Firma Arrow (Reading, PA, USA). Bei der Verwendung dieses Ballonkatheters ist es wichtig, daß die Spitze mit dem Ballon tief genug in den Ductus cysticus eingeführt ist. Wenn dies nicht berücksichtigt wird, dann kann der Ballon bei der Insufflation zum Zurückziehen des Katheters aus der Öffnung führen. Katheter der Firmen Applied Medical Resources (Laguna Hills, CA, USA) und Origin verwenden einen mechanischen Spreizmechanismus, der über einen Handgriff entsprechend eingestellt werden kann (Abb. 1.37 b). Diese weniger flexiblen Katheter haben vorgeformte Abwinkelungen, die entweder über einen zusätzlichen Zugang oder über eine flexible Trokarhülse eingeführt werden müssen. Von Vorteil ist, daß sie weder eine Naht noch einen Klipp zur Fixierung des Katheters erfordern.

Eine weitere Version, der „PortSaver", wird von Lapromed (Irvine, CA, USA) geliefert. Mit diesem Instrument kann die Bauchdecke elektrochirurgisch durchtrennt werden. Dies sollte natürlich nur unter endoskopischer Kontrolle erfolgen. Dieses nichtwiederverwendbare Instrument für die Cholangiographie funktioniert so, daß der Ductus cysticus durch eine kleine Öffnung über ein Vakuum angesaugt und festgehalten wird. Dann wird die Nadel vorgeführt und damit der Ductus cysticus punktiert und Kontrastmittel injiziert. Diese Technik funktioniert allerdings nur, wenn der Ductus cysticus von weitgehend normaler Größe ist und exakt freigelegt wurde.

Handinstrumente

Verschiedene Designs der Handgriffe

Prinzipiell kann man die Funktion der Handgriffe als koaxiale oder transaxiale Wirkungsweise beschreiben (Abb. 1.38 a–c). Am häufigsten werden transaxiale Handgriffe verwendet. Diese haben Ringe für die Finger und sind in der Regel in einem Winkel von 90 ° zur Längsachse des Instrumentes angeordnet. Bei dieser Technik werden also die Aktionen der Finger in bezug zur Position der Hand in Längsrichtung ausgeführt und übertragen. Bei dieser Technik bewegt sich das ganze Instrument mit, so daß bei der Verwendung dieser Technik diese unbeabsichtigte Bewegung kompensiert werden muß. Die kompensatorische Bewegung kann reduziert werden, wenn die Griffanordnung in Längsrichtung geschieht. In diesem Fall werden die Öffnungs- und Schließbewegungen im 90 °-Winkel zur Längsachse ausgeführt, so daß der Kraftvektor, der das Instrument in Längsrichtung bewegt, bei Null liegt.

Ergonomisches Griffdesign

Ein einzigartiges ergonomisches Design stellt der Polaris-Handgriff von ValleyLap/Pfizer dar, der von DaVinci hergestellt wird. Der Hauptvorteil dieses Instrumentes ist, daß Griff und Schaft modular aufgebaut sind und ausgetauscht werden können. Ein Nachteil ist allerdings, daß die optimale Nutzung der ergonomischen Qualitäten nur bei definierten Griffpositionen möglich ist, was allerdings nicht immer gegeben ist. Obwohl Links- und Rechtshänder bei der Konstruktion berücksichtigt wurden, muß man sehen, daß der Chirurg das Instrument doch meistens in nicht ganz optimaler Position und Richtung halten muß.

Um alle Funktionen mit einer Hand ausführen zu können, müssen in Zukunft auch Hilfsmittel

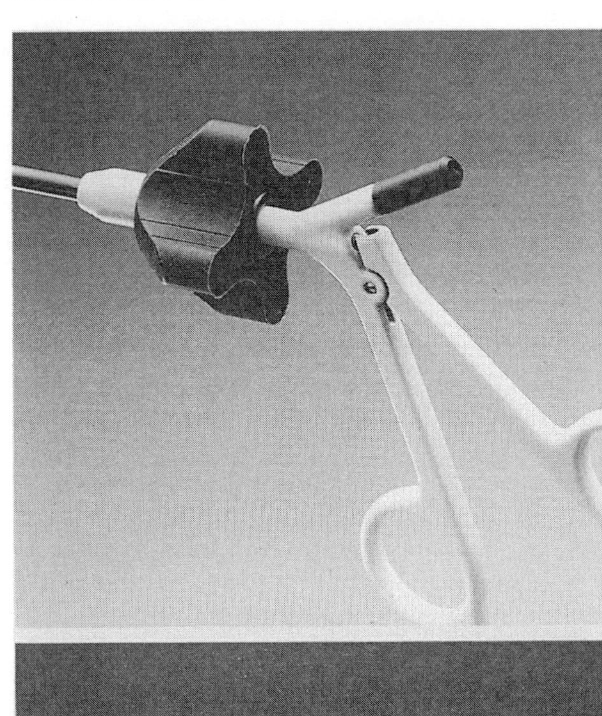

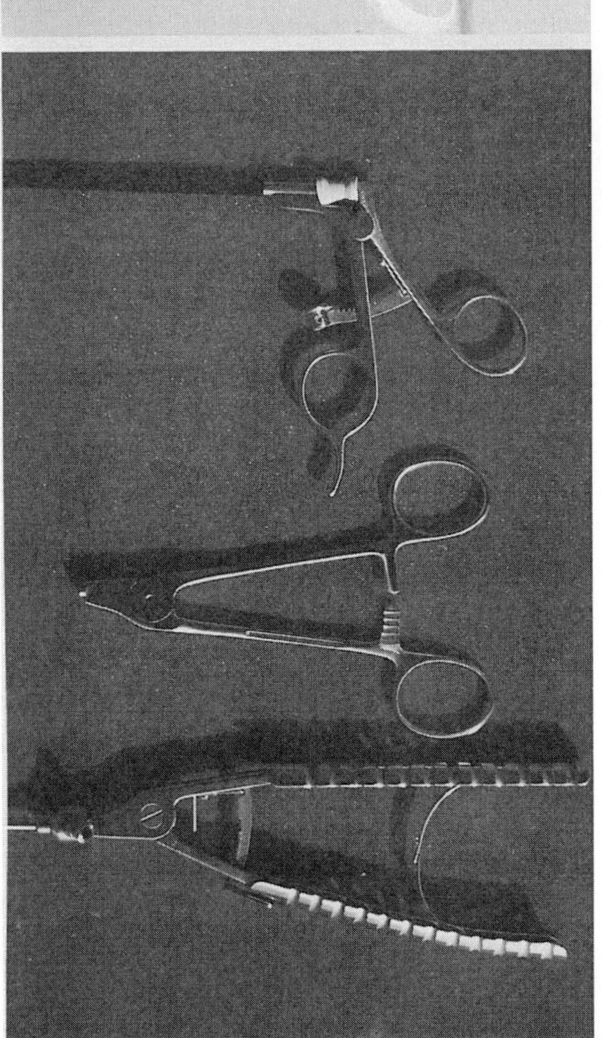

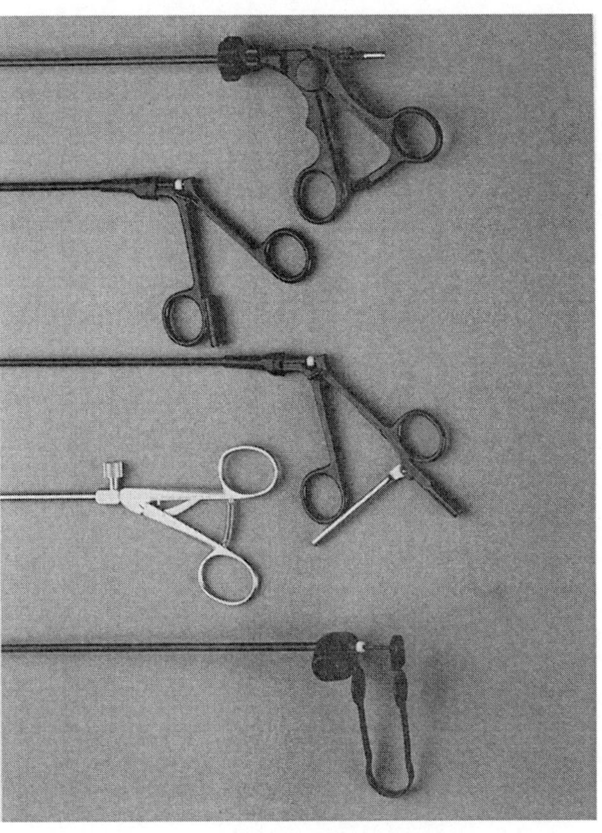

Abb. 1.38 a–c. Verschiedene Handgriffe. Prinzipiell kann bei der Funktion der Handgriffe zwischen „koaxialer" und „transaxialer" Wirkungsweise unterschieden werden

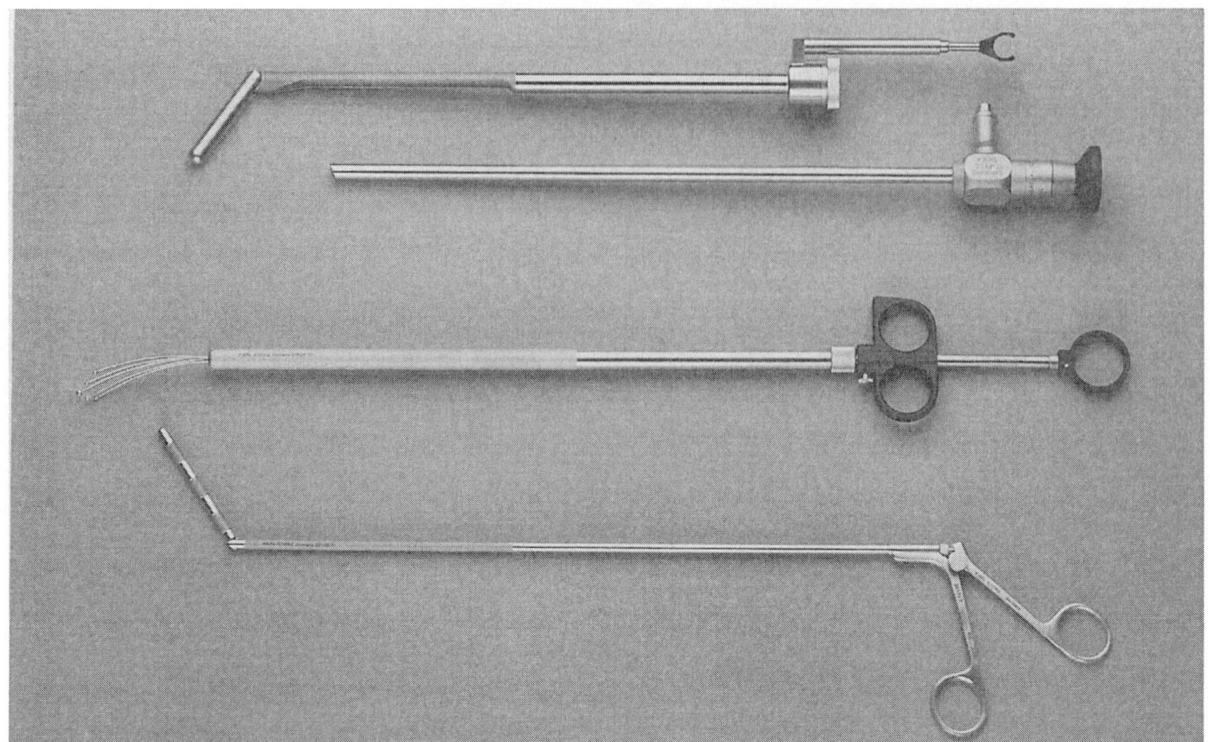

a

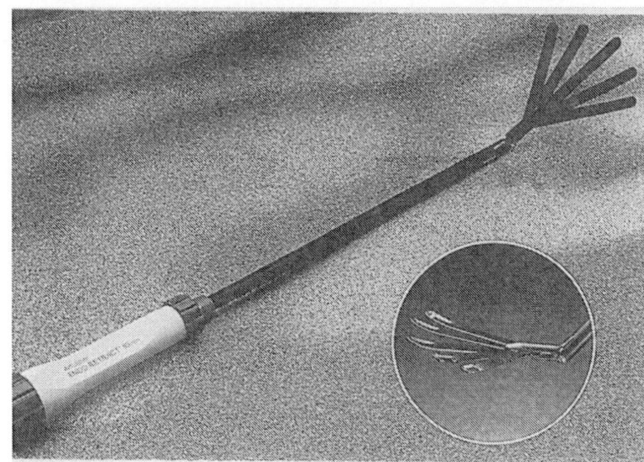

b

Abb. 1.39 a, b. Auswahl von Retraktoren. a Storz; b USSC

Retraktoren

Handinstrumente, die zur Retraktion von Organen benutzt werden sollen, müssen gewisse Ansprüche erfüllen. In erster Linie ist es wichtig, daß sie absolut atraumatisch sind. Dies ist besonders deshalb von Bedeutung, weil sich die Spitzen der Retraktoren häufig außerhalb des Sichtfeldes befinden und nur durch die aufgewandte Kraft kontrolliert werden. Breite und an den Kanten abgerundete Haken, wie sie in der offenen Chirurgie verwendet werden, sind für diesen Zweck ideal, endoskopische Retraktoren haben aufgrund der spezifischen Bedingungen meist relativ schmale Branchen und oft relativ scharfe Kanten (Abb. 1.39).

Nur wenige Retraktoren zeigen heute ein adäquates Design. Das Prinzip ist dabei recht einfach; nachdem Druck als Kraft pro Fläche definiert ist, muß zur Reduzierung des Druckes auf das Gewebe die Oberfläche der Retraktoren relativ

wie pneumatische Zylinder oder Servomotoren berücksichtigt werden. Diese Techniken erfordern allerdings auch entsprechende Schalter, Energiezufuhr und zusätzliche Pflege, so daß natürlich die Kosten solcher Instrumente deutlich höher liegen, was allerdings akzeptabel ist, wenn schnelle und präzise Operationen damit möglich werden.

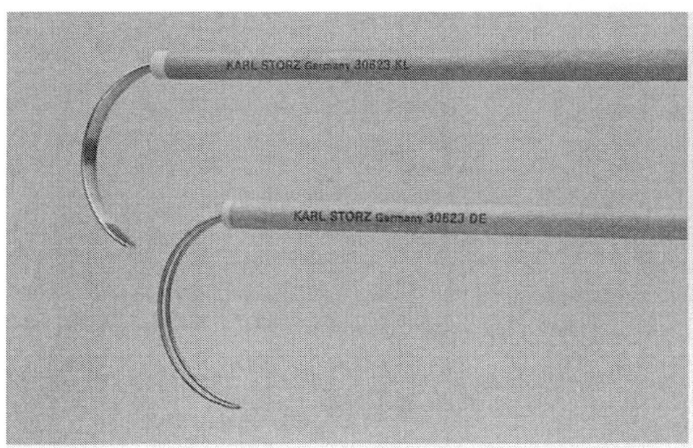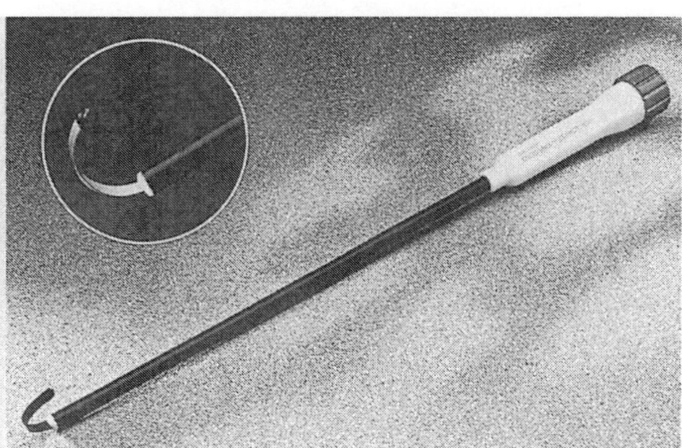

a

b

Abb. 1.40. Wiederverwendbare Instrumente mit variabler Krümmung (Dundee) von Storz **a** und einmalverwendbare Instrumente von USSC **b** funktionieren so, daß ein vorgebogenes metallisches Blatt aus superelastischem Material in einem starren Schaft liegt und beim Vorschieben die vorgegebene Kreisform wieder einnimmt

groß sein. Retraktoren, die aus kleinen Segmenten zusammengesetzt sind, die sich durch innenliegende Kabel nach dem Einführen in einer bestimmten Form versteifen lassen (Surgical Innovations, London, GB), erfüllen diese Bedingungen in idealer Form, weil sie nach dem Anspannen des Kabels eine relativ feste Form annehmen. Der Nachteil dieses Systems ist die problematische Reinigung der Segmente.

Ein interessantes Konzept ist der Organretraktor „Joy stick" von Origin. Dieser ist für die Cholezystektomie konstruiert worden. Dabei wird das Organ punktiert, das Instrument in die Gallenblase eingeführt und ein Ballon aufgeblasen. Die Gallenblase kann so leicht manipuliert werden, allerdings ist die Präparation manchmal etwas erschwert, weil sich die Gallenblase gegen den Ballon verschieben kann.

Für spezielle Aufgaben, sowohl bei der Präparation als auch beim Halten von Organen, haben sich Instrumente mit variablen Kreissegmenten bewährt (wiederverwendbare von Storz; einmalverwendbare von USSC; Abb. 1.40). Dieses System funktioniert so, daß ein vorgebogenes metallisches Blatt aus superelastischem Material in einem starren Schaft liegt und beim Vorschieben wieder die vorgegebene Kreisform einnimmt. Mit diesem Instrument kann genau bestimmt werden, wie

groß der Anteil des vorgeschobenen Kreissegmentes sein soll, wodurch die Retraktion und die Mobilisierung deutlich erleichtert werden [75].

Faßzangen

Die heute hergestellten Faßzangen haben ähnliche Formen, wie man sie von der konventionellen Chirurgie kennt. Die Blätter der Branchen ahmen z. B. die Formen von De Bakey, Allis oder die „Russian-Form" nach (Abb. 1.41). Allerdings beeinträchtigt der kleine Durchmesser das optimale Design. Ebenso ist der Öffnungswinkel der Maulteile begrenzt. Weil die Länge und die Größe der Oberfläche begrenzt sind, dabei aber die Steifigkeit in der Regel erhöht ist, kann es bei der Anwendung zu Gewebeverletzungen kommen. Eine atraumatische Darmfaßzange, z. B. mit der De-Bakey-Form, kann aufgrund dieser Konstruktionskriterien zu einer Gewebeverletzung führen, wenn der Platz zur Aufnahme von Gewebe in der Nähe des Scharniers zu klein ist (Abb. 1.42 a, b). Ein ausreichend großer Öffnungswinkel und ein ausreichender Freiraum zur Verhinderung einer Quetschung des gefaßten Gewebes ist für eine Faßzange deshalb sehr wichtig. Eine Möglichkeit, dies zu erreichen, ist durch die Anwendung eines neuen Konstruktionsprinzips, nämlich dem der gelenklosen Instrumente, möglich (Abb. 1.42 c). Hauptsächlicher Nachteil der alten Form der gelenkfreien Instrumente und bipolaren Koagulationszangen war die relative Bewegung in der Längsachse beim Öffnen und Schließen der Branchen (Abb. 1.43 a). Die neue Generation der ge-

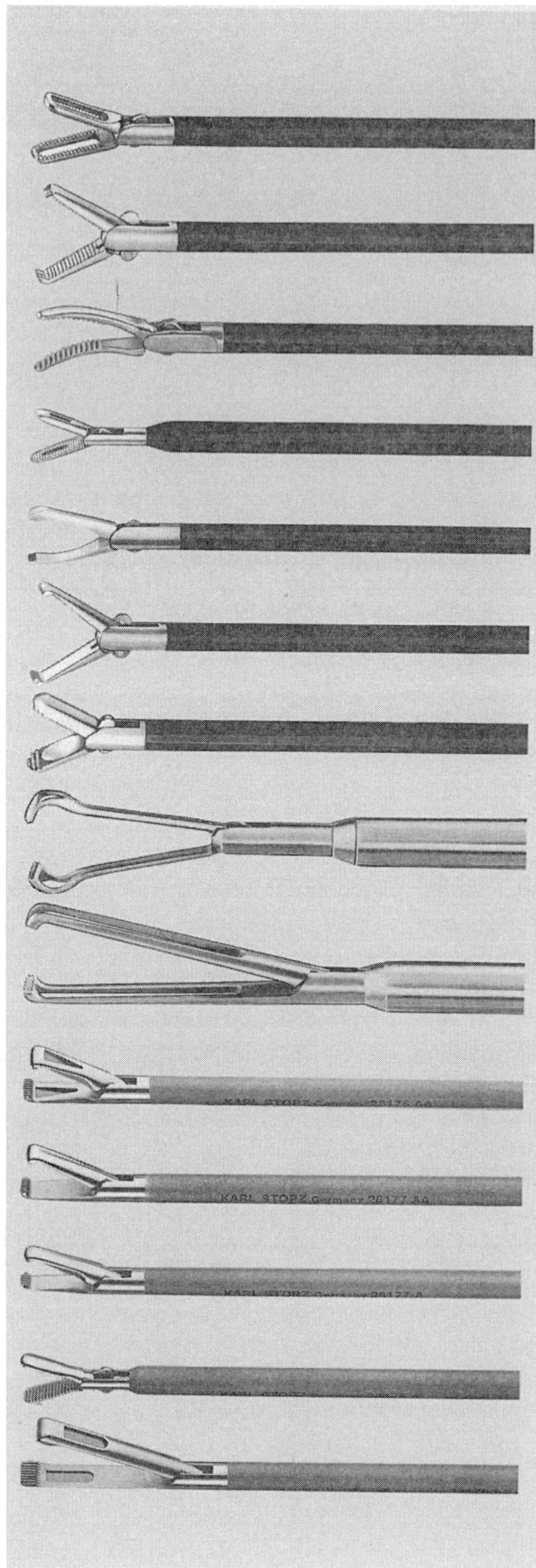

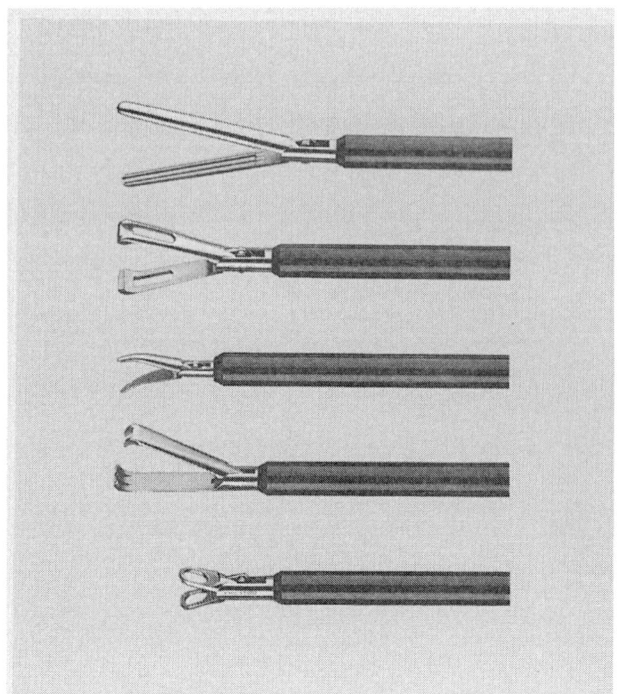

Abb. 1.41. Auswahl verschiedener in der endoskopischen Chirurgie verwendeter Maulteile

lenklosen Instrumente benutzt ein Zwischenrohr, das die Branchen beim Vorschieben schließt (Abb. 1.43 b). Die Branchen sind mit dem Griffteil verbunden, so daß sich die Stellung der Branchen in Längsrichtung während der Manipulation nicht verändert.

Gelenkfreie Instrumente können nur optimal funktionieren, wenn die Superelastizität von Nickel-Titan-Legierungen für die Konstruktion genutzt wird, so z. B. für atraumatische Faßzangen, Scheren und Nadelhalter. Unter dem Begriff Superelastizität versteht man die Eigenschaft, eine Ausgangsform nach vorangegangener aktiver Verformung wieder einzunehmen. Superelastisches Nitinol beispielsweise hat im Vergleich zu federelastischem, rostfreiem Stahl eine 10fach höhere elastische Verformbarkeit [76, 77]. Dieser Typ von Instrumenten verbindet optimale Funktion mit einem ganz einfachen Konstruktionsprinzip, so daß auch der Reinigungsprozeß, die Reparatur und die Instandhaltung deutlich günstiger sind.

Die Benutzung von superelastischen Materialien bei der Herstellung endoskopischer Instru-

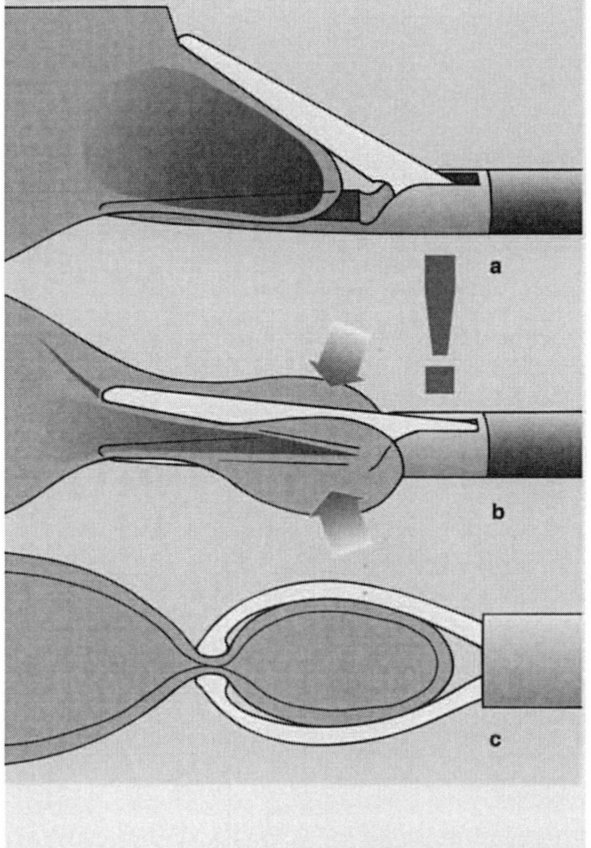

Abb. 1.42. a, b Konventionelle Faßzangen können zu ernsthaften Gewebeverletzungen führen, wenn zu wenig Platz nahe des Gelenkes zwischen den Maulteilen verbleibt. **c** Bei atraumatischen Faßzangen ist ein entsprechend großer Öffnungswinkel und ausreichend großer Freiraum zur Verhinderung einer Quetschung des gefaßten Gewebes sehr wichtig

Abb. 1.43. a Konventionelle gelenkfreie Faßzangen und bipolare Pinzetten zeigen eine starke Längsbewegung beim Öffnen und Schließen der Branchen. Zum Ausgleich muß eine kompensatorische Bewegung des Instrumentes vorgenommen werden. **b** Das neue gelenkfreie Instrumentarium von PCI und NDC gewährleistet die korrekte Position der Branchen. Ein Zwischenrohr (*F*) wird vorgeführt, um die Branchen, die mit dem Griffteil verbunden sind, zu approximieren

▼

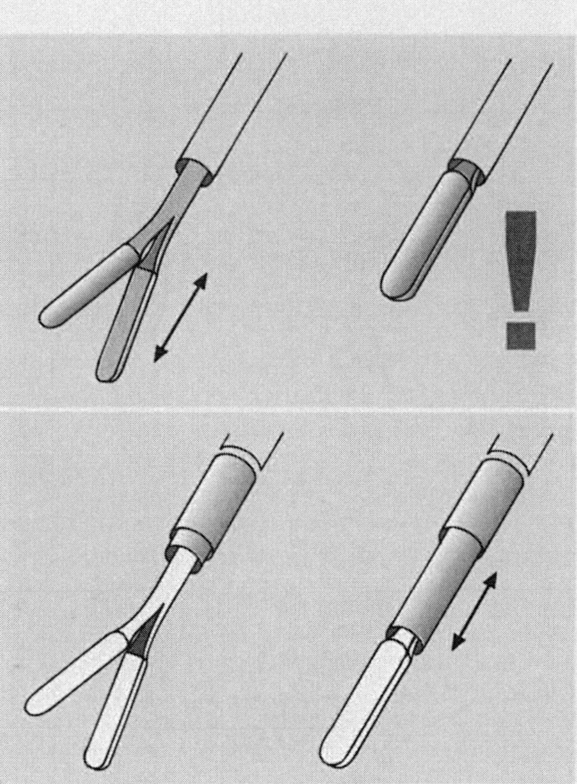

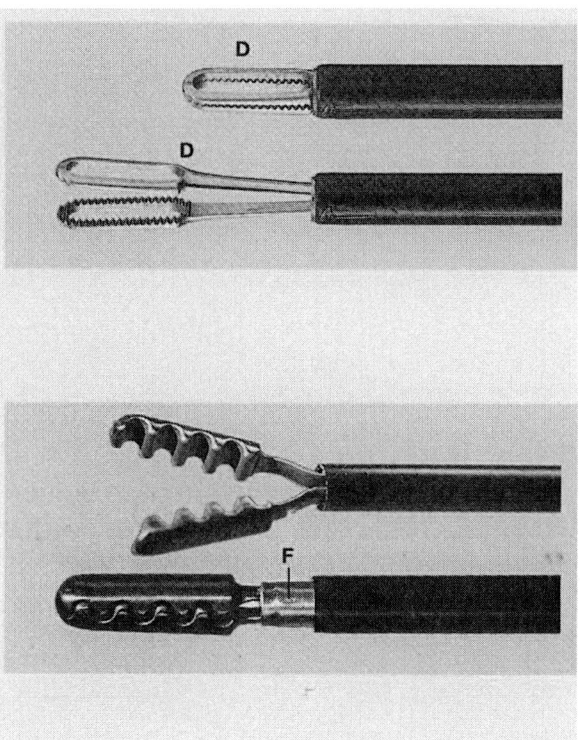

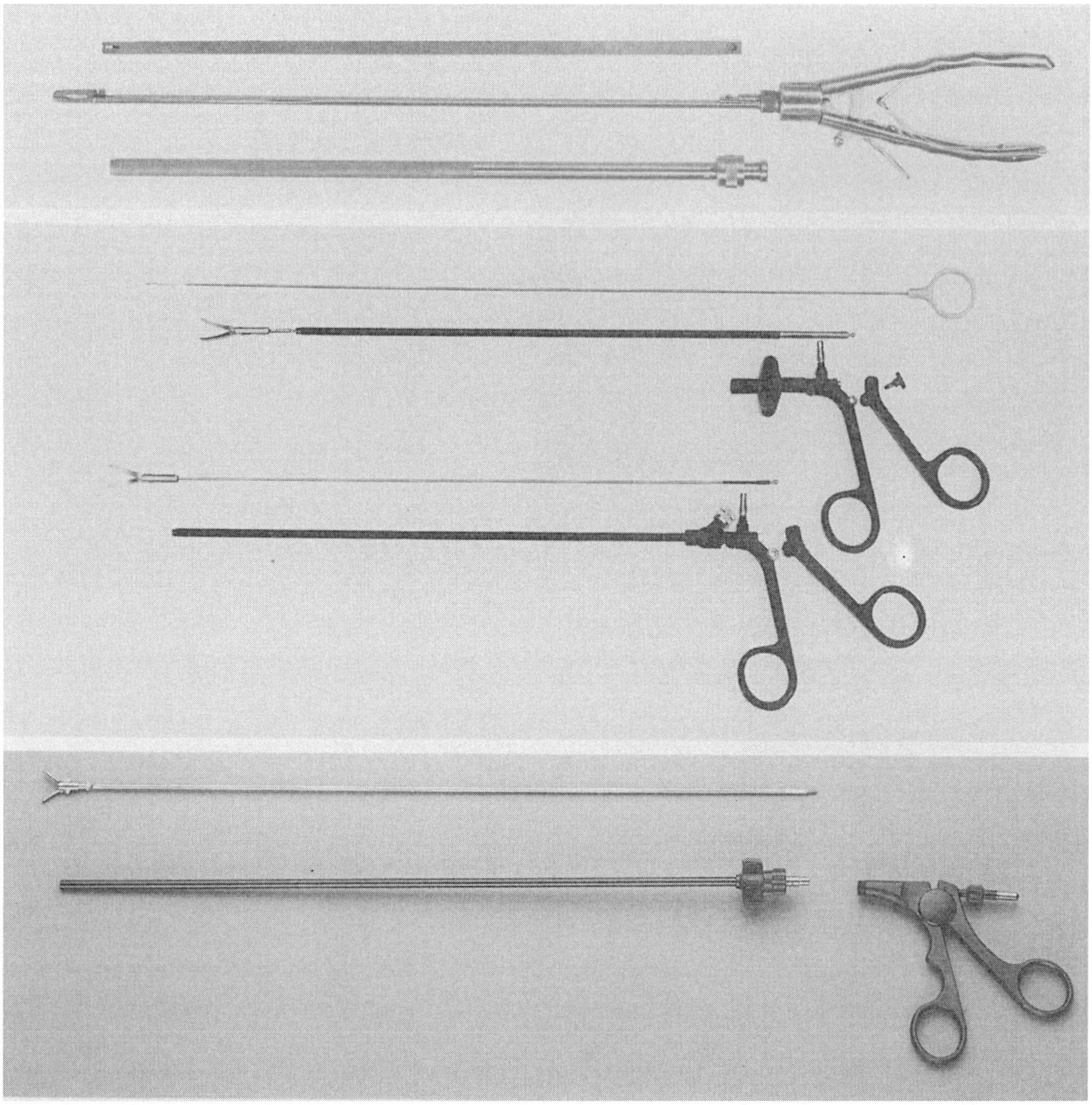

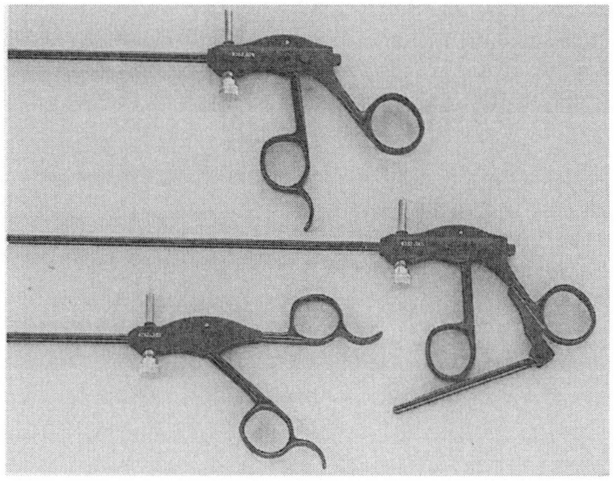

Abb. 1.44. Die Firmen Bühler (**a**), PCI (**b**), Storz (**c**) und Wolf (**d**) haben in letzter Zeit Instrumente auf den Markt gebracht, die durch entsprechende Schraubenmechaniken zerlegt werden können, wodurch die Reinigung erleichtert wird

mente ist auch günstig in bezug auf die Sicherheitskriterien:

- Aufgrund ihrer Elastizität haben die Branchen von Faßzangen eine automatisch integrierte Druckbegrenzung, so daß das Risiko der Schädigung von Gewebe vermindert ist.
- Der Nadelhalter kann 2 Verschlußpositionen haben, einmal eine Position, bei der bei leichtem Andruck der Faden ohne die Gefahr einer Quetschung gehalten werden kann, und eine zweite Position, die ein festes Halten der Nadel unter definiertem Druck erlaubt.
- Die Superelastizität ermöglicht, daß Scherenblätter optimal gegeneinander gleiten, wodurch bei unterschiedlichsten Biegungen der Branchen problemloses Schneiden möglich ist.

Die wesentlichen Faktoren für die Konstruktion endoskopischer Instrumente sind in Tabelle 1.3 aufgelistet.

Bühler, Storz, Wolf, Circon und PCI haben in letzter Zeit Instrumente auf den Markt gebracht, die durch entsprechende Schraubenmechaniken zerlegt werden können, so daß die zentrale Führungsstange mit den Maulteilen vom äußeren Rohr getrennt werden kann (Abb. 1.44 a–d). Die Konstruktionsprinzipien der meisten Hersteller sind relativ ähnlich.

Grundsätzlich kann man sagen, daß die Zerlegbarkeit eine wirksame und praktikable Reinigung vor der Sterilisation erlaubt. Ein weiterer Vorteil liegt darin, daß das stark belastete Branchenteil nach Abnutzung leicht ausgetauscht werden kann. Es ist allerdings hervorzuheben, daß zwar die Reinigbarkeit deutlich verbessert wurde, dafür aber die mechanische Festigkeit des Instrumentes etwas reduziert wurde.

Tabelle 1.3. Prinzipien der Konstruktion der Instrumente für die endoskopische Chirurgie

Die Instrumentenposition sollte stabil sein, wenn die Branchen aktiviert werden.

Die Branchen sollten eine angemessene Elastizität aufweisen, um atraumatisches Greifen und andere wichtige Branchenfunktionen zu gewährleisten.

Das Instrument sollte leicht zerlegt und wieder zusammengebaut werden können.

Ein modularer Aufbau mit gleichen Prinzipien ist wichtig, um einen leichten Austausch zu ermöglichen.

Das Außenrohr (Isolation) sollte ebenso leicht austauschbar sein.

Durch eine standardisierte Ankoppelung sollte der Reinigungsvorgang gleichartig sein.

Eine Funktionsprüfung aller wichtigen Teile sollte vor jeder Anwendung einfach vorzunehmen sein.

Die Hersteller sollten nur ein Minimum an Teilen verwenden, so daß die Kosten niedrig bleiben und die Montage einfach bleibt.

Neue Einsätze mit anderen Branchenformen sollten zu akzeptablen Preisen erhältlich sein.

Eine einfache Funktionsweise der Branchen sollte eine rasche Einführung neuer Branchendesigns für neue Anwendungen ermöglichen.

Der Verbraucher sollte alle einzelnen Teile des zerlegbaren Instrumentes vorrätig haben, so daß bei Abnutzung oder Bruch lediglich das defekte Teil ersetzt werden muß.

Einfache Konstruktionsprinzipien sollten Abnutzung und Bruch als Folge kleiner Gelenke in Zukunft vermeiden.

Gebogene Instrumente

Gebogene und bajonettförmige Instrumente wurden erstmals für die endoluminale Rektumchirurgie konstruiert (s. Band 1, Kapitel 25). Das relativ kleine Operationsfeld hat die distale Biegung der Instrumentenspitzen bei Faßzangen, Saugern und Nadelhaltern notwendig gemacht.

In der laparoskopischen Chirurgie, besonders bei technisch aufwendigeren Eingriffen wie Kolonresektionen [78] oder der Fundoplicatio (s. Band 1, Kapitel 23), sind andere Bewegungen und mehr Freiheitsgrade bei der Bewegung der Instrumentenspitze erforderlich. Auch bei thorakalen Eingriffen sind der begrenzte Raum und die Bewegungseinschränkung wichtige Argumente für diese neuen Konstruktionsformen. Eine Lösung kann durch eine einfache Biegung der vorderen Spitze der Instrumente erreicht werden (Abb. 1.45 a) [79]. Die distale Biegung sollte für thorakoskopische Eingriffe und die Antirefluxchirurgie einen Radius von etwa 25 mm und eine Abwinkelung von 45–60 ° haben. Instrumente für die Kolonchirurgie sollten eine Biegung von bis zu 90 ° aufweisen. Die Abb. 1.45 b zeigt eine Auswahl von gebogenen Instrumenten. Die Anwendung dieser gebogenen Instrumente erfordert allerdings eine gewisse Erfahrung, weil sich die Instrumentenspitze bei der Rotation des Instrumentengriffes auf einer Kreisform um die lange Achse des Instrumentes bewegt. Eine zielsichere, präzise

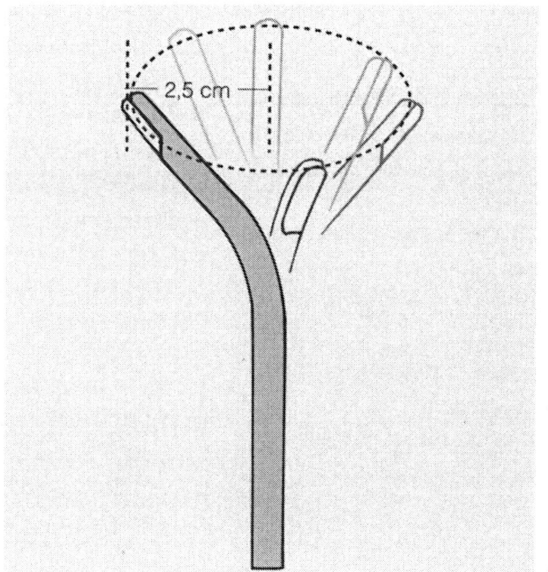

a

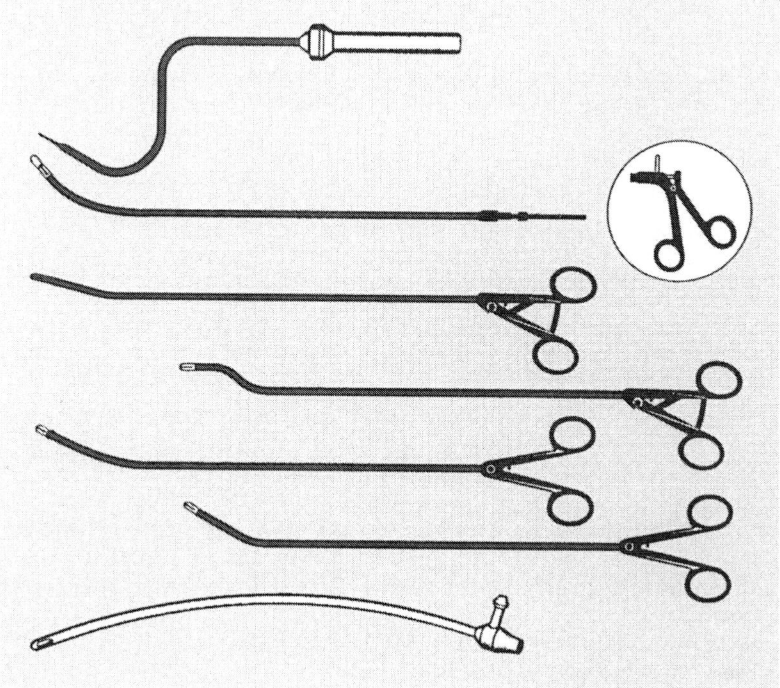

b

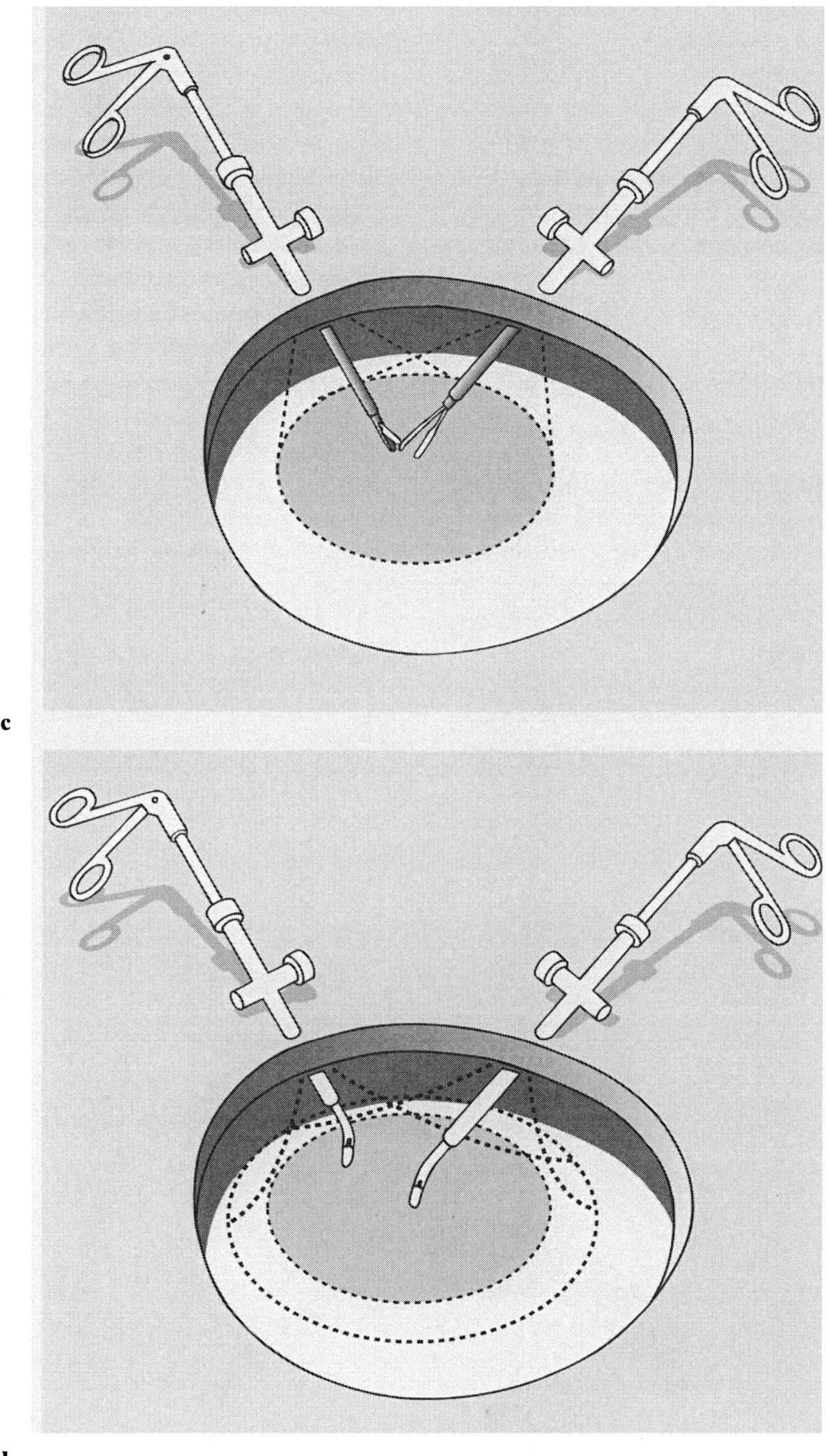

c

d

Abb. 1.45. a Ideale Biegung (Radius 25 mm) der Instrumentenspitze. **b** Auswahl derzeit erhältlicher gebogener Instrumente (Olympus, Winter & Ibe). **c** Geometrie der möglichen Bewegungen mit geraden Instrumenten bei operativen endoskopischen Eingriffen. **d** Die Anwendung gebogener Instrumente erfordert entsprechende Erfahrung, weil sich bei der Rotation des Instrumentengriffes die Instrumentenspitze auf einer Kreisform um die lange Achse des Instrumentes bewegt

Anwendung ist deshalb erst nach entsprechender Übung gegeben (Abb. 1.45 c, d).

Um gebogene Instrumente in die Körperhöhlen einführen zu können, müssen flexible Trokarhülsen verwendet werden. Obwohl diese Instrumente eine kontinuierliche Justierung des distalen Endes in einem Winkel von 0–90 ° erlauben, sollte ihre mechanische Stabilität erhöht werden.

Instrumente mit variablen Kreissegmenten bei der Abwinkelung

Es gibt gegenwärtig einige Instrumente auf dem Markt, die in der Ausrichtung der Maulteile variabel sind (Micro France, Paris). Diese Instrumente sind allerdings so konstruiert, daß bei einer Abwinkelung von 90 ° kein ausreichender Öffnungswinkel mehr resultiert.

Die Eigenschaft des superelastischen Nickel-Titan-Materials wird bei den Spatula mit unterschiedlichen Kreissegmenten und dem Instrument zum Anschlingen verwendet (Storz, Abb. 1.40).

Ähnlich funktionieren die nichtwiederverwendbaren Instrumente von USSC. Letztere bestehen aus vorgeformten Nitinolröhren, die mit Teflon überzogen sind. Die Größe des resultierenden Kreissegmentes wird durch Bewegung der äußeren Hülse erreicht. Der Nachteil dieser Technik der variablen Kreissegmente ist die begrenzte Steifigkeit des gebogenen Teils, z. B. der Faßzange. Die Beweglichkeit, die mit dieser Technik erreicht werden kann, erweitert das Spektrum endoskopischer Manipulation. USSC vermarktet jetzt die ersten abbiegbaren Instrumente. Ein nichtwiederverwendbares Instrument funktioniert mit superelastischen Nitinolröhren. Obwohl diese Instrumente eine beliebige Einstellung ihres distalen Endes zwischen 0 und 90 ° erlauben, haben sie doch durch die begrenzte mechanische Stabilität Nachteile.

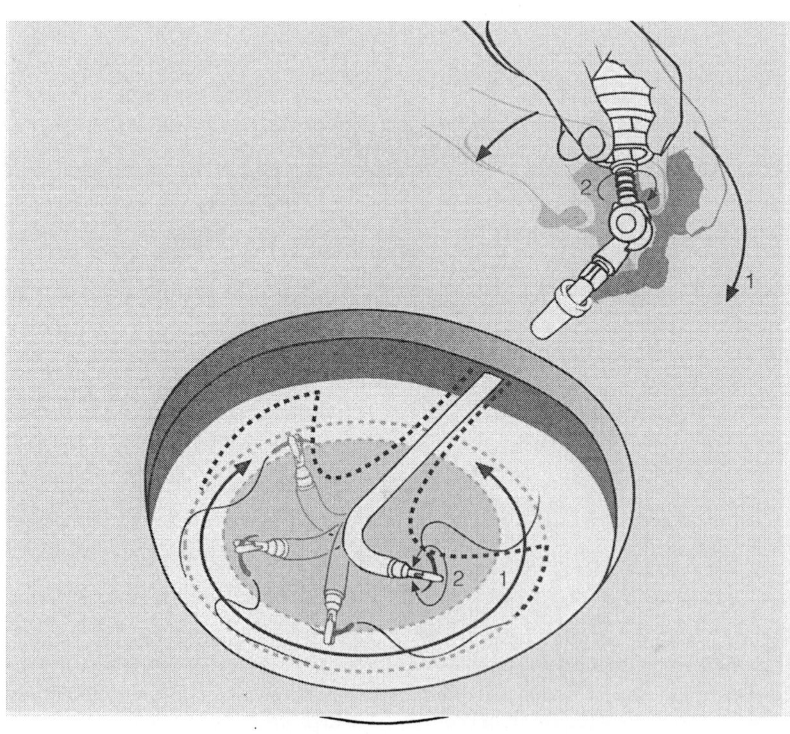

Abb. 1.46. Erster Prototyp eines steuerbaren beweglichen Instruments (Tübingen und Forschungszentrum Karlsruhe). Diese Instrumente verfügen über 2 zusätzliche Freiheitsgrade der Bewegung für das distale Ende (*1, 2*), die von außen über den Handgriff gesteuert und über Kabel durch den Schaft direkt in die Spitze übertragen werden

Aktiv bewegliche Instrumente

Nach unseren experimentellen Erfahrungen sollten steuerbare bewegliche Instrumente über 2 zusätzliche Freiheitsgrade für das distale Ende verfügen [79, 80]: Abbiegbarkeit der Spitze um ± 120° und Rotationsfähigkeit der Spitze in gebeugtem Zustand (Abb. 1.46). Ein so konstruiertes Instrument wurde im Prototyp in Kooperation mit dem Forschungszentrum in Karlsruhe realisiert und in Tierversuchen getestet. Es handelt sich dabei um einen einfachen mechanischen Manipulator [81]. Obwohl unsere Versuche eindeutig belegen, daß aktiv bewegliche Instrumente die endoskopische Manipulation erleichtern, erfordert ihre praktische Handhabung doch ein entsprechendes Training. Aufgrund der Tatsache, daß sich die geometrische Konfiguration der Instrumentenspitze aktiv beweglicher Instrumente stufenlos verändert, ist ihre Handhabung komplexer als die von starren, gebogenen Instrumenten. Wenn der Chirurg sich allerdings auf eine bestimmte Biegung oder einen entsprechenden, vom Schaft ausgehenden Winkel eingestellt hat, kann er Bewegungen problemlos durchführen. Die Arbeit mit verschiedenen Biegungsradien führt zu einer Verstärkung der Orientierungsproblematik bei endoskopischen Eingriffen. Die Integration energetischer Antriebe, z. B. pneumatischer Elemente oder Servomotoren, wird die Anwendbarkeit aktiv beweglicher Instrumente deutlich erweitern [79, 80].

Instrumente für die mechanische Präparation

Neue Scherentypen mit Einsätzen aus Wolfram zeigen erstaunliche Schneidequalitäten (Aesculap, Abb. 1.47 a).

Aufgrund der Tatsache, daß es bisher keine wiederverwendbaren Scheren gibt, die auch beim Einsatz von Hochfrequenz lange Zeit ihre Schneidequalität behalten, werden heute in Zusammenhang mit der Hochfrequenzanwendung häufig einmalverwendbare Scheren, wie z. B. die „Endoshears" von USSC verwendet (Abb. 1.47 b). Gute Konstruktionsprinzipien werden auch von Everest Medical (Minneapolis, MN, USA) angewendet; bei diesen Scheren finden Keramikelemente Verwendung, die z. B. in nichtwiederverwendbare bipolare

Scheren integriert sind. Die Verwendung von Keramik erlaubt eine sehr gute Schneidequalität, sie ist jedoch teuer und sollte deshalb hauptsächlich bei der Konstruktion von wiederverwendbaren Scheren Anwendung finden.

Grundsätzlich ist zu berücksichtigen, daß in der endoskopischen Chirurgie die Anwendung von bipolarer HF-Koagulation aufgrund der geringeren Risiken eindeutig der monopolaren Technik vorzuziehen ist.

Ein prinzipielles Problem endoskopischer Scheren ist die begrenzte Länge der Scherenbranchen. Gewebe kann deshalb nicht mit der gleichen Exaktheit durchtrennt werden, wie dies in der offenen Chirurgie mit Nutzung konventioneller Instrumententechnik möglich ist. Die Ursache liegt besonders darin, daß bei einer ideal wirkenden Schere der Druck, mit dem die Branchen gegeneinandergleiten, in der konventionellen Scherentechnik dadurch variiert werden kann, daß die Hand diesen Anpreßdruck direkt beeinflußt. Der Anpreßdruck ist dabei natürlich auch abhängig von der Länge der Scherenbranchen. Einige Hersteller haben versucht, dies auf den endoskopischen Einsatz zu übertragen. Die Erzeugung der Spannung durch eine Schraube (z. B. bei der Metzenbaum-Schere) ist sinnvoll, aber nicht unproblematisch. Eine einfache, aber sehr zuverlässige Lösung kann durch die Verwendung gelenkfreier Konstruktionsprinzipien (Abb. 1.47 c) erreicht werden. Diese Scheren werden aus einem Stück (z. B. aus superelastischem Nitinol oder rostfreiem Stahl) hergestellt. Die Scherenblätter werden durch die Bewegung eines Rohres, die über den Handgriff ausgelöst ist, betätigt. Die Scherenbranchen öffnen sich wieder aufgrund ihrer Elastizität. Mit dieser Elastizität des verwendeten Materials wird auch die Charakteristik konventioneller Scheren erreicht, nämlich daß die Branchen beim Schneiden unter Druck gegeneinandergleiten. Mit dieser Technik wird das Schneiden deutlich verbessert. Die aus einem Stück hergestellten Branchen mit zentraler Führungsstange können nach Abnutzung sehr einfach zu akzeptablen Kosten ausgetauscht werden (PCI, Liptingen, Deutschland).

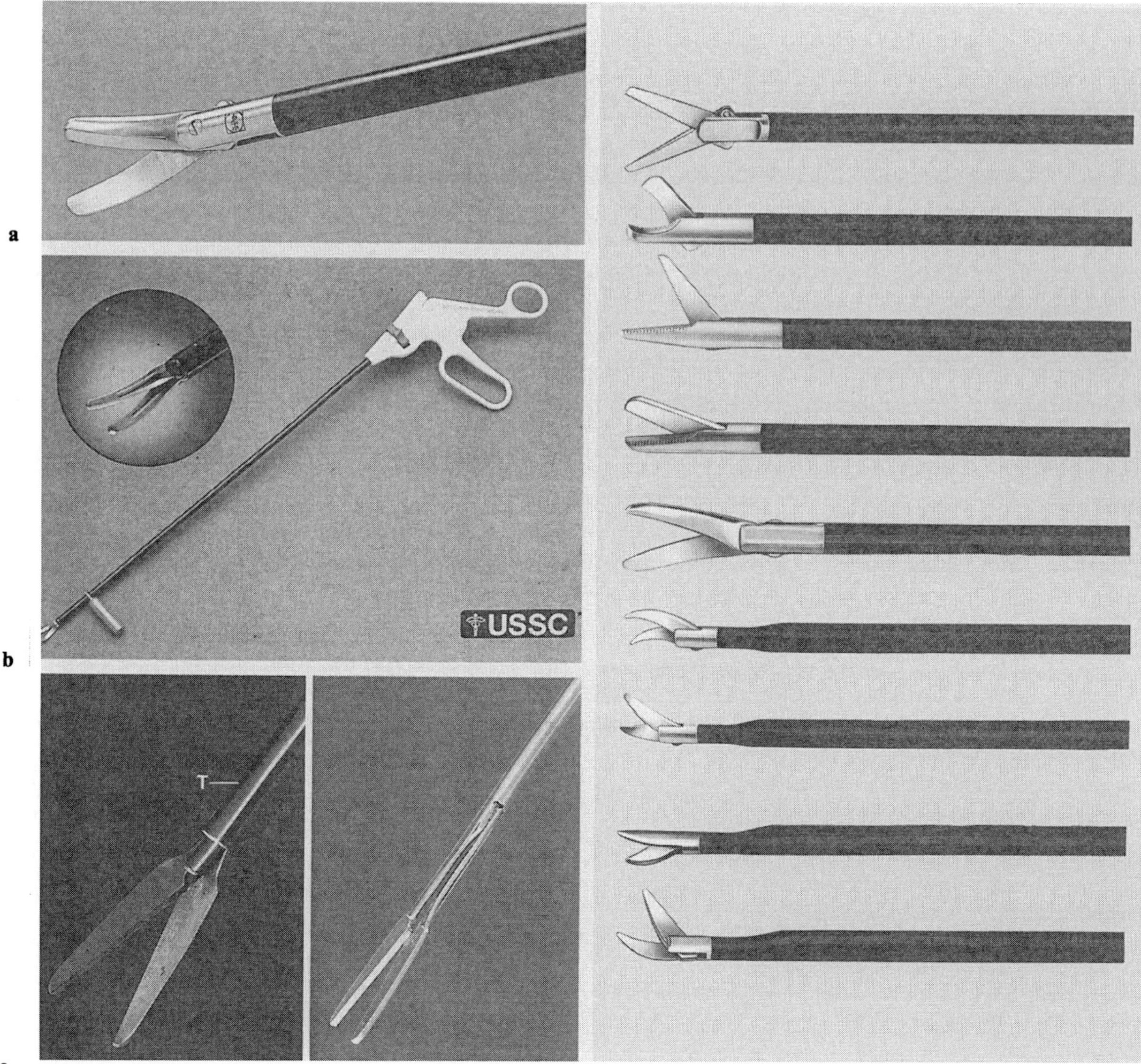

Abb. 1.47. a Aesculap (Tuttlingen) vermarktet neue Scherentypen mit Einsätzen in den Scherenblättern aus Wolfram, die erstaunliche Schneidequalitäten aufweisen. **b** Einmalverwendbare Scherentypen wie die „Endoshears" (USSC) sollten wegen unzureichender Reinigbarkeit und unzuverlässiger Funktion nach der Sterilisation auf keinen Fall mehrmals verwendet werden. **c** Begrenzt wiederverwendbare („reposable") gelenkfreie Scheren, die aus einem Stück (z. B. aus superelastischem Nitinol oder rostfreiem Stahl) hergestellt werden. Die Scherenblätter werden durch die Bewegung eines Rohres (*T*) betätigt, die über den Handgriff ausgelöst wird. Das Rohr und der Handgriff sind wiederverwendbar (PCI; NDC, Nitinol Devices & Components, Fremont, CA, USA). **d** Auswahl wiederverwendbarer Scheren

Gewebevereinigung

Das Nähen ist ein Schlüsselproblem der endoskopischen Chirurgie. Die Handhabung von Nadel und Faden auf Distanz mit 2 Instrumenten wird durch die Länge und die fehlenden Freiheitsgrade der Bewegung der Instrumente deutlich eingeschränkt. Es ist schwierig, die richtige Nadelposition in den Maulteilen einzustellen und die Nadel in der gewünschten Richtung durch das Gewebe zu führen.

Spezielle Skinadeln wurden entwickelt, die eine Abflachung in ihrem Schaft aufweisen (Dundee),

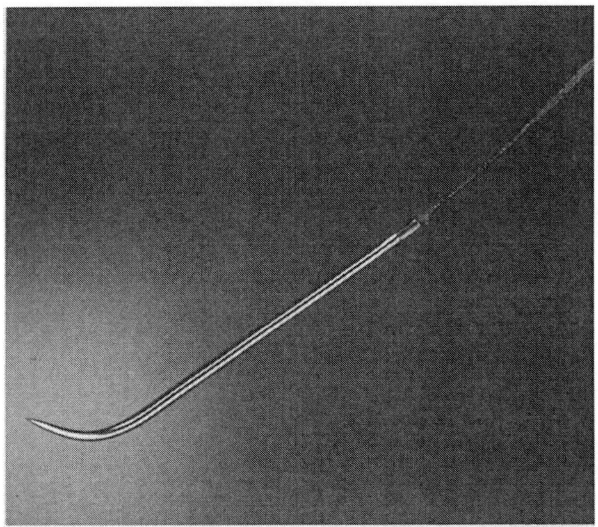
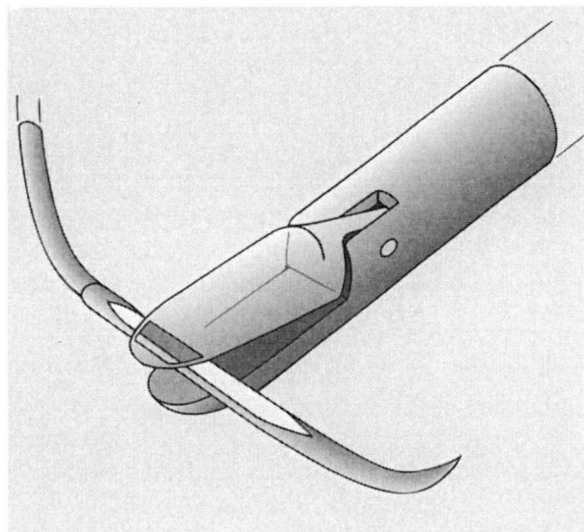

a₂

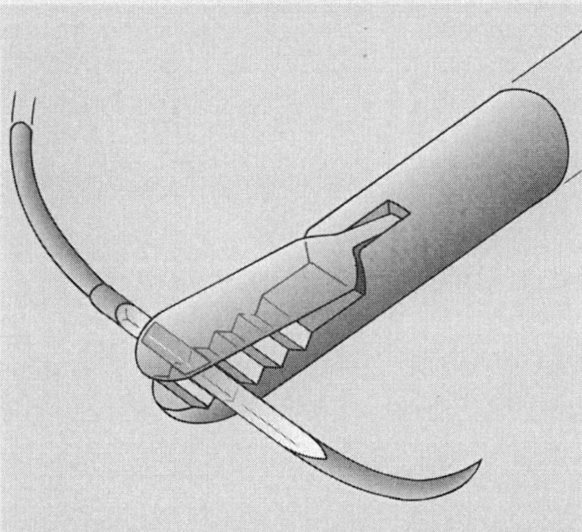

Abb. 1.48. a Spezielle Skinadeln mit einer Abflachung im Schaft, durch die sich die Nadel beim Greifen aufrichtet. **b** Ausformungen der Branchen des Nadelhalters in Dreieck- oder Prismenform gewährleisten einen optimalen Formschluß, allerdings kann sich die Nadel damit nicht von selbst aufrichten. **c** Aufeinanderpassende konkav-konvexe Maulteile eines Nadelhalters der Transanalen Endoskopischen Mikrochirurgie (Wolf), die eine gebogene Nadel automatisch in eine aufrechte Position bringen. (Legende für Abb. d–h s. S. 61)

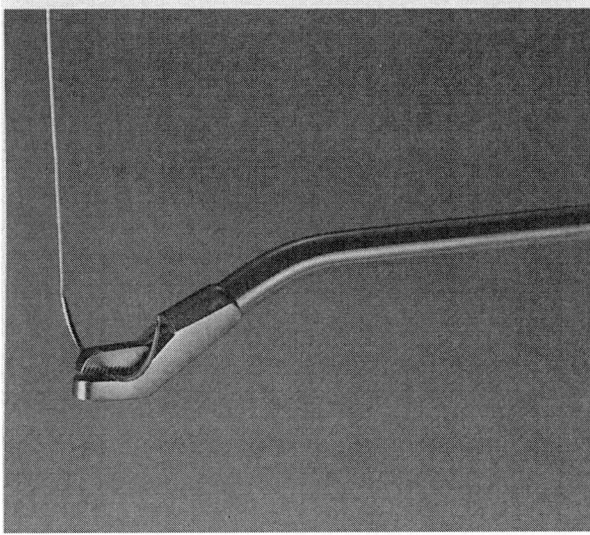
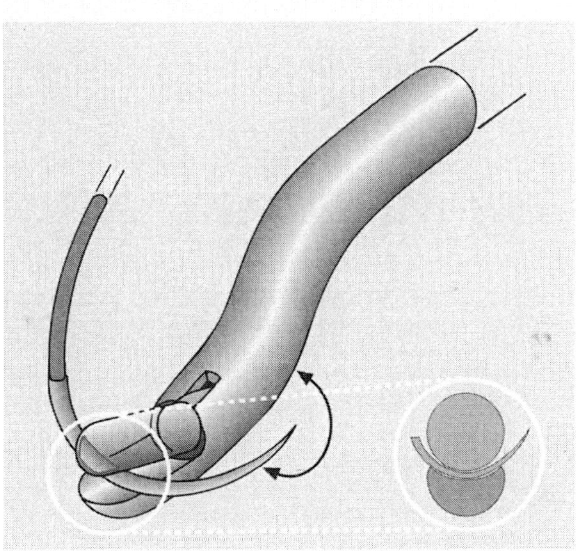

c₂

Handgriff
Standardausführung
Ausführung für Linkshänder
Ausführung für Rechtshänder

d

e

KARL STORZ Germany 26173 SC

g

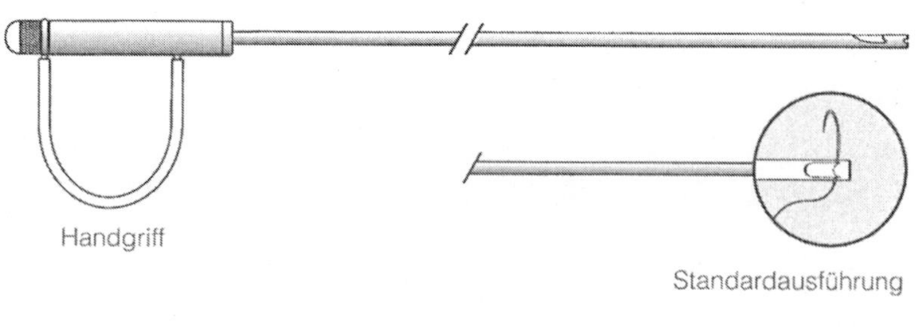

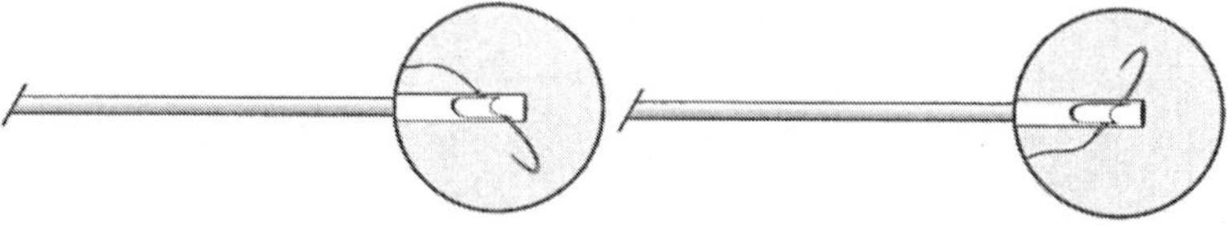

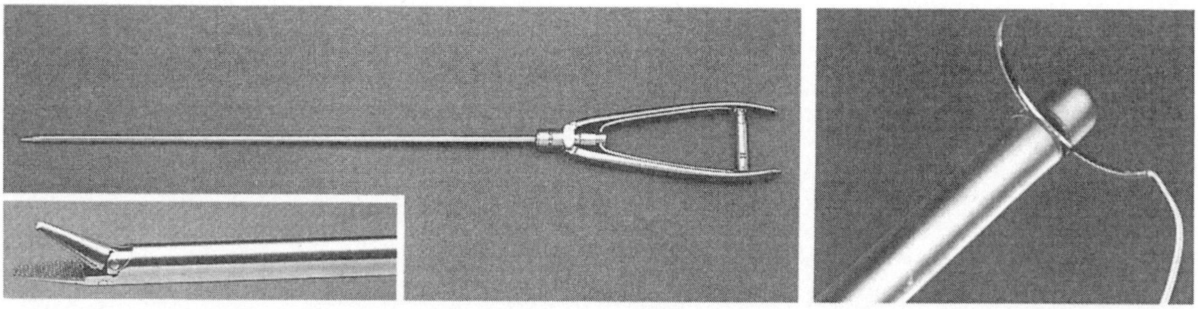

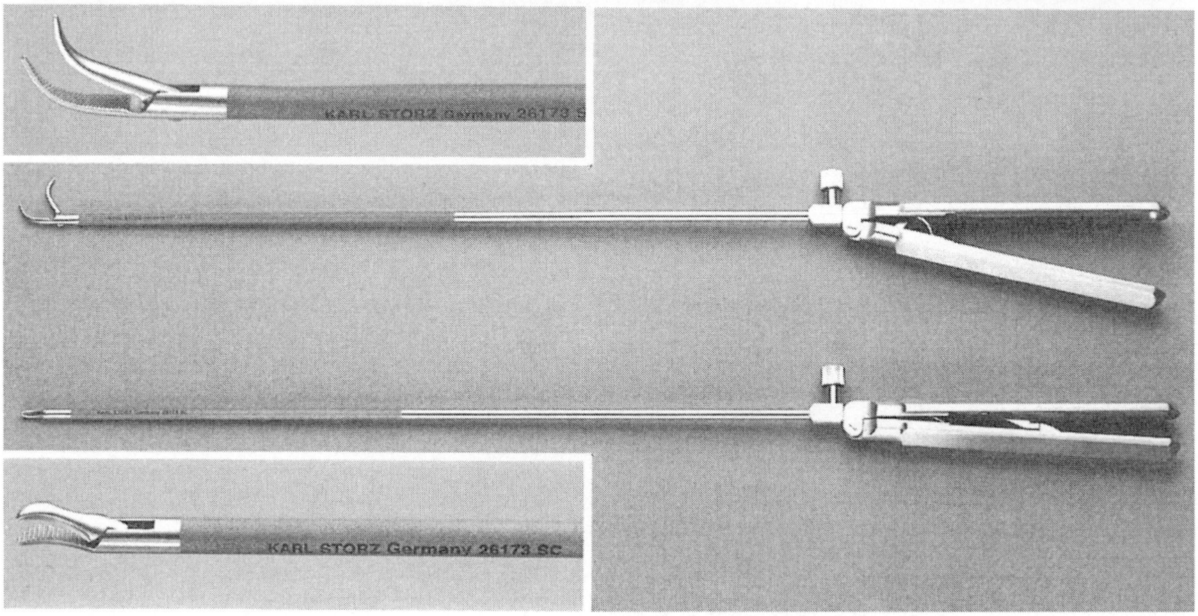

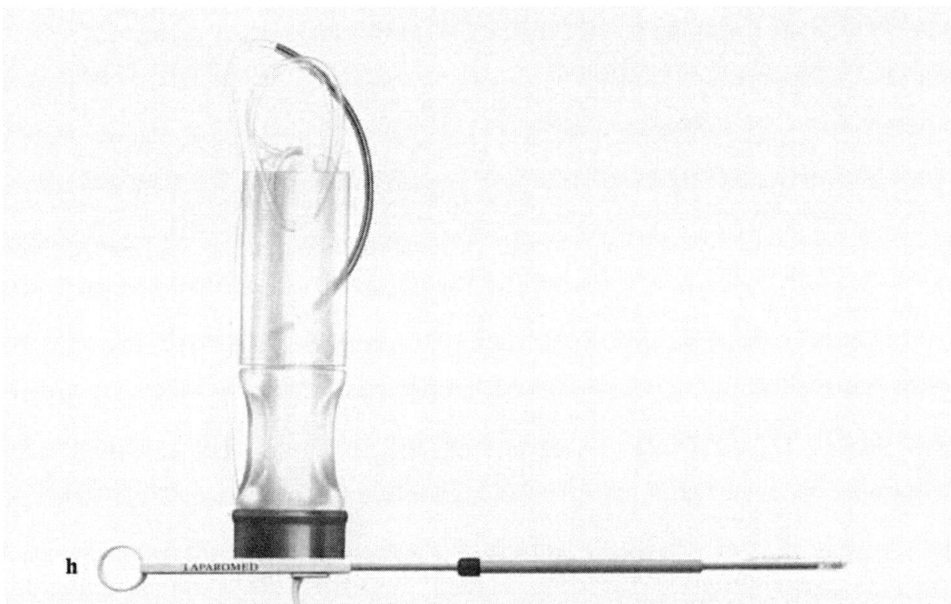

Abb. 1.48. d Mit dem Cook-Nadelhalter können gebogene Nadeln automatisch in eine bestimmte Position gebracht werden, allerdings ist es schwierig, damit einen Faden zu fassen. **e** Wolf vertreibt einen Nadelhalter, dessen teleskopartiger Verschlußmechanismus nach dem Prinzip des Kugelschreibers funktioniert: Der erste Verschluß des Griffes blockiert das Maulteil, das 2. Anpressen löst den Nadelhalter wieder. **f** Der Nadelhalter der belgischen Firma MBG besteht aus einem Rohr und einer zentralen Stange, mit dem 2 Wolframmetallringe einfach aufeinandergepreßt werden. Dieses Prinzip ermöglicht einen festen Nadelgriff, aber das Knoten ist sehr schwierig. **g** Szabo und Berci haben Nadelhalter in „Papagei-" und „Flamingoform" entworfen (Storz). Damit lassen sich Nähte und intrakorporale Knoten sehr gut ausführen. **h** Nichtwiederverwendbarer Nadelhalter (Lapromed), der zusammen mit Nadel, Faden, vorgefertigtem Knoten und Applikator geliefert wird. Nach Beendigung der Naht wird die Nadel einfach durch 2 Schlingen geführt und der Knoten von außen festgezogen

so daß sich die Nadel beim einfachen Greifen aufrichtet (Abb. 1.48 a). Die Abflachung des Durchmessers hat auch noch den Vorteil, daß das Greifen verbessert und die Fixierung der Nadel in den Branchen des Nadelhalters stabil ist. Dieser Formschluß ist besonders wichtig, wenn man Nadelhalter mit einer Feder verwendet, die keinen Blockierungsmechanismus aufweisen. Je besser der Formschluß, desto sicherer bleibt die Nadel in der gewünschten Position. Technisch gesehen wird ein optimaler Formschluß erzielt, wenn sowohl die Ausformungen der Branchen des Nadelhalters als auch die Nadel selbst eine Dreiecksform aufwei-

sen bzw. prismenförmig ausgeformt sind (Abb. 1.48 b). Der Nachteil dieser Form ist, daß der Faden beim Fassen geschädigt werden kann. Eine gute Lösung dieser Problematik stellen die Nadelhalter mit Diamantbeschichtung dar, deren Kanten jedoch abgerundet sein müssen.

Der Nadelhalter der Transanalen Endoskopischen Mikrochirurgie (TEM, Wolf) hat aufeinander passende konkav-konvexe Maulteile, die eine gebogene Nadel automatisch in eine aufrechte Position bringen (Abb. 1.48 c). Endoskopisches Nähen wird mit diesen Instrumenten deutlich erleichtert.

Bei der Verwendung des Cook-Nadelhalters werden gebogene Nadeln ebenfalls automatisch in eine aufrechte Position gebracht (Abb. 1.48 d). Allerdings kann mit einer Version des Cook-Nadelhalters jeweils nur eine Nadelposition eingestellt werden. Ein weiterer deutlicher Nachteil liegt darin, daß Knoten mit diesem Nadelhaltertyp nicht möglich ist.

Einige Nadelhalter funktionieren mit eingebauter Federung zum Schließen der Maulteile. Eine hohe Federkraft garantiert zwar eine gute Fixierung der Nadel, beim Öffnen der Branchen muß allerdings nochmals zusätzliche Kraft aufgebracht werden.

Um sowohl auf dem Sektor des festen Haltens als auch des Blockierungsmechanismus Verbesserungen zu erreichen, sind neue Nadelhalterdesigns eingeführt worden. Die wohl günstigste Lösung wurde von Wolf realisiert (Abb. 1.48 e). Dabei funktioniert ein teleskopartiger Verschlußmechanismus nach dem Prinzip des Kugelschreibers: Der erste Verschluß des Griffes blockiert das Maulteil, das 2. Anpressen löst den Nadelhalter wieder. Leider kann dieser aufwendige Mechanismus zur Reinigung nicht zerlegt werden, so daß ein Nachteil resultiert.

Der neue Nadelhalter der Firma MBG (Gembloux, Belgien) hat wahrscheinlich den festesten Nadelgriff. Das Prinzip ist sehr einfach, es besteht aus einem Rohr und einer zentralen Stange, mit dem 2 Wolframmetallringe einfach aufeinandergepreßt werden (Abb. 1.48 f). Auch dieses Design zeigt 2 wesentliche Nachteile: Das Knoten ist schwierig, weil die Spitze des Instrumentes zu lang ist, und der Spalt, der geöffnet wird, ist aufgrund der Anordnung der zentralen Schubstange klein. Das Greifen des Fadens ist erschwert, und ein monofiler Faden kann beim Greifen leicht beschädigt werden. Im Vergleich dazu ist die Handhabung von Nadel und Faden mit den konventionellen Nadelhaltertypen einfacher. Praktische Verbesserungen des MBG-Nadelhalters wären angebracht, besonders auch bei der Reinigbarkeit.

Z. Szabo u. G. Berci haben zwei Instrumente entworfen, nämlich den Papagei- und Flamingonadelhalter (Abb. 1.48 g) [82]. Mit diesem System lassen sich Nähte und Knoten sehr gut durchführen. Die Handhabung dieser Instrumente ist zwar nicht immer optimal, die spezielle Formung der Maulteile erleichtert allerdings das Fassen und Positionieren von Nadel und Faden. Man muß hier noch einmal darauf hinweisen, daß das Fassen eines Fadens mit allen heute erhältlichen wolframverstärkten Nadelhaltern – mit Ausnahme der gummibeschichteten Halter – zu einer kritischen Schädigung der Strukturen des Fadens bis hin zum Bruch führen kann.

Ein nichtwiederverwendbarer Nadelhalter (Lapromed) wird zusammen mit Nadel, Faden, vorgefertigtem Knoten und Applikator geliefert. Nadel und Faden liegen in einer speziellen Verpackung (Abb. 1.48 h). Nach Einführung kann die Nadel, die einen 15 cm langen Faden führt, gefaßt werden. Der Knoten ist vorgefertigt und 2 Schlingen ragen aus der Spitze des Schaftes heraus. Um damit einen Schiebeknoten herzustellen, muß nur die Nadel durch die 2 Schlingen geführt wer-

den, der Knoten wird durch Zug an einem Band von außen festgezogen (Abb. 1.48 h). Dieses System ist sinnvoll, um einen einzelnen Knoten anzulegen. Wenn mehrere Knoten erforderlich werden, dann steigen damit allerdings die Kosten deutlich an. Im Vergleich zu konventionellen Systemen hat dieses den Vorteil, daß der Chirurg nicht selbst Schiebeknoten anlegen muß.

Komplexere Nahtsysteme

Im Rahmen unserer experimentellen Arbeiten haben wir uns auch mit neuen Nahtsystemen beschäftigt [83]. In Zusammenarbeit mit dem Gynäkologen B. Klemm (Freiburg i. Br.) wurde auch ein spezieller Nadelhalter entwickelt, der ein Verschieben einer Branche gegen die andere ermöglicht und damit ein Durchstechen einer speziell geformten Nadel in Richtung der Längsachse des Instrumentes.

Nahtgeräte

Die Schiffchen-Nadel und der dazugehörige Applikator funktionieren wie eine Nähmaschine. Dieses System wurde von der Tübinger Gruppe in Zusammenarbeit mit dem Forschungszentrum in Karlsruhe in den Jahren 1989–1991 entwickelt. Mit diesem Gerät kann eine Nadel zwischen 2 Branchen hin- und herbewegt werden, ähnlich dem Schiffchen, das in Webstühlen verwendet wird. Die Schiffchen-Nadel hat eine zentrale Bohrung für den Faden und 2 trokarförmige Spitzen (Abb. 1.49 a–d). Die Nadel kann zwischen den beiden Branchen des Instrumentes hin- und herbewegt werden und wird abwechselnd durch miniaturisierte Greifelemente, die in den Branchen liegen, über einen pneumatischen oder mechanischen Mechanismus festgehalten. Der Greifmechanismus der Gegenseite wirkt passiv über einen Federmechanismus. Wird die Nadel mit einem pneumatischen Mechanismus gehalten, dann wird sie aufgrund der stärkeren Haltekraft aus dem passiven, federnden Haltemechanismus herausgezogen. Wird die aktive Befestigung beendet, dann wird die Nadel wieder im federelastisch gehaltenen Maulteil fixiert. Mit der Verwendung dieser Technik ist es nicht

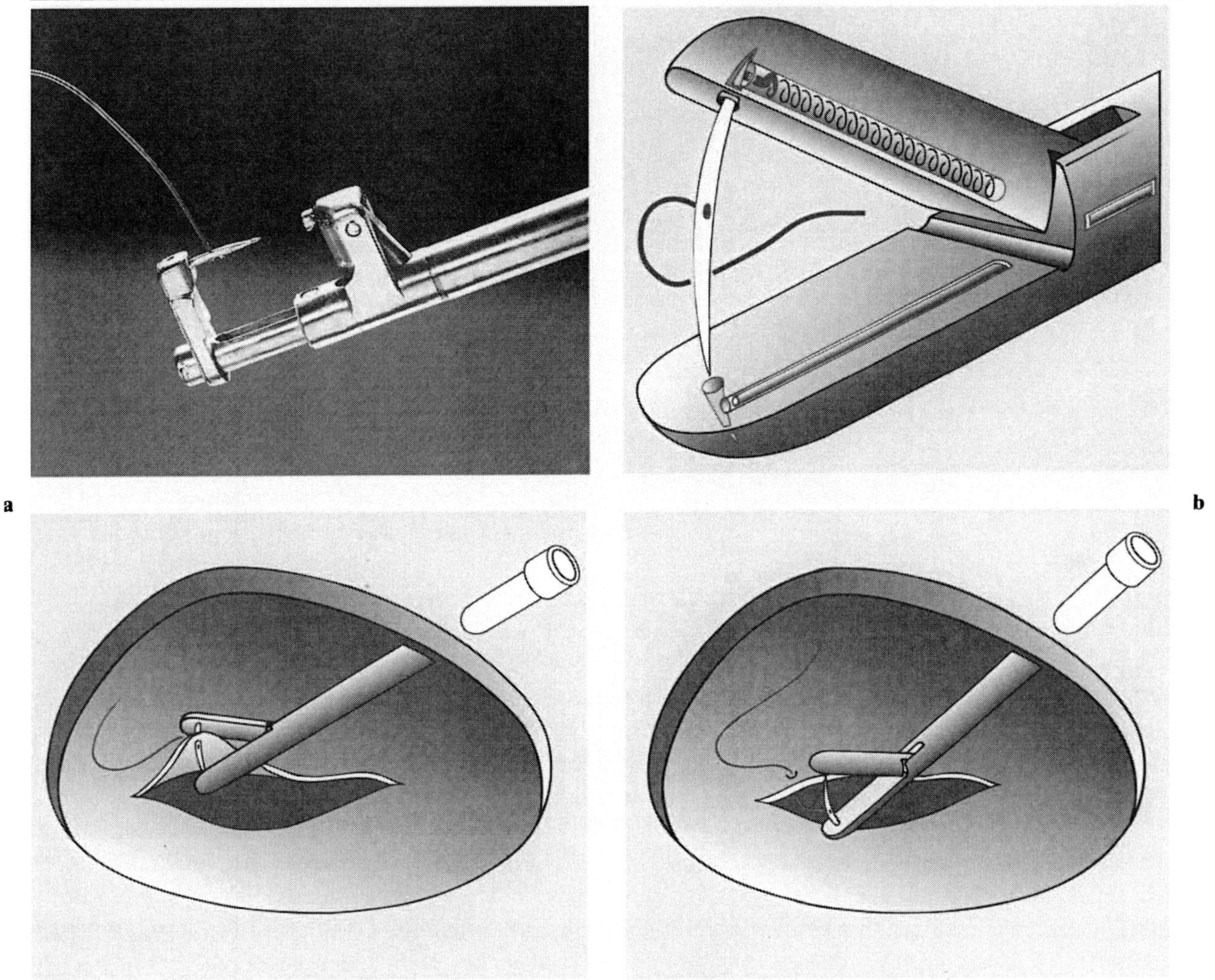

Abb. 1.49. a Photo und **b** schematische Darstellung eines Nähinstruments, bei dem eine Nadel, wie ein Webschiffchen in Webstühlen, zwischen den beiden Branchen des Instruments hin- und herbewegt werden kann und abwechselnd durch miniaturisierte Greifelemente, die in den Branchen liegen, über einen pneumatischen Mechanismus festgehalten wird. Der Greifmechanismus der Gegenseite wirkt passiv über einen Federmechanismus. **c** Die Schiffchennadel wird durch das Gewebe in eine Öffnung des Greifelements eingestochen. **d** Die Nadel bleibt in dem blockierten Greifer, und der Faden wird durch den Einstich nachgezogen

mehr notwendig, die aufwendige Nadelführung mit 2 Instrumenten durchzuführen. Die Technik der Nadelübergabe kann gleichzeitig genutzt werden, um einen Knoten anzulegen. Verschiedene Designs und Formen wurden erprobt, besonders

wichtig ist dabei die „vertikale" und die „axiale" Version. Die Schiffchen-Nadel erleichtert das endoskopische Nähen beträchtlich. Ein weitgehend identisch funktionierendes System wird heute als „Endostich" von USSC vertrieben.

Ligaturinstrumente

Die Durchführung einer einfachen Ligatur mit einem konventionellen Faden erfordert einmal die aufwendige Umfahrung der Struktur mit 2 Faßzangen und die Anlage eines äußeren Schiebeknotens. Obwohl die Verwendung von gebogenen Instrumenten das Umfahren der Struktur deutlich erleichtert, ist doch die Entwicklung spezieller

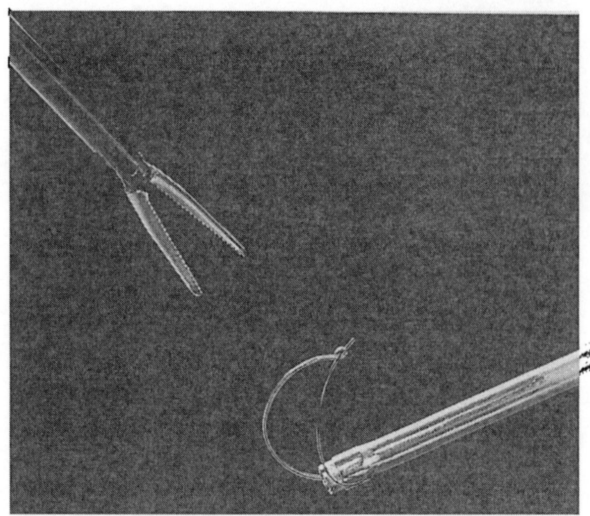

Abb. 1.50. Die Ligatur wird durch die Verwendung eines superelastischen Nitinoldrahtes erleichtert, mit dessen Hilfe ein Faden um ein Gefäß herumgeführt werden kann (EndoLig)

Instrumente für die Ligatur von Wichtigkeit. Das Umfahren von Strukturen kann durch die Verwendung superelastischen Materials wie Nitinol deutlich erleichtert werden. Die Abb. 1.50 zeigt dieses Prinzip unter Nutzung superelastischen Materials. Nitinol-Draht, der streßinduziert eine martensitische Transformation erfährt, kann unter speziellem Einsatz von Erhitzung entsprechend vorgeformt werden. Dieser vorgeformte Nitinol-Draht wird dann in einer Hülse passiv gestreckt gehalten, beim Ausfahren nimmt er aber seine alte Form wieder ein [76, 77]. Ein Faden kann an der Spitze des Drahtes durch eine Öse geführt und so um Strukturen bewegt werden. Der Faden wird nach dem Umfahren mit einer Faßzange übernommen und die Ligatur dann durch einen äußeren Schiebeknoten oder durch einen Knotenklipp abgeschlossen. Storz vertreibt ein Gerät dieser Art (Abb. 1.40 a).

Durchführung von Ligaturen mit der Tandemzange (Endo-Overholt)

Dieses Instrument funktioniert so, wie Ligaturen in der offenen Chirurgie durchgeführt werden. 2 Faßzangen sind in ein Kombinationsinstrument integriert und werden über getrennte Kanäle geführt. Zwischen beiden liegt eine bewegliche Skalpellklinge, die auch von außen vorgeschoben werden kann. Die beiden Handgriffe der Faßzangen sind miteinander verbunden. 2 zusätzliche Kanäle können 2 vorgeknotete PDS-Schlingen mit den zugehörigen Kunststoffknotenschiebern aufnehmen. Die PDS-Schlingen werden vor der Verwendung so eingeführt, daß jede Schlinge die Branchen einer Faßzange umfährt (s. Band 3). Nach der Bildung einer gefäßführenden Gewebeportion wird diese mit den beiden Faßzangen gefaßt, durch Vorführen des Messers durchtrennt, und danach werden die PDS-Schlingen um die Gefäßbündel gelegt und sicher verschlossen. Die Technik funktioniert schneller als Ligaturtechniken mit extrakorporal handgeknotetem Schiebeknoten.

Knotenschieber

Nach der Einführung dieser Technik durch Semm wurden zahlreiche Modelle von Knotenschiebern konzipiert. Die meisten der wiederverwendbaren Knotenschieber haben kleine Schlitze oder sind gabelförmig (Abb. 1.51 a), bei allen diesen Modellen kann allerdings der Faden leicht herausrutschen. Wiederverwendbare Knotenschieber bestehen aus einem einfachen Plastikrohr. Damit ist es zwar nicht möglich, den Faden zu verlieren, wenn aber ein Faden nochmals durch den Knotenschieber geschoben werden soll, ist dies sehr mühsam.

Ein wiederverwendbarer Knotenschieber sollte sinnvollerweise eine gewisse konkave Form an der Spitze haben, um den Knoten in Position halten zu können. Das Einführen ist dann leicht, und der Knoten kann nicht abrutschen. Eine Zeitersparnis bei klar definierter Länge des überstehenden Teils des geknoteten Fadens kann durch die Integration einer Schneidehülse in den Knotenschieber erreicht werden (Abb. 1.51 b, c). PCI vertreibt diesen Typ des Knotenschiebers.

Knotenersatz

Es ist möglich, den äußeren Schiebeknoten durch Knotenklipps zu ersetzen [84]. Ein derartiger Klipp aus Silber wird in der transrektalen Mikrochirurgie angewandt (Abb. 1.52 a), für die laparo-

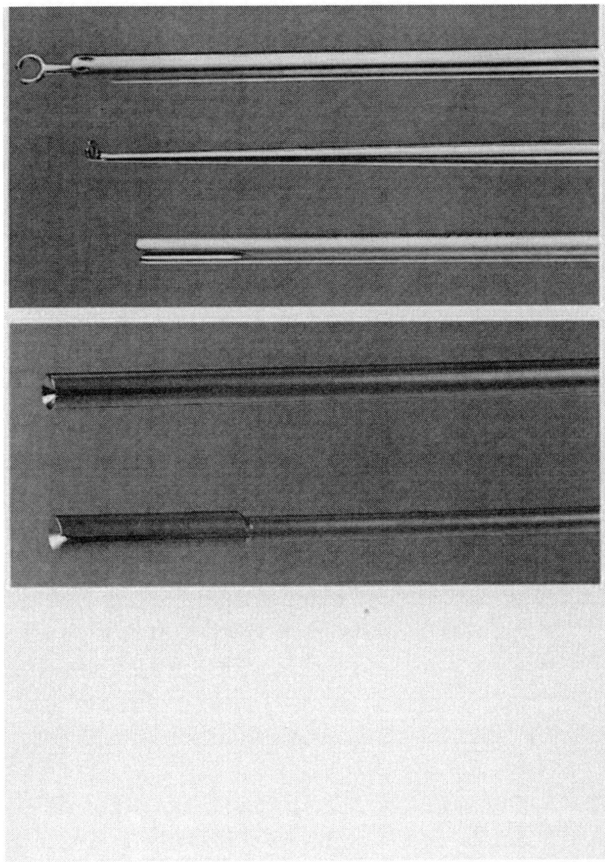

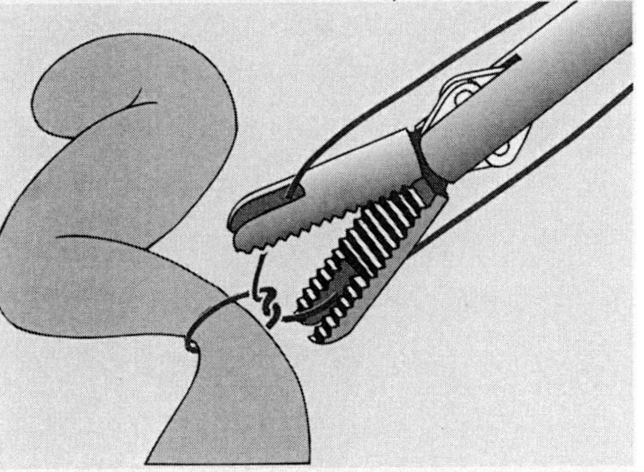

Abb. 1.51. a Die meisten wiederverwendbaren Knotenschieber haben kleine Schlitze oder sind gabelförmig, alle
diese Modelle neigen jedoch dazu, daß der Faden beim
Vorschieben des Knotens herausrutscht. **b, c** Knotenschieber mit einer integrierten Schneidehülse (PCI), mit
welcher der Faden sofort nach dem Festziehen des Knotens
abgeschnitten werden kann. **d** Knotenschieberzange

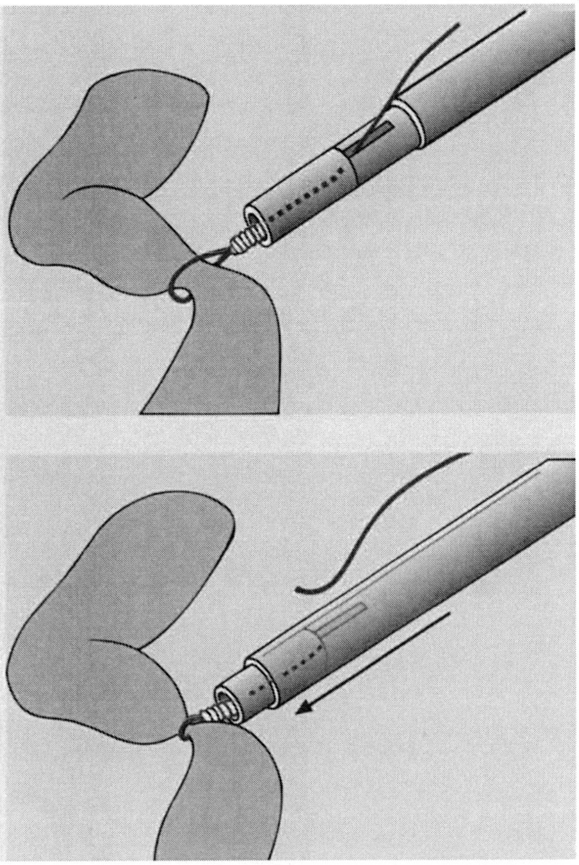

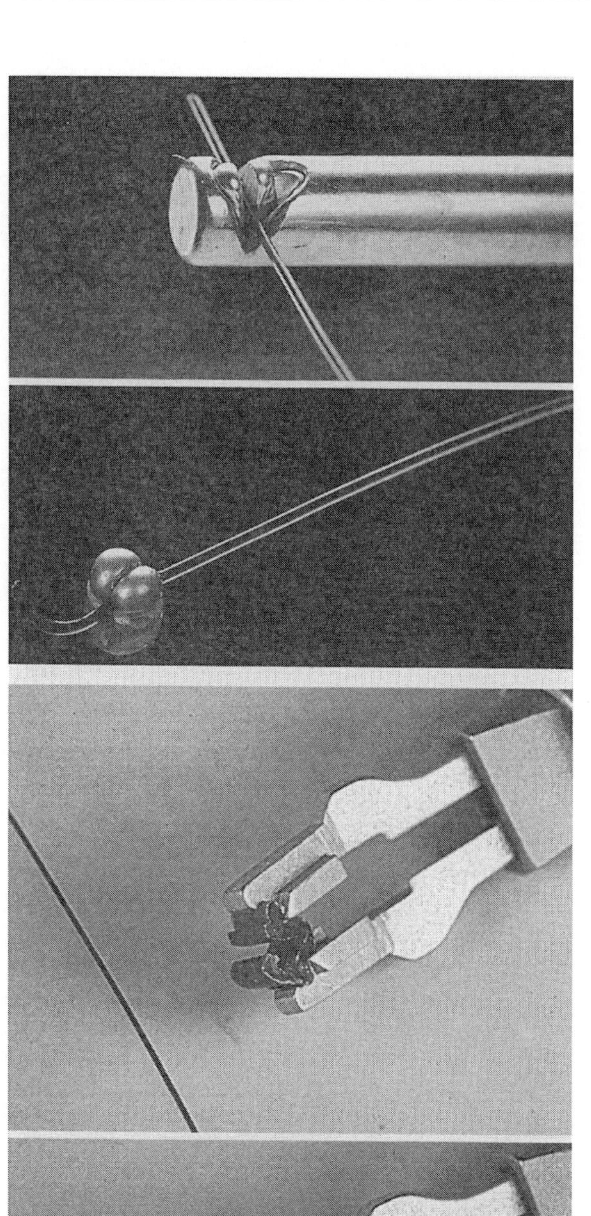

◄ **Abb. 1.52. a** In der transanalen endoskopischen Mikrochirurgie werden Silberklipps als Knotenersatz verwendet. **b** Die Lapraty-Knotenklipps aus PDS (Polydioxanon) als Knotenersatz zum Abschluß einer fortlaufenden Naht sind nur ausreichend sicher, wenn 3/0-polyfiler-Faden verwendet wird (Ethicon, Sommerville, NJ, USA)

Abb. 1.53. a Der Tayside-Knoten nach Cuschieri, **b** der extrakorporale Schiebeknoten nach Melzer

skopische oder thorakoskopische Anwendung ist das Silber allerdings nicht optimal als Implantat geeignet. Der Lapraty-Knotenklipp (Ethicon; Abb. 1.52 b) wird aus resorbierbarem PDS hergestellt und kann deshalb problemlos implantiert werden. Die Anpreßkraft des Lapraty ist allerdings nur ausreichend sicher, wenn ein 3/0-polyfiler-Faden verwendet wird, so z. B. zum Beginnen oder Beendigen einer fortlaufenden Naht. Der Klipp des Lapraty-Typs kann durchaus noch verbessert werden, so daß z. B. 2 Fäden gleichzeitig gefaßt werden können. Dadurch würde er auch für Einzelknopfnähte und Ligaturen anwendbar. Bis heute ist allerdings der präzise angelegte äußere Schiebeknoten die sicherste und zuverlässigste Technik, eine Ligatur durchzuführen, auch wenn dies mühsam und zeitaufwendig ist. Elektronische Spannungsmessungen zur Beurteilung der Knotenfestigkeit haben gezeigt, daß nur 2 Knotentypen einen sicheren Schluß ohne Gefahr des Zurückrutschens gewährleisten (bis zu einer Kraft von 40 N): der Tayside-Knoten, der von Cuschieri angegeben wurde und mit polyfilem, nichtresorbierbarem und resorbierbarem Material eingesetzt werden kann (Abb. 1.53 a). Der andere sichere Knoten ist der Melzer-Knoten mit PDS II (Abb. 1.53 b).

Klipps und Klippapplikatoren

Ligaturklipps

Die herkömmlichen Ligaturklipps aus Titan haben ebenso wie die resorbierbaren (Absolock) Ligaturklipps gewisse Nachteile. Das Hauptproblem ist der relativ geringe Kraftschluß nach Fassen eines Gefässes. Die Klipps können deshalb relativ leicht abrutschen, insbesondere wenn sie während des

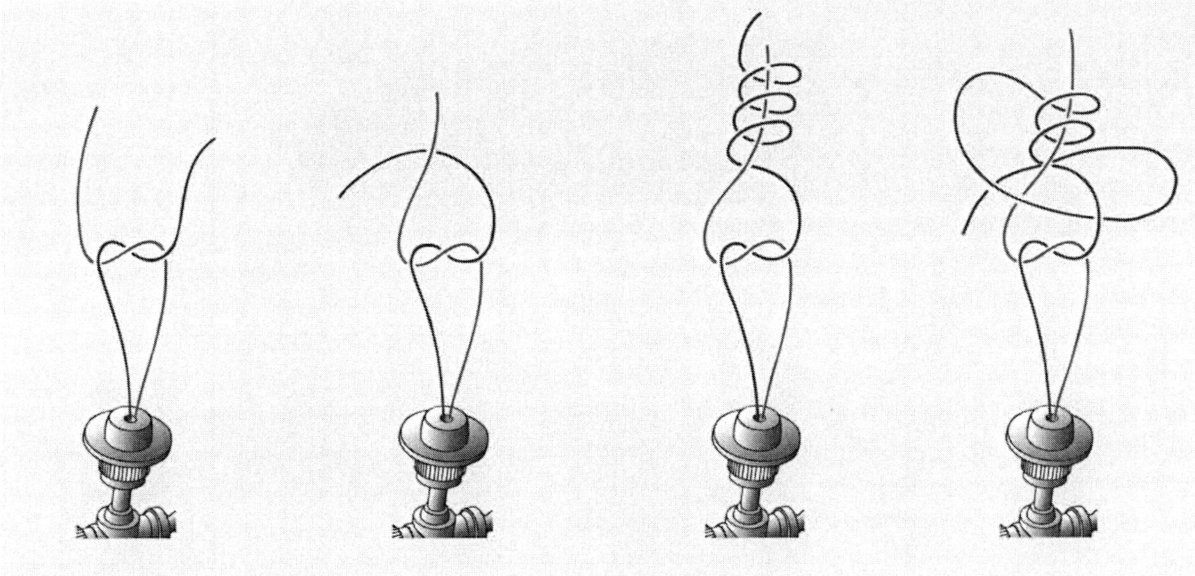

a

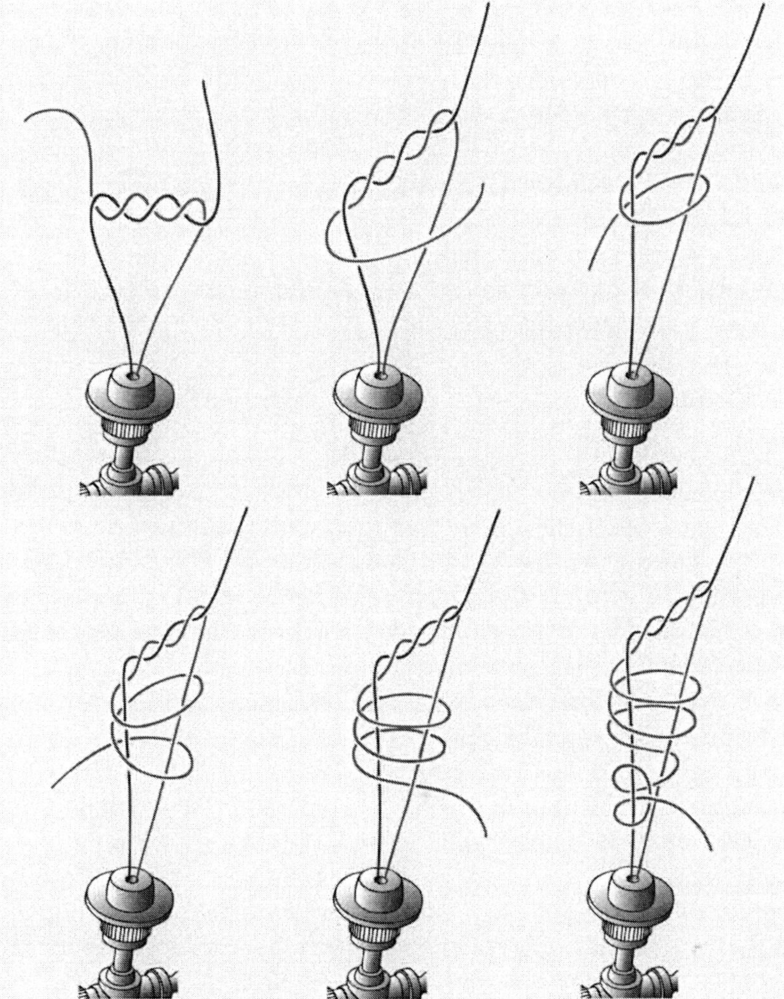

b

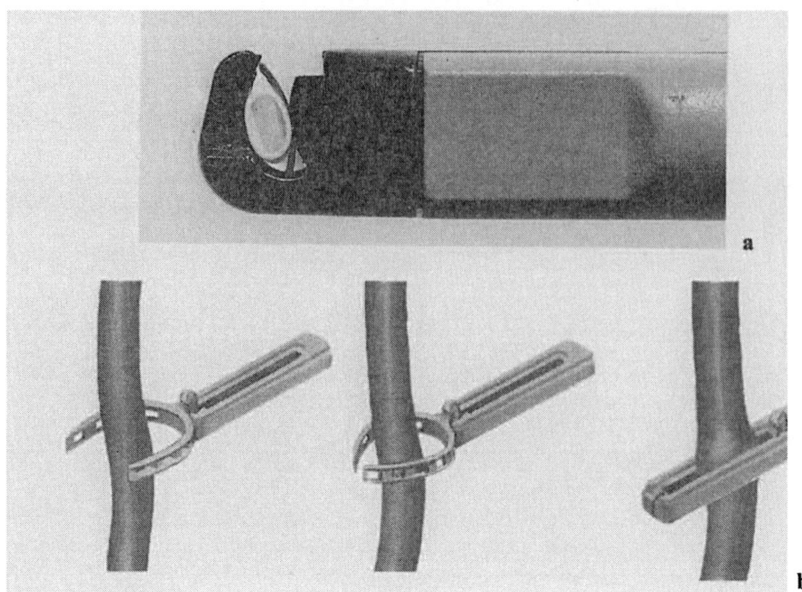

operativen Ablaufes versehentlich mechanisch bewegt werden. Ligaturklipps sind sehr effektiv zur Ligatur kleiner Gefäßbündel, allerdings ist darauf zu achten, daß sie exakt gelegt werden.

Der Ligaturklipp von Origin funktioniert ähnlich wie Ligaturklipps in der offenen Chirurgie. Mit dem bogenförmigen Klipp wird das Gefäßbündel gefaßt, wobei sich beim Schließen die Spitzen des Klipps zuerst berühren (Abb. 1.54 a). Die im rechten Winkel stehende, hakenförmige Anordnung der Klipps ergibt eine exaktere Kontrolle beim Klippvorgang.

Ein neuer resorbierbarer „Lapro clip" besteht aus zwei unterschiedlichen Teilen und wird von der Firma Davis + Geck (Wayne, NJ, USA) vertrieben (Abb. 1.54 b). Der relativ elastische innere Teil (Polyglykonat) wird an den Spitzen vor dem kompletten Schluß angenähert, so daß das Gefäßbündel gut umfahren werden kann. Im Anschluß daran wird die starre äußere Hülse (Polyglykolsäure) über den inneren Klippanteil vorgeführt, so daß der Klipp komplett geschlossen und sicher verriegelt wird. Jeder Klipp wird mit einem nichtwiederverwendbaren Applikationsteil geliefert, der auf einen wiederverwendbaren Handgriff und Schaft aufgesetzt wird.

Der neue Hem-lock-Clip von Linvatec Weck (Largo, FL, USA) weist ebenfalls einige Verbesserungen auf. Das Schloß zeigt eine hervorragende Gewebepenetration, und das Fassen des Gewebes

Abb. 1.54. a Die im rechten Winkel stehende hakenförmige Anordnung der bogenförmigen Klipps ermöglichten eine exaktere Kontrolle beim Klippvorgang (Origin). **b** Ein neuer, resorbierbarer „Lapro Clip" (Davis u. Geck) besteht aus 2 unterschiedlichen Teilen, mit denen ein Gefäßbündel umfahren werden kann

ist durch eine konkav-konvexe Formgebung verbessert. Dieser Klipp ist nichtresorbierbar, was einen gewissen Nachteil darstellt. Weitere Tests sind vor einer endgültigen Beurteilung notwendig. Nachdem alle metallischen Klipps mehr oder weniger störende Effekte bei CT und NMR verursachen, ergeben sich Vorteile für Klipps aus synthetischem Material.

Klipps für die Vereinigung von Geweben

Instrumente, die für die Vereinigung von Geweben verwendet werden, sind z. B. der Endoherniastapler von Ethicon (Cincinnati, OH, USA) und von USSC. Obwohl ihre Wirksamkeit bei der endoskopischen Versorgung der Leistenhernie mit Mesh nachgewiesen ist, kann noch wenig über den Langzeiteffekt der Klipps auf das umgebende Gewebe ausgesagt werden. Grundsätzlich ist aber kein ähnlich schnell und zuverlässig wirksames Fixationssystem neben diesen Staplern zu erhal-

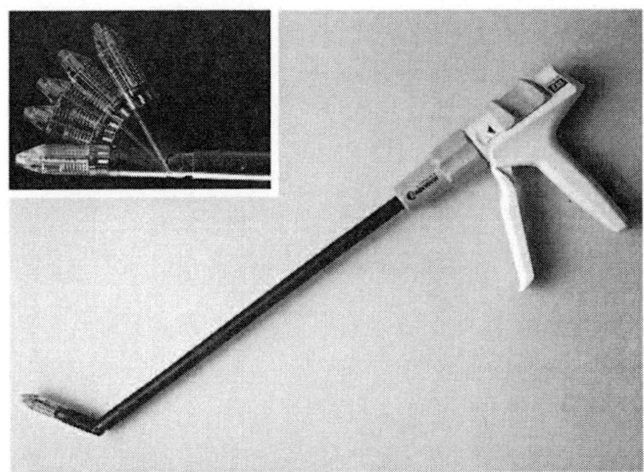

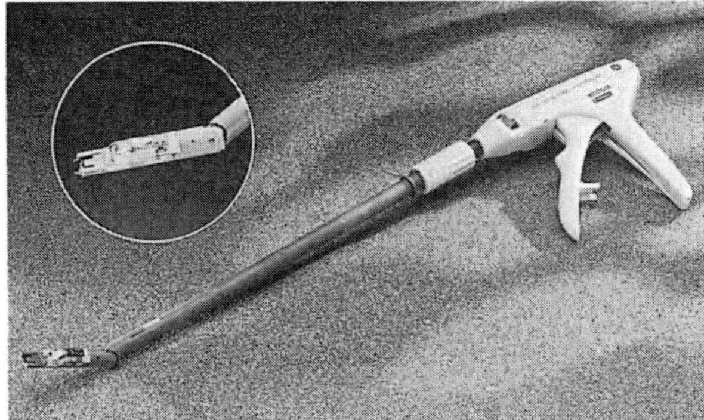

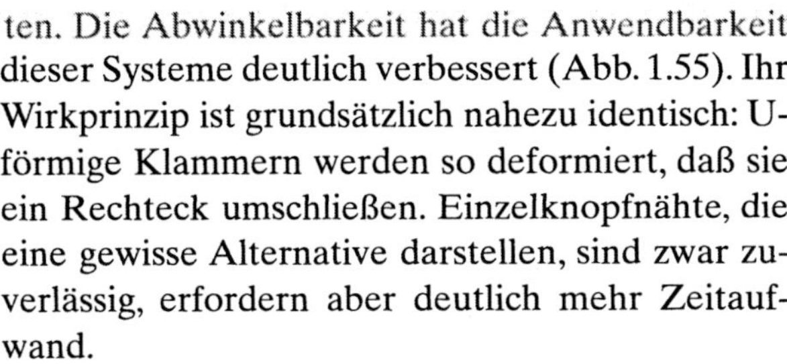

Abb. 1.55 a, b. Durch die Abwinkelbarkeit hat sich die Anwendbarkeit von Klammergeräten für die Vereinigung von Geweben deutlich verbessert. Ethicon (Cincinnati, OH, USA) (a); USSC (b)

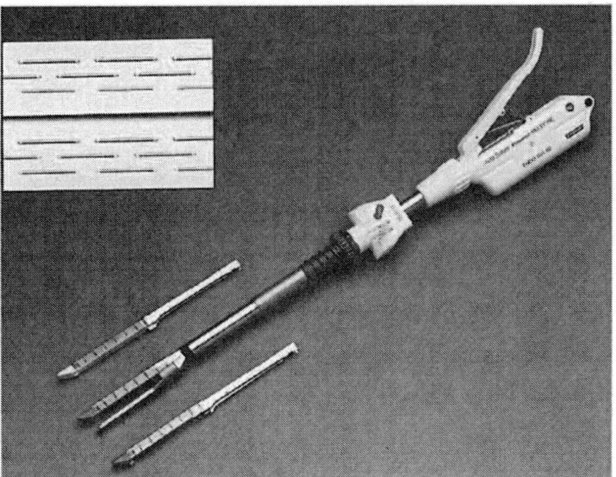

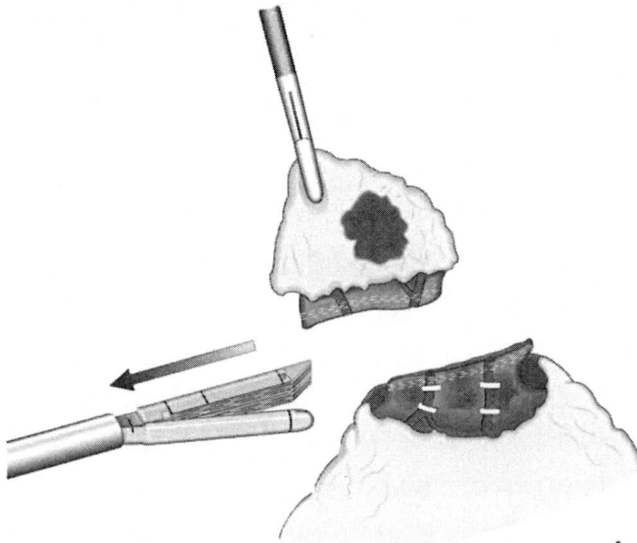

ten. Die Abwinkelbarkeit hat die Anwendbarkeit dieser Systeme deutlich verbessert (Abb. 1.55). Ihr Wirkprinzip ist grundsätzlich nahezu identisch: U-förmige Klammern werden so deformiert, daß sie ein Rechteck umschließen. Einzelknopfnähte, die eine gewisse Alternative darstellen, sind zwar zuverlässig, erfordern aber deutlich mehr Zeitaufwand.

Abb. 1.56. a Endoskopische Klammernahtgeräte (Endo-GIA, Ethicon und USSC) sind in verschiedenen Längen (30 und 60 mm) und mit verschiedenen Klammergrößen lieferbar. Die Klammerhöhe variiert von 2,5–4,8 mm. Der CO_2-Druckantrieb der USSC-Geräte hat deutliche Vorteile in der Durchführung des Klammerprozesses. **b** In der thorakoskopischen Chirurgie ist der Endo-GIA ein hervorragendes Instrument für die Entfernung kleiner peripherer Lungentumoren. (Aus: Endoscopic Surgery and Allied Technologies 1 (1993) 301, Thieme, Stuttgart)

Endoskopische Klammernahtgeräte

In letzter Zeit wurden die endoskopisch anwendbaren Klammernahtgeräte deutlich verbessert, sie sind jetzt in verschiedenen Längen und mit verschiedenen Klammergrößen lieferbar (Abb. 1.56 a). Die Klammerhöhe variiert von 2,5–4,8 mm. Der Aktivierungsmechanismus der USSC-Geräte, die mit CO_2 angetrieben werden, hat deutliche Vorteile in der Durchführung des Klammerprozesses. Weitere Vorteile wird die abwinkelbare Spitze (± 50 °) bringen. In der thorakoskopischen Chirurgie stellt der EndoGIA (Endo-Gastrointestinal-Anastomosis Stapler) ein hervorragendes Instrument für die Entfernung kleiner peripherer Lungentumoren dar (Abb. 1.56 b).

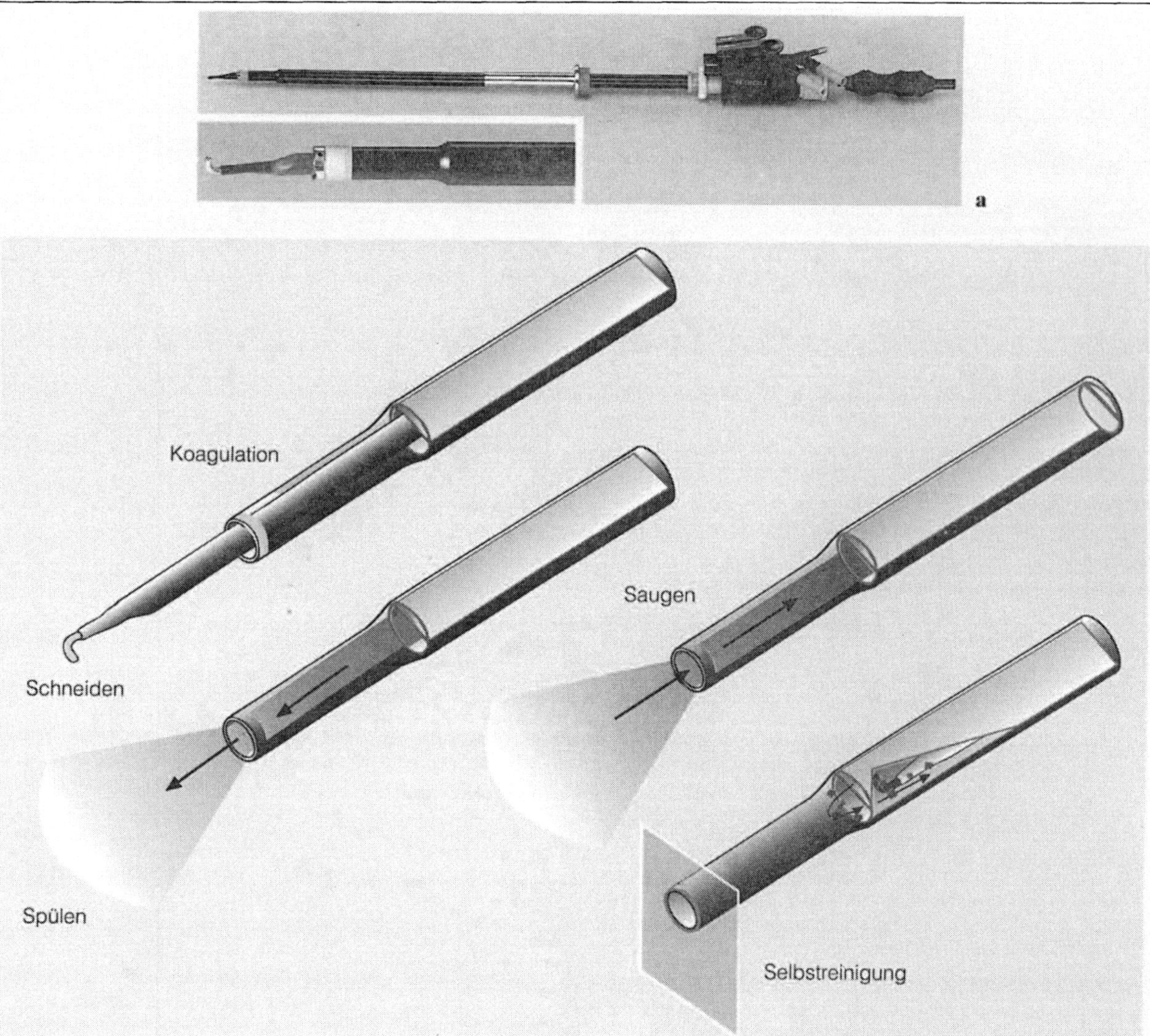

Spezielle endoskopische Eingriffe wie die Sigmaresektion können mit Hilfe der transanalen End-zu-End-Staplertechnik mit zirkulären Klammergeräten gut durchgeführt werden. Ein kürzlich entwickelter flexibler Stapler der Firma Bieffe (Mailand, Italien) weist eine interessante Entwicklung auf. Der Vorteil liegt in der Länge von bis zu 100 cm. Die EEA-Stapler von Bieffe sollten dadurch Vorteile bei Hemikolektomien und Ösophagusanastomosen aufweisen. Die intraabdominale Manipulation der flexiblen Stapler ist bisher noch schwierig, ebenso wie die Durchführung der Tabakbeutelnaht. Wir haben für den Bereich der Klammeranastomose am Dickdarm sowohl eine spezielle Faßzange zum Greifen des Klammerkopfes als auch spezielle Kabelbindertechniken im Prototypen entwickelt [85]. Dieser Kabelbinder wird um den Darm herumgeführt, angespannt und verschlossen. Wenn so das Gewebe des Darmes durch den Binder auf den zentralen Stift des zirkulären Klammergerätes angepreßt wird, kann überschüssiges Gewebe abgeschnitten werden, ebenso wie der überstehende Teil des Binders. Um bei der endoskopischen Anwendung die Einführung des Kabelbinders in das Schloß zu erleichtern, haben wir einen Kabelbinder mit offenem Schloß entwickelt. In Zukunft sollte dieser Binder auch Vorteile zum temporären Verschluß oder zum Durchtrennen von Organen (z. B. Heminephrektomie) haben. Eine absorbierbare Version sollte als idealer Ligaturverschluß für größere Gefäße einsetzbar sein.

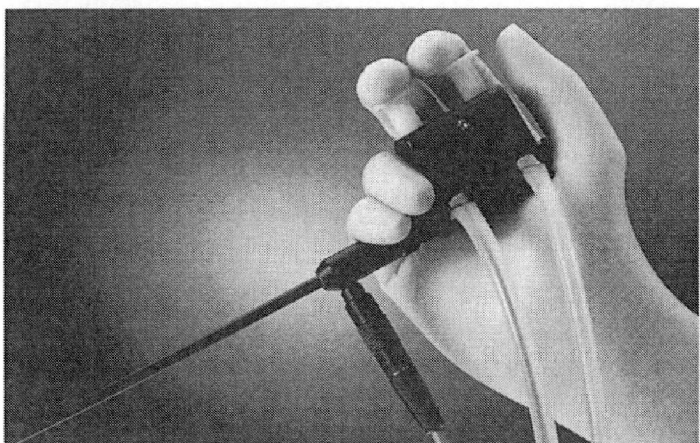

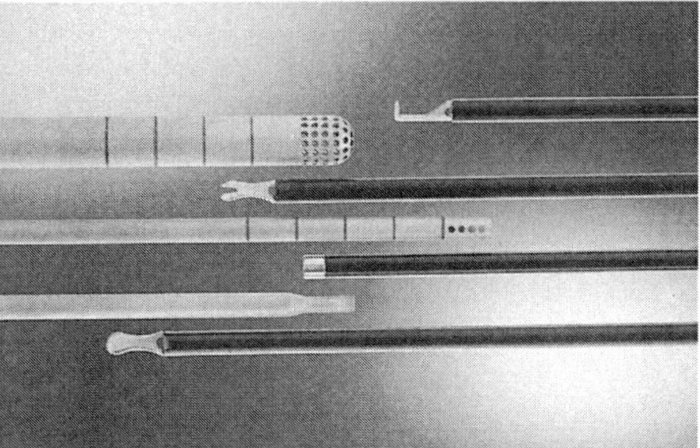

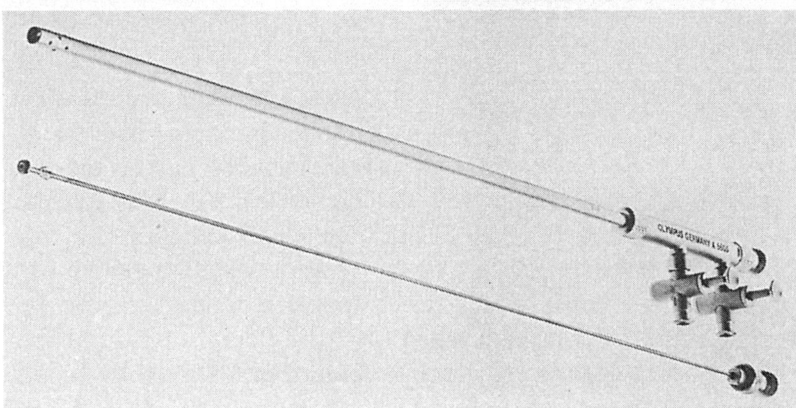

▲
◀ **Abb. 1.57. a** Das multifunktionale Saug-/Spülinstrument (Wolf) erleichtert die Präparation. Im Falle einer Blutung wird das zentrale Operationsinstrument zurückgezogen, so daß der Kanal für Saugung und Spülung und die Spitze der Hülse für monopolare Koagulation verwendbar wird. **b** Die Spülung erfolgt über einen separaten Kanal, so daß der Hauptkanal während der Operation gereinigt werden kann. **c–e** Eine Auswahl verschiedener Kombinationsinstrumente (Storz, **c, d**; Olympus, Winter & Ibe, **e**)

Multifunktionale Instrumente

Der Instrumentenwechsel während endoskopischer Operationen nimmt viel Zeit in Anspruch und unterbricht die Präparationsvorgänge. Die Sicht auf das Operationsfeld wird oft durch eine Blutung beeinträchtigt, besonders wenn ein isoliertes Koagulationsinstrument zur Blutstillung dann erst eingeführt oder ein Klipp gelegt werden muß. Die Blutung ist einer der Hauptgründe für den Übergang zur konventionellen Technik, wie in einer europäischen Multicenterstudie aufgezeigt werden konnte [48]. Die Lösung dieses Problems liegt zu einem wesentlichen Teil in der Entwick-

lung multifunktionaler Instrumente, mit denen Dissektion, Hämostase, Saugung und Spülung kombiniert werden können. Technologische Grenzen durch die Größe der verwendeten Trokarhülsen limitieren jedoch die Entwicklungsmöglichkeiten. Ein Beispiel eines sehr nützlichen multifunktionellen Instrumentes ist das Gerät von Wolf, das Saugen und Spülen mit der Instrumenteneinführung kombiniert (s. Band 1, Kapitel 2). Zwischenzeitlich wurden Änderungen durchgeführt. Das Instrument kann für die stumpfe Präparation eingesetzt werden, im Falle einer Blutung wird das zentrale Operationsinstrument zurückgezogen, so daß der Kanal dann für Saugung und Spülung und die Spitze der Hülse für monopolare Koagulation verwendbar wird (Abb. 1.57 a, b). Es gibt andere vergleichbare Instrumente, aber diese zeigen oft nicht die komplexen Möglichkeiten des Instrumentes von Wolf, teilweise sind sie nichtwiederverwendbar. Die Abb. 1.57 c–e zeigen verschiedene Kombinationsinstrumente.

Eine zurückziehbare Hakenelektrode (1990 in Tübingen entwickelt) wird z. B. in das Kombinationssaugrohr eingeführt. Wenn die Hakenelektrode zurückgezogen ist, kann mit der Spitze des Instrumentes koaguliert werden. Der Saugkanal kann bei diesem Instrument auch für die Einführung anderer Instrumente, z. B. von Laserfasern, genutzt werden. Zurückziehbare Elektrodenhaken sind von Access (Plymouth, MA, USA) erhältlich, nichtwiederverwendbare Versionen von Ethicon und Lapromed. Diese einfachen Kombinationen sind nützlich für einfache Eingriffe, aufwendigere Maßnahmen wie die Mobilisation des Darmes, des Magens, des Uterus oder der Prostata erfordern aber weiterentwickelte Instrumente.

Organextraktion

Pathologisch-anatomische Anforderungen

Ein Grundproblem in der endoskopischen Chirurgie ist die Entfernung des Organes aus der Bauchhöhle unter Erhaltung der strukturellen Integrität, um eine histopathologische Untersuchung zu erlauben. Das Organ sollte deshalb entweder komplett entfernt oder so zerkleinert werden, daß der Pathologe das Organ oder den Tumor trotzdem exakt beurteilen kann. Die Durchtrennung darf also die Struktur des Organes nicht wesentlich zerstören.

Onkologische Anforderungen

Um einen Tumor unter kurativen Zielsetzungen zu entfernen, muß dieser mit einem eindeutigen Sicherheitsabstand im Gesunden reseziert werden, die Regeln sind von Tumor zu Tumor unterschiedlich. Wenn ein Tumor aus der Körperhöhle entfernt werden soll, müssen besondere Sicherheitsvorkehrungen getroffen werden, um eine Tumorzellstreuung zu verhindern.

Heute auf dem Markt verfügbare Morcellatoren

Es sind einige Instrumente entwickelt worden, die mit motorischem Antrieb eine Gewebezerkleinerung ermöglichen. Dafür wird das Organ in einen Kunststoffbeutel eingeführt, der Morcellator dann

in den Beutel vorgebracht und das Organ zerkleinert. Das zerkleinerte Gewebe ist allerdings einer regelrechten pathologischen Beurteilung nicht mehr zugänglich. Auch wenn die präoperativen Untersuchungen auf einen gutartigen Prozeß schließen lassen, sollte doch die Grundregel einer exakten postoperativen histologischen Untersuchung nicht vernachlässigt werden. Eine Fragmentierung ist deshalb nur in manchen Fällen, so z. B. bei der Zertrümmerung von Steinen, angezeigt.

Extraktionsbeutel

Eine Entfernung von Organen aus einer Körperhöhle über kleine Inzisionen ist in der Regel ohne eine teilweise Zerstörung des Organs und ohne die Gefahr einer Zellstreuung im Bereich der Bauchdecke nicht möglich. Um dies zu ermöglichen, sind verschiedene Beutel für die Präparatebergung entwickelt worden (Tabelle 1.4).

Die Beutel, die von Endomedix, USSC usw. geliefert werden, haben sehr sinnvolle Funktionsmechanismen. So ist z. B. ein superelastischer Draht in den Rand des Beutels eingeführt, um ihn offenzuhalten. Damit hat der Beutel eine gute Führung und große funktionelle Weite. Der Beutel muß zum Verschluß und zum Abdichten zurückgezogen werden, was eine gewisse Undichtigkeit hervorrufen kann. Andere Beutel, die keinen Öffnungsdraht haben (Ethicon, Cincinnati, OH, USA; Dexide; Cabot Medical, Langhorne, PA, USA), sind einfacher und für die Entfernung kleiner Präparate wie Gallenblase oder Appendix ausreichend. Aufgrund der Eigenschaft der Beutel, sich

Tabelle 1.4. Wichtige Merkmale von Extraktionsbeuteln

Leichtes Einführen, ausreichendes Fassungsvermögen und leichtes Entfalten in der Bauchhöhle.
Die Öffnung sollte möglichst groß sein.
Der Beutel sollte leicht zu verschließen und wasserdicht sein.
Das Material muß wasserdicht und transparent sein, um den Inhalt endoskopisch kontrollieren zu können.
Das Material muß möglichst reißfest sein und gute Gleiteigenschaften besitzen.
Plastikfolien sind nützlich, aber nicht so reißfest wie gewebte Materialien.
Der Beutel sollte über einen Führungsdraht verfügen.

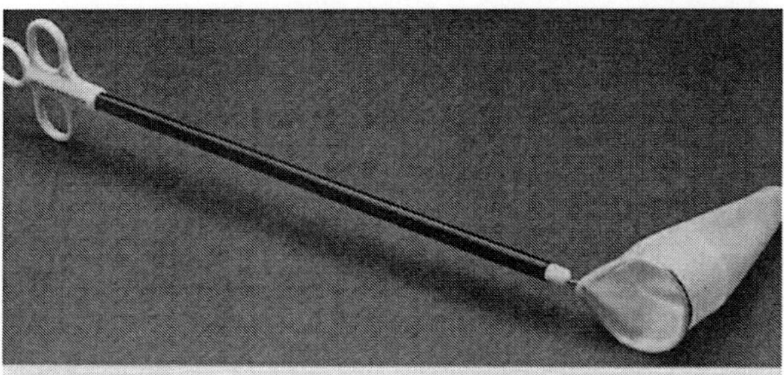

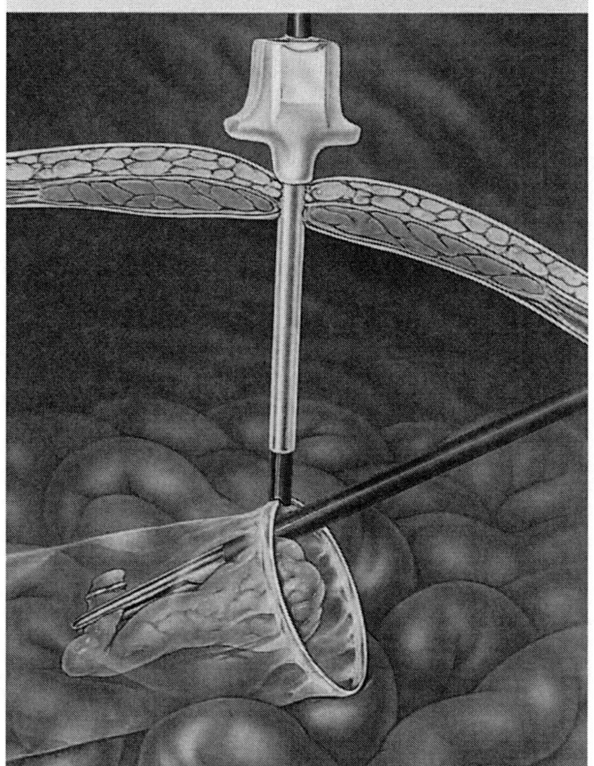

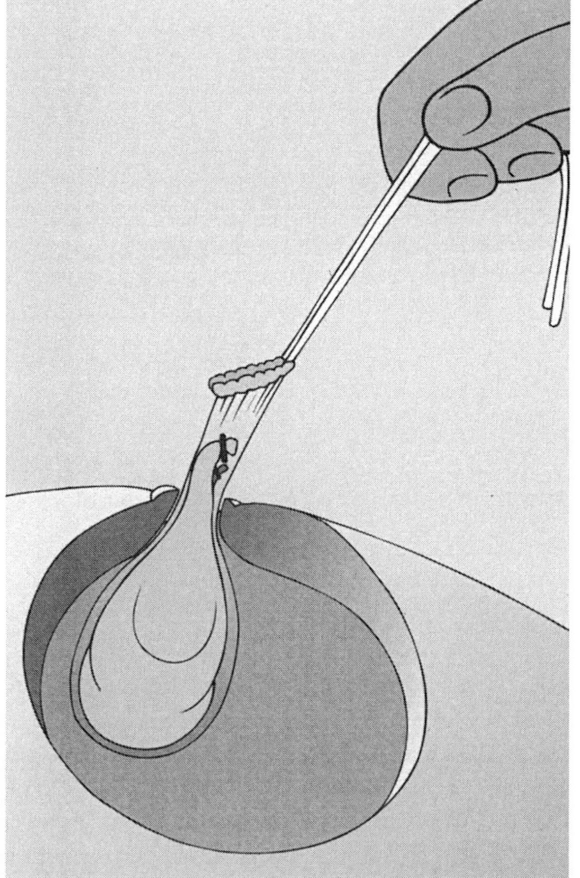

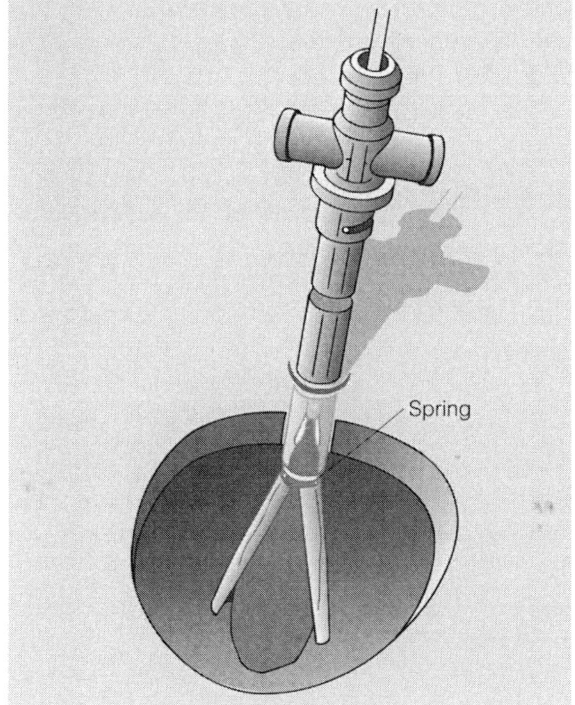

Abb. 1.58. a, b Bergebeutel, bei denen ein elastischer Draht in den Rand des Beutels eingeführt ist, erleichtern die Extraktion (USSC, Endomedix). **c** Die Extraktion des gefüllten Beutels oder einer Gallenblase durch die Bauchdecke ist oft schwierig, weil sie sich beim Herausziehen zu einer runden Kugel formen. **d** Der „Bergetrokar" von Bühler erleichtert die Extraktion von Präparaten, wie z. B. Gallenblasen

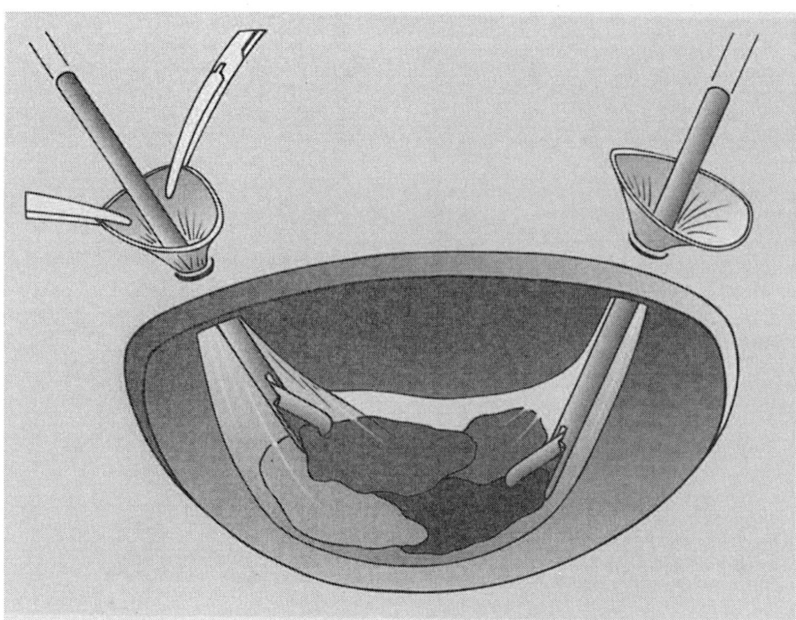

z. B. beim Herausziehen einer Gallenblase zu einer runden Kugel zu formen (Abb. 1.58 a), wenn auf den Beutel Zug ausgeübt wird, hat Bühler einen „Bergetrokar" entwickelt (Abb. 1.58 d). Obwohl dieser eine recht weite Trokarkanüle von 20 mm Durchmesser darstellt, erlauben doch die beiden Halbrohre des Bergeelementes eine deutliche Erleichterung beim Herausziehen von Präparaten durch die Bauchdecke.

Ein neuer Beutel, der in Dundee konzipiert wurde (Cameron Balloons, Bristol, GB) besteht aus Rib-stop-Nylon und ist wie eine Wurst geformt (Abb. 1.58 e). Er kann dabei um ein Instrument herum zu liegen kommen, das andere Ende des Beutels ist dann weit offen. Das Präparat kann dann mit dem Instrument in den Beutel hineingezogen werden, und das freie Ende wird über eine kleine Inzision aus der Bauchdecke gezogen. Die Größe der Inzision hängt von der Größe des Präparates ab. In Verbindung mit einem einfachen Schneidemesser kann der Chirurg das Organ in Streifen schneiden, so daß eine Extraktion über die kleinen Inzisionen möglich ist und trotzdem noch zuverlässige histopathologische Aufarbeitung gegeben ist.

Abb. 1.58. e Ein neuer Beutel, der in Dundee konzipiert wurde (Cameron Balloons) besteht aus Rib-stop-Nylon und ist wie eine Wurst geformt. Das Präparat kann in den Beutel hineingezogen werden, das freie Ende wird aus der Bauchdecke gezogen und der Inhalt geborgen

Literatur

1. Jakobeus (1910) Über die Möglichkeit, die Zystoskopie bei Untersuchung seröser Höhlung anzuwenden. Münch Med Wochenschr 57:2090–2092
2. Wittmoser R, Pfau F (1953) Technik der endoskopischen Farbenphotographie. Photogr Wissensch 2(2)
3. Semm K (1984) Operationslehre für endoskopische Abdominal-Chirurgie. Schattauer, Stuttgart
4. Buess G (ed) (1990) Endoskopie. Von der Diagnostik bis zur neuen Chirurgie. Deutscher Ärzte-Verlag, Cologne
5. Cuschieri A, Berci G (eds) (1990) Laparoscopic biliary surgery. Blackwell Scientific, Oxford
6. Melzer A, Buess G, Cuschieri A (1992) Instruments for endoscopic surgery. In: Cuschieri A, Buess G, Perrisat J (eds) Operative manual of endoscopic surgery. Springer, Berlin Heidelberg New York
7. Melzer A, Schurr MO, Kunert W et al (1993) Intelligent surgical instrument system ISIS. Concept and preliminary experimental application of prototypes. Endosc Surg Allied Technol 1:165–170
8. Becker H, Melzer A, Schurr MO, Buess G (1993) 3-D techniques in endoscopic surgery. Endosc Surg Allied Technol 1:40–46

9. Bouchet A (1990) Geschichte der Chirurgie vom Ende des 18. Jahrhunderts bis zur Gegenwart. In: Illustrierte Geschichte der Medizin, vol. 5, Andreas & Andreas, Salzburg, pp 2471–2537

10. Davis CJ (1992) A history of endoscopic surgery. Surg Lap Endosc 2:16–23

11. Melzer A, Buess G, Mentges B et al (1991) The developmental principles of minimal invasive surgery. 1st European conference on biomedical engineering. Nice

12. Melzer A (1993) Medicus and Technicus (editorial). Endosc Surg Allied Technol 1:63–64

13. Buess G (1993) Why this journal? (Editorial). Endosc Surg Allied Technol 1:1–2

14. Bertalanfy L (1974) The history and status of general systems theory. In: Couger JD, Knapp RW (eds) System analysis and techniques. Wiley, New York

15. Menz W, Buess G (1993) Potential applications of microsystem engineering in minimal invasive surgery. Endosc Surg Allied Technol 1:171–180

16. Omata S, Terunuma Y (1991) Development of new tactile sensors for detecting hardness and/or softness on an object like the human hand. Transducer's 91, San Francisco

17. Perez CA, Weed HR (1991) Optimization of the relationship between pulse width, pulse frequency and sensation thresholds for vibrotactile information transfer. Annu Int Conf IEEE 13(4)

18. Melzer A (1993) Quality standards of the reliability and applicability of instruments for endoscopic surgery. 1st European congress on endoscopic surgery, Cologne

19. Arbeitskreis für Krankenhaushygiene (1992) Infektionsprophylaxe in der endoskopischen Chirurgie. Hyg Med 17:378–380

20. Hingst J, Steinmann N (1993) Infectiological aspects. International Hospital Hygiene Association, 2nd meeting, Heidelberg

21. Bornef J (1982) Hygiene. Thieme, Stuttgart, pp 435–445

22. Janssen DW, Schneider PM (1993) Overview of ethylene oxide alternative sterilization technologies. Zentralbl Steril 1:16–32

23. Jacobs P, Kowatsch R (1993) Sterrad sterilization system: a new technology for instrument sterilization. Endosc Surg Allied Technol 1:57–58

24. Jewett DJ, Heinson P, Bennet C et al (1992) Blood-containing aerosols generated by surgical techniques: a possible infectious hazard. Am Ind Hyg Assoc 53:228–231

25. Association of Operating Room Standards and Recommended Practises for Perioperative Nursing (1987) Recommended practices for sterilization and desinfection. AORN 45:440

26. Committee on Infection Control in the Handling of Endoscopic Equipment (1980) Guidelines for preparation of laparoscopic instrumentation. AORN 32:65

27. Marshburn PB, Rutala WA, Wannamaker NS, Hulka JF (1991) Gas and steam sterilization of assembled versus disassembled laparoscopic equipment. Microbiologic studies. Reprod Med 36:483–487

28. Ebel B (1990) Biokompatibilität von Implantatwerkstoffen. Bericht 4776. Kernforschungszentrum, Karlsru-

29. Wamsteker K (1989) Documentation in laparoscopic surgery. Baillieres Clin Obstet Gynaecol 3(3):625–647

30. Cuschieri A, Berci G (eds) (1990) Laparoscopic cholangiography. In: Cuschieri A, Berci G (eds) Laparoscopic biliary surgery. Blackwell Scientific, Oxford, pp 116–131

31. Greeg RD (1988) The case for selective cholangiography. Am J Surg 155:540–544

32. Pasquale MD, Nauta RJ (1989) Selective versus routine use of intraoperative cholangiography. Arch Surg 124:1041–1042

33. Operating manual for C-Arm series 9400 (1992) OEC diasonics, 384 Wright Brothers Drive, Salt Lake City, Utah 84116, USA

34. Miles WFA, Paterson-Brown S, Garden OJ (1992) Laparoscopic contact hepatic ultrasonography. Br J Surg 79:419–420

35. Ohta Y, Fujiwara K, Sato Y, Niwa H, Oka H (1983) New ultrasound laparoscope for diagnostic of intra-abdominal diseases. Gastrointest Endosc 29:289–294

36. Weir J, Abrahams PH (1992) An Imaging atlas of humam anatomy. Wolfe, London

37. Loughlin KR, Brooks DC (1992) The use of a doppler probe to facilitate laparoscopic varicocele ligation. Obstet Gynecol 174:326–328

38. Loughlin KR, Brooks DC (1992) The use of a Doppler Probe in Laparoscopic Surgery. Lap Endosc Surg 2:191–194

39. Lange T (1993) State of the art of video techniques for endoscopic surgery. Endosc Surg Allied Technol 1: 29–35

40. Zobel J (1993) Basics of three-dimensional endoscopic vision. Endosc Surg Allied Technol 1:36–39

41. Lattwein G, Kremer RW (1990) Photo-, Film- und Videodokumentation mit dem starren Endoskop. In: Buess G (ed) Endoskopie. Von der Diagnostik zur neuen Chirurgie. Ärzteverlag, Cologne, pp 208–216

42. Semm K (1992) Intrafasziale Hysterektomie. WISAP, Sauerlach, Germany, p 112

43. Ott D (1991) Laparoscopic hypothermia. J Surg 1: 183–186

44. Ison KT, Matuszewski M, Copcoat MJ (1993) Intraperitoneal temperature monitoring in laparoscopy. Society for Minimally Invasive Therapy, 5th international meeting, Orlando

45. Morin C, Berta C, Rene A (1993) Modification of the body temperature during the operative laparoscopy. Society for Minimally Invasive Therapy, 5th international meeting, Orlando

46. Ott DE (1991) Correction of laparoscopic insufflation hypothermia. J Lap Surg 1:183–186

47. Laparoscopic insufflators. Health Devices 21:183

48. Cuschieri A, Dubois F, Mouiel J, Mouret P, Becker H, Buess G, Trede M, Troidl H (1991) The European experience with laparoscopic cholecystectomy. Am J Surg 161:385–387

49. Farin G (1992) Principles of high-frequency surgery. Erbe Elektromedizin, Tübingen

50. Mecke H (1992) Intraabdominale Verwachsungslösung. Hippokrates, Stuttgart

51. Reidenbach H-D, Theiss R, Holder KW (1986) Experi-

Hochfrequentotomie parenchymatöser Organe. Biomed Tech (Berlin) 31:66–67

52. Farin G (1994) Argon Gas Coagulation. Endosc Surg Allied Techn 2:71–77

53. Grund KE, Storek D, Farin G (1994) Endoscopic argon-gas-coagulation. First clinical experiences. Endosc Surg Allied Technol 2:42–46

54. Rusch VW, Schmidt R, Shoji Y, Fujimura Y (1990) Use of the argon beam electrocoagulator for performing pulmonary wedge resection. Soc Thorac Surg 49:287–291

55. Dunham CM, Cornwell EE, Mitello P (1991) The role of the argon beam coagulator in splenic salvage. Surg Gynecol Obstet 173:179–181

56. Farin G (1993) Pneumatically controlled bipolar cutting instrument. Endosc Surg Allied Technol 1:97–101

57. Storch BH, Rutgers EJ, Gortzak E, Zoetmueller PA (1991) The impact of CUSA ultrasonic dissection device on major liver resection. Neth J Surg 43:99–101

58. Putnam CHW (1983) Techniques of ultrasonic dissection in resection of the liver. Surg Gynecol Obstet 157:47

59. Amaral JF, Chrostek (1993) 5 mm Ultrasonically activated scalpel. Society for Minimally Invasive Therapy, 5th international meeting, Orlando

60. Cuschieri A, Berci G (1990) Laparoscopic treatment of common duct stones. In: Cuschieri A, Berci G (eds) Laparoscopic biliary surgery. Blackwell Scientific, Oxford, pp 155–169

61. Mentges B, Buess G, Melzer A, Schäfer D, Becker HD (1991) Results of laparoscopic cholecystectomy. In: Mosby year book on lithotripsy and related techniques for gallstone treatment. Mosby, St Louis, pp 183–190

62. Nathanson L, Shimi S, Cuschieri A (1991) Laparoscopic cholecystectomy: the Dundee technique. Br J Surg 78:155–159

63. Cuschieri A (1991) Minimal access surgery and the future of interventional laparoscopy. Am J Surg 161:104–407

64. Berci G, Sackier JM, Paz-Parlow M (1991) New ideas and improved instrumentation for laparoscopic cholecystectomy. Surg Endosc 5:1–3

65. Schaller G, Manegold BC, Künkel M (1992) Optical access to the abdominal cavity. Video, World congress on endoscopic surgery, Bordeaux

66. Klemm B, Salm R, Wanninger J (1993) More safety in the access to the abdominal cavity by looking through the peritoneum at the structures behind it. Society for Minimally Invasive Therapy, 5th international meeting, Orlando

67. Melzer A, Weiss U, Roth K, Loeffler M, Buess G (1993) Visually controlled trocar insertion by means of the "optical scalpel". Endosc Surg Allied Technol 1:239–242

68. Oshinsky GS, Smith AD (1992) Laparoscopic needles and trocars: an overview of design and complications. J Lap Surg 2:117–125

69. Netzhat FR, Silfen SL, Evans D, Netzhat C (1991) Comparison of direct insertion of disposable and standard reusable laparoscopic trocars and previous pneumoperitoneum with Veress needle. Obstet Genecol 78:148–149

70. Hasson HM (1971) Modified instrument and method for laparoscopy. Am J Obstet Gynaecol 110:886–887

71. Reich H, McGlynn (1990) Short self-retaining trocar sleeves for laparoscopic surgery. Am J Obstet Gynaecol 162:453–454

72. Loeffler M, Trispel S (1993) Technological principles of curved instruments and flexible cannulae. Endosc Surg Allied Technol 1:365–370

73. Cuschieri A, Shimi S, Banting S, Van Velpen G, Dunkley P (1993) Coaxial Curved Instrumentation for Minimal Access Surgery. Endosc Surg Allied Technol 1:303–305

74. Périssat J (1992) Laparoscopic cholecystectomy. In: Cuschieri A, Buess G, Pérrisat J (eds) Operative manual of endoscopic surgery. Springer, Berlin Heidelberg New York, pp 209–232

75. Cuschieri A (1991) Variable curvature shape-memory spatula for laparoscopic surgery. Surg Endosc 5:179–171

76. Stöckel D, Melzer A (1993) New developments in superelastic instrumentation for minimally invasive surgery, medical data meeting. American College of Surgeons, San Francisco

77. Duerig T, Melton K, Cayman M, Stöckel D (eds) (1990) Engineering aspects of shape memory alloy. Butterworth-Heineman, London

78. Lirici MM, Melzer A, Reuthebuch O, Buess G (1993) Experimental development in colorectal surgery. Endosc Surg Allied Technol 1:20–25

79. Schurr MO, Melzer A, Dautzenberg P, Neisius B, Trapp R, Buess G (1993) Development of steerable instruments for minimal invasive surgery in modular conception. Acta Chir Belg

80. Melzer A, Schurr MO, Kunert W, Buess G et al (1993) Intelligent surgical instrument system. Concept and preliminary experimental application of components and prototypes. Endosc Surg Allied Technol 1:165–170

81. Köhler GW (1981) Typenbuch der Manipulatoren. Thiemig, Stuttgart

82. Szabo Z (1994) Analysis of movements during endoscopic suturing. Endosc Surg Allied Technol 2:55–61

83. Melzer A, Schurr MO, Lirici MM, Klemm B, Stöckel D, Buess G (1994) Future trends in endoscopic suturing. Endosc Surg Allied Technol 2:78–82

84. Andrews SM, Lewis JL (1994) Laparoscopic knot substitutes. Endosc Surg Allied Technol 2:62–65

85. Lirici MM, Buess G, Melzer A, Weinreich S, Becker HD (1993) Experimental results of colon resection with the Tübingen procedure. Br Y Surg (in press)

2 Videotechnologien für die endoskopische Chirurgie

T. Lange und G. Buess

Einleitung

Die Videotechnik ist heute ein unverzichtbares Element der endoskopischen Chirurgie. Faktisch sind der Videomonitor und die Endoskopiekamera die einzige visuelle Schnittstelle des chirurgischen Teams zum Geschehen im Körperinnern des Patienten während des operativen Eingriffs. Neben der Kontrolle der Instrumentenführung erfolgt auch die Beurteilung anatomischer Strukturen über den Monitor. Darüber hinaus zählen eine verbesserte Hygiene, eine weniger ermüdende Arbeitshaltung und eine ausgezeichnete Unterstützung der Ausbildung zu den Vorteilen der Videotechnik in der endoskopischen Chirurgie. Die Bedeutung eines leistungsfähigen visuellen Interfaces zum Operationsgebiet scheint jedoch noch oft unterschätzt zu werden:

- Die am Markt für die Endoskopie angebotenen Kameras und Systeme sind meist einfache Adaptationen semiprofessioneller oder professioneller Technik, die für andere Anwendungen entwickelt wurde. Es fehlt an spezifischen und perspektivischen Entwicklungen, die auch den zukünftigen Anforderungen der endoskopischen Chirurgie entgegenkommen.
- Aus Mangel an technischem Know-how werden die Möglichkeiten professioneller Videotechnik in den Kliniken noch zu wenig genutzt. Deshalb soll ein Überblick und Leistungsvergleich über die z. Z. in der Medizin verwendeten Kamera- und Kassettenaufzeichnungssysteme und ein Ausblick auf zukünftig nutzbare Technologien gegeben werden.

Grundlagen

Fernsehnormen

Durch die existierenden Fernsehübertragungsnormen sind Parameter wie Zeilenzahl und Bildwechselfrequenz festgelegt. Weltweit gibt es 2 große Gruppen von Systemen: den CCIR-Standard (Comité Consultatif International des Radiocommunications) in Europa, Afrika, Australien und Teilen Asiens und Südamerikas und den NTSC-Standard (National Television System Committee) in Nordamerika, Zentralamerika und Japan (Tabelle 2.1).

Der NTSC-Standard zeigt deutliche Nachteile bei der Farbübertragung: Schon leichte Verschiebungen des Phasenwinkels des Farbsignals führen zu unangenehmen Farbstichen, insbesondere bei Hauttönen. Das PAL-System wirkt dem durch eine zeilenweise Umschaltung der Modulationsachse des Farbsignals entgegen (daher: *„phase alternating line"*). Das SECAM-System verfährt genauso, überträgt jedoch die beiden Farbdifferenzsignale nicht gleichzeitig, sondern nacheinander (sequentiell). Das zuerst übertragene Signal wird zwischengespeichert und dann verzögert wiedergegeben (daher: *„séquentiel couleur à mémoire"*).

Tabelle 2.1. Fernsehübertragungsnormen

	PAL	SECAM	NTSC
Zeilenzahl	625	625	525
Maximal darstellbare Zeilenzahl	575	575	486
Halbbildfrequenz (MHz)	50	50	60
Vollbilder pro Sekunde	25	25	30

MHz Megahertz; *PAL* „phase alternating line"; *SECAM* „séquentiel couleur à mémoire"; *NTSC* National Television System Committee

RGB-Signal für optimale intraoperative Bildschirmdarstellung

Mit einer hochauflösenden 3-Chip-RGB-Kamera und einem RGB-Monitor kann für endoskopische Eingriffe das Optimum an Bildqualität erreicht werden. Das RGB-Signal setzt sich aus 3 separaten Signalen zusammen, die den Spannungen für die Farben Rot, Grün und Blau entsprechen (Abb. 2.1).

Der Helligkeitswert ergibt sich durch die Addition der RGB-Werte: Y = R + G + B. In professionellen 3-Chip-Kameras erzeugt jeweils ein Chip das Signal für eine dieser Farben. Bei 1-Chip-Kameras wird dagegen die elektrische Information durch Vorschalten eines Streifenfilters hinter den Bildwandler in 3 getrennte Spannungen für Rot, Grün und Blau zerlegt. Das RGB-Signal hat noch keine Kodierung für die verschiedenen Aufzeichnungsformate (VHS, SVHS, U-matic, Betacam SP) und Farbübertragungsstandards (PAL, NTSC, SECAM) erfahren; es ist daher auch noch nicht mit den qualitätsmindernden Nachteilen dieser Signalwandlungen behaftet. Auch in seiner Bandbreite ist es noch nicht begrenzt. Deshalb stellt das RGB-Signal das hochwertigste Signal dar, das eine Kamera liefern kann. Es kann auch direkt auf RGB-fähige Monitore geleitet werden; dort steuert es ohne jede weitere Wandlung die 3 Kathoden der Bildröhre an, die das Bild wiederum aus roten, grünen und blauen Bildpunkten aufbauen. Erst für die spätere Bandaufzeichnung werden die Signale für Rot, Grün und Blau in ein Helligkeitssignal Y und 2 Farbdifferenzsignale U und V gewandelt, aus denen wiederum die aufzeichnungsspezifischen Signale erzeugt werden.

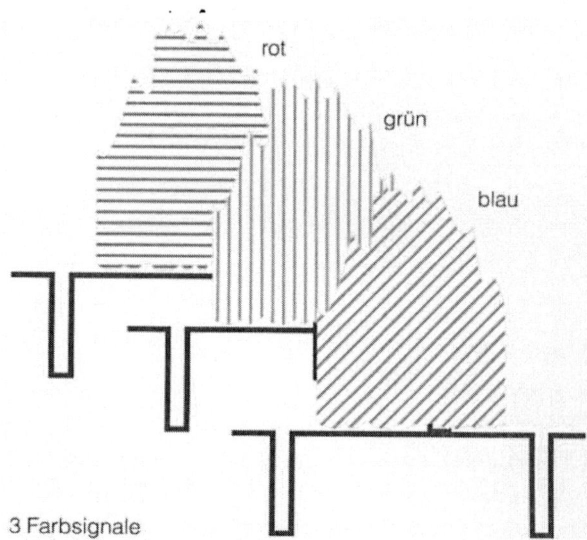

Abb. 2.1. Rot-Grün-Blau-(*RGB*-)Signal (3 Farbsignale)

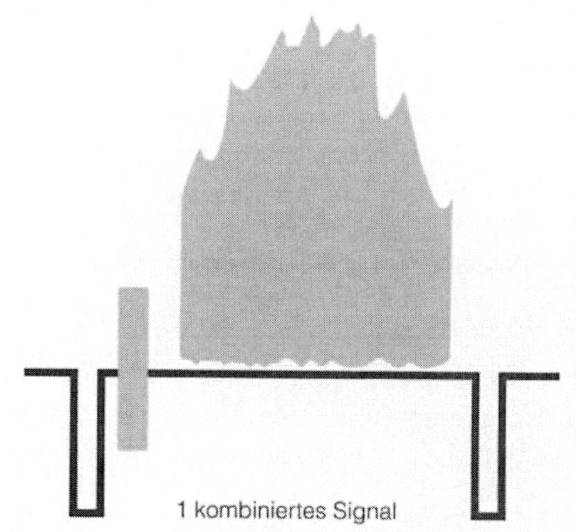

Abb. 2.2. FBAS-Signal (Farbbildaustastsynchronsignal), im Englischen auch „Composite signal"

Compositesignal und Komponentensignale

Compositesignal (FBAS-Signal)

Als das Farbfernsehen in Europa und in den USA eingeführt wurde, war Abwärtskompatibilität zum Schwarzweißfernsehen wichtig. Deshalb wurde das Farbsignal (Chrominanzsignal) über das Helligkeitssignal (Luminanzsignal) moduliert und zu einem einzelnen „Compositesignal" kombiniert.

Im Deutschen ist der Begriff FBAS-Signal (Farbbildaustastsynchronsignal) geläufig (Abb. 2.2).

Auch die Bandbreite des Signals wurde begrenzt. Die Farbwiedergabe mit diesem Signalstandard ist oft problematisch: Interferenzen zwischen der Helligkeits- und der Farbinformation verursachen Cross-luminance- und Cross-colour-Störungen (Interferenzmuster). Da die Schwingung des Farbsignals im sichtbaren Bereich bleibt, kann eine wandernde Linie („Jitter"), insbesondere an scharfen Farbgrenzen, sowie Flimmern und Rauschen in größeren Farbflächen auftreten.

Diese Effekte werden durch das Zwischenzeilenverfahren noch weiter verstärkt. Wiederholtes Kopieren beim Videoschnitt führt beim FBAS-Videosignal sehr schnell zu einer Verschlechterung der Qualität, die mit jeder neuen Kopiergeneration schlimmer wird.

Komponentensignal

Moderne professionelle Aufzeichnungssysteme verarbeiten Komponentensignale (Abb. 2.3). Dabei werden das Luminanzsignal (Y) und 2 Farbdifferenzsignale (U und V) auf 3 separaten Videokanälen aufgezeichnet (s. Tabelle 2.2 für den Vergleich von Composite- und Komponentensignalen).

Die Komponentenaufzeichnungssysteme bestechen durch hohe Farbtreue und große Detailschärfe, die auch beim Schnitt über 3–4 Generationen hinweg keinen sichtbaren Qualitätsverlust zeigen. Als Folge der Komponententechnik sind diese Systeme frei von Cross-luminance- und Cross-colour-Störungen. Aufgrund ihrer hohen Bandbreite und der geringen Kopierverluste sind Komponentenaufzeichnungen und -schnitte sendetauglich.

Zwischenzeilenverfahren

In der europäischen PAL-Fernsehnorm ist eine Bildwechselfrequenz von 25 Vollbildern pro Sekunde festgelegt. Um ein extrem starkes, für den Betrachter ermüdendes Flimmern zu vermeiden, wurden die Bilder in je 2 Halbbilder zerlegt und damit eine Halbbildfrequenz von 50 Bildern pro Sekunde erreicht. Beim Zeilensprungverfahren werden dann die Zeilen nicht nacheinander gezeigt, sondern zuerst die 1., 3., 5., 7., 9. usw. und dann die 2., 4., 6., 8., 10. usw. Zeile auf dem Monitor dargestellt. Das menschliche Auge kann den Wechsel zwischen den geraden und ungeraden Halbbildern nicht mehr differenzieren – mit Ausnahme der genannten Probleme bei der Farbdarstellung, wo Flickern und „Jitter" durch das Zeilensprungverfahren noch intensiviert werden.

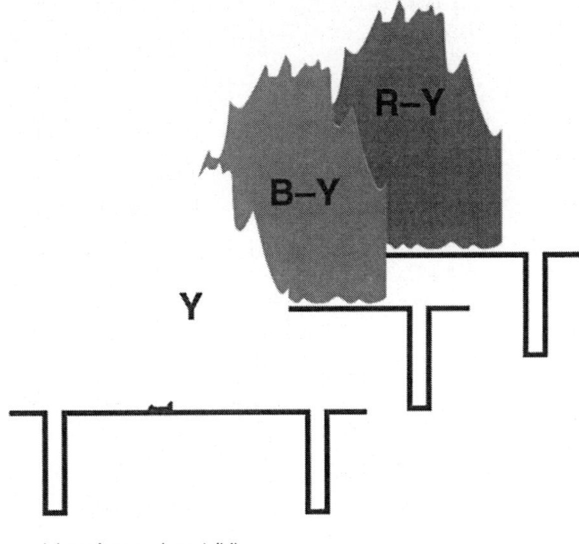

1 Luminanzsignal (Y)
2 Farbkomponenten (R–Y, B–Y)

Abb. 2.3. Komponentensignal. Ein Luminanzsignal (*Y*) und 2 Farbkomponentensignale (*R-Y, B-Y*)

Tabelle 2.2. Videostandards und ihre Signalverarbeitung

Composite-Signal (FBAS)	Komponentensignal
VHS	Betacam (Y-U-V)
U-matic Low-band	Betacam SP (Y-U-V)
U-matic High-band	M II (Y-U-V)
U-matic High-band SP	D 1 (Y-U-V)
D 2	SVHS (Y/C)
D 3 (Y-U-V)	Hi 8 (Y/C)
	HDTV

Abkürzungen siehe im Text

Magnetbandaufzeichnungssysteme

U-matic

Anfang der 70er Jahre wurde das U-matic-System entwickelt. Dieses System verwendet ein 3/4" breites Chromdioxidmagnetband mit Schrägspuraufzeichnungsverfahren. Es war über 20 Jahre lang der professionelle Standard und ist noch immer weltweit im Einsatz. Das U-matic-System kann ausschließlich Composite-(FBAS-)Signale verarbeiten, die noch aus der Zeit der Einführung des Farbfernsehens stammen und die Helligkeits- (Luminanz) und die Farbinformation (Chrominanz) des Bildes in einem einzigen Signal zusammenfassen. Besonders bei einer Weiterverarbeitung des

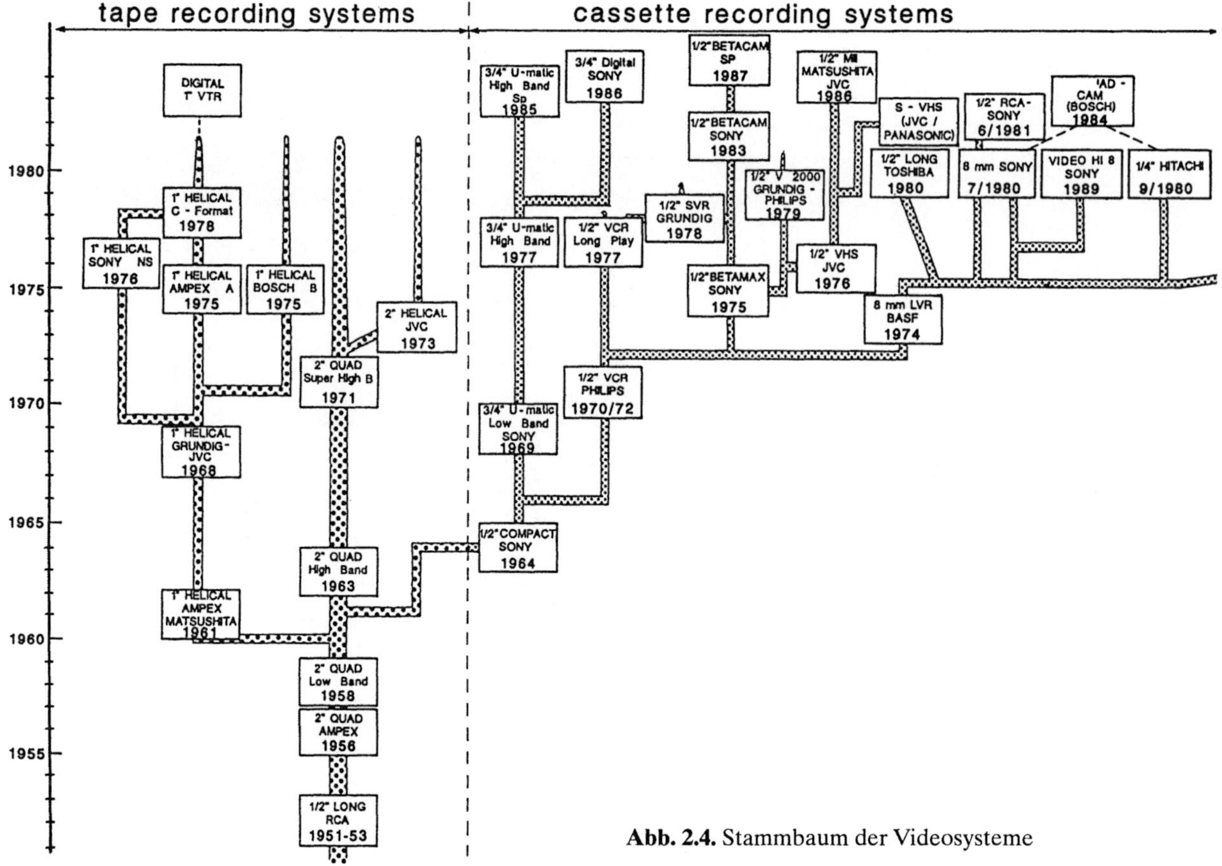

Abb. 2.4. Stammbaum der Videosysteme

Tabelle 2.3. Systemparameter des U-matic-Systems (3/4"-Format)

	Low-band	High-band	High-band SP
Videobandbreite (MHz)	3,0	3,5	3,8
Farbzwischenträger (MHz)	0,688	0,923	0,924

MHz Megahertz

aufgezeichneten U-matic-Videomaterials im elektronischen Schnitt zeigt sich schnell das schlechte Kopierverhalten mit erheblichen Qualitätseinbußen. Wegen der langsamen Schreibgeschwindigkeit von 10,7 m/s im U-matic-System muß die Farbinformation des Videosignals auf einem Farbzwischenträger in ihrer Bandbreite begrenzt werden (Colour-under-Verfahren).

Nach der ersten Generation des U-matic-Systems (Low-band) wurden Modifikationen entwickelt, die zu U-matic-High-band und U-matic-High-band Superior performance (SP) führten.

Wegen der genannten Nachteile ist U-matic stark rückläufig und wird im wissenschaftlichen und industriellen Bereich nach unten hin zunehmend von Super-VHS, nach oben hin dagegen von den Komponentenmagnetaufzeichnungssystemen Betacam SP (Sony) und M II (Panasonic) ersetzt (Abb. 2.4; Tabelle 2.3).

Consumerprodukte und semiprofessionelle Systeme

Aktuelle Systeme im semiprofessionellen und Consumerbereich sind VHS und Super-VHS (SVHS, 1/2"-Kassettenformat) sowie Video 8 und Video Hi 8. (Die Systeme Video 2000 und Betamax sind vom Markt verschwunden.) Diese Systeme sind untereinander inkompatibel, mit Ausnahme einer Aufwärtskompabilität von VHS nach SVHS.

Tabelle 2.4. Systemparameter von Consumer- und semiprofessionellen Videostandards

	VHS	Video 8	SVHS	Video Hi 8
Luminanzbandbreite (MHz)	4,3	4,8	6,2	6,7
Chrominanzbandbreite (MHz)	0,627	0,732	0,627	0,732
Frequenzhub (MHz)	0,6	0,5	1,6	2,0
Horizontale Auflösung (Linien)	250	260	400	400

MHz Megahertz

VHS und Video 8

Das VHS-System verwendet, wie das U-matic-System, Compositesignale (FBAS-Signal = ein gemeinsames Signal für Chrominanz und Luminanz) und speichert die Farbinformation ebenfalls mit der Colour-under-Methode. Die Bandgeschwindigkeit beträgt nur 4,87 m/s.

Mit Video 8 wurde ein kleines Video-recording-Format, insbesondere für kompakte Camcorder im Consumerbereich entwickelt. Nachteile von VHS und Video 8 sind die zu geringe Auflösung und Farbtreue sowie die starken Qualitätsverluste des Compositesignals beim Kopieren bzw. Schneiden.

SVHS und Video Hi 8

Mit Super VHS (JVC/Panasonic) und Hi 8 (Sony) konnte eine Steigerung der Bildqualität in Verbindung mit einer verbesserten Farbabbildung und insbesondere geringeren Kopierverlusten erzielt werden.

Die verbesserte horizontale Auflösung von Super VHS wurde erreicht durch die Erhöhung der mittleren FM-Trägerfrequenz von 4,3 auf 6,2 MHz und die Erweiterung des Frequenzhubs von 1 auf 1,6 MHz. Die Aufzeichnung des Videosignals erfolgt in getrennten Komponenten für das Luminanzsignal Y und das Chromasignal C (Abb. 2.5); bei gutem Ausgangsmaterial sind so 3 Kopiergenerationen mit noch akzeptabler Bildqualität möglich. Beim Video-Hi-8-Standard (Sony) wurde die Aufzeichnungstechnik durch die Verwendung separater Y/C-Signale und neuer metallbeschichteter ME-Bänder verbessert.

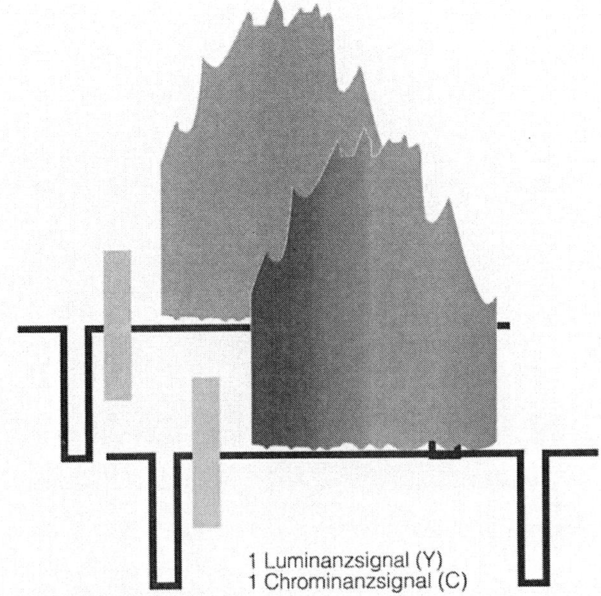

Abb. 2.5. Super-VHS-Signal. Ein Luminanzsignal *Y* (Helligkeit) und ein Chrominanzsignal *C* (Farbe)

Professionelle SVHS-Systeme

Sogenannte professionelle Super-VHS-Systeme (JVC, Panasonic) bieten zusätzliche Features an: Weiter verbesserte Bildqualität und Multigenerationenverhalten werden durch hochwertige Videoköpfe, Chromaenhancer, erhöhte Chromabandbreite, Drop-out-Kompensation (ein aus einer fehlerhaften Bandstelle resultierendes Störsignal wird durch die Wiederholung der letzten gespeicherten fehlerfreien Zeile ersetzt) erreicht. Integrierte Time-base-Korrektoren (TBC) verbessern die Bildstabilität, verringern „Jitter" und ermöglichen Farbkorrekturen. Diese Systeme lassen sich sinnvoll zur Dokumentation und für Low-budget-Produktionen in Lehre und Forschung einsetzen.

Professionelle Komponentenaufzeichnungssysteme

Für Produktionen in Sendequalität wurden die Komponentenaufzeichnungssysteme Betacam SP und M II entwickelt (Tabelle 2.5). Diese Systeme bieten eine ausgezeichnete Bildqualität und ein hervorragendes Multigenerationsverhalten. Sie speichern die Bildinformation in Form von 3 Komponentensignalen. Der Einsatz von Komponentenaufzeichnungssystemen ist jedoch nur sinnvoll, wenn auch hochwertige 3-Chip-Kameras bei der Aufzeichnung eingesetzt werden.

Tabelle 2.5. Parameter der Komponentenaufzeichnungssysteme Betacam SP und M II

	Betacam SP	MII
Luminanzkanal		
Videobandbreite	5,5	5,5
Frequenzhub	2,0	1,8
Chrominanzkanäle		
Farbträger	6,1	6,4
Frequenzhub	1,7	2,0

MHz Megahertz

Betacam (Sony)

Im Betacam-Verfahren werden das Luminanzsignal (Y) und die Chrominanzsignale (U und V) in segmentierter Form mit je 2 Videoköpfen auf jeweils 2 voneinander unabhängige, nebeneinanderliegende Videospuren aufgezeichnet. Die Chrominanzinformationen werden dabei zu komprimierten Komponentensignalen umgebildet und mit dem CTDM-Verfahren („compressed time division multiplex") gespeichert. In Verbindung mit noch leistungsfähigeren 1/2"-Metallbändern wurde das Verfahren zu Betacam SP weiterentwickelt.

M II (Panasonic)

Beim M-II-System werden ebenfalls Komponentensignale aufgezeichnet; die Farbinformationen U und V werden nach dem CTCM-Verfahren („chrominance time compression multiplex")

komprimiert und nacheinander auf einer Chroma-Spur (C) zusammen mit einem zusätzlichen Farbsynchronsignal (Chroma burst) gespeichert.

Zukünftige Entwicklungen

Neue Videotechnologien, die heute bereits realisiert sind, können auch für den wissenschaftlichen Bereich nutzbar werden, wenn sie sich am Markt behaupten und zu einem akzeptablen Preis angeboten werden können. Dies sind v. a. die digitalen Videomagnetaufzeichnungssysteme und das „high definition imaging" (HDI, HDTV).

Digitale Aufzeichnungssysteme

Die digitale Speicherung und Weiterverarbeitung von Videosignalen auf Magnetband zeichnet sich durch hervorragende Bildqualität und ausgezeichnetes Kopierverhalten (6,5-MHz-Bandbreite, mehr als 20 Generationen ohne Verlust) aus. Störfaktoren wie die Verschlechterung des Signal-Rausch-Abstands (signal to noise ratio), Moiré-Effekte oder Drop-outs werden weitgehend reduziert. Digitale MAZ-Systeme eignen sich daher besonders für die anspruchsvolle Nachbearbeitung in Postproduktionsstudios, um den hohen Qualitätsverlust analoger Systeme als Folge zahlreicher Kopiergenerationen zu vermeiden.

Für die digitale Videoaufzeichnung wurde 1985 mit dem 4-2-2-Standard eine Weltnorm geschaffen. Beim D1-System wird eine Komponentenkodierung des analogen RGB-Signals in ein Luminanzsignal mit 5,75 MHz und 2 Farbdifferenzsignale (U und V) mit je 2,75 MHz vorgenommen. Zur Digitalisierung wird das Y-Signal mit einer Sampling-Frequenz von 13,5 MHz, die U- und V-Signale mit je 6,75 MHz abgetastet (4-2-2-System).

Das D2-System dagegen digitalisiert Compositesignale. D1- und D2-Recorder lassen sich daher gut in bestehende analoge Komponenten- bzw. Compositestudioumgebungen integrieren.

Das D3-System der japanischen Rundfunkorganisation NHK stellt dagegen das erste durchgängige digitale System von der Kamera, der MAZ und dem Mischer bis zur Abspielstation dar.

Tabelle 2.6. High-definition-Television und High-definition-Videosysteme im Bildformat 16 x 9

System	Japan (NHK/Sony)	Europa (Eureka 95)	USA
Zeilenzahl	1 125	1 250	1 050
Sichtbare Zeilen (92 %)	1 035	1 150	966
Pixel pro Zeile	1 831	2 035	1 709
Gesamtzahl der Pixel	1 895 085	2 340 250	1 650 894
Halbbildfrequenz (Hz)	60	50	59,94
Videobandbreite (MHz)			
Luminanzkanal (MHz)	20	20	20
Chrominanzkanäle (MHz)	7	7	7

Hz Hertz; *MHz* Megahertz

Ein zum analogen Betacam kompatibles digitales Betacam-System wurde zuletzt von Sony eingeführt. Mit Datenreduktionstechniken (BRR = „bit rate reduction") wird die Videoinformation ohne Qualitätsverluste komprimiert. Beim traditionellen Bildformat von 4 : 3 wird eine Auflösung von 540 Linien (oder eine Bandbreite von 6,9 MHz) erreicht. Mit einem 16 : 9-Bildformat (PALPLUS) werden 405 Linien aufgelöst.

Hochauflösende Videosysteme

Anfang der 70er Jahre begann die Entwicklung eines hochauflösenden Fernsehsystems HDTV („high definition television"). Ziele waren eine wesentlich verbesserte Bildauflösung und die Vermeidung von Cross-colour-Störungen durch die Verwendung von Komponentensignalen. Ein breiteres Bildformat von 16 : 9 füllt – bei einem empfohlenen Betrachtungsabstand vom 2fachen der Bildhöhe – den gesamten Blickraum aus, soll eine neue Qualität von Telepräsenz schaffen und die Augen des Betrachters zum „Wandern" in der Szenerie veranlassen.

Durch die 8fach gesteigerte Auflösung sind Großprojektionen möglich, die der Auflösungsfähigkeit des menschlichen Auges entsprechen und bezüglich der Schärfe keine Wünsche mehr offen lassen.

Die Einführung von HDTV als Fernsehstandard wird v. a. noch durch Probleme bei der Übertragung und fehlende technische Lösungen für flache Großbildschirme im Wohnzimmer des „Consumers" verhindert. 3 Systemvorschläge aus Europa, Japan und USA stehen zur Diskussion.

Wegen der Forderung nach Kompabilität zu den bestehenden Systemen PAL, NTSC und SECAM ist die Verabschiedung einer weltweit einheitlichen Norm eher unwahrscheinlich (Tabelle 2.6).

Für das europäische und das japanische System steht jeweils eine komplette Gerätepalette von MAZ- und Laserdiscsystemen über elektronische Schnittsysteme bis zu Kontrollmonitoren und Großbildprojektionseinrichtungen zur Verfügung.

Um die Festlegung kompatibler Zwischenschritte und Übertragungsnormen auf dem Weg zum europäischen analogen HDTV ist eine heftige Diskussion entbrannt. Fortentwicklungen der PAL-Norm (wie z. B. PALPLUS, ein abwärts kompatibles PAL-System im 16:9-Breitformat mit getrenntem Luminanz- und Chrominanzsignal) oder satellitengestützte Übertragungsstandards wie D2-MAC und HD-MAC sind die Alternativen.

Mit der empfängerseitigen Reduzierung des Großflächenflimmerns durch Bildspeicher, die die empfangenen 50 Halbbilder mit doppelter Frequenz (100 Hz) zur Bildröhre hin auslesen, ist eine weitere Optimierung des bestehenden PAL-Systems erreicht worden.

In den USA sind in jüngster Zeit jedoch bereits Vorentscheidungen für die baldige Festlegung einer moderneren, rein digitalen HDTV-Norm gefallen, was nicht ohne Auswirkungen auf die weitere technische Entwicklung im europäischen HDTV bleiben wird. Derweil konzentrieren sich die Bemühungen der HDTV-Entwickler auf Anwendungen in den Wissenschaften sowie in der Werbung.

Im Oktober 1993 wurde in der Sektion für Minimal Invasive Chirurgie (MIC) an der Universität Tübingen erstmals HDTV-Kamera- und

Aufnahmetechnik in der endoskopischen Chirurgie eingesetzt. In Zusammenarbeit mit Broadcast Television Systems (BTS), dem europäischen HDTV-Entwickler, und der Richard Wolf GmbH wurde die Kamera an eine Stablinsenoptik adaptiert. Die resultierende Bildqualität stellt einen Quantensprung gegenüber den heutigen Videostandards dar. Das endoskopische Bild nutzte dabei 85 % des normalen HDTV-Formats. Die außerordentlich hohe Bildauflösung zeigt alle Details scharf und präzise. Eine optimale Arbeitsdistanz zum 30"-Monitor erlaubte erstmals eine wirklich entspannte Arbeitshaltung.

Dank der hohen Lichtempfindlichkeit der Kamera gab es keinerlei Beleuchtungsprobleme; darüber hinaus ermöglichte die überragende Bildschärfe erstaunlicherweise eine deutlich verbesserte Tiefenwahrnehmung. Die weitere Entwicklungsarbeit wird sich jetzt auf die Optimierung von Handhabung, Größe und Gewicht des Systems konzentrieren.

Kameras

Im Gegensatz zu den Aufzeichnungssystemen, bei denen professionelle Technik nur bei entsprechender Postproduktion, d. h. bei der Herstellung von wissenschaftlichen und Lehrfilmen, unentbehrlich ist, sind Kameras und Monitore unmittelbar für die visuelle Qualität während des operativen Eingriffs wichtig.

CCD- (charge-coupled device) Kameras

Die noch vor wenigen Jahren verbreiteten Röhrenkameras sind weitgehend von Chip-Kameras mit ladungsgekoppelten Halbleiterelementen (charge-coupled device = CCD-Kameras) abgelöst worden. Die Vorteile der CCD-Kameras zeigen sich in:

- der Bewältigung höherer Lichtunterschiede (Szenenkontraste) ohne Ausbleicheffekte („Blooming"),
- der höheren Lichtempfindlichkeit,
- geringerem Gewicht und höherer mechanischer Belastbarkeit und
- besserer elektronischer Stabilität.

CCD-Chiptechnologie

Ein ladungsgekoppelter Halbleiter (Charge-coupled device) funktioniert so, daß die aus dem einfallenden Licht- bzw. Photonenstrom entstandene photoelektrische Ladung vom Bildbereich in einen angekoppelten Speicher übertragen wird, der dann mit einer bestimmten Taktfrequenz abgefragt wird.

Beim Interline-Transfer-(IT-)Verfahren wird dem Bild während des Ladungstransports vom Bildbereich in den Speicherbereich ein Nachzieheffekt („vertical smear") dem Bild hinzugefügt. Dieser Effekt wurde durch die neue „Lens-on-chip-Technologie" weitgehend reduziert. Das Frame-Transfer-(FT-)Verfahren, das sich durch eine höhere Lichtempfindlichkeit auszeichnet, beugt diesem Effekt mit einem Shutter vor, der den Bildbereich während des Ladungstransports lichtdicht abschließt und damit eine Überlagerung des nächsten Bildes verhindert. Das Frame-Interline-(FIT-)Verfahren ist eine Kombination beider Techniken mit zusätzlichem Speicherbereich, schnellerem Auslesevorgang und einer weiter verbesserten Bildqualität.

RGB-Signale

Die Farbteilung wird bei Ein-Chip-Kameras durch Vorschalten von Streifenfiltern in den optischen Strahlengang erzielt, von denen jeder nur eine bestimmte Farbe (R, G, B-Prinzip der additiven Farbmischung) durchläßt. Aus den Ausgangsspannungen für R, G und B werden über eine Matrixschaltung das Luminanzsignal Y und die Chroma-Signale U und V erzeugt, die dann weiterkodiert werden zum Composite-(FBAS-) und SVHS-Signal. Bei manchen Ein-Chip-Kameras wird auch ein RGB-Signal ausgangsseitig angeboten, das jedoch nicht mit dem RGB-Signal einer 3-Chip-Kamera konkurrieren kann.

3-Chip-Kameras benutzen jeweils einen gesonderten CCD-Chip als Bildwandler für den roten, grünen und blauen Bildanteil. Ein Farbteilersystem aus Prismen und dichroitischen Filtern zerlegt das Bild in die Grundkomponenten R, G und B; die 3 Chips liefern Ausgangsspannungen, die dem Farbton, der Sättigung und der Leuchtdichte entsprechen. Dieses RGB-Signal wird ohne weitere Kodierungen über 3 getrennte Leitungen einem RGB-Monitor eingespeist und steuert dort direkt die Röhren an. Mit diesem direkten, unkodierten und nach RGB-Komponenten getrennten Signalweg wird gegenüber Ein-Chip-Kameras eine wesentliche Verbesserung der Bildschärfe und der Farbtreue erzielt.

Bei den leistungsfähigsten 3-Chip-Kameras und einer RGB-Ansteuerung des Monitors ist der Gewinn an Detailinformation so groß, daß man durchaus von einer neuen Qualität des Sehens sprechen kann. Gerade bei kritischen Beurteilungen, z. B. unklarer anatomischer oder pathologischer Strukturen, kann dieser Unterschied entscheidend werden.

Neue endoskopische Kameras: Ein Vergleich

Aus dem reichen Angebot auf dem Endo-Markt sollen hier 9 neue Kamerasysteme mit unterschiedlichen Konzepten kurz vorgestellt und bewertet werden, die uns zum Testzeitpunkt (Ende 1992) teilweise noch als Prototypen vorlagen. Eine Sony DXC 750 P, die in der Tübinger Sektion für MIC für den endoskopischen Einsatz adaptiert wurde, diente aufgrund ihrer herausragenden Bildqualität als Referenz.

Eine Reihe neuer technischer Möglichkeiten – insbesondere digitale Videosignalverarbeitung und neue automatische Belichtungssteuerungen – wird zunehmend in Endoskopiekameras integriert.

Bei der digitalen Signalverarbeitung wird die analoge Videoinformation in Binärcodes gewandelt. Nachdem die gesamte Videoinformation in einen Strom digitaler Werte umgesetzt wurde, kann das Signal mit Filter-, Rauschverminderungs-, Bildoptimierungs- und Datenkompressionstechniken bearbeitet werden, ohne jedoch weiteres Rauschen hinzuzufügen.

Heute werden häufig elektronische Shutter eingesetzt, um die Auslesegeschwindigkeit der Ladungspakete aus dem Bildwandler (CCD) zu regeln. Eine alternative Technik steuert die Empfindlichkeit der Pixel auf der CCD direkt an. Mit beiden Methoden kann eine automatische Belichtungssteuerung ohne eine Anhebung der elektronischen Verstärkung (Gain) erreicht und die damit verbundene Zunahme des Bildrauschens vermieden werden. Auch auf die Ansteuerung der Lichtquelle über das Videosignal kann verzichtet werden. Die Bildqualität sowie die Bedienungssicherheit werden so weiter verbessert.

Insbesondere die Leistungsfähigkeit der Ein-Chip-Kameras hat sich in den vergangenen 2 Jahren stark entwickelt. Wo jedoch operative Eingriffe zum Zwecke späterer Film- oder Videoproduktionen dokumentiert werden, sind 3-Chip-Kameras mit Schnittstellen zu professioneller Postproduktionsausrüstung noch immer die bessere Wahl.

Alle Kameras in unserem Test wurden bei einem operativen Eingriff eingesetzt (z. B. in der transanalen Chirurgie, bei der besonders viel Licht absorbiert wird) und kritisch beurteilt. Dabei waren besonders die Lichtempfindlichkeit (minimale Beleuchtungsstärke), Bildrauschen als Folge elektronischer Verstärkung und die Farbwiedergabe wichtig. Auch die Bedienungsfreundlichkeit durch den Chirurgen wurde beurteilt.

In späteren Labortests wurden die Auflösung und Farbtreue des Compositesignals, des Y/C-Signals und, soweit vom Hersteller vorgesehen, des RGB-Signals unter kontrollierten Bedingungen mit Hilfe standardisierter Studiotestkarten (Teletest, Vertex Video Systems, Abb. 2.6) auf einem 19"-Sony-Monitor (PVM 2043) verglichen. Rauschen, Nachzieheffekte und Ausbleichen der Spitzlichter („Blooming") wurden beurteilt bei sukzessiver Anhebung des elektronischen Gain und, wo vorhanden, bei verschiedenen Einstellungen des elektronischen Shutters.

Die Composite-Signale der Kameras wurden auf einem Waveform-Monitor und Vektorskop gemessen. Alle Tests wurden in Komponentensignaltechnik auf Betacam-SP-Band dokumentiert. Sowohl während des operativen Eingriffes als auch in den Labortests wurden die Composite-Signale mit einem Polaroid Freeze Frame

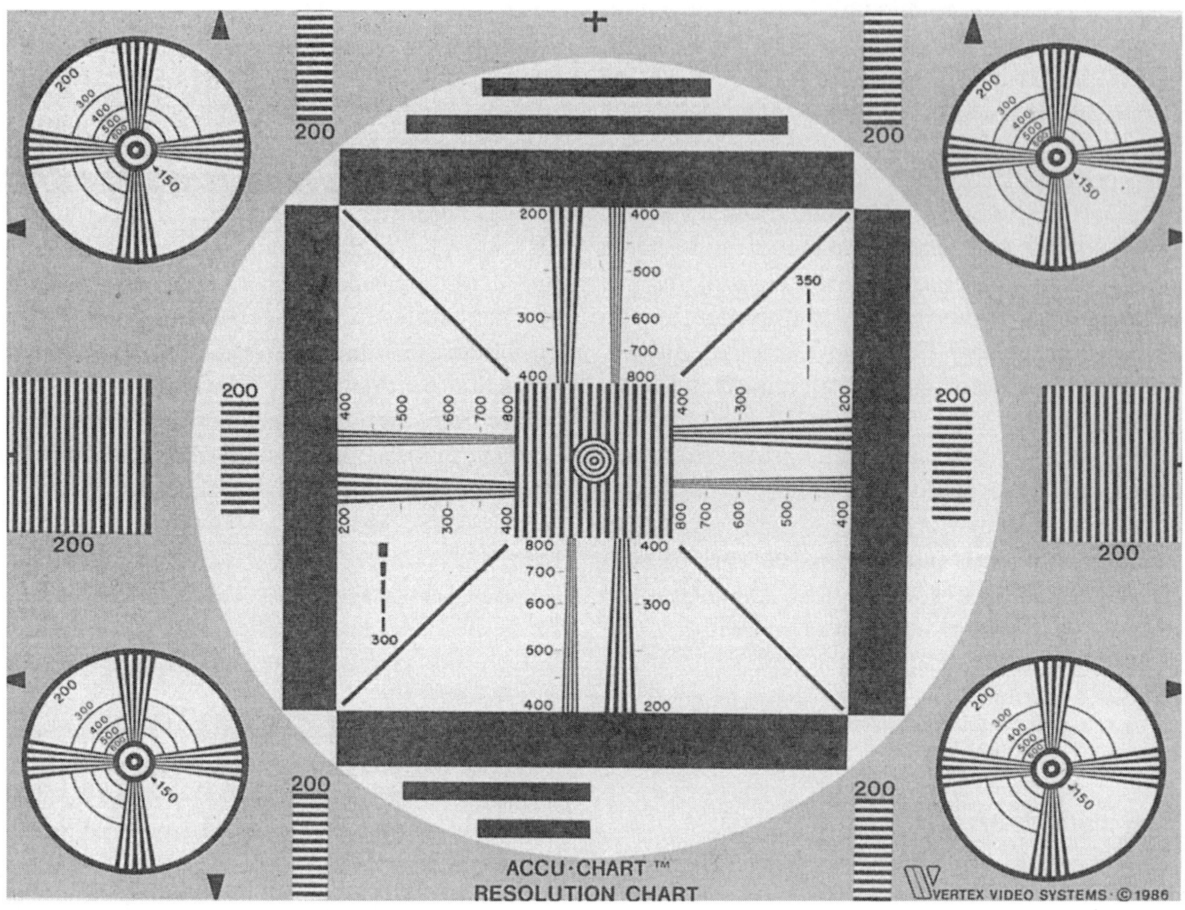

Abb. 2.6. Testtafel zur Bestimmung der Auflösung. Die horizontale Auflösung ist die Zahl der erkennbaren vertikalen Linien in einem Bild. Zur Bestimmung der vertikalen Auflösung müssen die horizontalen Linien gezählt werden

Recorder digitalisiert und als Dias ausbelichtet sowie Videoprints mit dem Videodrucker Sony Mavigraph UP 5000P hergestellt.

Ein-Chip-Kameras

Wolf CCD Endocam 5501

Das neue Modell der Richard Wolf GmbH (Knittlingen) hat einen kleinen, leichten Kamerakopf mit integrierter Funktionstaste zur Ansteuerung eines Videorecorders oder eines Druckers (Abb. 2.7). Ein 1/2-inch-Interline-Transfer-CCD-Bildwandler mit Farbmosaikfilter kann bis zu einer minimalen Beleuchtung von 3 Lux eingesetzt werden. Das Chrominanz- und das Luminanzsignal werden getrennt mit digitaler Signaltechnik verarbeitet. Apertur und Kanten wurden digital angehoben. Am Kameracontroller kann der automatische Weißabgleich gestartet und die elektronische Verstärkung (Gain) in festen Stufen (0 dB, +6 dB, +9 dB, +12 dB) angehoben werden. Die Kamera ist elektromagnetisch gegen Hochfrequenzstörungen abgeschirmt; eine zusätzliche BF-Isolierung des Kamerkopfes verhindert, daß Kriechströme über das Endoskop zum Patienten gelangen.

Als Videoausgänge stehen nur ein Composite- und ein SVHS-(Y/C-)Ausgang zur Verfügung. Es gibt keinen RGB-Ausgang. Zur automatischen Belichtungssteuerung muß eine über das Videosignal anzusteuernde Lichtquelle eingesetzt werden.

In der Monitorbeurteilung des SVHS-(Y/C-) Signals erschienen die Farbbalken und Graustufen

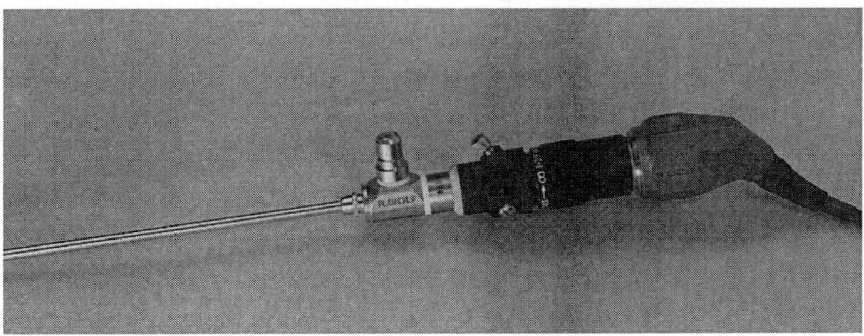

Abb. 2.7. Wolf-CCD-Endocam 5501

gut abgestuft und differenziert. Die auf Waveform-Monitor und Vektorskop gemessenen Signale waren korrekt. Damit stimmte auch unser Eindruck überein, den wir während eines TEM-Eingriffs gewannen: Eine gute Abstufung der Rottöne sowie eine generell gute Farbwiedergabe konnte beobachtet werden. Mit der Auflösungstesttafel wurden 420 horizontale und 350 vertikale Linien auf unserem Monitor gezählt. Ein vergleichender Videoprint des Y/C-Signals zeigte 400 horizontale und vertikale Linien. Aufgrund einer beabsichtigten Anhebung der Apertur erschien das Bild jedoch nicht in optimaler Schärfe: sichtbare Schattenkonturen, besonders entlang Schwarzweißgrenzen und eine deutliche Zunahme des Bildrauschens schon bei niedrigen (+6 dB) oder mittleren (+9 dB) Gain-Anhebungen bewirken, daß das Bild trotz der guten Detailauflösung zu weich erscheint.

Stryker 594 Medical Video Camera

Die analoge Ein-Chip-Kamera Stryker 594 (Stryker Endoscopy, San Jose, CA, USA) hat einen kleinen, leichten Kamerakopf mit einem universellen Adaptationsmechanismus für alle Stablinsenoptiken. Der automatische Weißabgleich wird am Kameraprozessor gestartet. Das Resultat tendiert etwas zu stark nach Rot, kann aber mit einem zusätzlichen manuellen Farbregler korrigiert werden.

Eine Fernbedienung zur Steuerung eines Videorecorders oder -druckers kann angeschlossen werden. Nach Abziehen des Kamerakabels erscheint ein interner Farbbalken für den Monitorabgleich auf dem Bildschirm.

Ein automatischer Shutter, der auch auf eine feste Belichtungszeit umgeschaltet werden kann, steuert automatisch die Belichtung zwischen 1/60 und 1/10 000 s. Die Gain-Anhebung kann zwischen 0 dB (Standardmodus), +9 dB (Modus II) und +18 dB (Modus I) eingestellt werden.

Die Auflösung wurde mit 400 horizontalen und vertikalen Linien gemessen. Schon im Standardmodus (0 dB) konnte Bildrauschen beobachtet werden. Es erhöhte sich jedoch nicht sehr stark, wie erwartet, bei einer Gain-Anhebung auf +9 dB und +18 dB. Der Bildkontrast war sehr niedrig: Im Test mit der Graustufenkarte erschienen schwarze Felder als mittelgraue Töne.

Storz Endocam PAL

Die leichte, mittelgroße Storz-Endocam-PAL-Kamera (Storz, Tuttlingen) ist leicht zu bedienen (Abb. 2.8). Der schnelle und zuverlässige Weißabgleich ist am Kameraprozessor untergebracht. Er kann zwischen manueller und automatischer Bedienung umgeschaltet werden. Die Belichtung wird über die Veränderung der Shutter-Geschwindigkeit in festen Stufen zwischen 1/60 und 1/10 000 s geregelt. Eine zusätzliche automatische Gain-Steuerung mit einem Bereich von –4 dB– +14 dB wird für die Feinabstimmung zwischen den Shutter-Geschwindigkeitsstufen eingesetzt. Eine LED-Anzeige zeigt die aktuelle Shutter-Geschwindigkeit.

Eine gute Auswahl an Videoausgängen wird angeboten: Ein Composite-Ausgang, 2 SVHS-(Y/C-)Ausgänge sowie ein RGB-Ausgang mit seiner überlegenen Bildqualität sind vorhanden. Es gibt

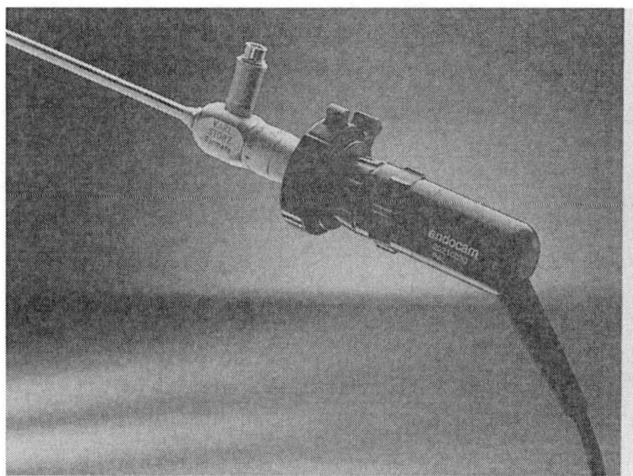

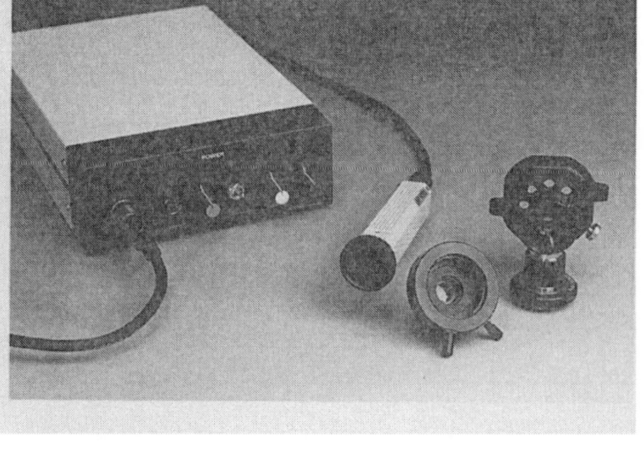

Abb. 2.8. Storz Endocam PAL

Abb. 2.9. AVT Horn MC 1009/F

darüber hinaus einen Genlock-Eingang für externe Synchronisation und einen Keyboard-Eingang für einen optionalen Schriftgenerator.

Der 1/2"-Chip dieser Kamera erreicht eine Auflösung von 350 horizontalen und 400 vertikalen Linien (bei Beurteilung des RGB-Signals auf dem Sony-PVM 2043-Monitor). Farbbalken und Graustufen erschienen fein abgestuft. Starkes Bildrauschen, Nachzieh- oder Ausbleicheffekte waren kein Problem. Auf dem Waveformmonitor wurden keine Abweichungen vom Standardsignal beobachtet. Trotzdem erschien das Bild zu hell, und der Kontrast entlang Schwarzweißgrenzen war nicht optimal.

AVT Horn MC 1009/F

Die AVT Horn MC 1009/F (AVT Horn, Aalen) ist eine Ein-Chip-Kamera von Sony, die für die Endoskopie adaptiert wurde (Abb. 2.9). Sie arbeitet mit analoger Signalverarbeitung und regelt die Belichtung mit Shutter- oder Gain-Steuerungen, die beide sowohl automatische wie auch manuelle Betriebsarten haben.

Der 1/2-inch-Interline-Transfer-Hyper-HAD CCD-Chip von Sony kommt mit einer minimalen Beleuchtung von 4,5 Lux bei F 1.2 zurecht, wenn die automatische Gain-Steuerung eingeschaltet ist. Der Signal-Rausch-Abstand beträgt über 46 dB.

Der Kamerakopf ist leicht, aber mit 12 cm etwas zu lang. Schon nach kurzer Betriebszeit wurde

er ziemlich heiß. Die Bedienungselemente – 2 regelbare Potentiometer und 6 DIP-Schalter – sind sehr klein und im Kamerakopf integriert.

Der Weißabgleich kann entweder manuell an den beiden Reglern für Rot- und Blaukorrektur eingestellt werden oder kontinuierlich in einem neuen automatischen Modus, den wir in der Praxis wenig nützlich fanden. 2 DIP-Schalter erlauben die Wahl zwischen den Farbtemperatureinstellungen 5600 °K (Tageslicht) oder 3200 °K (Kunstlicht).

Eine automatische Shutter-Regelung („CCD Iris") arbeitet in festen Stufen zwischen 1/50 und 1/1 000 s. Der unterste und der oberste Wert kann auch manuell als feste Shuttergeschwindigkeitsvorgabe eingestellt werden. Die automatische Gain-Steuerung bewegt sich zwischen 0 dB und +12 dB.

Die Kamera zeigte auf unserem Monitor eine gute Farbwiedergabe und schnelle Reaktionszeiten der Shutter-Automatik. In der manuellen Shutter-Betriebsart benötigte jedoch die automatische Gain-Steuerung sehr lange Reaktionszeiten (in einigen Fällen bei schlechten Lichtverhältnissen > 1 s). An der Auflösungstesttafel zeigte das Composite-Signal der Kamera 400 horizontale und vertikale Linien. (Eine weitere Version dieser Kamera, die MC 1009/S, die auch ein SVHS-(Y/C-)Signal bietet, war zum Testzeitpunkt für uns nicht verfügbar.)

MP Video Medicam 900

Die Medicam 900 ist ein System von MP Video (Hopkinton, MA, USA). Es vereint Kamera, Monitor, Lichtquelle, Insufflator, Vorratsflasche und Fernbedienung sowie ein abgeschirmtes Netzteil in einem solid gebauten kompakten Videowagen. Ein abschließbares Fach erwies sich leider als nicht tief genug, um unseren professionellen SVHS-Videorecorder aufzunehmen.

Der Kamerakopf ist leicht, klein und ergonomisch. 2 programmierbare Funktionstasten erlauben in Kombination mit einer optionalen Fernbedienung die Steuerung von Zusatzgeräten wie Videorecorder oder Videoprinter. Auch eine Picture-in-picture-Monitordarstellung kann mit dieser Funktionstaste aktiviert werden, um 2 Videosignale gleichzeitig auf dem Monitor darzustellen (z. B. bei Eingriffen mit 2 Kameras wie der laparoskopischen Choledochoskopie oder kombinierten Resektionen des Rektosigmoids). Das Kamerakabel läßt sich auch im Operationssaal leicht austauschen.

Die Kamera verwendet einen neuen Panasonic-Chip mit einem Signal-Rausch-Abstand von 48 dB. Die analogen Kamerasignale steuern auch die Lichtquelle der Medicam 900 mittels eines Schaltkreises an, der die Leistung beider Einheiten optimiert. Da vor einer Aktivierung der automatischen Gain-Steuerung die Lichtmenge am Kamera-CCD-Chip gemessen wird, kann die Medicam 900 vorzugsweise die Leistung der Lichtquelle erhöhen, anstatt verfrüht den Gain anzuheben (elektronische Gain-Anhebung ist verbunden mit einem Anstieg des Bildrauschens). Daher wird die automatische Gain-Anhebung nur benutzt, wenn die Leistung der 250-W-Lichtquelle nicht mehr ausreicht. Um automatische Gain-Steuerung nutzen zu können, muß eine „Boost circuit" genannte Funktion aktiviert sein; allerdings wird in diesem Modus starkes Bildrauschen sichtbar. Ein Nachteil der Lichtquelle ist, daß die Lampe beschädigt werden kann, wenn ein Lichtkabel von Storz verwendet wird.

Die vorzugsweise zu nutzende Belichtungssteuerung ist ein automatischer Shutter, der seine Geschwindigkeit kontinuierlich den Beleuchtungsverhältnissen anpaßt. Nach Angaben von MP Video handelt es sich um ein fortlaufend und stu-

fenlos arbeitendes Shutter-System. Ein deutlich erkennbarer Stufeneffekt wurde aber dennoch beobachtet. Dieser stellte sich als Auswirkung der wechselnden Beleuchtungsstufen der Lichtquelle in ihrem automatischen Modus heraus. Im manuellen Betriebsmodus der Lichtquelle trat der Effekt nicht mehr auf.

Eine „Small-scope"-Funktion für eine adäquate (mittenbetonte) automatische Belichtungssteuerung kann gewählt werden, wenn das endoskopische Bild nur einen Teil des Kamerabildes abdeckt.

Die Medicam 900 liefert ein klares Bild mit gutem Kontrast und hoher Auflösung. 400 horizontale und 450 vertikale Linien wurden gezählt. Die Farbwiedergabe war sehr gut, und die gemessenen Signale zeigten korrekte Werte. Sichtbares Bildrauschen wurde nur bei aktiviertem „Boost circuit" (Gain-Anhebung) gesehen; dies war erst bei so schlechten Lichtverhältnissen notwendig, wie sie üblicherweise in der normalen Endoskopie kaum vorkommen.

Die Kamera bietet 2 Composite-, 2 SVHS-(Y/C-) und einen RGB-Ausgang an. Das Medicam 900-System belegt, daß auch mit analoger Signalverarbeitung eine hohe Bildqualität erreicht werden kann, wenn hochqualitative Bauteile mit intelligenter Systemintegration kombiniert werden.

Circon Micro Digital-1

Der letzte Prototyp von Circon (Santa Barbara, CA, USA), die Circon Micro Digital-1 (Abb. 2.10), benutzt digitale 24-Bit-Schaltkreise für die Signalverarbeitung. Dadurch wird hohe Bildqualität auch bei hoher elektronischer Gain-Anhebung erreicht. Schatten, Ausbleichen und „Jitter" werden durch digitale Filterung und Bildoptimierung beseitigt.

Der kleine, leichte Kamerakopf hat 2 Funktionstasten zur Steuerung von automatischer Gain-Anhebung (in 3 Stufen von 0 bis +12 dB), Freeze frame, Videorecorder und -drucker. Das Kamerakabel kann auch im Operationssaal leicht gewechselt werden.

An der Steuereinheit kann zwischen einmaligem oder kontinuierlichem automatischem Weiß-

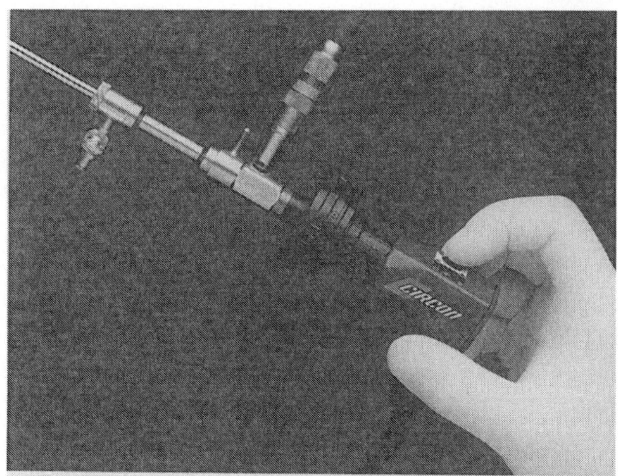

Abb. 2.10. Circon Micro Digital-1

abgleich gewählt werden. Ein Einfrieren des Videosignals (Freeze frame) und der Wechsel zwischen manueller und automatischer Belichtungssteuerung sind möglich. Für die automatische Belichtungssteuerung wird ein elektronischer Shutter mit festen Stufen zwischen 1/60 und 1/15 700 s benutzt. Spezielle Lichtquellen mit Videoansteuerung sind daher nicht notwendig.

Eine minimale Beleuchtung von nur 1 Lux (bei eingeschalteter automatischer Gain-Anhebung) oder 5 Lux (bei abgeschalteter automatischer Gain-Anhebung) kann ohne Einbußen bei der Bildqualität genutzt werden. Ein LED-Balken an der Steuereinheit informiert über die Beleuchtungsverhältnisse. Interne Farbbalken für den präoperativen Monitorabgleich sind ebenfalls vorgesehen. Zahlreiche Ausgangssignale werden angeboten: 2 Composite-, 2 SVHS-(Y/C-) und RGB-Ausgänge. Der von uns getestete Prototyp zeigte ein kontrastreiches, brillantes, klares und scharfes Bild auf dem Monitor.

Erstaunlicherweise wurden beim Auflösungstest nur 400 vertikale und horizontale Linien gezählt. Die, dank digitaler Signalverarbeitung ausgezeichnete Trennung zwischen benachbarten schwarzen und weißen Flächen (Kantenschärfe) gab den Eindruck einer sehr hohen Bildauflösung (wenn auch nicht vergleichbar mit der noch einmal deutlich höheren Auflösung von 3-Chip-Kameras). Darüber hinaus bleibt die Bildqualität auch bei maximaler Gain-Anhebung bis +12 dB voll erhalten. Kein sichtbares Rauschen tritt auf. Der Signal-Rausch-Abstand ist mit 56 dB sehr gut.

Weniger zufriedenstellend verlief der Test der Kamera mit unseren Farbbalken und Graustufen. Das Bild erschien zu hell mit zu geringer Differenzierung sowohl in den Spitzlichtern als auch im Farbbereich zwischen Magenta und Rot. Diese Beobachtung wurde auch am Waveform-Monitor und am Vektorskop bestätigt: Das interne Farbbalkensignal hatte eine Helligkeit von 30 % über dem Standard. Diese Messungen paßten auch zu unserem Eindruck während des klinischen Einsatzes: Obwohl die Belichtung korrekt war, zeigten sich weniger Abstufungen im roten Bereich als mit anderen vergleichbaren Kameras. Nach einer Information an die Entwickler bei Circon wurde uns mitgeteilt, daß „ . . . eine Überarbeitung der Kameraschaltkreise dieses Problem beseitigt hat. Der volle Kontrastumfang wird jetzt dargestellt."

Eine weitere Beobachtung während des klinischen Einsatzes war ein schwerwiegender Ausbleicheffekt („Blooming"), wenn die vorhandene Lichtmenge zu groß war, um von der automatischen Shutter-Steuerung kompensiert zu werden. Nach Reduzierung der Beleuchtung auf den untersten praktikablen Wert, wie von Circon angeraten, verschwanden diese Effekte sofort und die Kamera zeigte scharf begrenzte, wenn auch nicht sehr differenzierte Spitzlichter.

Lemke MC 404 Digital 2

Das neue digitale Kameramodell der Firma Lemke (Gröbenzell), deren Kameras seit Jahren unter den Markennamen Storz, Martin und WISAP angeboten werden, konnten wir in einer Prototypversion beurteilen (Abb. 2.11).

Die Elektronik, die von Lemke mit Ausnahme des CCD-Chips selbst entwickelt wurde, und in einem äußerst kompakten Gehäuse Platz findet, digitalisiert das CCD-Signal ohne weitere Vorverstärkung unmittelbar hinter dem 1/2"-Sony-Chip mit 3 x 8 = 24 Bit. Dadurch wird ein hervorragender Signal-Rausch-Abstand von 55 dB erzielt, der der Kamera - in Verbindung mit einer minimalen Beleuchtungsstärke von 1 – 3 Lux (ohne Gain-Anhebung) – ein rauschfreies Bild in allen endoskopischen Einsatzsituationen verleiht.

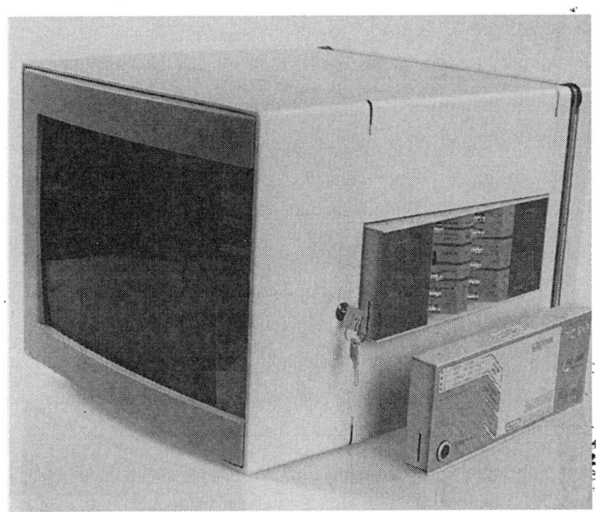

Abb. 2.11. Lemke MC 404 Digital 2

Statt eines elektronischen Shutters, der die Auslesegeschwindigkeit der Ladungspakete aus dem Chip in festen, beim Umschalten erkennbaren Stufen regelt, verfügt die MC 404 über eine stufenlose digitale Regelung der Chipempfindlichkeit, bei der der Shuttereffekt nicht mehr auftritt. Dies wird durch ein Steuersignal erreicht, das die Betriebsspannung der Bildpunkte auf dem Chip der Belichtungssituation anpaßt und damit deren Nullschwelle hebt oder senkt.

Die getrennten Luminanz- und Chrominanzsignale (Y und C) werden mit je 8 Bit digital verarbeitet. Die Meßfelder des Chips sind per Software zwischen Integral- und Spotmessung einstellbar. Nach dem Einschalten der Kamera wird automatisch eine digitale Systemkontrolle mit Kamerakabeltest und Farbspeichercheck durchlaufen.

Beim Weißabgleich wird der richtige Abstand der Optik zur beleuchteten weißen Fläche mit Hilfe von Monitordialogfeldern kontrolliert. Die Benutzerführung erleichtern graphische Monitormenüs, wahlweise in 4 Sprachen. Der beim Weißabgleich ermittelte Farbwert wird permanent gespeichert. Die Elektronik ist auch beim Kurzschließen über alle Pole zerstörungssicher und gegen Hochfrequenzeinstreuungen abgeschirmt. Schäden am Kamerakabel werden über den Monitor angezeigt; das Kabel kann vor Ort und ohne Werkzeug ausgewechselt werden.

Der Kamerakopf ist klein und leicht und verfügt über einen ergonomischen Fokussierhebel, der mit dem Daumen bedient und für Linkshänder umgesetzt werden kann. Eine praktische Schnellkupplung für das Okular ermöglicht das sterile Wechseln der Stablinsenoptik ohne neuen Kamerabezug.

Im Monitor-Test zeigt die Kamera, die unter den Ein-Chip-Kameras unübertroffene Auflösung von mehr als 450 horizontalen und vertikalen Linien. Auch die Farben, besonders im wichtigen Rotbereich, sind sehr gut abgestimmt.

Dank einer durchdachten Integration mit einem hochwertigen Monitorsystem werden Bildqualität und Bedienungsfreundlichkeit weiter gesteigert. Statt einer konventionellen Kabelverbindung wird das flache, kompakte Kameragehäuse in ein Fach an der seitlichen Monitorwand eingeklinkt; durch Kontakte an der Kamerarückwand wird das Bildsignal übertragen.

Der Monitor mit 43 cm Bildschirmdiagonale (ein Modell mit 51 cm ist in Entwicklung), Druckgußgehäuse, Potentialausgleichsanschluß und Med-GV-Zertifikat überrascht durch Abbildungsleistungen, die sogar den allgemein als gut geltenden Sony Monitor PVM 2043 deutlich übertreffen: In großen, homogenen Farbflächen treten bei der Zeilenumschaltung keine Jalousie-Effekte mehr auf (keine sichtbare Zeilenstruktur), und auch die Farben sind sehr gut abgestimmt. In der Darstellung des SVHS-Videosignals (Y/C) ist die sonst bei allen Monitoren noch erkennbare Farbträgerschwingung (Flimmern an Farbkanten, z. B. beim Farbbalken erkennbar) weggefiltert, so daß die Darstellungsqualität tatsächlich der eines RGB-Signals entspricht.

Die eingebauten Philips-Röhren liefern mit Hilfe von Schwarzwertstabilisierung und getöntem Bildschirmglas ein brillantes, kontrastreiches, für Umgebungslicht wenig anfälliges Bild; eine Cut-off-Regelung kompensiert alterungsbedingte Veränderungen der Röhren.

Als Ausgänge stehen jeweils ein Composite-, ein S-Video-(Y/C-) ein RGB-Anschluß sowie ein Datenanschluß für Bildverarbeitung und Dokumentation, Fernbedienung und Schnelldiagnose für den Service zur Verfügung. In Zukunft soll eine telefonische Fehlerdiagnose über einen integrierten Modem-Anschluß integriert werden, wodurch ein sehr schneller und effektiver Service ermöglicht würde.

Eine neue, von der Kamera digital kontrollierte Lichtquelle rundet das System ab: Sie wird nicht über das Videosignal, sondern über dasselbe digitale Signal angesteuert, das auch die Chip-Empfindlichkeit regelt. Die Kaltlichtspiegellampe mit nur 75 W Leistung, die einen Lichtgewinn von bis zu 300 % gegenüber vergleichbaren Lichtquellen liefern soll, reicht jedenfalls für alle endoskopischen Einsätze voll aus.

Der Prototyp der MC 404 von Lemke stellt hinsichtlich Leistung, Ergonomie und Systemintegration momentan die Spitze der Entwicklung bei den Ein-Chip-Kameras dar.

3-Chip-Kameras

Stryker 784 Medical Video Camera

Die Stryker 784 ist ein neues Modell mit analoger Signalverarbeitung (Abb. 2.12). Der Kamerakopf hat für eine 3-Chip-Kamera mittlere Dimensionen, ist nicht zu schwer und er ist leicht zu bedienen. Ein spezieller Adaptionsmechanismus erleichtert die Verbindung mit allen Stablinsenoptikmodellen. Am Kameraprozessor findet sich die Funktionstaste für den automatischen Weißabgleich, der in unserem Test jedoch eine zu starke Tendenz nach Rot zeigte. Mit einem zusätzlichen Farbregler konnte dies leicht wieder korrigiert werden. Nach Entfernung des Kamerakabels liefert der Prozessor Farbbalken für den Monitorabgleich.

Die vom Hersteller genannten Auflösungswerte (> 800 horizontale Linien, 450 vertikale Linien) konnten nicht getestet werden, da unser Sony-PVM 2043-Monitor nur ein Maximum von 600 Linien darstellen kann. Tatsächlich konnten erstaunliche 600 horizontale und 400 vertikale Linien mit der Auflösungstesttafel gemessen werden.

Die Farbwiedergabe war korrekt und gut abgestuft; der Bildkontrast und die Kantenschärfe waren jedoch zu schwach und leichte Schatten entlang schwarzweißen Grenzflächen waren sichtbar.

Schwaches Rauschen im Standardmodus (0 dB) verstärkte sich deutlich im Modus I (Gain-Er-

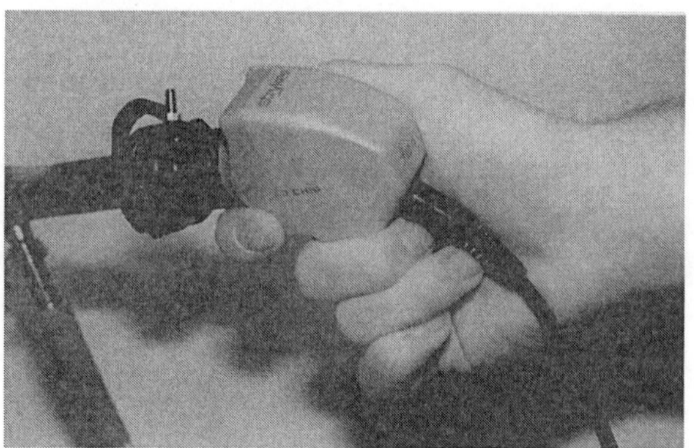

Abb. 2.12. Stryker 784 Medical Video Camera

höhung von +9 dB). Mit einem Signal-Rausch-Abstand von 60 dB, wie von Stryker angegeben, sollte das Rauschen weit weniger stark zunehmen. Möglicherweise wurden der ausgezeichnete Signal-Rausch-Abstand und die sehr geringe minimale Beleuchtungsstärke von 1,5 Lux (ohne Gain-Verstärkung) durch eine Vorverstärkung des Signals direkt nach den Chips erkauft, mit dem Nachteil einer gewissen Zunahme des Bildrauschens.

Nur 2 Composite- und S-Video-Ausgänge sind vorgesehen. RGB- und Komponentenausgänge fehlen. Schwierig zu verstehen bleibt, warum die Ingenieure von Stryker das intern anliegende RGB-Signal zu Composite- und S-Video-Ausgängen wandeln, aber das vorhandene, überlegene RGB-Signal dem Benutzer nicht anbieten.

Storz Tricam 9070 BP

Die neue Version der Storz Tricam 9070 BP (Abb. 2.13) ist eine leistungsfähige 3-Chip-Kamera, die die schwerwiegenden Probleme der älteren Tricam 9070 P überwunden hat. Darüber hinaus bietet sie leichte Handhabung, hohe Zuverlässigkeit und automatische Belichtungsfunktionen.

Der Kamerakopf mit seinen 3 1/2"-Interline-Transfer-Chips ist handlich und leicht. Das 3 m lange Kamerakabel stellte sich allerdings als zu kurz heraus.

Der automatische Weißabgleich und die Darstellung der internen Farbbalken werden am Kameraprozessor ausgelöst. Die Belichtung wird

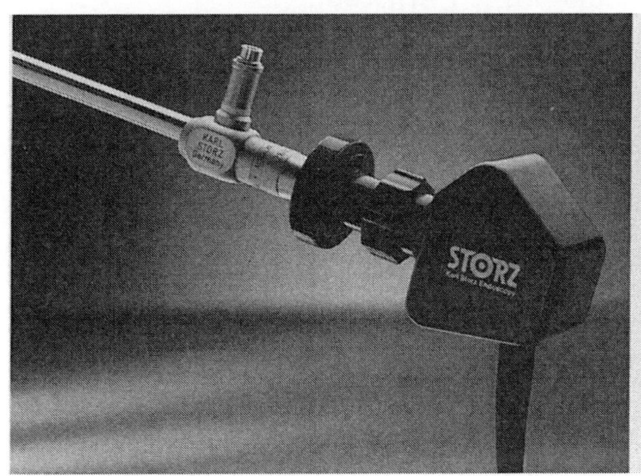

Abb. 2.13. Storz Tricam 9070 BP

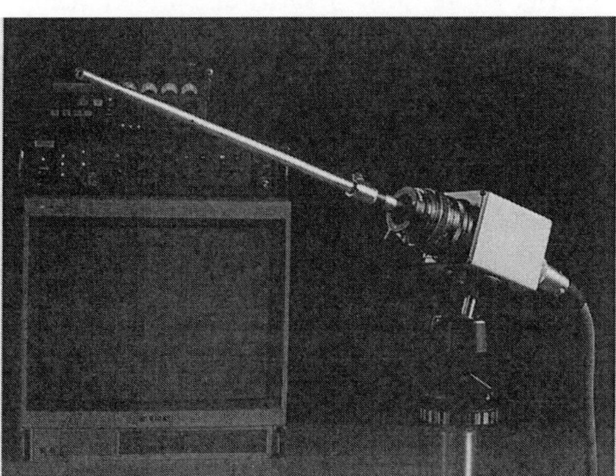

Abb. 2.14. Sony DXC 750 P

durch automatische oder manuelle Steuerung der Shutter-Geschwindigkeit der CCD geregelt. Die Feinabstimmung der Belichtung zwischen den festen Geschwindigkeitsstufen des Shutters wird von einer automatischen Gain-Steuerung (Bereich: 0 bis +18 dB) übernommen. Eine Tastatur für einen Titelgenerator kann optional angesteckt werden.

Ausreichende Ausgänge für Monitore und Recorder sind verfügbar: ein RGB-, ein S-Video-(Y/C-) und ein Composite-Ausgang. Ein YUV-Komponentensignal-Ausgang für professionelle Aufzeichnungssysteme wie Betacam SP oder M II fehlt jedoch. Für eine High-end-Kamera wie die Tricam 9070 ist das ein nicht akzeptabler Mangel.

Im Auflösungstest zeigte das RGB-Signal der Kamera ein brillantes und scharfes Bild mit 550 horizontalen und 500 vertikalen Linien. Farbbalken und Graustufen erschienen auf unserem Monitor korrekt, aber der Waveform-Monitor zeigte abweichende Helligkeitswerte (insbesondere der Gelbpegel im Composite-Signal war zu hoch). Auch im klinischen Test wies das Composite-Signal zu viel Gelb und zu wenig Rot auf, während das RGB-Signal einen zu hohen Rotanteil enthielt.

Sony DXC 750 P

Trotz des Gewichts und der Abmessungen ihres Kamerakopfes (600 g, 70 x 75 x 113 mm) benutzen

wir die Sony DXC 750 P (Abb. 2.14) mit ihren 3 $^{2}/_{3}$-inch-Interline-Transfer-Chips in unserer Tübinger Forschungsgruppe für Dokumentationen in höchster Bildqualität. Doch nicht nur aus Gründen ihrer Größe und ihres Gewichts kann diese Kamera nicht als Standardlösung betrachtet werden: Die Filmebene wurde verändert, um photographische Optiken mit Festbrennweiten von 35 und 55 mm zu adaptieren. Darüber hinaus erfordert diese Kamera die ständige Bedienung durch einen Techniker während eines operativen Eingriffs. Diese spezielle Lösung wird jedoch deshalb hier dargestellt, weil sie das Maximum an Bildqualität ermöglicht und daher als Referenz in unserem Test dient. Der Kameraprozessor ermöglicht die manuelle Steuerung vieler Funktionen: Schwarz- und Weißbalance, Gain-Anhebung in festen Stufen von +0, +9 oder +18 dB oder stufenlos, Kantenanhebung, Shutter-Geschwindigkeiten zwischen 1/30 und 1/10 000 s und Schwarzwertkontrolle. Mit einem Gamma-Korrekturschaltkreis und einem Linear-Matrix-Schaltkreis können die Kontrast- und Farbdarstellung beeinflußt werden. Alle diese Funktionen (mit Ausnahme des Schwarz- und Weißabgleichs) können jedoch nur manuell bedient werden. Da jede Belichtungsautomatik fehlt, muß während eines operativen Eingriffs der Gainlevel ständig manuell durch einen Techniker nachgeführt werden, um hochwertige Aufzeichnungen zu erhalten.

Die minimale Beleuchtungsstärke ist 25 Lux bei F 1.4 und +18 dB. Dies bedeutet, daß die Kamera sehr viel mehr Licht braucht als alle Ein-Chip-Kameras. Unsere Erfahrung zeigt jedoch, daß starke Standardlichtquellen in Verbindung mit einem lichtstarken Fluid-Lichtleitkabel genügend Licht für fast alle endoskopischen Eingriffe bieten, ohne daß der elektronische Gain angehoben werden muß. In den wenigen Fällen, in denen eine Gain-Anhebung notwendig wird, resultiert jedoch deutliches Bildrauschen und eine erkennbare Verschlechterung der vorher überragenden Bildqualität.

Alle notwendigen Ausgänge, einschließlich solcher für professionelle Videoaufzeichnungssysteme sind vorhanden: 2 Composite-, ein S-Video-(Y/C-) und 2 RGB-Ausgänge. Einer der beiden RGB-Ausgänge kann zu einem YUV-Komponentensignal für Betacam SP- oder M II-Recorder umgeschaltet werden. Die Kamera kann extern synchronisiert werden, wenn der gleichzeitige Einsatz von mehr als einer Kamera notwendig ist.

Interne Farbbalken für den Monitorabgleich und durch eine LED-angezeigte Unterbelichtungen werden ebenfalls angeboten. Eine Tastatur zur Titelerzeugung wird mitgeliefert. Mit unserem Monitor konnten am RGB-Ausgang 600 horizontale und vertikale Linien gemessen werden. Die Sony-DXC 750 P liefert daher das hochauflösendste Bild für den endoskopischen Einsatz. Auch die Farbwiedergabe und das Graustufensignal waren perfekt im Monitortest und am Waveform-Monitor und Vektorskop (Tabelle 2.7).

Zukünftige Entwicklungen

In den nächsten Jahren ist ein Übergang von der analogen zur digitalen Videoverarbeitung zu erwarten. Bezahlbare digitale Videosysteme, die kompatibel zu analogen Komponentensystemen bleiben, werden zunehmend in professionellen Postproduktionsstudios zum Einsatz kommen. Diese neuen Techniken werden auch in Ausrüstungen für die endoskopische Chirurgie integriert werden.

Neben verbesserter Auflösung und ausgezeichnetem Kopierverhalten wird auch eine verbesserte Schnittstelle zur Dokumentation und Bildverarbeitung mit dem Computer zur Verfügung stehen. Die Möglichkeiten einer Videobilddarstellung auf dem Computermonitor ohne Zwischenzeilenverfahren und mit hoher Bildwiederholrate (> 72 Bilder pro Sekunde) und sogar neuer Bildformate mit höherer Auflösung sind dank digitaler Signalverarbeitung interessante offene Fragen.

Zwischenschritte auf dem Weg zu HDTV werden zu den heutigen Standards kompatible Verbesserungen bringen; mit der Einführung von PALPLUS wird 1995 das Bildformat von 16 : 9 eingeführt werden.

Eine weitere wichtige Aufgabe wird die Integration von Kamera- und Videofunktionen in ein mikroprozessorgesteuertes zentrales Bedienpult für Chirurgen und Techniker in einem zukünftigen endoskopischen Operationssaal sein.

Tabelle 2.7. Vergleichende Darstellung der Kameraparameter

	Ein-Chip-Kameras				
	Wolf CCD Endocam 5501	Stryker 594 Medical-Video-Camera	Storz Endocam PAL	AVT Horn MC 1009/F	MP Video Medicam 900
Bildwandler	1/2" Interline-Transfer-CCD-Chip (Matsushita)	1/2" CCD	1/2" Interline-Transfer-CCD	1/1" Interline-Transfer-Hyper-HAD CCD (Sony)	1/2" CCD
CCD-Auflösung	681 (H) x 582 (V) Linien	681 (H) x 582 (V) Linien	752 (H) x 582 (V) Linien	752 (H) x 582 (V) Linien	
Minimale Beleuchtung	3 lx bei F 1.4 (bei +12 dB Gain-Anhebung)	3 lx	3 lx bei F 1.4	4,5 lx bei F 1.2 (AGC an)	1 lx („boost" an)
Signal-Rausch-Abstand	> 46 dB	46 dB	50 dB	> 46 dB	48 dB
Auflösung (Angaben der Hersteller)	430 (H) x 410 (V) Linien	> 500 Linien (H)	> 400 Linien (H)	460 Linien	> 500 Linien
Auflösung (unsere Messungen auf Sony PVM 2043)	420 (H) x 400 (V) Linien	400 Linien (H und V)	350 (H) x 400 (V) Linien	400 Linien (H und V)	400 (H) x 450 (V) Linien
Automatische Shutter-Regelung	Nicht vorhanden	1/60–1/10 000 s in festen Stufen	1/60–1/10 000 s in festen Stufen	1/25–1/1 000 s in festen Stufen	Stufenlos
Automatische Gain-Regelung	Nicht vorhanden; manuelle Gain-Regelung Niedrig + 6 dB Mittel + 9 dB Hoch + 12 dB	Nicht vorhanden; manuelle Gain-Regelung Standard 0 dB II + 9 dB I + 18 dB	–4 dB- + 14 dB	0 dB- +12 dB	Vorhanden („boost circuit")
Automatischer Weißabgleich	Mit Halogen-, Hti- oder Xenonlicht	Vorhanden	Bereich 2200 K–6500 K	Nicht vorhanden manueller oder automatischer Weißabgleich	Vorhanden
Ausgänge	1 Composite 1 S-Video (Y/C)	2 Composite 2 S-Video	1 Composite 2 S-Video (Y/C) 1 RGB	1 Composite	2 Composite 2 S-Video (Y/C) 1 RGB
Abmessungen des Kamerakopfes	2,7 x 5,0 cm (RW-mount-Gewinde) 2,8 x 10,0 cm (C-mount-Gewinde)	7,0 x 5,0 x 4,5 cm (einschl. Linse)	2,8 x 6,8 cm	12,0 x 2,2 x 2,2 cm	3,7 cm (Ø) 4,8 cm lang
Gewicht des Kamerakopfes (g)	60 (RW-mount-Gewinde) 120 (C-mount-Gewinde)	55	113	95	84

H horizontal; *V* vertikal

Tabelle 2.7. Fortsetzung

	Ein-Chip-Kameras		Drei-Chip-Kameras		
	Circon Micro Digital-1	Lemke MC 404 Digital 2	Stryker 784 Medical-Video-Camera	Storz Tricam 9070 BP	Sony DXC 750 P
Bildwandler	1/2" CCD	1/2" „Lens-on-chip" CCD (Matsushita)	3 x 1/2" Hyper-HAD-CCD	3 x 1/2" Interline-Transfer-CCD-Chips	3 x 2/3" Interline-Transfer-Chips
CCD-Auflösung	410 000 Pixel	682 Linien/ 480 000 Pixel	752 (H) x 582 (V) Linien	752 (H) x 582 (V) Linien	786 (H) x 581 (V) Linien
Minimale Beleuchtung	5 lx (0 dB) 1 lx (+12 dB)	1–3 lx ohne Gain-Anhebung	1,5 lx („Standard-mode" ohne Gain-Anhebung)	6 lx bei F 1.4 („Automode")	25 lx bei F 1.4 (+18 dB)
Signal-Rausch-Abstand	56 dB	55 dB	> 60 dB	52 dB	58 dB
Auflösung (Angaben der Hersteller)	Keine Angaben	510 Linien	> 800 (H) x 450 (V) Linien	> als 600 Linien	700 Linien
Auflösung (unsere Messungen auf Sony PVM 2043)	400 Linien (H und V)	450–500 Linien (H und V)	600 (H) x 400 (V) Linien	550 (H) x 500 (V) Linien	600 Linien (H und V)
Automatische Shutter-Regelung	1/60–1/15700 s in festen Stufen	Nicht vorhanden; kontinuierliche Steuerung der CCD-Chip-Empfindlichkeit 1:16 000	Vorhanden; manuell und automatisch	1/30–1/10 000 s in festen Stufen	Nicht vorhanden; manuelle Shutter-Regelung von 1/25–1/10 000 s
Automatische Gain-Regelung	Nicht vorhanden; manuelle Gain-Regelung Niedrig + 3 dB Mittel + 6 dB Hoch + 12 dB	Bis zu + 100 % über dem Normalpegel	Manuelle Gain-Kontrolle + 9 dB („mode" I)	+ 18 dB Maximum	Nicht vorhanden manuelle Gain-Regelung + 9 dB + 18 dB und manu-elle Feinregelung
Automatischer Weißabgleich	Bereich 0 K–6900 K	Alle Lichtquellen: Monitormenü mit Farbwertspeiche-rung	2800 K–6500 K	2200 K–8600 K	Automatische und manuelle Schwarz-weiß Kontrollen
Ausgänge	2 Composite 2 S-Video (Y/C) 1 RGB	1 Composite 1 S-Video (Y/C) 1 RGB	2 Composite 2 S-Video	1 Composite 1 S-Video (Y/C) 1 RGB	3 Composite 1 S-Video (Y/C) 1 RGB (1 umschalt-bar als YUV-Kompo-nenten)
Abmessungen des Kamerakopfes	8,9 x 2,1 x 3,8 cm	6,0 x 2,2 x 2,2 cm	10,3 x 5,6 x 4,5 cm (einschl. Linse)	4,3 x 5,7 x 3,6 cm	7,0 x 7,5 x 11,3 cm
Gewicht des Kamerakopfes (g)	90 einschl. Linse	59	Keine Angaben	230	600, ohne Kabel und Linse

H horizontal; *V* vertikal

Literatur

1. Buess G, Faust U, Feinauer B (1990) Endoskopie – von der Diagnostik bis zur neuen Chirurgie. Deutscher Ärzte-Verlag, Cologne
2. BTS Broadcast Television Systems (1991) „3. Darmstädter Fernsehtage '91 – ein technisch-wissenschaftliches Symposium"
3. Bücken R (1992) NAB '92: Digitale HDTV-Premiere. Medien Bull 9
4. Bücken R (1992) Die Produktionstechnik für HDTV. Kameramann 7:24–33
5. Bücken R (1992) Industrie wirft HD-MAC nicht weg. Kameramann 4
6. Clason WE (1975) Elsevier's dictionary of television and video recording. Elsevier, Amsterdam
7. Fuchs C (1992) Europäische HDTV-Übertragungsnorm schon tot? Ein Gespräch mit C.E.R.I.S.E.-Mitarbeiter Jean-Paul Thorn. Kameramann 7:66–68
8. Hilgeford U (1992) Schrägspur-Medium. Grundlegendes zur analogen Videotechnik. c't Magazin für Computertechnik 10
9. Hübscher H et al (1989) Elektrotechnik Fachbildung, Kommunikationselektronik 2, Radio-/Fernseh-/Funktechnik. Westermann, Brunswick
10. Johnson P A guide to CCD sensors. BTS GmbH, Darmstadt
11. Kammann U (1992) 16:9 steigt auf – D2-MAC stürzt ab. Interview mit Albrecht Ziemer, dem Technischen Direktor des ZDF. Kameramann 8:128–148
12. Kling B (1992) Post-Produktion für PALplus-Demovideo. Kameramann 6:94–95
13. Luther AC (1991) Digital video in the PC environment. McGraw-Hill, New York
14. Millerson G (1987) Video production handbook. Focal, London
15. Müller AH (1992) Der elektronische Schnitt. HV & F Heiko Sven Hausemann, Hamburg
16. Rabiger M (1989) Directing – film techniques and aesthetics. Focal, Boston
17. Sheldon I (1991) The evolution of CCD imagers. Sony Broadcast and Communications, Basingstoke
18. Tektronix (1990) Signal measurements – PAL systems. Tektronix, Beaverton
19. van Appeldoorn W (1992) HDTV in aller Munde. Kameramann 4
20. Webers J (1991) Handbuch der Film- und Videotechnik: die Aufnahme, Speicherung und Wiedergabe audio-visueller Programme. Franzis, Munich
21. Westendorff T (1985) Video-Grundlagen. Einführung in die Fernsehtechnik. elrad 10–12, 1984 and 1–3 1985
22. Whelan JM, Jackson DW (1992) Videoarthroscopy: review and state of the art. Arthroscopy 8(3):311–319

Anhang: Kamerahersteller

Richard Wolf GmbH
Pforzheimer Str. 32
Postfach 40
75438 Knittlingen
Germany

Stryker Endoscopy
210 Baypointe Parkway
San Jose, California 95134
USA

Karl Storz GmbH & Co.
Mittelstr. 8
78532 Tuttlingen
Germany

AVT Horn
Langertstr. 76
73431 Aalen

MP Video
Kirschner Medical Corporation
63 South St., Hopkinton
MA 01748
USA

Circon Corporation
460 Ward Drive
Santa Barbara, California 93111
USA

Lemke GmbH
Danziger Str. 21
82194 Gröbenzell
Germany

Sony Corporation
Tokyo
Japan

3 Die Anästhesie in der endoskopischen Chirurgie

B. Kottler, G. Lenz und G. Buess

Einleitung

Mit der Einführung endoskopischer Techniken hat die Chirurgie eine Revolution erfahren. Viele Operationen, die für die Patienten früher eine außergewöhnliche Belastung darstellten, können nun endoskopisch mit minimaler körperlicher und psychischer Beeinträchtigung durchgeführt werden. Dies führte zu einer immer breiteren Anwendung der endoskopischen Chirurgie, nicht zuletzt bei Risikopatienten. Gegenüber konventionellen chirurgischen Verfahren hat die endoskopische Chirurgie folgende Vorteile aufzuweisen: geringerer perioperativer Streß für den Patienten, minimale postoperative Beeinträchtigung aufgrund kleinerer Inzisionen, in der Mehrzahl der Fälle nur mäßige postoperative Schmerzen, deutlich vorteilhafteres kosmetisches Ergebnis, kurze Hospitalisationszeiten, Möglichkeit der ambulanten Durchführung der Eingriffe, raschere Wiederaufnahme der gewohnten Tätigkeiten und Kostenersparnis [6, 10, 15].

In diesem Kapitel werden die Grundprinzipien der Narkoseführung bei laparoskopischen und thorakoskopischen Eingriffen unter Anwendung der CO_2-Insufflation behandelt.

Allgemeine Hinweise

Die endoskopische Chirurgie ist auch unter der Bezeichnung minimal invasive Chirurgie (MIC) bekannt [8]. In bezug auf die Anästhesie gilt eine Feststellung von Shanta und Harden nicht nur für laparoskopische, sondern gleichfalls für viele andere endoskopische Techniken: „Die laparoskopische Chirurgie ist kein harmloser Eingriff. Sie ist mit mehr oder weniger gravierenden Komplika-

tionen verbunden, einschließlich Todesfolge" [36]. Ernsthafte Probleme, deren Beherrschung nicht immer gelingt, sind u. a. Gasembolien und kardiovaskulärer Kollaps [19, 36]. Deshalb ist von seiten der Anästhesie perioperativ eine äußerst sorgfältige Vorgehensweise angezeigt, auch wenn aus chirurgischer Sicht bei vielen endoskopischen Operationen von „minimalen" Eingriffen die Rede ist.

Grundsätzlich gibt es keine speziellen Narkosetechniken für endoskopische Operationen. Deshalb erfolgt die anästhesiologische Behandlung auch bei endoskopischen Eingriffen nach allgemein anerkannten Verfahrensweisen. Prinzipiell kann jeder narkosefähige Patient endoskopisch operiert werden. In Einzelfällen sollten jedoch Chirurg und Anästhesist gemeinsam anhand der jeweiligen Vor- und Nachteile abwägen, ob der Eingriff endoskopisch oder offen durchzuführen ist.

Bei Patienten mit anamnestisch bekannten Netzhautblutungen sollte ein laparoskopischer Eingriff nur unter großem Vorbehalt in Erwägung gezogen werden. Fallberichte über Sehstörungen nach laparoskopischen Eingriffen stützen den Verdacht, daß durch die Anlage eines Pneumoperitoneums in Verbindung mit der Lagerung in der Trendelenburg-Position möglicherweise ein potentiell gefährlicher Anstieg des Venendruckes der Netzhaut begünstigt werden könnte [38]. Auch bei Patienten mit ventrikuloperitonealem oder peritoneovenösem Shunt ist ein laparoskopischer Eingriff relativ bzw. absolut kontraindiziert. Bei einem erst kurz zuvor angelegten ventrikuloperitonealen Shunt kann es aufgrund einer massiven Hautemphysementwicklung im Bereich des subkutan verlaufenden Shuntanteils während der Operation zu schwerwiegenden Beatmungsproblemen kommen [35]. Ein elektiver laparoskopischer Eingriff sollte deshalb auf einen späteren

Zeitpunkt verlegt werden, wenn die Wundheilung im subkutanen Shuntverlauf abgeschlossen ist. Peritoneovenöse Katheter wie ein Denver-Shunt sind mit einem Ventil ausgestattet, das sich bei einer Druckdifferenz von 2 cm H_2O öffnet. Damit ist die große Gefahr einer Luft- oder CO_2-Embolie verbunden, weshalb ein laparoskopischer Eingriff absolut kontraindiziert ist [35].

Kleinere gynäkologische Eingriffe von kurzer Dauer, wie z. B. eine diagnostische Laparoskopie des Beckens oder eine Klippsterilisation werden häufig komplikationslos unter Allgemeinnarkose mit Maskenbeatmung oder sogar in periumbilikaler Infiltrationsanästhesie im Einstichbereich des Trokars durchgeführt [15, 44]. Kenefick et al. stellten bei Frauen während laparoskopischer Untersuchungen wegen Unfruchtbarkeit fest, daß sich trotz spontaner Atmung über die Maske unter 2–3% Isofluran mit 35% Sauerstoff und 65% Lachgas nur eine mäßige Hyperkapnie ausbildete [21]. Auch kam es weder zu einer signifikanten Azidose noch zu kardialen Arhythmien.

Grundsätzlich ist auch eine spinale oder epidurale Anästhesie bei laparoskopischen Eingriffen möglich [36]. Diese Verfahren sind jedoch keine echte Alternative und sollten nur auf Ausnahmefälle beschränkt bleiben. Die Voraussetzungen dafür sind neben dem Ausschluß vorheriger Atemwegs- oder Herzerkrankungen eine gute Compliance seitens des Patienten während der Operation sowie die Kooperation des Chirurgen. Eine tiefe intraoperative Sedierung gilt es zu vermeiden, da der Patient in der Lage sein muß, auf die erhöhte CO_2-Konzentration durch das künstliche Pneumoperitoneum mit erhöhtem Atemminutenvolumen zur Erhaltung einer Normokapnie zu reagieren. Trotz Blockade entsprechender Nervensegmente (Th2–L1) ist intraoperativ mit dem Auftreten von Übelkeit und Erbrechen zu rechnen. Irritationen und Schmerzen im Innervationsbereich des N. phrenicus (zervikale Segmente 3–5, Infraklavikularbereich, Schulter, Nacken) treten als Folge der CO_2-Insufflation der Bauchhöhle [36] ebenfalls sehr häufig auf. Eine Ausschaltung dieser zervikal-segmentalen Schmerzen ist weder durch die Spinal- noch durch die Periduralanästhesie möglich.

In Anbetracht der verschiedenen Vor- und Nachteile der anästhesiologischen Alternativen bei laparoskopischen Eingriffen ist die Allgemeinnarkose mit endotrachealer Intubation und kontrollierter Beatmung in den meisten Fällen die Methode der Wahl, insbesondere bei chirurgischen Eingriffen im oberen Abdomen sowie bei längerer Dauer des Eingriffes. Dies läßt sich besonders durch folgende Vorteile gegenüber anderen Techniken begründen: bessere kardiorespiratorische Kontrolle, einfache Aufrechterhaltung eines adäquaten pCO_2 unter kontrollierter Beatmung, keine Gefahr der Aspiration, Möglichkeit der kompletten Muskelrelaxation und Lagerungen wie steile Kopftieflage oder andere Positionen, die von Patienten im wachen Zustand nicht gut toleriert werden [15].

Thorakoskopische Operationen erfordern in den meisten Fällen eine Einlungenanästhesie. Diese ist nur in Allgemeinnarkose unter endobronchialer Intubation mit einem Doppellumentubus durchführbar [16].

Endoluminale Rektumoperationen könne nach Absprache mit dem Chirurgen in Regionalanästhesie durchgeführt werden (z. B. Spinal- oder Periduralanästhesie). Bei der Entscheidung für eine bestimmte Anästhesiemethode sollten die voraussichtliche Operationsdauer und die erforderlichen Lagerungen des Patienten während der Operation berücksichtigt werden. Wenn eine Bauchlage erforderlich ist oder der Chirurg eine längere Operationsdauer erwartet, dann sollte von vornherein eine Allgemeinnarkose geplant werden. Wenn es unter Regionalanästhesie zu unbeeinflußbarem Husten, unkontrollierten Bewegungen oder allgemeiner Agitation kommt, kann es notwendig werden, die Operation in Allgemeinnarkose weiterzuführen. Es ist deshalb zu empfehlen, dies dem Patienten beim anästhesiologischen Aufklärungsgespräch mitzuteilen.

In bezug auf die Auswahl des Anästhetikums für eine Allgemeinnarkose können keine generellen Empfehlungen ausgesprochen werden. In vielen Fällen ist eine Inhalationsnarkose [21] oder eine balancierte Narkose, z. B. mit volatilen Anästhetika, Opiaten und nichtdepolarisierenden Muskelrelaxanzien [15, 19] vorteilhaft. Auch totale intravenöse Narkosetechniken, z. B. unter Verwendung von Propofol-Fentanyl-Vecuronium wurden erfolgreich eingesetzt [34]. Allerdings ist die Frage noch immer nicht geklärt, ob diese

Methoden gegenüber der Anwendung volatiler Anästhetika tatsächlich wesentliche Vorteile aufweisen. Möglicherweise kommen sie jedoch eher der Forderung des Anästhesisten entgegen, daß sich der Patient nach einer endoskopischen Operation so schnell wie möglich von der Narkose erholen sollte, insbesondere bei Anwendung kurz wirkender Medikamente. Die Verwendung von Lachgas bei laparoskopischen Eingriffen ist umstritten, weil Bedenken bestehen hinsichtlich einer darmblähenden Wirkung (diffusionsbedingte Augmentation luftgefüllter Hohlräume), einer vermehrt auftretenden postoperativen Übelkeit und (im Fall beabsichtigter oder unbeabsichtigter Darmeröffnung und dem damit verbundenen Austritt von flüchtigen Darmgasen) der Gefahr von Konzentrationsanstiegen in der Peritonealhöhle, die ausreichen könnten, die Explosion von Darmgas zu begünstigen [6, 31, 39]. Andererseits konnten Taylor et al. bei 50 elektiven laparoskopischen Cholezystektomien unter Isoflurananästhesie keine signifikanten Unterschiede zwischen Patienten mit (70 Vol.-%) bzw. ohne zusätzliche Lachgasanwendung hinsichtlich Operationsbedingungen, Grad der Darmblähung und postoperativer Inzidenz von Übelkeit oder Erbrechen finden [39]. Deshalb muß auf Lachgas bei der laparoskopischen Cholezystektomie nicht verzichtet werden [21, 39].

Die perioperative Anwendung von Analgetika, einschließlich Morphin und Fentanyl, kann zu einem Spasmus des Sphincter Oddi führen, jedoch ergeben sich hieraus beispielsweise für die Verwendung von Opiaten keine Kontraindikationen. Das Auftreten von Spasmen kann hinsichtlich Inzidenz und Ausprägung durch repetitive, sich an dem gewünschten analgetischen Effekt orientierenden Einzelgaben (Titration) reduziert werden. Sollten dennoch während der intraoperativen Cholangiographie im Verlauf einer laparoskopischen Cholezystektomie Schwierigkeiten bei der Darstellung des Kontrastmittelflusses in das Duodenum auftreten, so kann ein Spasmus des Oddi-Sphinkters durch intravenöse Gabe von 1,0 mg Glukagon problemlos behoben werden [15].

Die Frage, ob endoskopisch-chirurgische Eingriffe auf Patienten ohne kardiovaskuläre und respiratorische Beeinträchtigungen beschränkt bleiben sollten, wird kontrovers diskutiert. Sie kann nicht generell beantwortet werden und es ist zu betonen, daß im Einzelfall unter besonderer Berücksichtigung folgender Faktoren zu entscheiden ist: zugrundeliegende Herz- oder Lungenerkrankung, die jeweilige endoskopische Technik, zu erwartende Dauer des Eingriffs sowie die Lagerung des Patienten während der Operation. Darüber hinaus ist zu beachten, daß endoskopische Techniken unterschiedliche Auswirkungen auf kardiovaskuläre und respiratorische Parameter haben können. Patienten mit kardialem Risiko werden durch die meisten endoluminalen Rektumoperationen vermutlich nur minimal belastet. Dagegen können Patienten mit beeinträchtigter kardiovaskulärer Funktion in nicht vorhersehbarer Weise auf hämodynamische Veränderungen im Verlauf von laparoskopischen oder thorakoskopischen Eingriffen reagieren.

Dennoch sind Patienten mit kardialem oder respiratorischem Risiko nicht kategorisch von der endoskopischen Chirurgie auszuschließen, wenn auf die Anwendung eines entsprechend umfassenden Monitorings [15] geachtet wird. Die intraoperative Patientenüberwachung und die Aufrechterhaltung einer adäquaten Oxygenation und Hämodynamik sind nicht selten mit Schwierigkeiten verbunden und stellen für den Anästhesisten eine Herausforderung dar. Mit gut ausgebildetem und erfahrenem chirurgischem und anästhesiologischem Personal, mit extensivem perioperativem Monitoring der vitalen Parameter sowie unter Verwendung nichtkardiodepressiver, kurz wirksamer Medikamente können auch Risikopatienten mit einem großen Sicherheitsspielraum narkotisiert werden. Der Anästhesist sollte aber auch darauf eingestellt sein, eine sofortige Änderung des chirurgischen Verfahrens hinsichtlich einer Erweiterung zur offenen Operation zu empfehlen, wenn im Verlauf eines endoskopischen Eingriffes [6] hämodynamische Schwierigkeiten oder Probleme mit der Oxygenation bzw. der Beatmung auftreten.

Monitoring

Das intraoperative Standardmonitoring umfaßt eine kontinuierliche Evaluierung von Oxygenation, Beatmung und Kreislauf sowie die Kontrolle der Körpertemperatur. Die ständige Überwachung der vitalen Parameter ist besonders bei laparoskopischen und thorakoskopischen Eingriffen unerläßlich. Sowohl kleinere als auch größere Komplikationen können jederzeit plötzlich und unerwartet auftreten.

Zur Kontrolle der Oxygenation ist die Pulsoxymetrie am besten geeignet. Die Beobachtung thorakaler Atemexkursionen und die Auskultation der Atemgeräusche über beiden Lungen sind einfache Methoden zur Atmungskontrolle. Eine Wiederholung der Lungenauskultation ist vorsichtshalber bei jedem Positionswechsel, nach der CO_2-Insufflation in den Peritonealraum, in allen Phasen, in denen ein Abfall der Sauerstoffsättigung zu verzeichnen ist sowie nach der Extubation zu empfehlen [36]. Besonders bei Thoraxeingriffen mit Beteiligung des unteren Mediastinums besteht ein erhöhtes Risiko eines ein- oder beidseitigen Pneumothorax bzw. eines Pneumomediastinums. Im Verlauf eines laparoskopischen Eingriffes kann ein primär ordnungsgemäß positionierter Endotrachealtubus unbeabsichtigt tiefer wandern und in einen Hauptbronchus gelangen. Dies kann z. B. dann vorkommen, wenn der Patient in einer steilen Trendelenburg-Position gelagert und der Lungenhilus nach oben verdrängt wird [36].

Die endexspiratorische CO_2-Messung ($ETCO_2$) ist unerläßlich. Ein rascher Anstieg des $ETCO_2$ ist bei der Laparoskopie mit CO_2-Pneumoperitoneum nicht zu vermeiden. Ursächlich hierfür sind neben einer mechanischen Beatmungsbeeinträchtigung durch die CO_2-induzierte Aufdehnung des Abdomens eine systemische Absorption von CO_2 aus der Peritonealhöhle [15]. Durch kontrollierte Hyperventilation mit niedrigen Atemzugvolumina läßt sich ein entsprechender $ETCO_2$-Wert jedoch leicht wiederherstellen. Die Gabe größerer Atemzugvolumina ist zu vermeiden, weil dadurch unerwünschte Bewegungen der Leber und der Gallenblase verursacht werden.[36]. Bei der laparoskopischen Cholezystektomie verändert sich der $ETCO_2$-Wert fast immer exakt analog zum arte-

riellen CO_2-Gehalt [25, 28]. Der ΔCO_2-Wert ($PaCO_2$-ETCO2) kann deshalb mit Medianwerten zwischen 2 und 4,5 mm Hg im Normbereich von Erwachsenen erwartet werden [11]; der $ETCO_2$-Wert kann somit als zuverlässiger Richtwert für die Anpassung der Beatmung gelten. Beim geringsten Zweifel sollte jedoch umgehend eine Kontrolle der arteriellen Blutgaswerte erfolgen. Bei thorakoskopischen Eingriffen sind größere Unterschiede zwischen $PaCO_2$ und $ETCO_2$ anzunehmen. Durch die Unterbrechung der Beatmung kommt es im Bereich der oben liegenden, nicht ventilierten Lunge zu einem Rechts-links-Shunt, der einen Anstieg der Differenz zum $PaCO_2$-Wertes bzw. der ΔCO_2-Differenz zur Folge hat [11]. Die Differenz zwischen $PaCO_2$ und $ETCO_2$ sollte in der Regel jedoch den ursprünglichen, unter Beatmung beider Lungen gemessenen ΔCO_2-Wert nicht überschreiten [11]. Für die Berechnung des ΔCO_2-Wertes und wiederholte Blutgasmessungen zur entsprechenden Anpassung der Beatmung ist bei thorakoskopischen Eingriffen eine arterielle Kanüle erforderlich.

Zur Überwachung der Kreislauffunktion sollten folgende Verfahren zur Anwendung kommen: Elektrokardiogramm (EKG), Blutdruckmessung, Pulsplethysmographie bzw. -oxymetrie. Mit Hilfe einer 5poligen EKG-Ableitung ist eine ST-Segment-Analyse und damit die frühzeitige Erkennung einer Myokardischämie möglich [18, 36]. Daneben hat sich die nichtinvasive Impedanzkardiographie zur Berechnung des Schlagvolumens sowie des Herzminutenvolumens bei der Laparoskopie gut bewährt [19, 23]. Abhängig vom Allgemeinzustand des Patienten und der Art des endoskopischen Eingriffs ist im Einzelfall ein erweitertes invasives Monitoring (z. B. arterielle Kanüle, zentraler Venenkatheter, Pulmonalarterienkatheter) zu erwägen.

Lagerung des Patienten

Häufige intraoperative Lagerungswechsel sind charakteristisch für die endoskopische Chirurgie. Ob der Patient zu Beginn des Eingriffs in Rükkenlage, Bauchlage, Seitlenlage, Lithotomielage oder in der Trendelenburg- bzw. umgekehrten

Trendelenburg-Position gelagert wird, ist vom Operationsgebiet abhängig. Weitere Lagerungsvarianten sind durch Kippung oder Neigung des Operationstisches während der Operation möglich.

Von besonderer Bedeutung ist es, sicherzustellen, daß der Patient aus keiner der denkbar möglichen Lagerungspositionen vom Operationstisch rutschen kann. Shanta et al. beschrieben einen Fall, in dem ein Patient während einer laparoskopischen Cholezystektomie nach Umlagern in eine linksgeneigte umgekehrte Trendelenburg-Position mit dem Oberkörper, einschließlich Kopf und Nacken vom Operationstisch rutschte [36]. Daher sollte der Patient immer mit 2 Gurten (Knie und Brustkorb) festgeschnallt werden, wobei am Brustkorb darauf zu achten ist, daß die Atembewegungen nicht beeinträchtigt werden [36].

Bei endoskopischen Operationen wird durch die Lagerung der Zugang zum Kopf und zum endotrachealen Tubus häufig erheblich erschwert. Die Verwendung nicht knickender endotrachealer Tuben ist daher sehr zu empfehlen. Des weiteren ist darauf zu achten, daß die Augen vor Austrocknung und einem direkten Trauma geschützt werden [12]. Bei über dem Kopfbereich verlaufenden Videokabeln kann es durch versehentliche Lösung von Verbindungen oder Herabfallen von Kabelenden zu ernsthaften Augenverletzungen kommen. Eine entsprechende Protektion der Augen, z. B. mit Schutzklappen, ist daher zwingend notwendig (Abb. 3.1).

Selbst bei Beachtung aller Vorsichtsmaßnahmen bleibt ein individuelles Restrisiko hinsichtlich lagerungsbedingter Verletzungen von Nerven oder Gewebe. Durch folgende Faktoren kann sich dieses Risiko noch erhöhen: arterielle Verschlußkrankheit, diabetische Neuropathie, langandauernde Lagerung in einer extremen Position (z. B. steile, umgekehrte Trendelenburg-Position), Hypotension, intraoperative Hypothermie, Adipositas, Vasokonstriktion und verlängerte Operationsdauer [20, 29, 42].

Eine Neuropathie der unteren Gliedmaßen nach laparoskopischen Operationen ist ein multifaktorielles Geschehen. Bei der Differentialdiagnose müssen sowohl Nervenverletzungen, eine Venenthrombose, ein Kompartmentsyndrom als auch eine Kombination dieser 3 klinischen

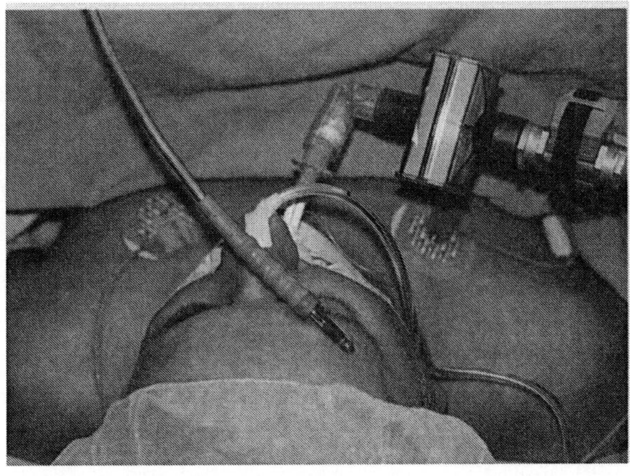

Abb. 3.1. Videokabel als potentielle Gefahrenquelle für Augenverletzungen bei endoskopischen Operationen

Zustände in Betracht gezogen werden. Zu fest angelegte Gurte im Oberschenkelbereich bzw. knapp unterhalb der Knie in Verbindung mit einer steilen umgekehrten Trendelenburg-Position waren die mutmaßlichen Ursachen für Nervenschäden (Meralgia paraesthetica, Peronäuslähmung) im Bereich der unteren Extremitäten bei 2 adipösen Patienten nach laparoskopischen Cholezystektomien [20].

Laut einer Erhebung von Warner und Martin, die 198 461 konsekutive Patienten mit Lagerung in Lithotomieposition an der Mayo Clinic (Bereich Chirurgie und Anästhesie) über einen Zeitraum von 1957–1991 umfaßte, beträgt die Häufigkeit einer persistierenden Nervenverletzung der unteren Gliedmaßen ungefähr 1:3 675 [42]. Die intraabdominelle CO_2-Insufflation führt bei den meisten Patienten zu einer Erhöhung des Femoralvenendrucks von bis zu 78% und leistet dadurch einer Venenstauung und einer tiefen Venenthrombose Vorschub [1]. Das Kompartmentsyndrom wird als Symptomenkomplex definiert, der sich durch Zunahme des Gewebedruckes in einem anatomisch geschlossenen osseofaszialen Extremitätenbereich mit konsekutiver Einschränkung der myoneuralen Blutzirkulation manifestiert [29]. Als ursächliche Mechanismen gelten eine verminderte Beindurchblutung durch die Kopftieflage, starke lokale Druckausübung durch unsachgemäße Lagerung der Beine in den Halterungen, Druck von außen durch Ausrüstungsteile oder sich abstützendes bzw. anlehnendes Operationspersonal und

Kompression der Beckengefäße [29]. In der Übersichtsarbeit von Warner und Martin [42] über Komplikationen bei Lithotomielagerungen wird die Wahrscheinlichkeit eines Kompartmentsyndroms mit chirurgisch erforderlicher Faszienspaltung retrospektiv mit 1:39 692 angegeben.

Bei der endoluminalen Rektumchirurgie muß der Patient häufig in Bauchlage gelagert werden. Durch sorgfältige Lagerung mit besonderem Augenmerk auf Kopf und Nacken läßt sich das Risiko nervaler bzw. durchblutungsbedingter Komplikationen mindern. Vor allem aber sind die Einnahme einer neutralen Nackenposition und die Vermeidung von Behinderungen des arteriellen Zuflusses sowie des venösen Abflusses zum Gehirn unerläßliche Vorsichtsmaßnahmen. In der Literatur finden sich zahlreiche Kasuistiken über schwerwiegende Schädigungen nach Lagerungen in Bauchlage, z. B. Augenverletzung als direkte Druckfolge [12], Neuropathien des N. lingualis und N. buccalis [43], und sogar eine Lähmung aller 4 Extremitäten (Quadriplegie) bei einem Patienten mit zervikaler Spondylose [9]. Bei Patienten mit ausgeprägter Karotisstenose, zu vermutender Dysfunktion der zerebralen Autoregulation bzw. bei gestörter intrakranieller Compliance und bei zervikaler Spondylose ist daher von der Bauchlage abzuraten [9, 26].

Die Sicherstellung einer korrekten intraoperativen Lagerung des Patienten ist gemeinsame Aufgabe des Chirurgen und des Anästhesisten. Aus der Sicht des Anästhesisten stehen als protektive Maßnahmen besonders eine peinlich genaue Einhaltung der korrekten Lage und die sichere Befestigung des Patienten im Mittelpunkt. Gefährdete Körperteile sollten stets gut gepolstert werden. Eine fehlerhafte Lagerung ist manchmal anhand der Pulsoxymetrie zu erkennen [17], wenn beispielsweise der Radialispuls bzw. das Sättigungssignal nach Abduktion des Arms bei der Lagerung verschwindet (Hyperabduktionssyndrom). In der Abb. 3.2 sind die Körperregionen hervorgehoben, die im Hinblick auf Gefäß- und Nervenverletzungen als besonders gefährdet anzusehen sind. Das intraoperative anästhesiologische Management sollte vor allem auf die Konstanz von Körpertemperatur (Normothermie oder leichte Hypothermie) und Blutdruck (Normotension) abzielen. Wenn bei einem korpu-

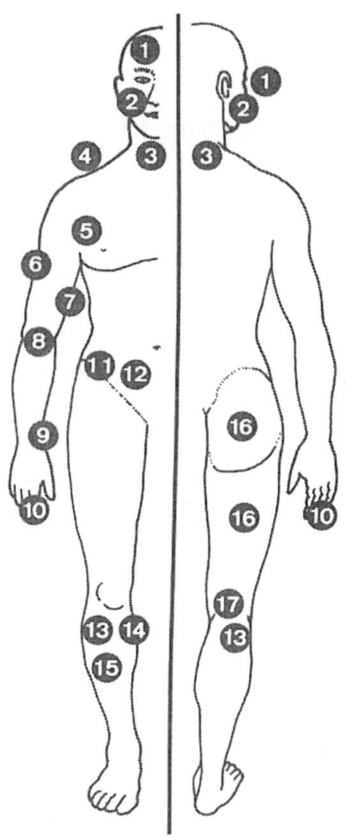

Abb. 3.2. Körperregionen mit besonderer Gefährdung für Nerven- und Gewebeschädigungen: *1* Auge; *2* N. buccalis, N. facialis, N. hypoglossus und N. trigeminus; *3* Hals; *4* N. accessorius; *5* Plexus brachialis; *6* N. radialis; *7* N. medianus und N. ulnaris; *8* N. ulnaris; *9* N. medianus; *10* Finger; *11* N. cutaneus femoris lateralis; *12* N. femoralis; *13* N. peronaeus communis; *14* N. saphenus; *15* N. peronaeus superficialis und N. peronaeus profundus; *16* N. ischiadicus; *17* N. tibialis und N. peronaeus communis

lenten Patienten für einen laparoskopischen Eingriff eine steile umgekehrte Trendelenburg-Position erforderlich ist, empfiehlt sich zur Entlastung der Einsatz von zusätzlichen Fußstützen [20]. Dadurch kann vermieden werden, daß die Hauptlast des Körpergewichts auf die Gurte an den unteren Extremitäten übertragen wird. Als vorbeugende Maßnahme gegenüber einer venösen Stauung bei der Laparoskopie sind u. U. pneumatische Stützstrümpfe geeignet [1].

Okklusionsverbände aller Art können jedoch andererseits die Entstehung eines Kompartmentsyndroms begünstigen [29].

Anästhesiologische Nachsorge

Die Patientennachsorge nach endoskopischen Eingriffen wird im Aufwachraum selbstverständlich nach den auch für andere Operationen gültigen Standards durchgeführt. Einige für die endoskopische Chirurgie typische Besonderheiten sind jedoch im postoperativen Verlauf zu beachten.

Unmittelbar nach dem Eintreffen im Aufwachraum sollte eine orientierende Untersuchung einschließlich Lungenauskultation, Palpation von Abdomen, Thorax und Hals durchgeführt werden. Pathologische Atemgeräusche, ein subkutanes Emphysem und/oder die Mitteilung von intraoperativen Problemen mit der Beatmung bzw. der Oxygenation lassen die sofortige Durchführung einer Röntgenthoraxkontrolle erforderlich erscheinen. Wenn ein Pneumothorax auszuschließen ist, stellt ein subkutanes Emphysem oder auch ein Pneumomediastinum bei den meisten Patienten nach laparoskopischen Eingriffen im Hinblick auf Oxygenation und Spontanatmung kein Problem dar. Bei Vorliegen eines Pneumothorax kann jedoch die Anlage einer Thoraxdrainage notwendig werden. Subkutanes Emphysem, Pneumomediastinum und Pneumothorax nach thorakoskopischen Eingriffen können dagegen nach der Extubation zu erheblichen Atemwegsbeschwerden führen. Symptome, die den Kliniker alarmieren sollten sind Dyspnoe, Tachykardie, anhaltender Husten und Hämoptoe [14]. Alle diese Symptome sowie entsprechende Röntgenbefunde können sich erstmals am Ende der Operation bzw. erst nach der Extubation manifestieren bzw. nachweisbar werden. Wenn dieser Fall eintritt, muß zuerst eine flexible Bronchoskopie durchgeführt werden, um eine Ruptur der Trachea auszuschließen bzw. zu bestätigen. Bei Verwendung doppellumiger Endobronchialtuben sind Risse in der Trachea zwar eine Rarität, trotzdem aber als typische Komplikation bekannt. Auch die neueren Einmaltuben aus Polyvinylchlorid, von denen anfänglich angenommen wurde, daß sie sicherer als

die roten Gummituben wären, scheinen mit demselben Risiko behaftet zu sein [14]. Die Behandlung erfordert häufig einen chirurgischen Defektverschluß.

Die Atmung sollte im Aufwachraum mit der Pulsoxymetrie kontrolliert werden. Die Atemfunktion ist nach laparoskopischen Operationen weniger beeinträchtigt und normalisiert sich verglichen mit dem Zustand nach offenen chirurgischen Eingriffen schneller. Putensen-Himmer et al. [34] stellten in einer Vergleichsstudie an Patienten, die sich einer Cholezystektomie unterzogen hatten, fest, daß nach 6, 24 und 72 h die Vitalkapazität und der Atemstoßwert in 1 s bei der laparoskopisch operierten Gruppe signifikant höhere Werte aufwiesen als bei der Laparotomiegruppe. Ferner wurden bei den laparoskopisch behandelten Patienten höhere arterielle O_2-Spannungen gemessen. Allerdings wird die postoperative Spontanatmung im Aufwachraum durch das nach einer Laparoskopie im Abdomen noch verbleibende restliche CO_2 erheblich beeinflußt. Die Atemfrequenz ist durch das zu eliminierende CO_2 bis zu 3 h lang erhöht [40]. Des weiteren ist bei die-

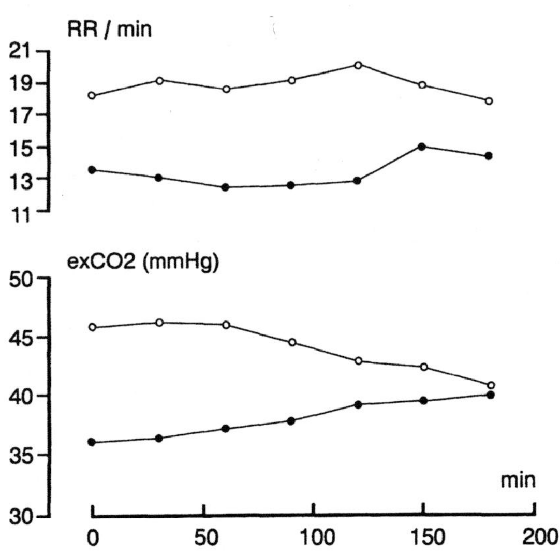

Abb. 3.3. Auswirkungen eines CO_2-Pneumoperitoneums auf die postoperative Spontanatmung (*RR*, Atemfrequenz; *exCO2*, endexspiratorischer CO_2-Wert) nach laparoskopischer (*offene Kreise*) bzw. herkömmlicher offener (*gefüllte Kreise*) Cholezystektomie. (Aus [40])

sen Patienten gegenüber den mit der herkömmlichen, offenen Cholezystektomie Operierten ein signifikant erhöhter CO_2-Gehalt in der Ausatmungsluft festzustellen (Abb. 3.3). Dies mag für Patienten mit normaler Atemfunktion kein Problem darstellen, da die Sauerstoffsättigung dadurch nicht beeinträchtigt wird. Wenn jedoch Methoden bzw. Medikamente, wie z. B. Opiate, eingesetzt werden, welche die Reaktion auf CO_2 einschränken, so wird die CO_2-Elimination verlängert. Dieser Effekt ist bei Patienten mit zugrundeliegenden Herz- und Lungenerkrankungen wie Herzinsuffizienz, Hypotension und Emphysem von besonderer Relevanz [40].

Bei allen laparoskopischen Operationen kann es zu versehentlichen Gefäßverletzungen (Aorta, A. und V. iliaca) kommen. Möglicherweise wird eine solche Verletzung während der Operation nicht entdeckt [33]. Deshalb ist es sehr wichtig, daß bei allen Patienten im Aufwachraum gezielt geprüft wird, ob Anzeichen für eine Blutdruckinstabilität bzw. eine Blutung vorliegen. Beim geringsten Verdacht sollte zusätzlich eine Hämatokritmessung in Betracht gezogen werden. Oza et al. [33] berichteten über den Fall einer 35jährigen Frau, bei der sich nach einer unauffällig verlaufenen laparoskopischen Sterilisation im Aufwachraum innerhalb von einer Stunde eine progressive Hypotension mit signifikantem Abfall des Hämatokritwertes ausbildete. Bei der notfallmäßig durchgeführten Relaparotomie wurde an der linken Seite der Aorta zwischen rechter Nierenarterie und dem Ursprung der A. mesenterica inferior eine Punktionsverletzung entdeckt [33].

Viele Patienten leiden nach laparoskopischen Operationen an Übelkeit und Erbrechen. Als Risikofaktoren gelten Adipositas, Geschlecht (Frauen), jugendliches Alter, früheres Auftreten von Übelkeit und Erbrechen nach einer Narkose, nicht therapierte Schmerzen und zu frühe Mobilisation [13]. Niedrigdosiertes (bis zu μ 20 g/kg KG) und nach Narkoseeinleitung appliziertes Droperidol stellt eine wirksame antiemetische Prophylaxe dar und sollte zumindest bei Patienten mit erhöhtem Risiko verordnet werden. Eine Wirkung kann sogar schon mit einer Dosierung von 5 μg/kg KG erzielt werden [13]. Die gravierenden Nebenwirkungen von Droperidol wie Sedierung, extrapyramidale Begleitsymptome, Ruhelosigkeit und

Psychosen sind bei niedriger Dosierung zu vernachlässigen.

Es gibt keinen Grund, in der postoperativen Schmerzbehandlung auf wirksame Schmerzmittel wie Opiate zu verzichten; allerdings verursachen endoskopische Operationen wegen der kleinen Inzisionen nur geringe Schmerzen. In der Regel treten nach laparoskopischen Eingriffen Muskelschmerzen im Oberkörper (Nacken, Schulter sowie muskuläre Verspannungen) auf [37], bei den meisten Patienten dauert es mehr als 3 Tage, bis sie ihre normalen Tätigkeiten wieder aufnehmen können. Nichtsteroidale Antiphlogistika sind ebenfalls gut analgetisch wirksam und haben zudem den Vorteil, daß Übelkeit und Erbrechen nur in geringem Maße auftreten [32]. Sie dürften Opiaten überlegen sein, da bei ihrer Einnahme Nebenwirkungen wie Somnolenz und Atemdepression entfallen und dadurch die Verweildauer im Aufwachraum verkürzt werden kann.

Laparoskopische Operationen

Nach Einleitung der Narkose wird entweder nasal oder oral eine Magensonde eingeführt, um das Risiko einer Verletzung des Magens beim Einstich der Verres-Nadel bzw. des Trokars zu verringern und die Laparoskopie zu erleichtern [15]. Ein Blasenkatheter wird bei laparoskopischen Operationen häufig für notwendig erachtet. Wenn jedoch der Patient angewiesen wird, die Blase kurz vor der Operation zu entleeren, kann bei einer laparoskopischen Cholezystektomie ohne Einbuße an Sicherheit die Anlage eines Blasenkatheters entfallen [30]. Da es bei laparoskopischen Eingriffen extrem selten zu einer Gasembolie kommt, kann auf spezielle Überwachungsmethoden wie z. B. Ultraschalldiagnostik (Doppler) verzichtet werden [41].

Die CO_2-Insufflation bei Anlage des Pneumoperitoneums sollte langsam erfolgen und der erzielte intraabdominelle Druck sollte 12–15 mm Hg nicht überschreiten [36]. CO_2 wird normalerweise rasch über die Viszeralgefäße absorbiert, so daß durch die intravaskuläre Aufnahme geringer Mengen CO_2 wegen der guten Löslichkeit in Blut kardiovaskuläre Störungen nicht zu befürchten

Tabelle 3.1. Komplikationen bei laparoskopischen Operationen und der Anästhesiebehandlung

Komplikation	Symptome	Therapie
Blutung	Hypotension, Tachykardie	Chirurgisches Vorgehen, Volumenersatz
Herzrhythmusstörungen	Veränderungen der Herzschlagfolge im Vergleich zum normalen präoperativen Herzrhythmus	Ausschluß von: CO_2-Embolie, Hyperkapnie, Hypoxie, Hypotension, kardiale Ischämie, zu flache Anästhesie und Pneumothorax
CO_2-Embolie	Abfall des Herzminutenvolumens, Kreislaufkollaps, Mühlrad- oder andere Herzgeräusche, Zyanose, Lungenödem	Positionswechsel in eine Linksseitenlage mit Kopftieflagerung (Durant-Position), sofortiges Ablassen des Pneumoperitoneums, kardiopulmonale Reanimation, Legen eines zentralen Venenkatheters; evtl. notfallmäßiger kardiopulmonaler Bypass zur CO_2-Aspiration, falls verfügbar
Hyperkapnie	Ansteigender $ETCO_2$-Wert	Adaptation der Beatmung; Ausschluß von: CO_2-Embolie, Pneumothorax und subkutanem Emphysem; Reduzierung des intraabdominellen Druckes
Hypertension	Anstieg des Blutdrucks über präoperative Werte	Ausschluß bzw. Behandlung einer Hyperkapnie durch Beatmungsadaptation
Hypotension	Abfall des Blutdrucks unter präoperative Werte	Ausschluß von Blutung, CO_2-Embolie, Pneumothorax, vasovagalem Reflex, intravasalem Volumenmangel; Reduktion des Insufflationsdruckes; Kopftieflage, Volumenersatz und Gabe eines Vasopressors bei orthostatischem Kollaps
Pneumothorax	Auskultation der Lunge: keine Atemgeräusche, plötzlicher Abfall der Sauerstoffsättigung, Tachykardie	Überprüfung der Tubuslage, Thoraxdrainage, Reduktion des intraabdominellen Druckes
Subkutanes Emphysem	Subkutane Crepitation bei Palpation von Brustkorb, Achselhöhlen bzw. Rücken	Ausschluß eines Pneumothorax durch Auskultation beider Lungen, Reduktion des Insufflationsdruckes, ggf. Beendigung der Lachgaszufuhr, Thoraxaufnahme im Aufwachraum
Vasovagaler Reflex	Hypotension, Bradykardie	Abbruch der Laparoskopie, sofortiges Ablassen des Pneumoperitoneums, Atropin i. v., Volumenersatz

sind [15]. Zu beachten ist jedoch, daß hohe intraabdominelle Drücke oder Narkosetechniken, die die Durchblutung im Splanchnikusbereich hemmen, die CO_2-Absorption vermindern können. Dadurch erhöht sich die Wahrscheinlichkeit einer symptomatischen CO_2-Embolie.

Für laparoskopisch-chirurgische Eingriffe kann die Lagerung des Patienten in der Trendelenburg-Position (z. B. gynäkologische Laparoskopie), der steilen umgekehrten Trendelenburg-Position (z. B. laparoskopische Cholezystektomie) oder in Seitenlagerung erforderlich sein [5, 15, 36]. Durch die Trendelenburg-Position in Verbindung mit einem CO_2-Pneumoperitoneum kommt es zu folgenden hämodynamischen Veränderungen: Abnahme von Schlagvolumen und Herzindex sowie Anstieg von peripherem Gesamtwiderstand, Blutdruck und zentralem Venendruck [15, 19, 23, 26]. Bei der umgekehrten Trendelenburg-Position dürfte der verminderte venöse Rückstrom teilweise für den dabei häufig zu beobachtenden Blutdruckabfall verantwortlich sein. Der Effekt der intraoperativen Lagerung und des Pneumoperitoneums auf venösen Rückstrom und Blutdruck ist weitgehend vom intravaskulären Volumenstatus des einzelnen Patienten vor der CO_2-Insufflation abhängig [15].

In Tabelle 3.1 sind die für laparoskopische Eingriffe typischen Komplikationen und entsprechende Behandlungsvorschläge aus anästhesiologischer Sicht zusammengefaßt.

Als Ursache für einen kardiovaskulären Kollaps während der Anlage des CO_2-Pneumoperitoneums oder unmittelbar nach der Trokareinführung können eine Blutung, eine CO_2-Embolie oder ein Pneumothorax in Frage kommen. Im Verlauf der Laparoskopie können unbeabsichtigt intraabdominelle Strukturen, auch Blutgefäße verletzt werden, was eine intraoperative Blutung zur Folge haben kann.

Die klinischen Zeichen einer venösen CO_2-Embolie sind in den meisten Fällen sofort erkennbar, sie können sich aber auch erst mit Verzögerung in der postoperativen Phase bemerkbar machen [27]. Eine massive intravenöse CO_2-Embolie macht sich meistens durch einen dramatischen Blutdruckabfall in Verbindung mit Arhythmien, Zyanose und einem Lungenödem bemerkbar [15]. Der ETCO_2-Wert kann bei einer massiven CO_2-Embolie zunächst abrupt ansteigen. Später kommt es jedoch zu einem plötzlichen Abfall, wenn sich eine Rechtsinsuffizienz („gas lock", akute pulmonale Hypertonie) entwickelt [15]. Wenn es während einer laparoskopischen Operation aufgrund einer Blutgefäßverletzung zu einer starken Blutung kommt, kann CO_2 leicht in die Gefäße eintreten und dies sollte vom Anästhesisten als Warnzeichen für eine mögliche CO_2-Embolie gewertet werden [15].

Der ein- oder beidseitige Pneumothorax ist eine wohlbekannte Komplikation bei laparoskopischen Operationen [4, 36]. Er entsteht als Folge einer traumatischen Überdehnung von Zwerchfellanteilen durch CO_2-Expansion, kann aber auch auf angeborene Defekte des Zwerchfells zurückzuführen sein [36].

Bei Lagerung in der umgekehrten Trendelenburg-Position kommt es häufig zu einem Blutdruckabfall. Diese Hypotensionen lassen sich in aller Regel vermeiden, wenn präoperativ Flüssigkeitsdefizite vor entsprechenden Lagerungsänderungen durch eine adäquate Infusionsbehandlung ausgeglichen werden [27].

Bei Ausbildung eines Hautemphysems sollte man immer an einen evtl. gleichzeitig vorliegenden Pneumothorax denken. In den meisten Fällen läßt

dieser sich durch Auskultation normaler und beidseitiger Lungengeräusche ausschließen. Falls für die Allgemeinnarkose Lachgas verwendet wird, sollte man dieses bei einer subkutanen Emphysementwicklung aus Sicherheitsgründen absetzen. Ein subkutanes Hautemphysem allein bleibt in der Regel asymptomatisch und beeinflußt die Oxygenation nicht [35, 36], häufig läßt sich jedoch nachweisen, daß Hyperkapnie und Anstieg des Spitzenbeatmungsdrucks ausgeprägter ausfallen als dies allein aufgrund der CO_2-Insufflation zu erwarten wäre [35, 36].

Thorakoskopische Eingriffe

Das Monitoring für alle thorakoskopischen Operationen sollte ein EKG, die kontinuierliche arterielle und zentrale Venenblutdruckmessung, Pulsoxymetrie, Kapnographie/Kapnometrie (ET-CO_2) und wiederholte Blutgasanalysen umfassen. Bei kardiovaskulären und pulmonalen Risikopatienten ist zusätzlich die Anlage eines Swan-Ganz-Katheters zu erwägen.

Falls ein Zugang vom Mediastinum her geplant ist (z. B. endoskopisch-mikrochirurgische Dissektion des Ösophagus, EMDÖ), kann ein konventioneller einlumiger Endotrachealtubus verwendet werden. Dasselbe gilt für thorakoskopische Eingriffe mit einem oder mehreren Einstichen, da das Kollabieren der Lunge durch die Regulierung der Gaszufuhr und des Insufflationsdrucks erzielt wird [7]. Inzwischen stehen einmal verwendbare Doppellumentuben zur Verfügung, die die Möglichkeit bieten, ihre Lage unter bronchoskopischer Sicht zu kontrollieren. Diese Spezialtuben, z. B. Univent (Fuji Systems Corporation, Tokio, Japan) mit einem bei Bedarf aufblasbaren Bronchusblocker oder der rechts- oder linksseitige Polyvinyldoppellumentubus Broncho-Cath (Mallinck-rodt, Argyle, NY, USA), finden zunehmend Anwendung. Wenn diagnostische Thorakoskopie und operativer Eingriff in einer Sitzung durchgeführt werden, ist die Verwendung eines Doppellumentubus unbedingt erforderlich. Linksseitige Doppellumentuben können universal zur Anwendung kommen, unabhängig davon, auf welcher Seite die Thorakoskopie geplant ist [16]. Rechtsseitige

Endobronchialtuben sind schwieriger korrekt zu plazieren und neigen zudem dazu, intraoperativ in eine falsche Position zu verrutschen [16].

Im Verlauf der Operation können kardiale und ventilatorische Störungen auftreten. Der Druck während der CO_2-Insufflation in die Thoraxhöhle sollte 6,0 mm Hg nicht überschreiten, um eine Mediastinalverschiebung und das Absinken des Herzminutenvolumens zu vermeiden [7]. Die Applikation von positiv inotropen Pharmaka in niedriger Dosierung zur Unterstützung der Herzfunktion und ein angemessenes Volumenangebot sind unerläßlich. Die physiologische hypoxische Vasokonstriktion der nicht beatmeten Lunge kann durch vasoaktive Medikamente ausgeschaltet werden, die sehr vorsichtig und mit möglichst niedriger Dosierung einzusetzen sind [3].

Mit dem Auftreten einer Hypoxämie ist bei der Einlungenbeatmung zu rechnen (Sekretstau, Atelektase, Tubusdislokation), die Behandlung sollte schrittweise erfolgen. Die Hypoxämie bei der Einlungenbeatmung wird unterschiedlich definiert, es finden sich Angaben von einem PaO_2-Wert < 80 [24] oder 60 [16] mm Hg und einer Sauerstoffsättigung < 95% bzw. 90%. In erster Linie müssen zunächst erfolgen: Absaugen der Atemwege, Adaptation des Atemzugvolumens, evtl. Korrektur der Tubuslage (unter Sicht mit flexiblem Endoskop). Wenn es dadurch nicht gelingt, die Oxygenation zu verbessern, wird von der Mehrzahl der Autoren probatorisch nach dem von Benumof [2] beschriebenen alternierenden CPAP-PEEP-Protokoll vorgegangen [16]. Analog zu den Empfehlungen von Benumof ist in der Regel durch die sofortige Applikation von CPAP auf die oben liegende, nicht ventilierte Lunge eine Korrektur der Hypoxämie zu erwarten [16]. Wenn dieses Vorgehen nicht zum Erfolg führt, erfolgt die Anwendung von positivem endexspiratorischem Druck (PEEP) auf die unten liegende, beatmete Lunge über ein Standard-PEEP-Ventil des Respirators [16, 24]. Im Gegensatz zu dem von Benumof vorgeschlagenen Vorgehen bei Hypoxämie unter Einlungenanästhesie empfehlen Lewis et al. [24] zuerst die Applikation von 5–10 cm H_2O PEEP für die unten liegende, beatmete Lunge. Letzteres Vorgehen hat den Vorteil, daß dabei der thorakoskopische Eingriff unbehindert fortgeführt werden kann. Bei über 200 extrakardialen thorako-

skopischen Operationen konnte während der Einlungenbeatmung bei 57 Patienten (28,5%) eine Hypoxie nachgewiesen werden [24]. Die Anwendung von 10 cm H_2O PEEP führte nach Ansicht der Autoren zu einer Wiedereröffnung kollabierter Lungenbläschen, was in 40% der Fälle einen Anstieg des PaO_2-Wertes bewirkte. Bei den übrigen Patienten mußte ein positiver Druck auf die oben liegende Lunge gegeben werden [24]. Wenn sich die Hypoxämie trotz aller Versuche nicht beherrschen läßt, muß die Einlungenanästhesie abgebrochen werden.

Nach der Operation ist die Anlage einer interkostalen Thoraxdrainage anzuraten. Bei Patienten, die präoperativ gravierende Herz- oder Lungenstörungen aufweisen ist postoperativ u. U. vorübergehend eine Nachbeatmung erforderlich. In einer Studie an mehr als 40 Patienten, die laut Anamnese Raucher waren, vielfach an kardiovaskulären Erkrankungen litten und sich präoperativ in schlechtem Allgemeinzustand befanden (ASA-IV-Status), betrug die Dauer einer postoperativen Respiratortherapie nach thorakoskopischer Laserabtragung von emphysematösen Bullae durchschnittlich 9 ± 14 Tage [16]. Dagegen ist bei weniger beeinträchtigten Patienten nach einem thorakoskopischen Eingriff eine sofortige Extubation oder zumindest ein frühzeitiges Weaning möglich [22]. Im Aufwachraum sollte eine Röntgenthoraxkontrolle durchgeführt werden. Die Verlegung ist möglich, wenn eine ausreichend stabile Spontanatmung vorliegt und sich unter Raumluft durch Pulsoxymetrie bzw. Blutgasanalysen eine adäquate Oxygenation dokumentieren läßt.

Literatur

1. Beebe DS, McNevin MP, Belani KG, Letourneau JG, Crain MR, Goodale RL (1992) Evidence of venous stasis after abdominal insufflation for laparoscopic cholecystectomy [Abstract]. Anesthesiology [Suppl 3A] 77: A148
2. Benumof JL (1987) Anesthesia for thoracic surgery. Saunders, Philadelphia, pp 284–285
3. Cheney FW, Colley PS (1980) The effect of cardiac output on arterial blood oxygenation. Anesthesiology 52: 496–503
4. Cheney FW, Posner KL, Caplan RA (1991) Adverse

respiratory events infrequently leading to malpractice suits. A closed claims analysis. Anesthesiology 75: 932–939

5. Collins KM, Docherty PW, Plantevin OM (1984) Postoperative morbidity following gynaecological outpatient laparoscopy. A reappraisal of the service. Anaesthesia 39:819–822

6. Cunningham AJ, Brull SJ (1993) Laparoscopic cholecystectomy: anaesthetic implications. Anesth Analg 76: 1120–1133

7. Cuschieri A (1992) General principles of thoracoscopic surgery. In: Cuschieri A, Buess G, Périssat J (eds) Operative manual of endoscopic surgery. Springer, Berlin Heidelberg New York, pp 105–109

8. Cuschieri A, Buess G (1992) Nature and scope of endoscopic surgery. In: Cuschieri A, Buess G, Périssat J (eds) Operative manual of endoscopic surgery. Springer, Berlin Heidelberg New York, pp 9–13

9. Deem S, Shapiro HM, Marshall LF (1991) Quadraplegia in a patient with cervical spondylosis after thoracolumbar surgery in the prone position. Anesthesiology 75:527–528

10. Fisher KS, Reddick EJ, Olsen DO (1991) Laparoscopic cholecystectomy: cost analysis. Surg Lap Endosc 1:77–81

11. Fletcher R (1990) The arterial-end-tidal CO_2 difference during cardiothoracic surgery. J Cardiothorac Anesth 4:105–117

12. Gild WM, Posner KL, Caplan RA, Cheney FW (1992) Eye injuries associated with anesthesia. A closed claims analysis. Anesthesiology 76:204–208

13. Guyton DC (1991) Oral, nasopharyngeal, and gastrointestinal systems. In: Gravenstein N (ed) Manual of complications during anesthesia. Lippincott, Philadelphia, pp 619–662

14. Hasan A, Low DE, Ganado AL, Norton R, Watson DCT (1992) Tracheal rupture with disposable polyvinylchloride double-lumen endotracheal tubes. J Cardiothorac Vasc Anesth 6:208–211

15. Hasnain JU, Matjasko MJ (1991) Practical anesthesia for laparoscopic procedures. In: Zucker KA, Bailey RW, Reddick EJ (eds) Surgical laparoscopy. Quality Medical Publishing, St. Louis, pp 77–86

16. Hasnain JU, Krasna MJ, Barker SJ, Weiman DS, Whitman GJR (1992) Anesthetic considerations for thoracoscopic procedures. J Cardiothorac Vasc Anesth 6: 624–627

17. Hovagim AR, Backus WW, Manecke G, Lagasse R, Sidhu U, Poppers PJ (1989) Pulse oximetry and patient positioning: a report of eight cases. Anesthesiology 71:454–456

18. Hyduke JF, Pineda JJ, Smith CE, Rice TW (1989) Severe intraoperative myocardial ischemia following manipulation of the heart in a patient undergoing esophagogastrectomy. Anesthesiology 71:154–158

19. Johannsen G, Andersen M, Juhl B (1989) The effect of general anaesthesia on the haemodynamic events during laparoscopy with CO_2-insufflation. Acta Anaesthesiol Scand 33:132–136

20. Johnston RV, Lawson NW, Nealon WH (1992) Lower extremity neuropathy after laparoscopic cholecystectomy. Anesthesiology 77:835

21. Kenefick JP, Leader A, Maltby JR, Taylor PJ (1987) Laparoscopy: blood-gas values and minor sequelae associated with three techniques based on isoflurane. Br J Anaesth 59:189–194

22. Krasna M, Flowers JL (1991) Diagnostic thoracoscopy in a patient with a pleural mass. Surg Lap Endosc 1:94–97

23. Lenz RJ, Thomas TA, Wilkins DG (1976) Cardiovascular changes during laparoscopy. Anaesthesia 31:4–12

24. Lewis JW, Serwin JP, Gabriel FS, Bastanfar M, Jacobsen G (1992) The utility of a double-lumen tube for one-lung ventilation in a variety of noncardiac thoracic surgical procedures. J Cardiothorac Vasc Anesth 6:705–710

25. Luiz T, Huber T, Hartung HJ (1992) Veränderungen der Ventilation während laparoskopischer Cholezystektomie. Anaesthesist 41:520–526

26. Mahla ME (1991) Nervous system. In: Gravenstein N (ed) Manual of complications during anesthesia. Lippincott, Philadelphia, pp 383–419

27. Marco AP, Yeo CJ, Rock P (1990) Anesthesia for a patient undergoing laparoscopic cholecystectomy. Anesthesiology 73:1268–1270

28. McKinstry LJ, Perverseff RA, Yip RW (1992) Arterial and end-tidal carbon dioxide in patients undergoing laparoscopic cholecystectomy [Abstract]. Anesthesiology [Suppl 3A] 77:A108

29. Montgomery CJ, Ready LB (1991) Epidural opioid analgesia does not obscure diagnosis of compartment syndrome resulting from prolonged lithotomy position. Anesthesiology 75:541–543

30. Mowschenson PM, Weinstein ME (1992) Why catheterize the bladder for laparoscopic cholecystectomy? J Laparoendosc Surg 2:215–217

31. Neuman GG, Sidebotham G, Negoianu E, Bernstein J, Kopman AF, Hicks RG, West ST, Haring L (1993) Laparoscopy explosion hazards with nitrous oxide. Anesthesiology 78:875–879

32. Oh S, Fabrick J, Pagulayan G (1992) Evaluation of toradol for pain control after laparoscopic cholecystectomy [Abstract]. Anesthesiology [Suppl 3A] 77:A440

33. Oza KN, O'Donnell N, Fisher JB (1992) Aortic laceration: a rare complication of laparoscopy. J Laparoendosc Surg 2:235–237

34. Putensen-Himmer G, Putensen C, Lammer H, Lingnau W, Aigner F, Benzer H (1992) Comparison of postoperative respiratory function after laparoscopy or open laparotomy for cholecystectomy. Anesthesiology 77: 675–680

35. Schwed DA, Edoga JK, McDonnell TE (1992) Ventilatory impairment during laparoscopic cholecystectomy in a patient with a ventriculoperitoneal shunt. J Laparoendosc Surg 2:57–59

36. Shantha TR, Harden J (1991) Laparoscopic cholecystectomy: anesthesia-related complications and guidelines. Surg Lap Endosc 1:173–178

37. Smith I, Ding Y, White PF (1992) Post-laparoscopic myalgias: effect of propofol, succinylcholine, and atracurium [Abstract]. Anesthesiology [Suppl 3A] 77:A951

38. Stow PJ (1986) Retinal haemorrhage following laparoscopy. Anaesthesia 41:965–966

39. Taylor E, Feinstein R, White PF, Soper N (1992) Anesthesia for laparoscopic cholecystectomy. Is nitrous oxide contraindicated? Anesthesiology 76:541−543
40. Tolksdorf W, Strang CM, Schippers E, Simon HB, Truong S (1992) Die Auswirkungen des Kohlendioxid-Pneumoperitoneums zur laparoskopischen Cholezystektomie auf die postoperative Spontanatmung. Anaesthesist 41:199−203
41. Wadhwa RK, McKenzie R, Wadhwa SR, Katz DL, Byers JF (1978) Gas embolism during laparoscopy. Anesthesiology 48:74−76
42. Warner MA, Martin JT (1992) Incidence of lower extremity nerve injury in the lithotomy position [Abstract]. Anesthesiology [Suppl 3A] 77:A1130
43. Winter R, Munro M (1989) Lingual and buccal nerve neuropathy in a patient in the prone position: a case report. Anesthesiology 71:452−454
44. Wurst H, Finsterer U (1990) Pathophysiologische und klinische Aspekte der Laparoskopie. Anästh Intensivmed 31:187−197

4 Subtotale thorakoskopische Ösophagektomie rechts mit Lymphadenektomie

A. Cuschieri

Einleitung

Die Methode der stumpfen transhiatalen Ösophagektomie, die von Grey Turner [1] zuerst beschrieben wurde und die u. a. durch Orringer sowohl für benigne als auch für maligne Erkrankungen [2–5] Verbreitung fand, weist gegenüber dem 2stufigen Verfahren nach Lewis-Tanner bzw. der in 3 Stufen ausgeführten Ösophagektomie [8] gewisse Vorteile auf, die hauptsächlich in der Vermeidung der Thorakotomie liegen. Diesen Vorteilen stehen allerdings, bedingt durch die stumpfe Dissektion der Speiseröhre, einige Nachteile gegenüber. Dazu gehören erhöhter Blutverlust und die Traumatisierung der V. azygos, der Bronchien und der Rekurrensnerven. Die Durchführung des Eingriffes ist besonders schwierig, wenn ein großer Tumor im mittleren Drittel der Speiseröhre liegt, das Risiko einer Verletzung mediastinaler Strukturen durch das blinde Vorgehen wird noch größer, wenn der Tumor die Wand überschritten hat. Hinzu kommen gewöhnlich Herzrhythmusstörungen während der Mobilisierung des retrokardialen Bereiches. Bei der stumpfen transhiatalen Dissektion ist weder die Entfernung von Lymphknoten möglich noch eine radikale Lymphadenektomie; dies ist zwar bei der Mehrzahl der Patienten nicht mit einer Verlängerung der Überlebenszeit verbunden – bei den meisten Ösophagusresektionen handelt es sich ohnehin um Palliativeingriffe – wohl aber insofern von Belang, als durch die Entfernung von Lymphknoten in diesem Bereich postoperative Schluckstörungen weitgehend ausgeschaltet werden können. Bueß et al. [9] berichteten als erste über eine endoskopische Methode, bei der unter Sicht mit Hilfe eines speziell dafür entwickelten Operationsmediastinoskops die sichere perivszerale Dissektion des Ösophagus im intrathorakalen Bereich möglich ist. Dieses Verfahren ist im Band 1, Kapitel 12, beschrieben; es eignet sich für kleinere Tumoren, besonders dann, wenn nur wenig Lymphknoten vorhanden sind, denn die Möglichkeit einer Lymphadenektomie ist durch die Methode eingeschränkt. Die rechte subtotale thorakoskopische Ösophagektomie [10, 11] gestattet die Entfernung großer Ösophagustumoren im Thoraxbereich einschließlich Lymphadenektomie, wodurch in jeder Hinsicht gleichwertige Ergebnisse erzielt werden, die in ihrer Radikalität mit der Methode nach McKeown verglichen werden kann. Außerdem kann die Präparation des zervikalen Abschnittes der Speiseröhre ebenfalls größtenteils thorakoskopisch durchgeführt werden.

Indikationen und Kontraindikationen

Vorausgesetzt, der Patient ist operationsfähig, ist eine Indikation für die rechtsseitige subtotale thorakoskopische Ösophagektomie mit Lymphadenektomie bei allen Tumoren im intrathorakalen Bereich des Ösophagus (mittleres und unteres Drittel) gegeben. Nicht geeignet ist die Methode bei Tumoren, die in den gastroösophagealen Übergang infiltrieren, weil in diesen Fällen die Resektion des oberen Magendrittels erforderlich ist, um eine Entfernung im Gesunden sicherzustellen. Durch diese zusätzliche Magenresektion ist ein Magenhochzug zur zervikalen Anastomose nicht möglich. Eine weitere Kontraindikation für die rechtsseitige subtotale thorakoskopische Ösophagektomie mit Lymphadenektomie besteht, wenn die Pleurahöhle vollständig durch dichte Verwachsungen verschlossen ist. (Dies war in unserer Serie bei 8% der Patienten der Fall). Weiche, lose und bindegewebige Verwachsungen zwischen Lungenoberfläche und Brustkorb können mit

Hilfe koaxial gebogener bzw. bajonettförmiger Instrumente, falls erforderlich über eine zusätzliche kleine Inzision (5 cm), gelöst werden und stellen keine Kontraindikation dar.

Präoperative Diagnostik und Operationsvorbereitung

Bei den Patienten handelt es sich überwiegend um ältere Menschen, die oft gleichzeitig kardiorespiratorische Erkrankungen aufweisen. Das operative Risiko kann anhand der Anamnese und der körperlichen Untersuchung, einem EKG mit 12 Ableitungen und Belastungs-EKG und Lungenfunktionstests evaluiert werden. Als weitere Untersuchungen zum Ausschluß der Inoperabilität, etwa wegen einer Beteiligung der Nerven (Stimmband- bzw. Zwerchfell-Lähmung), sind eine Röntgenaufnahme des Thorax, Leberfunktionstests sowie eine Computertomographie (CT) der Leber und des Brustkorbes (Mediastinum und Lungen) unbedingt erforderlich. In manchen Fällen verschaffen nicht einmal die CT-Aufnahmen Klarheit darüber, ob eine Infiltration der absteigenden Aorta im Thoraxbereich vorliegt. In diesen Fällen kann letztlich erst bei der thorakoskopischen Dissektion über die Operabilität entschieden werden. Diese Situation trat in 3 der ersten 23 Fälle in unserer Serie ein (13 %). Da die thorakoskopische Dissektion zuerst erfolgt, muß bei distal gelegenen Tumoren unbedingt eine Laparoskopie durchgeführt werden, um die Beteiligung der Kardia und des angrenzenden Magenbereiches auszuschließen. Dabei läßt sich gleichzeitig feststellen, ob Metastasen in der Leber und im Peritoneum vorliegen. Die Laparoskopie kann vor bzw. in einer Sitzung mit der Ösophagektomie durchgeführt werden.

Als medikamentöse Prophylaxe einer tiefen Venenthrombose wird bei allen Patienten subkutan Heparin verabreicht, die erste Dosis wird während der Einleitung der Narkose gegeben. Zusätzlich tragen die Patienten graduierte elastische Antithrombosestrümpfe. Als Antibiotikaprophylaxe wird bei der Operation und 12 h danach jeweils eine Dosis eines Zephalosporins oder eines Aminoglykosids und Metronidazol verabreicht.

Operationsschritte

Die Operation wird in 2 Abschnitten durchgeführt. Zuerst erfolgt die thorakoskopische Dissektion, bei der der Patient posterolateral auf dem Bauch gelagert wird. Nach Abschluß des ersten Abschnittes wird der Patient für den zweiten umgelagert. Der zweite Abschnitt umfaßt die Präparation des Halses und die Mobilisierung des Magens und wird gleichzeitig von 2 Operationsteams ausgeführt. Während des zweiten Abschnitts wird der Patient auf dem Rücken gelagert, wofür auch die Abdeckung erneuert werden muß. Die Mobilisierung des Magens ist zwar endoskopisch möglich, wir ziehen es jedoch derzeit noch vor, einen Schnitt in der Mittellinie vorzunehmen, da die laparoskopische Mobilisierung mit der heutigen Technik die Operationsdauer doch beträchtlich verlängert.

Anästhesie

Die Narkose muß von einem sehr erfahrenen Anästhesisten durchgeführt werden, weil für das Kollabieren der rechten Lunge ein Endobronchialtubus (Carlens-Tubus) gelegt werden muß. Um die stündliche Urinproduktion kontrollieren zu können, wird ein Blasenkatheter gelegt. Das Monitoring umfaßt die kontinuierliche Kontrolle von arteriellem und zentral venösem Blutdruck, EKG, Blutgaswerten und die endexspiratorische CO_2-Messung. Falls eine starke Blutung auftritt, muß ein großlumiger intravenöser Zugang gelegt werden, um unverzüglich eine Infusion von Kristalloiden und Blut vornehmen zu können.

Einführen des flexiblen Endoskops

Nach Einleitung der Narkose und vor der Lagerung in der posterolateralen Position wird ein flexibles Endoskop in den Ösophagus eingeführt, dessen Spitze genau am oberen Rand des Tumors liegen sollte. Danach wird das Licht ausgeschaltet und das Handstück des Endoskops mit Klebestreifen an einem Infusionsständer befestigt (Abb. 4.1). Dieses Endoskop wird später dazu verwen-

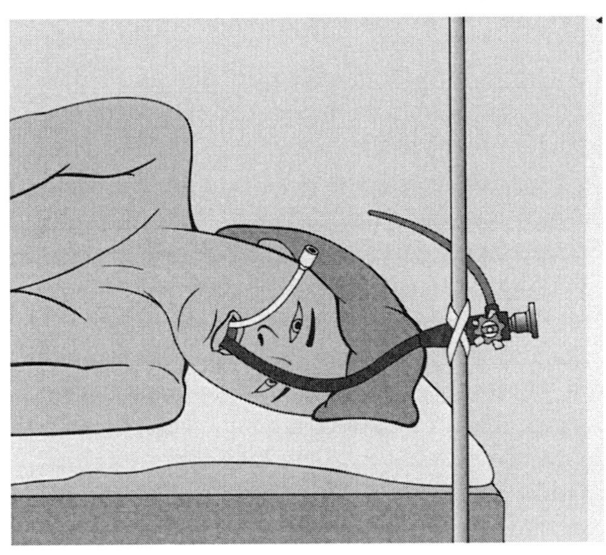

◀ **Abb. 4.1.** Das flexible Endoskop nach der Einführung in den Ösophagus; die Spitze liegt am oberen Rand des Tumors. Das Handstück ist an einem Infusionsständer befestigt. Dieses Endoskop wird später dazu verwendet, den Ösophagus während der Dissektion anzuheben

Abb. 4.2. Posterolaterale Lagerung für die subtotale thorakoskopische rechtsseitige Ösophagektomie

Abb. 4.3. Abdeckung des Patienten für die subtotale thorakoskopische rechtsseitige Ösophagektomie

▼

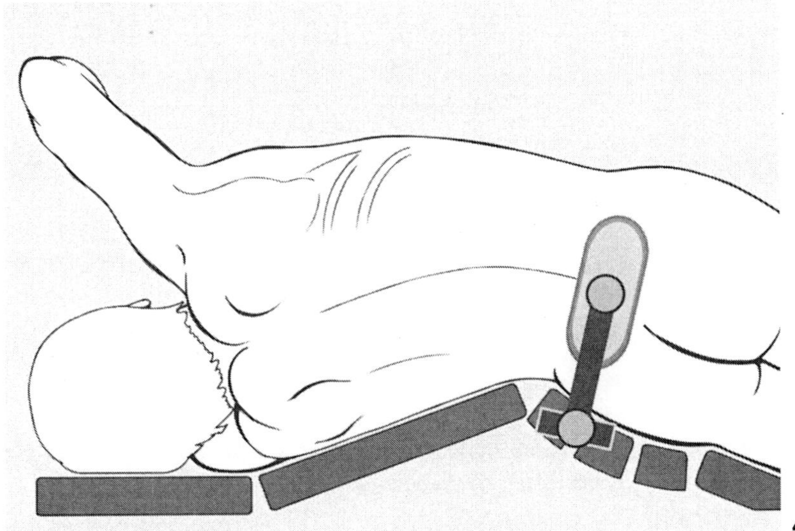

4.2

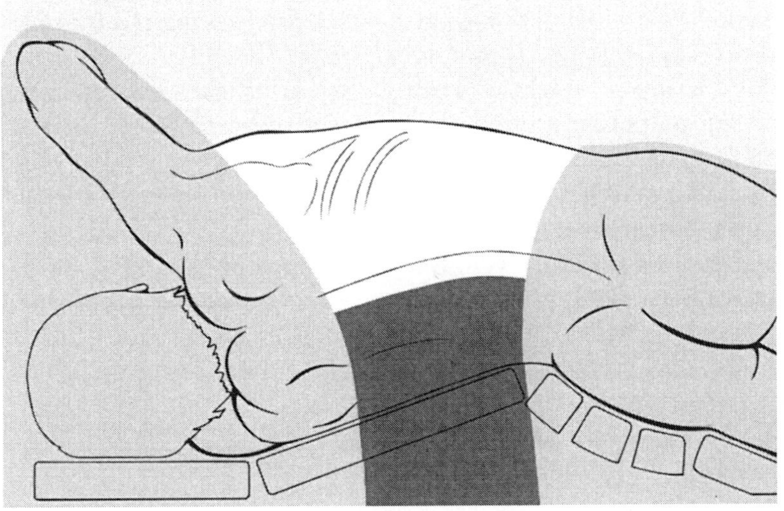

4.3

det, die Speiseröhre während der Dissektion anzuheben.

Lagerung des Patienten und Hautdesinfektion

Der Patient wird in Standardlage für die posterolaterale Thorakotomie mit der rechten Seite nach oben gelagert (Abb. 4.2). Der rechte Arm wird weit abduziert auf einer Schiene gelagert, die Spreizung der Rippen wird durch das Abknicken des Operationstisches oder durch das Anheben einer Brücke erreicht. Der Patient muß so liegen, daß der Brustkorb leicht zur linken Seite geneigt ist, so daß die kollabierte Lunge, der Schwerkraft folgend, den Operationsbereich freigibt. Der Patient muß sicher auf dem Operationstisch festgeschnallt sein, um ein Verrutschen während der Operation zu verhindern; eine Rückenstütze sorgt zusätzlich für Halt. Die Haut wird über dem gesamten Brustkorb bis zur Taille gewaschen und mit einem Antiseptikum der Wahl desinfiziert. Die Abdeckung erfolgt so, daß die ganze rechte Seite des Brustkorbs von der Brustwarze bis zur Wirbelsäule hinten freiliegt (Abb. 4.3).

Stellung des Operationsteams und Anordnung der Hilfsgeräte

Der Chirurg operiert von der rechten Seite des Operationstisches aus, die Operationsschwester steht auf derselben Seite, der Instrumententisch ist hinter ihr abgestellt. Der erste Assistent und der Kameramann stehen auf der gegenüberliegenden Seite des Operationstisches. Es sind 2 Monitore erforderlich. Der HF-Generator, möglichst mikroprozessorgesteuert, Saug-/Spülvorrichtung, Insufflationsgerät, Lichtquelle sowie die Kameraeinheit sind hinter dem Operateur plaziert. Sehr hilfreich ist der Einsatz eines pulsierenden Spülsystems zum Freispülen des Ösophaguslagers von Blutgerinnseln, da diese das Operationsfeld verdunkeln und mit einem kontinuierlich spülenden System u. U. nur schwer zu entfernen sind. Bei Verwendung eines Ultraschalldissektors wird dieser ebenfalls hinter dem Operateur aufgestellt, der das Gerät bei Bedarf über einen Fußschalter in Betrieb setzt.

Spezielle Instrumente und Einmalartikel

Der Autor verwendet derzeit speziell entwickelte koaxial gebogene oder bajonettförmige Instrumente, die über wiederverwendbare flexible Metalltrokarhülsen eingeführt werden (Abb. 4.4). Außerdem werden eine isolierte Faßzange mit schnabelförmigen Backen und ein HF-Haken gebraucht. Ein weiteres nützliches Instrument ist der Faden- und Schlingenführer mit variabler Krümmung (Abb. 4.5). Für den Primäreinstich in die rechte Brusthöhle wird eine 5-mm-Geradeausblickoptik in einer flexiblen 5,5-mm-Metalltrokarhülse mit abgeschrägter Spitze verwendet. Für die Operation selbst wird eine 10-mm-30°-Vorausblickoptik verwendet, die an die CCD-Kamera angeschlossen ist. Für die perkutane Anlage einer Schlinge um den Ösophagus wird ein 3-mm-Nadelhalter gebraucht.

Die folgenden Einmalartikel sind notwendig:

- Ligaturen, Dacron oder schwarze Seide (120–150 cm) mit Knotenschieber,
- Metallklipps,
- Silikongefäßbändchen
- EndoGIA* (USSC), wenn die V. azygos durch Klammernaht anstatt durch Ligatur versorgt werden soll.

Instrumente für die offene Thorakotomie

Es kann nicht genug betont werden, daß bei allen größeren thorakoskopischen Eingriffen das vollständige sterile Set mit Gefäßklemmen für eine sofortige offene Thorakotomie vorbereitet sein muß. Diese Instrumente sollen steril abgedeckt auf einem separaten Wagen bereitliegen und im Falle einer plötzlichen starken intrathorakalen Blutung leicht erreichbar sein. Der Autor hat immer auf dieser Vorsichtsmaßnahme bestanden und konnte dadurch in einem Fall den Tod des Patienten auf dem Operationstisch verhindern, als bei der Präparation eines großen Tumors im mittleren Drittel eine Blutung aus der Aorta descendens auftrat.

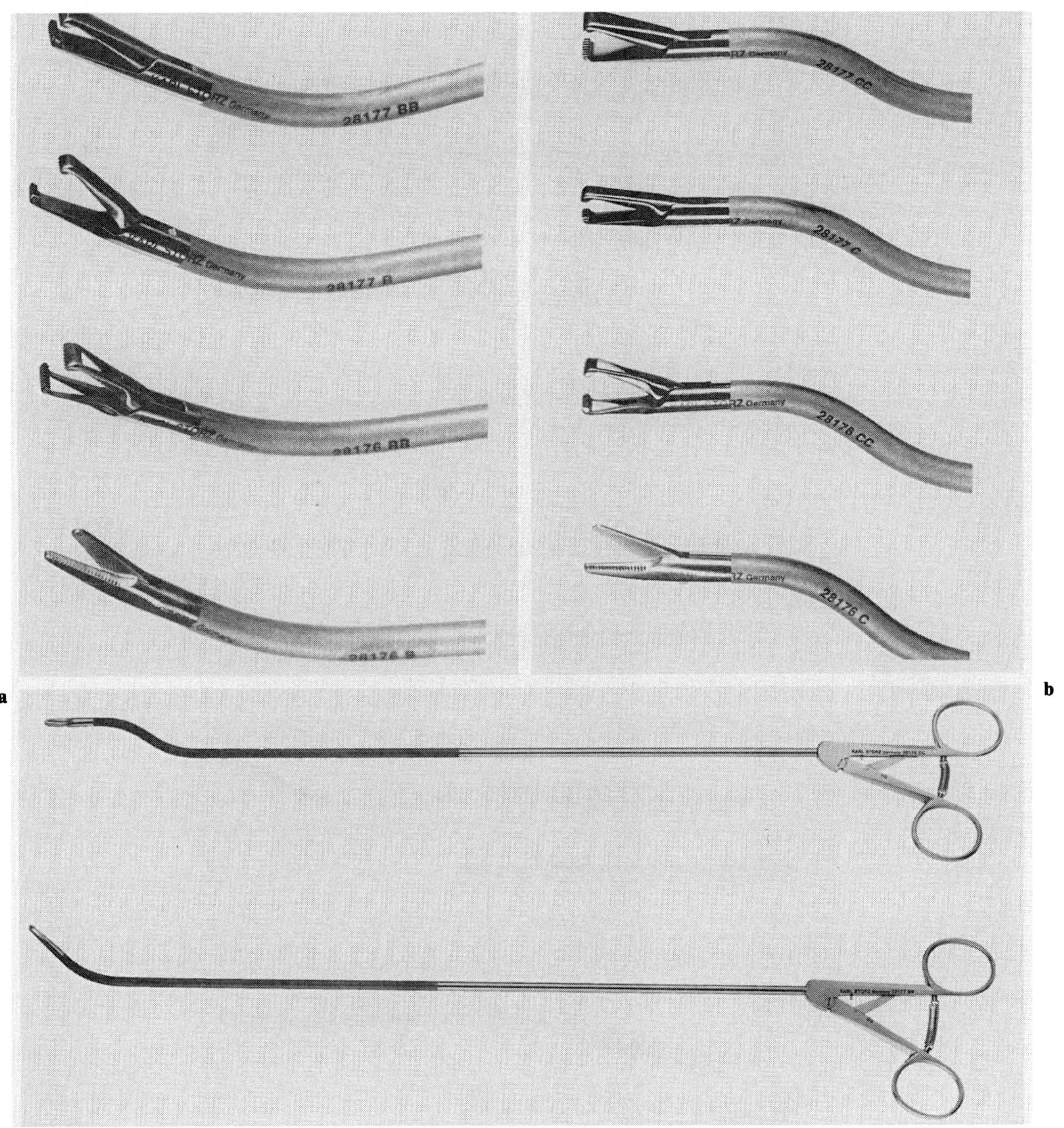

Abb. 4.4. Koaxial gebogene und bajonettförmige Instrumente (**a–c**), die über wiederverwendbare flexible Metalltrokarhülsen eingeführt werden (**d, e**) (Storz, Tuttlingen)

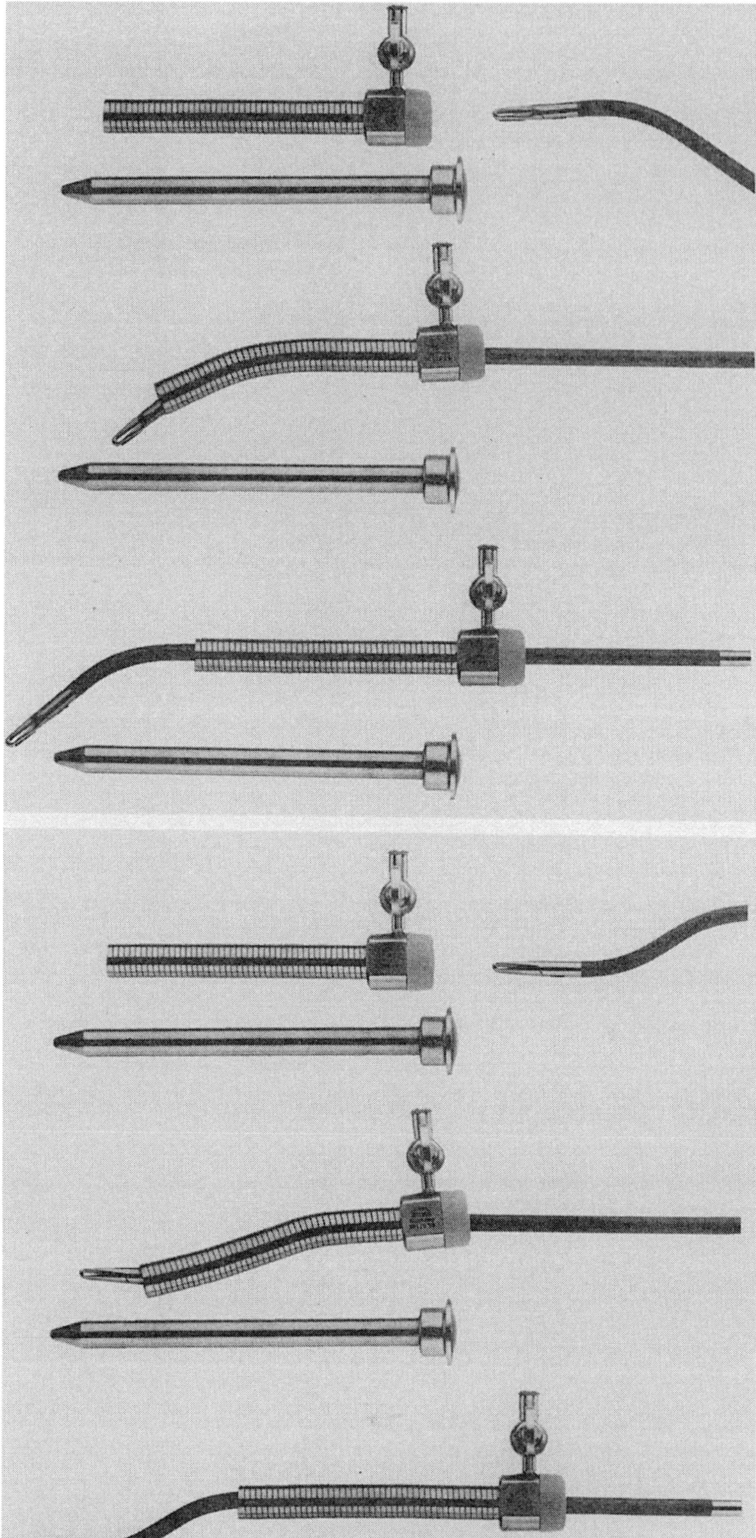

4.4 d

4.5 e

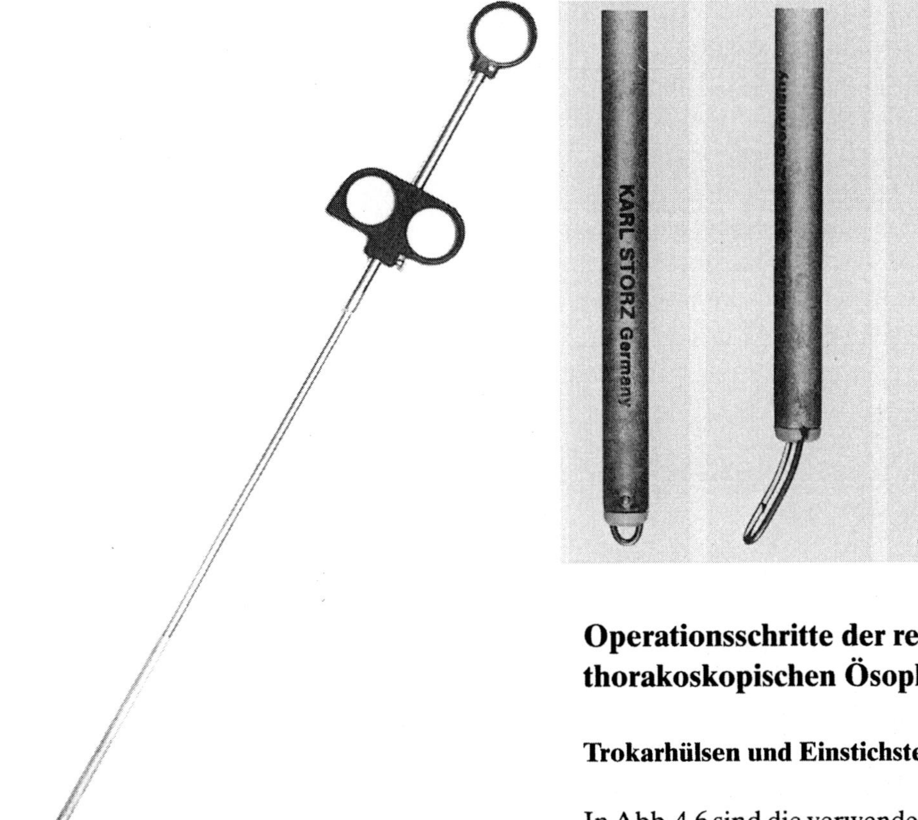

b, c,

Operationsschritte der rechtsseitigen thorakoskopischen Ösophagektomie

Trokarhülsen und Einstichstellen

In Abb. 4.6 sind die verwendeten Trokarhülsen und die entsprechenden Einstichstellen dargestellt. Wir verwenden derzeit in der Regel 4 Trokarhülsen (als Zugänge): 2 flexible (8 mm) und 2 starre (11 mm). Wenn das EndoGIA-Klammernahtgerät zum Einsatz kommt, muß die hintere starre Trokarhülse 12 mm Durchmesser haben. Die Ein-

Abb. 4.5 a–d. Faden- und Schlingenführer mit variabler Krümmung (Storz, Tuttlingen)

Abb. 4.6. Einstichstellen für die Trokarhülsen (p2 und p3 sind flexibel) ▼

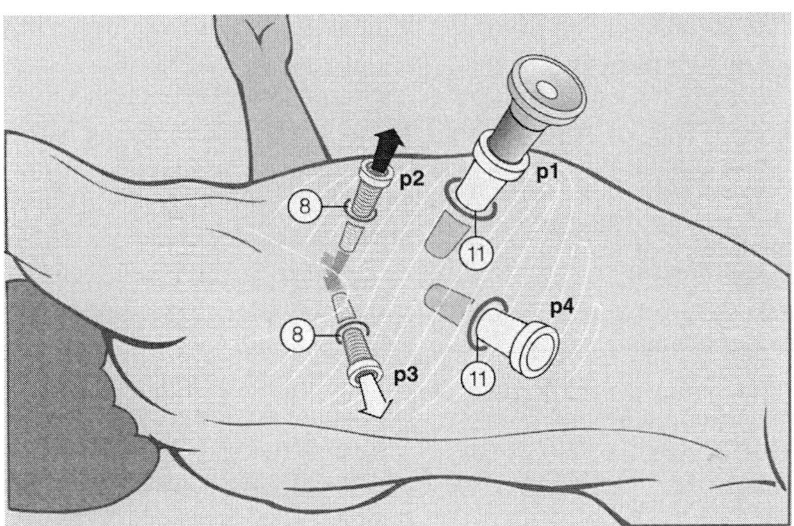

stichstellen für die beiden oberen flexiblen Trokarhülsen liegen knapp unterhalb und 3 cm vor bzw. 3 cm hinter der untersten Spitze des Schulterblattes. Die beiden starren Trokarhülsen werden 2 Rippenabstände tiefer jeweils auf der gleichen Linie plaziert wie die beiden oberen. Sehr wichtig ist, darauf zu achten, daß die beiden hinteren Trokarhülsen unbedingt *vor* dem Rippenwinkel eingestochen werden, und zwar aus 2 Gründen: um eine Verletzung des Interkostalnervs zu vermeiden und um einen Sicherheitsabstand zur Wirbelsäule einzuhalten.

Sicherer Einstich in die rechte Pleurahöhle und Kollabieren der rechten Lunge

Das sichere Vorgehen beim Einführen der Trokarhülsen in den Thorax ist in Band 1, Kapitel 8, detailliert beschrieben. Die starre 5,5-mm-Metalltrokarhülse mit abgeschrägter Spitze, die für das Vordringen in die rechte Thoraxhöhle verwendet wird, ersetzen wir anschließend durch eine flexible. Die Optik ist während der Operation überwiegend im vorderen unteren Port (p 1) eingesetzt. Gelegentlich kommt es vor, daß die rechte Lunge nicht vollständig kollabiert ist. In den allermeisten Fällen ist dafür die falsche Lage des Intrabronchialballons verantwortlich, als Ursache kann aber auch eine obstruktive Erkrankung der Atemwege in Verbindung mit Airtrapping in Frage kommen. Ist letzteres der Fall, kann ein weiteres Kollabieren der Lunge durch CO_2-Insufflation mit einer niedrigen Flowrate (2 l/min) erzielt werden; der Druck sollte dabei 8 mm Hg nicht übersteigen, da es sonst unvermutet zu einer Verschiebung des Mediastinums und in der Folge zu Arhythmien und Hypotension kommen könnte.

Freipräparieren des Mediastinums, Beurteilung des Tumors, Entscheidung über die Operabilität

Mit Hilfe einer Duval- oder Babcock-Faßzange wird der obere rechte Lungenflügel vom Assistenten nach oben links geschoben, um die Sicht auf das rechte Mediastinum, die V. azygos, den Ösophagus sowie auf den Tumor freizuhalten (Abb.

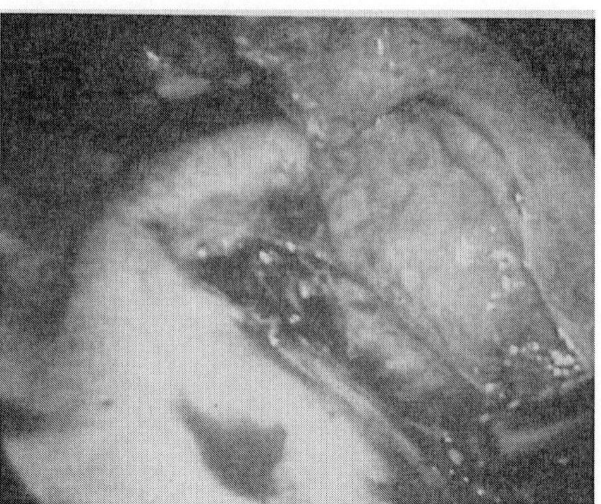

Abb. 4.7. Mit einer Duval-Klemme wird der rechte obere Lungenflügel am Rand gefaßt und nach oben links verlagert, um die Sicht auf das rechte Mediastinum, V. azygos, Ösophagus und den Tumor zu ermöglichen

4.7). Zunächst wird die Pleura sorgfältig auf Metastasen hin inspiziert; falls derartige Läsionen vorgefunden werden, müssen diese exzidiert und zur sofortigen histologischen Untersuchung (Gefrierschnitt) geschickt werden. Bei uns ist dies einmal vorgekommen, und wir haben daraufhin die Ösophagektomie abgebrochen und eine Endoprothese eingesetzt. Bei diesem Patienten waren die kleinen Metastasen auf den präoperativ erstellten CT-Aufnahmen nicht zu erkennen gewesen.

Als nächstes wird die Mobilität des Tumors bzw. die Bindung an die umgebenden Strukturen auf die folgende Weise untersucht: 2 Faßzangen werden an den Seiten des Tumors plaziert und dieser damit vorsichtig seitlich hin und her bewegt (Abb. 4.8), um die seitliche und mediale Befestigung zu beurteilen. Die Verbindung nach dorsal kann am besten mit dem flexiblen Endoskop untersucht werden. Dazu wird das Licht eingeschaltet und die Spitze mit der notwendigen Drehung so weit wie möglich gebogen, um den Ösophagus genau proximal des Tumors aus dem Ösophaguslager herauszuheben (Abb. 4.9). Wenn durch dieses Vorgehen darauf zu schließen ist, daß der Tumor beweglich ist, beginnt der Eingriff mit der Präparation der V. azygos. Wenn die Mobilität des Tumors seitlich oder nach oben hin eingeschränkt erscheint, besteht der erste Schritt der Operation darin, zu versuchen, eine Mobilisierung zu erreichen.

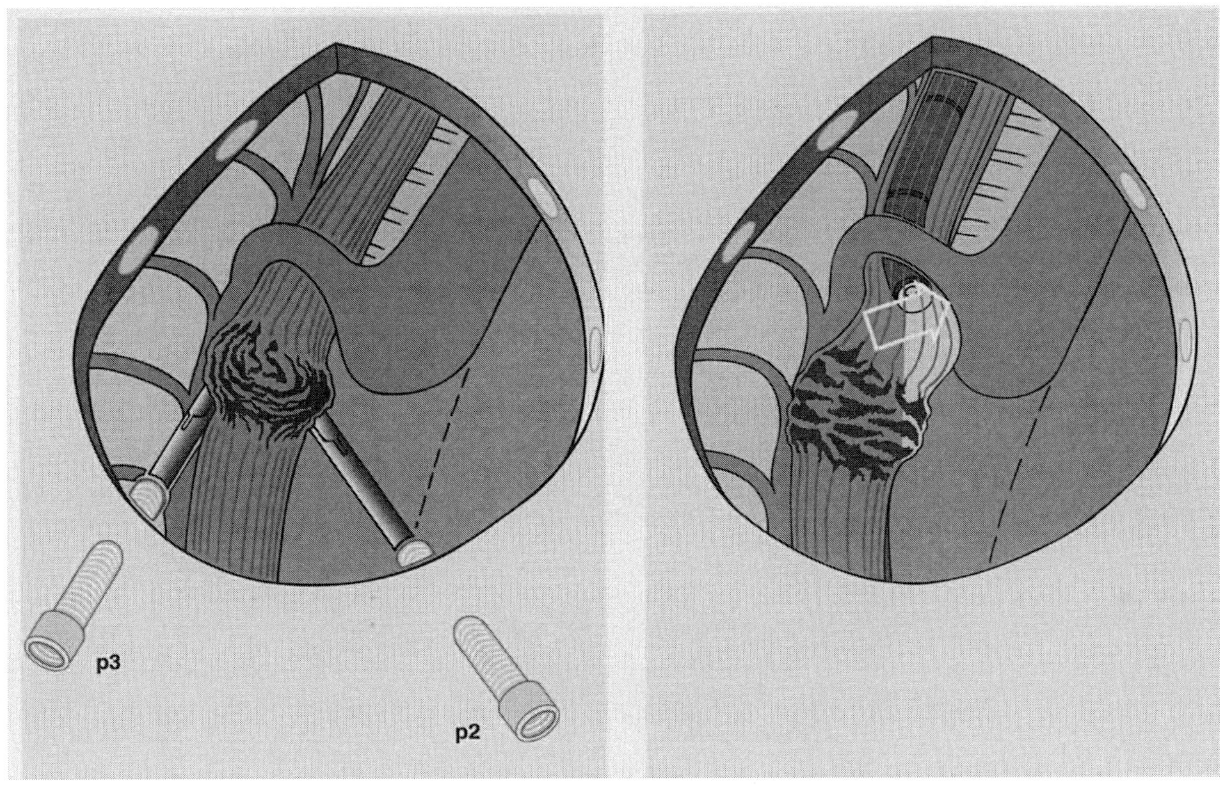

p3
p2

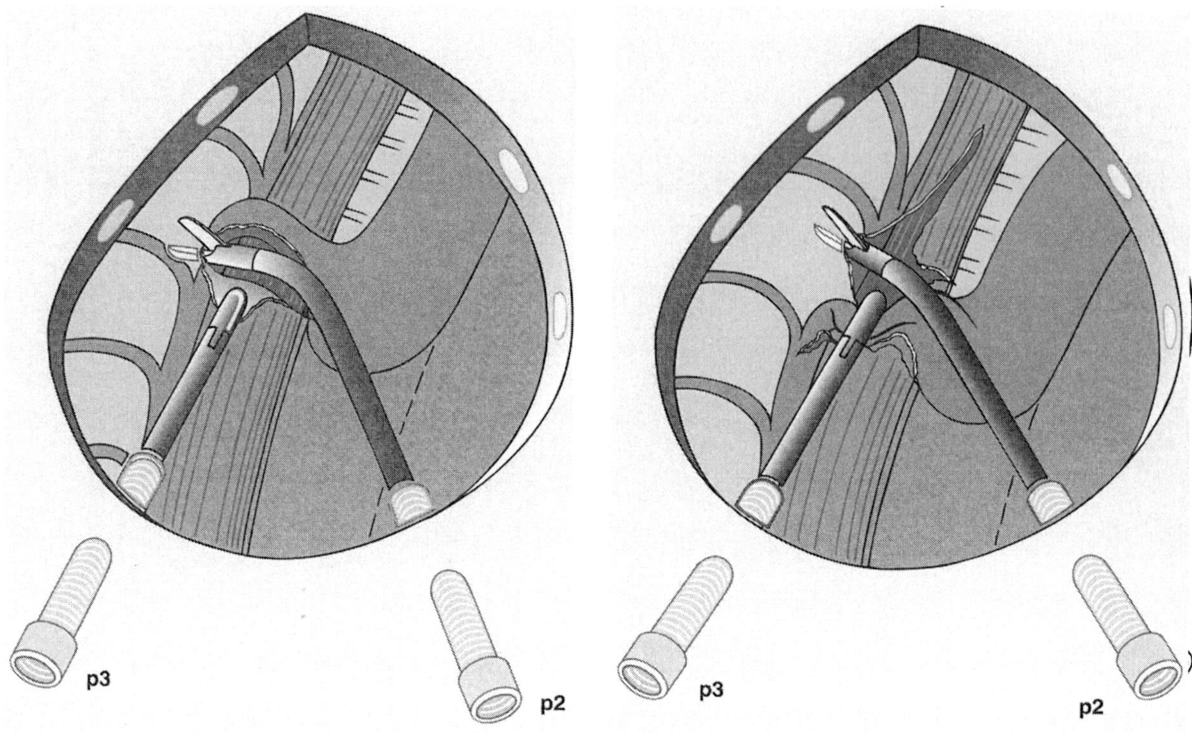

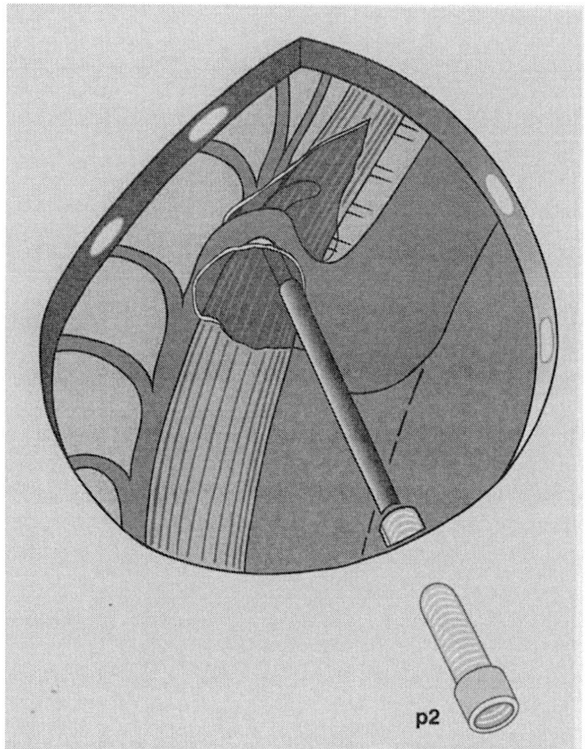

Abb. 4.10 a–c. Präparation der V. azygos. Die Pleura mediastinalis wird unterhalb (**a**) und oberhalb der V. azygos eröffnet; die Inzision wird an der Vorderseite der Speiseröhre nach proximal bis zur Thoraxapertur erweitert (**b**) . **c** Der Faden- und Schlingenführer mit variabler Krümmung wird unterhalb der V. azygos eingeführt und so vorgeschoben, daß er die Vene umfährt

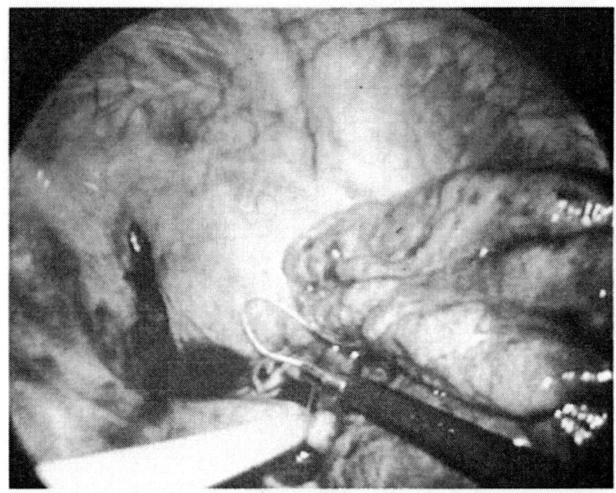

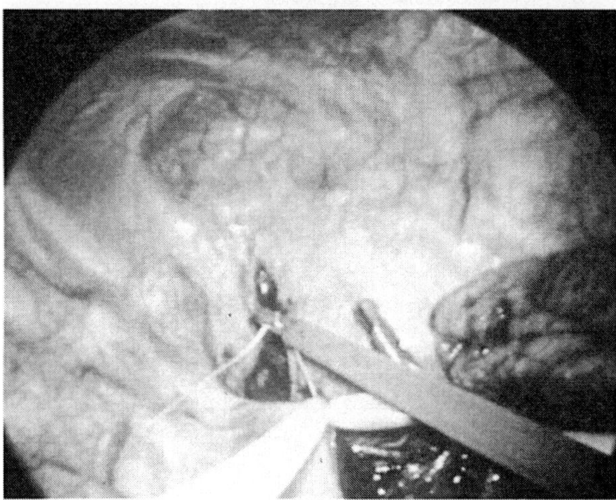

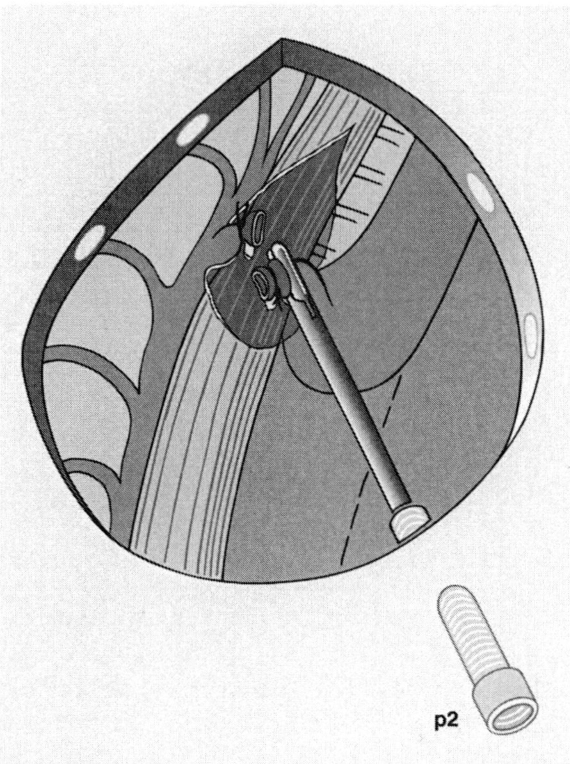

Abb. 4.11 a–c. Ligatur der V. azygos mit einem extrakorporalen Schiebeknoten nach Tayside, der zusätzlich durch einen halben Knoten verstärkt wird. **a** Die erste Ligatur erfolgt medial so nahe wie möglich an der V. cava. **b** Die zweite lateral an der Brustwand. **c** Vor der Durchtrennung wird das mediale Ende der Vene mit einer großen atraumatischen Faßzange abgeklemmt

Ligatur bzw. Klammern und Durchtrennung der V. azygos

Die Vene kann entweder durch eine Durchstechungsligatur oder mit dem EndoGIA-Klammernahtgerät versorgt werden. Wir bevorzugen die Ligatur mit 1/0-Dacron auf einem Knotenschieber (Surgiwhip, USSC) und einem extrakorporalen Schiebeknoten nach Tayside, der zur Erhöhung der Sicherheit mit einem halben Knoten verstärkt wird. Die erste Ligatur erfolgt medial (Abb. 4.11 a) so nah wie möglich an der V. cava, die zweite lateral an der Brustwand (Abb. 4.11 b). Vor der Durchtrennung mit der Schere wird das mediale Ende der Vene mit einer großen atraumatischen Faßzange abgeklemmt (Abb. 4.11 c). Die Branchen der Zange werden dann langsam gelockert, um im Falle einer Blutung sofort wieder zufassen zu können.

Alternativ kann die V. azygos auch durch Klammernaht versorgt werden. Dazu wird die Vene zwischen den offenen Branchen des EndoGIA plaziert und diese dann geschlossen (Abb. 4.12 a). Bevor geklammert wird, muß das mediale Ende der Vene mit einer atraumatischen Zange gefaßt werden (Abb. 4.12 b). Diese wird erst dann langsam gelöst, wenn die Vene verschlossen und durchtrennt ist (Abb. 4.12 c).

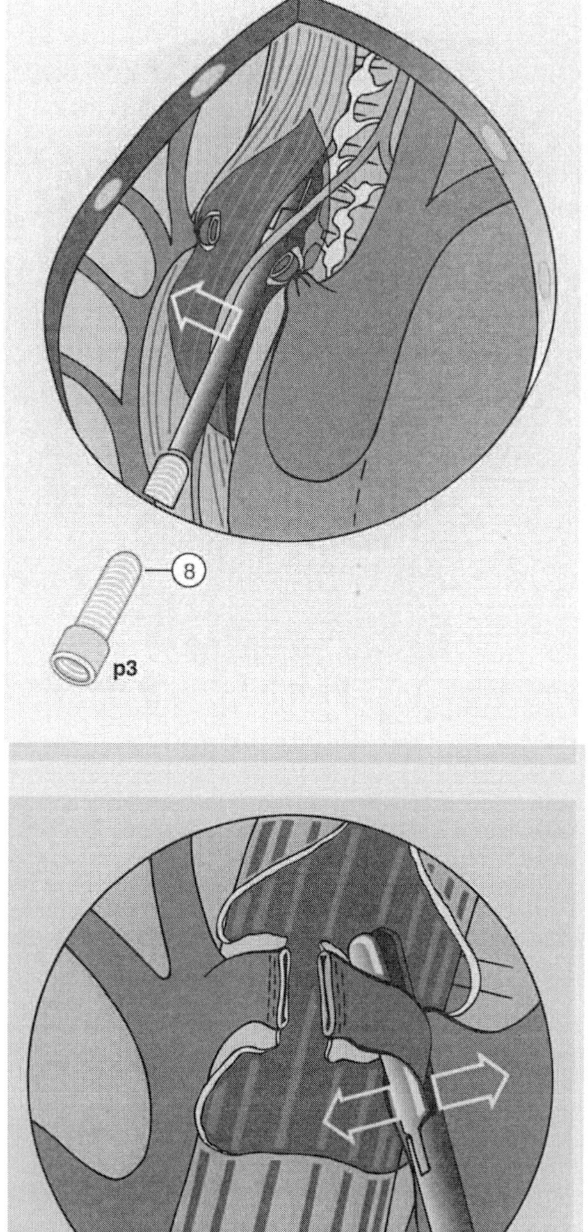

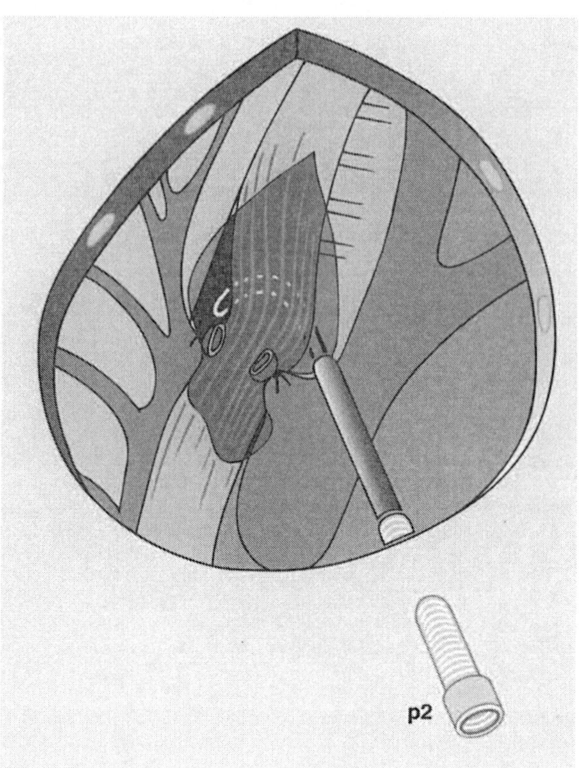

Abb. 4.12 a–c. Ligatur der V. azygos mit dem EndoGIA.
a Plazierung der Branchen des Klammernahtgerätes.
b Bevor geklammert wird, muß das mediale Ende der Vene mit einer atraumatischen Zange festgehalten werden. **c** Diese wird erst dann langsam gelöst, wenn die Vene verschlossen und durchtrennt ist

Freipräparieren der Speiseröhre im oberen Mediastinum und im Halsbereich

Das flexible Endoskop wird so weit zurückgezogen, daß die Spitze oberhalb der mobilisierten V. azygos liegt, dann wird durch seitliche Drehung die Biegung nach vorne geführt, um die anteromediale Wand der Speiseröhre darzustellen. Das Dissektionsplanum liegt zwischen Ösophagus, V. cava superior und Trachea. Für das Freipräparieren des Ösophagus von diesen Strukturen bis hinauf zur Thoraxapertur wird die beidhändige Dissektion

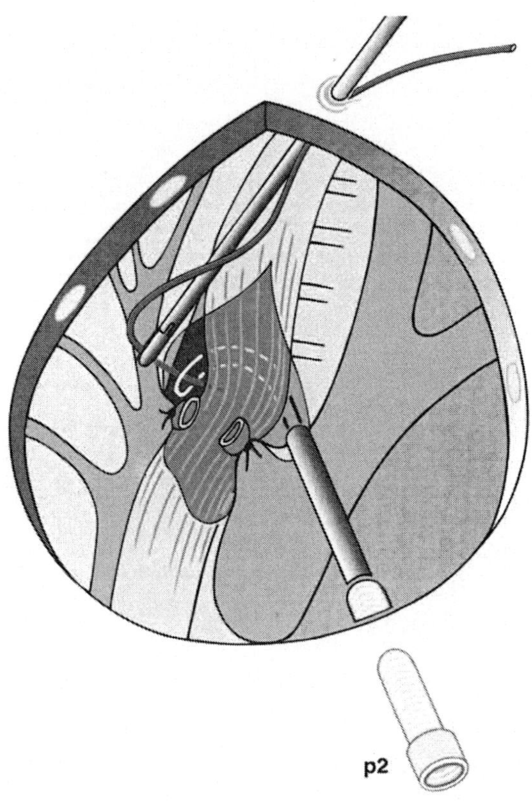

Abb. 4.13. Präparation des Planums zwischen Ösophagus, V. cava superior und Trachea

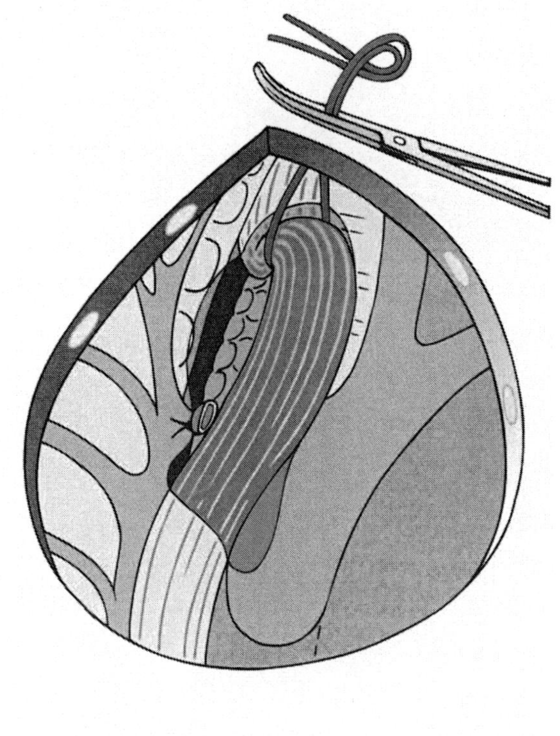

Abb. 4.14. Einführen des Schlingenführers mit variabler Krümmung für die Darstellung der Hinterwand der Speiseröhre und Anlegen der Silikonschlinge

mit der koaxial gebogenen Schere und einer isolierten schnabelförmigen Faßzange empfohlen (Abb. 4.13). Der rechte Vagusstamm wird vor seiner Aufzweigung in die Lungenäste identifiziert und unterhalb des N. recurrens durchtrennt. Möglicherweise in dem Spalt zwischen Ösophagus und der unterer Trachea vorgefundene Metastasen werden freipräpariert und separat entfernt. In diesem Abschnitt ist es sehr wichtig, das Operationsfeld durch sorgfältige Hämostase trockenzuhalten, ebenso müssen kleine Blutgerinnsel durch häufiges Spülen und Absaugen entfernt werden, weil sie Licht absorbieren und das Sichtfeld verdunkeln. Außerdem ist unbedingt sicherzustellen, daß die Spülflüssigkeit (Hartmann-Lösung) warm ist (37 °C), da sonst eine Bradykardie ausgelöst werden könnte.

Zur Darstellung der seitlichen Wand des oberen Ösophagus wird dieser mit dem Endoskop nach vorne angehoben und nach medial gedrückt.

Auch dieser Präparationsvorgang wird mit der koaxial gebogenen Schere und der isolierten schnabelförmigen Faßzange durchgeführt. Die Gefäße werden vor der Durchtrennung koaguliert. Nach dem Freipräparieren der Seiten kann die Darstellung der Hinterwand durch die Verwendung eines Schlingenführers oder Dissektionsspatels mit variabler Krümmung wesentlich erleichtert werden. Dazu wird das Instrument von medial unter den Ösophagus geschoben und der sich krümmende Teil dann so weit ausgefahren, bis die Spitze auf der anderen Seite des Ösophagus deutlich zu sehen ist (Abb. 4.14). Wenn dieses Instrument nicht zur Verfügung steht, wird die schnabelförmige Faßzange benutzt.

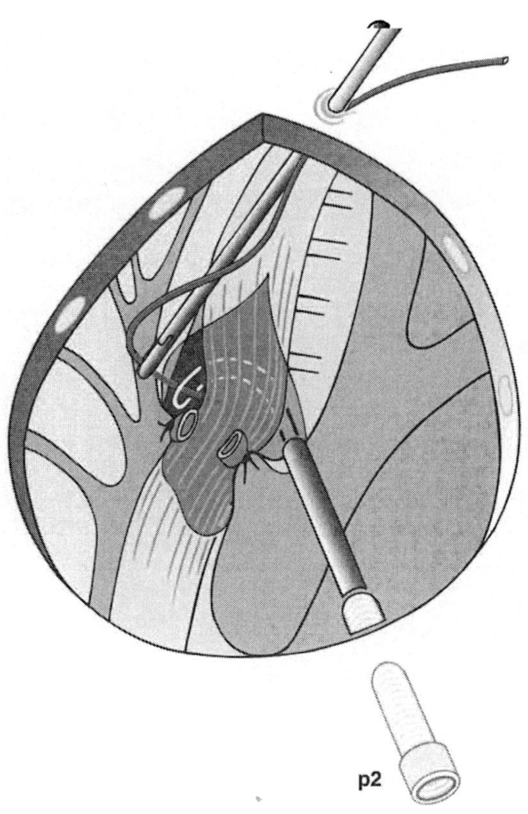

Abb. 4.15. Herumführen der Silikonschlinge um den Ösophagus mit dem Schlingenführer

Abb. 4.16. Durch Zug an den extrakorporal liegenden Enden der Schlinge kann die hintere Fläche des oberen thorakalen Ösophagusabschnittes vom oberen Mediastinum abgehoben werden, so daß die komplette Mobilisierung möglich ist

Einführen der Silikonschlinge und Abschluß der Mobilisierung der Hinterseite des oberen thorakalen Ösophagus

Mit einem spitzigen Skalpell wird in der mittleren Axillarlinie im 4. ICR eine kleine Stichwunde angebracht; mit einem 3-mm-Nadelhalter wird ein Silikongefäßbändchen in den rechten Brustraum eingeführt und dort mit Hilfe des Schlingenführers um den mobilisierten oberen Ösophagusanteil herumgeführt (Abb. 4.15). Dann wird das innere Ende der Schlinge mit dem Nadelhalter gefaßt und durch den kleinen Einstich wieder nach außen gezogen. Durch Zug an den außen liegenden Enden der Schlinge mit einer Arterienzange kann nun die hintere Fläche des oberen thorakalen Ösophagus vom oberen Mediastinum abgehoben werden,

womit die Mobilisierung abgeschlossen ist (Abb. 4.16).

Präparation des unteren zervikalen Teils der Speiseröhre

Für die Präparation des zervikalen Teils der Speiseröhre wird das flexible Instrument in der geraden Stellung verwendet. Die stumpfe Präparation wird – mit der Saugerspitze, einem Tupfer oder der Ultraschallsonde – um den Ösophagus herum über die Thoraxapertur hinaus fortgeführt; dazu zieht man das Endoskop weiter nach oben zurück, und die Präparation erfolgt von der oberen Thoraxapertur bis zur Höhe der Schilddrüse. Das Präparationsplanum erstreckt sich von der präverte-

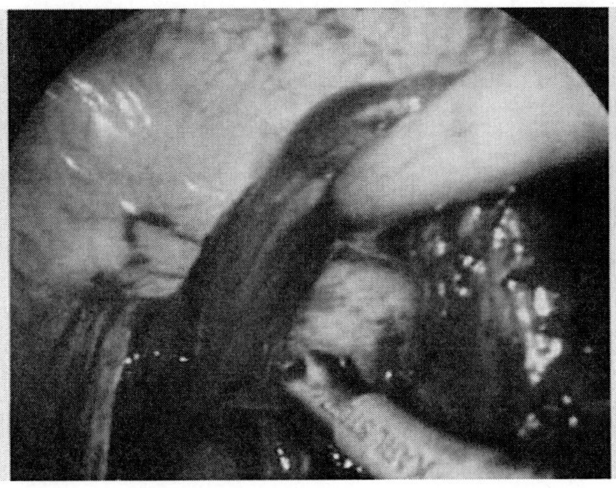

Abb. 4.17. Präparation des unteren zervikalen Teils der Speiseröhre

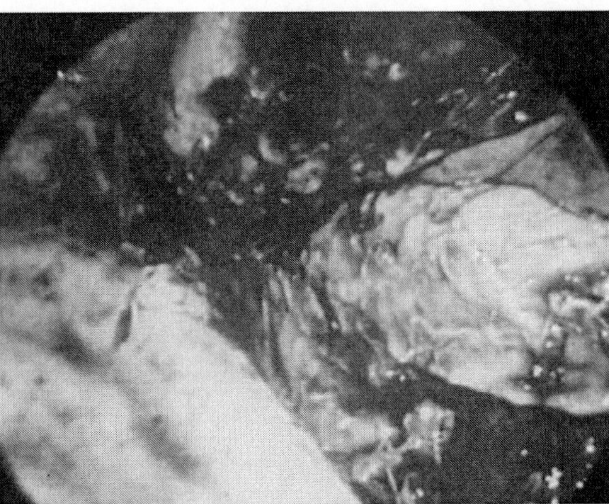

Abb. 4.18. Mobilisierung der Speiseröhre von Bifurkation und Perikard auf der medialen Seite. Unterhalb der Carina tracheae und an der Speiseröhre vorgefundene Lymphknoten und Metastasen werden abpräpariert und en bloc mit dem Tumor oder getrennt entfernt

bralen Faszie hinten nach vorne bis zur Trachea und seitlich von den Nn. recurrentes bis zu den unteren Schilddrüsenarterien (Abb. 4.17). In diesem Abschnitt ist wegen der Gefahr, die Rekurrensnerven zu verletzen, auf Elektrokoagulation zu verzichten. Wenn die Präparationsflächen exakt eingehalten werden, treten nur minimale Blutungen auf.

Präparation des mittleren Ösophagusdrittels

Im Anschluß an die Darstellung des zervikalen Abschnittes wird das Areal unterhalb der V. azygos mit dem Endoskop eingestellt, und das Gefäßbändchen wird ebenfalls weiter nach unten in die entsprechende Position zur Präparation des mittleren Ösophagus gebracht. Bei der Abpräparation von der Aorta dargestellte kurze arterielle Gefäße werden mit Klipps versorgt und durchtrennt. Fast immer ist ein solches Gefäß am Übergang vom oberen in das mittlere Ösophagusdrittel anzutreffen, es kommt von posterolateral aus der thorakalen Aorta descendens. Dieses Gefäß muß sorgfältig dargestellt und zur Aorta hin vor der Durchtrennung doppelt geklippt werden. Auf der medialen Seite ist für die Mobilisierung von der Bifurkation und vom Perikard die beidhändige

Technik mit koaxial gebogener Schere und schnabelförmigen Klemmchen vorzuziehen; auch hier ist die sorgfältige Hämostase sehr wichtig. Unterhalb der Carina tracheae und an der Speiseröhre vorgefundene Lymphknoten werden abpräpariert und entweder en bloc mit dem Tumor oder getrennt entfernt (Abb. 4.18). Auf der medialen Seite ist bei der Präparation in Perikardnähe wegen der Gefahr von Herzrhythmusstörungen die Elektrokoagulation nur sparsam einzusetzen. Dorsal wird die Dissektion nach unten bis zur linken Pleura fortgeführt. Diese sollte intakt bleiben, es sei denn, sie ist vom Tumor infiltriert oder adhärent; in diesem Fall wird der befallene Bereich exzidiert und mit dem Tumor entfernt.

Präparation des unteren Ösophagus

Die Pleura mediastinalis wird auf der rechten Seite des Ösophagus mit der Schere eröffnet, für die weitere Präparation kann entweder die koaxial gebogene Schere oder der Ultraschalldissektor (schneller) verwendet werden. In beiden Fällen bedient die linke Hand ein isoliertes schnabelförmiges Klemmchen, mit dem Gewebe unter Zug gehalten und koaguliert wird. Das untere Lig. pulmonale wird mit seinen Gefäßen koaguliert und mit

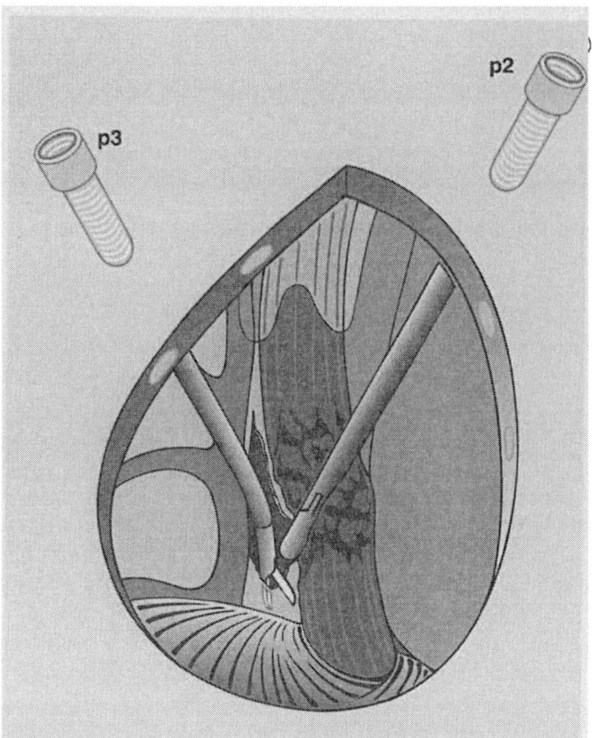

Abb. 4.19. Mobilisierung des unteren Ösophagus und Entfernung von Lymphknoten am Hiatus diaphragmaticus

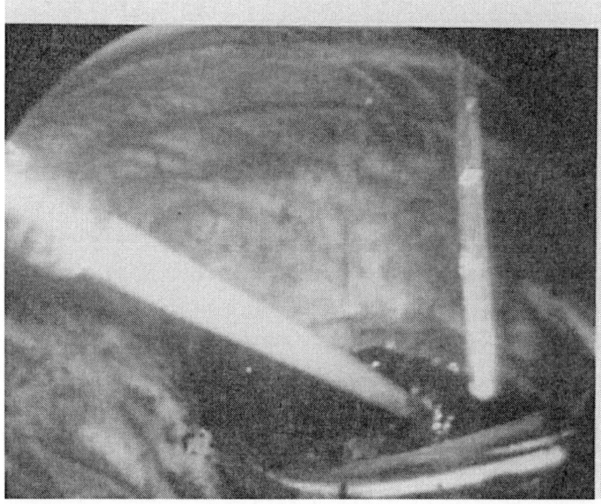

Abb. 4.20. Spezieller intrapleuraler Katheter für die postoperative Gabe von Bupivacain

der Schere durchtrennt (Abb. 4.19). Lymphknoten in der Umgebung der Speiseröhre werden bei der Präparation, die bis zum Hiatus oesophageus fortgeführt wird, mitentfernt.

Einführung der Thoraxdrainagen und des intrapleuralen Katheters zur Infusion von Bupivacain

Nach Abschluß der endoskopischen Dissektion werden 2 Drainagen mit Wasserschloß gelegt (apikal und basal), ebenso ein spezieller Katheter für die postoperative Gabe von Bupivacain (Abb. 4.20). Die Trokarhülsen werden unter Sicht entfernt, wobei ein letztes Mal die Thoraxwand auf Blutungen hin inspiziert und die Ausdehnung der Lunge beobachtet werden kann. Danach wird der Patient für den zweiten Abschnitt der Operation in Rückenlage umgelagert.

Technik der Probedissektion von Tumoren, die bei der Prüfung der Mobilität mit dem flexiblen Endoskop eine Fixation aufweisen

Die Probedissektion wird in unmittelbarer Nähe des Tumors begonnen. Lateral wird eine Schicht zwischen Wirbelsäule und Aorta thoracica descendens gesucht. Wenn der Tumor diese Strukturen nicht direkt infiltriert, kann durch stumpfe Präparation mit der koaxial gebogenen Schere auf schonende Weise eine Abtrennung erfolgen. Wenn es nicht gelingt, diese Schicht darzustellen, weil eine Infiltration vorliegt, dann ist der Tumor inoperabel. Der Versuch einer Abtrennung nach medial ist nur dann sinnvoll, wenn der Tumor zuvor seitlich mobilisiert werden konnte. Eine Infiltration des Perikards kommt häufig vor; in diesem Fall kann das Perikard eröffnet und der betroffene Bereich einschließlich des Tumors entfernt werden. Eine direkte Infiltration des Herzens bedeutet ebenfalls, daß der Tumor inoperabel ist. Das bei diesen großen Tumoren am schwierigsten freizulegende Planum liegt im Bereich zwischen dem Tumor, der trachealen Bifurkation und dem linken Bronchus, weil hier häufig größere Lymphknotenmassen liegen, die während der Dissektion leicht bluten können. Wenn es gelungen ist, den

Tumor auszulösen, wird die Operation wie zuvor beschrieben fortgeführt.

Simultanes Vorgehen im zweiten Abschnitt

In diesem Abschnitt arbeiten 2 Operationsteams simultan im zervikalen und im abdominalen Bereich. Zervikal wird nach Durchtrennung von Haut, Platysma, Umhüllung der tiefen Halsfaszie und des M. omohyoideus die Karotisscheide zur Seite weggezogen. Nach der Durchtrennung der mittleren Vene wird der Schilddrüsenlappen hochgehoben, wonach die Speiseröhre und zumindest einer (gewöhnlich der linke) der Rekurrensnerven identifiziert werden kann. Der zervikale Ösophagus muß nun, wenn überhaupt, nur noch ganz wenig mobilisiert werden.

Magen und unterer Ösophagus werden auf herkömmliche Weise mobilisiert. Die rechte gastroepiploische Arkade bleibt erhalten, die Ligatur der A. gastrica sinistra erfolgt an deren Abzweigung von der A. coeliaca, die daran anliegenden Lymphknoten werden mitentfernt. Wenn der Tumor den kardioösophagealen Übergang infiltriert, wird dieser mit dem oberen Anteil der kleinen Kurvatur mitentfernt, die Bildung des Magenschlauches erfolgt durch Naht mit der Hand oder mit dem GIA 80 (Auto-Suture). Eine Pyloroplastik wird nur im Falle einer narbigen Verengung des Duodenums durchgeführt. Der rechte Zwerchfellschenkel wird anterolateral nach Anbringen von Durchstechungsligaturen durchtrennt, es sei denn, er ist sehr weit (bei Vorliegen einer Hiatushernie).

Nach Abschluß der Präparation am unteren Ösophagus wird der kollare Ösophagus vorgezogen und mit dem Klammernahtgerät abgesetzt (TIA 50, Auto-Suture). Als nächstes wird ein Ryle-Tubus, Größe 16, unterhalb der Klammerreihe am Ösophagus festgenäht und dieser oberhalb dieser Naht durchtrennt. Der Ösophagus mit dem Tumor wird dann durch die Bauchöffnung entfernt, der Magenfundus wird durch eine Naht mit dem Ryle-Tubus verbunden. Nach erfolgtem Magenhochzug wird die Anastomose zwischen proximalem Ösophagus und Fundus in einer Allschichtennaht mit Polyamidfaden ausgeführt. Vor dem Abschluß der Anastomose wird eine Magensonde vorgeführt,

deren Spitze im intrathorakalen Bereich des Magens oberhalb des Zwerchfells liegen sollte. Vor dem Verschluß der Wunden an Hals und Abdomen wird noch eine Redivac-Drainage zur Anastomose gelegt.

Postoperative Behandlung

Nach anfänglicher Überwachung im Aufwachraum wird der Patient auf die Intensivstation gebracht und über Nacht beatmet. Wenn keine Komplikationen auftreten, wird der Patient am nächsten Tag extubiert und, falls der Zustand stabil ist, auf eine Intensivüberwachungsstation verlegt. Zur Schmerzbekämpfung wird intrapleural Bupivacain gegeben. An den ersten 4 Tagen wird täglich eine Thoraxröntgenaufnahme durchgeführt, die apikale Thoraxdrainage wird am 2. Tag entfernt, wenn sich die Lunge wieder vollständig entfaltet hat. Am 7. postoperativen Tag wird zur Röntgenkontrolle ein Gastrografinschluck durchgeführt, um die Anastomose zu überprüfen. Wenn keine Anzeichen einer Undichtigkeit zu erkennen sind, kann mit flüssiger Ernährung begonnen werden; die Drainagen an Hals und unterem Thorax können entfernt werden. Die parenterale Ernährung wird so lange fortgeführt, bis mit der vollen oralen Ernährung begonnen wird. Wir haben uns vor kurzem dafür entschieden, intraoperativ routinemäßig eine Jejunostomiesonde für die Ernährung einzuführen und können dadurch auf die parenterale Ernährung verzichten.

Rechtsseitige thorakoskopische Ösophagektomie in Bauchlage

Nach Abschluß der ersten Serie endoskopischer Ösophagektomien, die über den rechten posterolateralen Zugang durchgeführt wurde, stellten wir eine hohe (30 %) Inzidenz von postoperativen Atelektasen und Infiltrationen in der Lunge fest, was wir auf die lange Dauer der Einlungenbeatmung zurückführten, die für die Durchführung der thorakoskopischen Dissektion des Ösophagus erforderlich ist. Aus diesem Grund haben wir das Vorgehen insofern geändert, daß der Patient jetzt

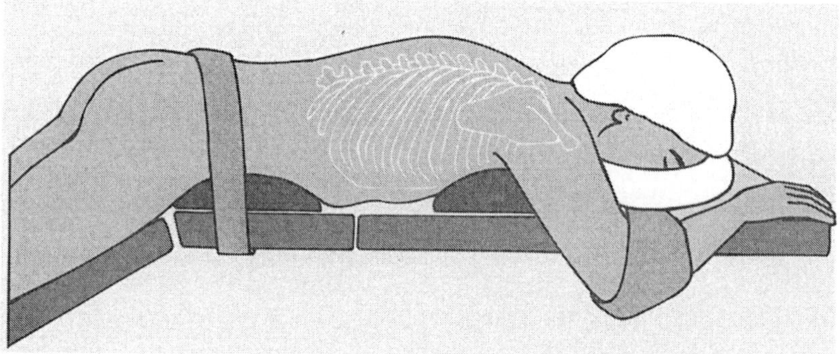

Abb. 4.21. Bauchlagerung mit nach unten abgeknickten Beinen

in Bauchlage operiert wird, da hierbei die Lunge, der Schwerkraft folgend, von selbst das Operationsfeld freigibt, wodurch die Einlungenbeatmung überflüssig wird. Mit Hilfe der Kompression einer Lunge durch Insufflation von CO_2 mit einem Druck von 6 mm Hg kann eine hervorragende Sicht des gesamten intrathorakalen Ösophagusabschnittes und des Mediastinums erzielt werden. Diese Vorgehensweise ist inzwischen bei uns zum Standard geworden [12]. Die Technik für die Dissektion des Ösophagus ist dieselbe wie zuvor beschrieben.

Lagerung für die Operation in Bauchlage (Jack-knife-Position)

Der Patient wird in kompletter Bauchlage mit nach unten abgeknickten Beinen und einer Polsterung im Becken- und oberen Sternumbereich gelagert, so daß die Atemexkursionen der Brustwand nicht behindert werden. Die Oberarme werden abgespreizt seitlich über den Operationstisch hängend gelagert, Unterarme und Hände werden durch Schlingen gehalten, die Beugung des Ellbogens beträgt 90 ° oder mehr. Dadurch werden die Schulterblätter seitlich nach außen gezogen (Abb. 4.21). Diese Lagerung ermöglicht von rechts einen vorzüglichen Zugang zum Mediastinum und zum gesamten intrathorakalen Abschnitt der Speiseröhre. Da der rechte Lungenflügel durch die Schwerkraft nach unten fällt und das Opera-

tionsfeld freigibt, entsteht automatisch Raum für eine Darstellung unter guter Sicht, die Notwendigkeit einer Einlungennarkose ist nicht gegeben.

Plazierung der Einstichstellen

Art und Anzahl der verwendeten Trokarhülsen sind gleich wie oben beschrieben (Abb. 4.22). Die Trokarhülse für die Optik (10 mm) wird seitlich unterhalb der unteren Skapulaspitze in der Regel durch den 5. ICR eingeführt. Eine flexible Arbeitstrokarhülse wird kranial und medial der Optiktrokarhülse, ungefähr 5–7 cm von den Dornfortsätzen entfernt, durch den Interkostalraum eingeführt, die zweite in gleicher Höhe nach vorne hin. Ein

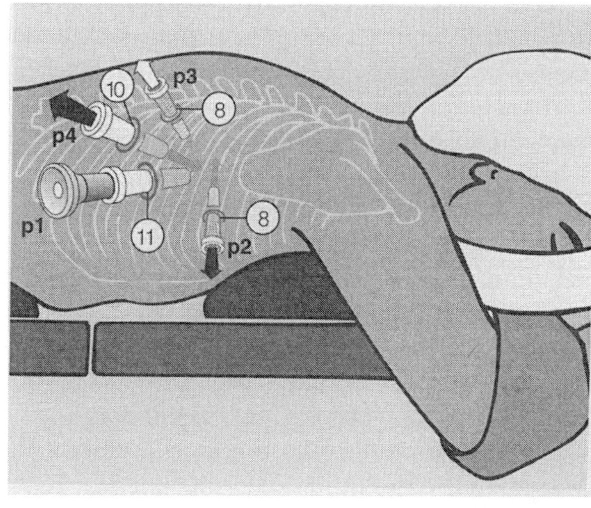

Abb. 4.22. Einstichstellen für die Trokarhülsen bei der Bauchlage mit abgeknickten Beinen

Zugang mit 10,5 oder 12 mm Durchmesser wird seitlich unten plaziert (im 7. ICR). Diesen Zugang benutzt der Assistent für die Retraktion, er dient außerdem ggf. für die Aufnahme des EndoGIA-Klammernahtgeräts zur Versorgung der V. azygos.

Klinische Ergebnisse

Staging und endoskopische Resezierbarkeit

In einer konsekutiven Serie an 34 Patienten mit einem Speiseröhrenkarzinom wurden in 2 Fällen bei der laparoskopischen Untersuchung Lebermetastasen festgestellt, 4 Patienten mußten nach dem thorakoskopischen Staging als inoperabel eingestuft werden (Metastasen in der Pleura: n = 2, Befall der Aorta descendens: n = 1, Infiltration des Myokards: n = 1). Bei 2 weiteren Patienten lag eine dichte bindegewebige Verklebung der Pleurahöhle vor, weshalb eine endoskopische Dissektion nicht möglich war. Die ersten 20 Patienten wurden über den rechten posterolateralen thorakoskopischen Zugang operiert, dabei mußte einmal wegen einer Blutung aus der Aorta auf die konventionelle Methode umgestiegen werden, die letzten 6 Operationen wurden in abgeknickter Bauchlage durchgeführt. Die Verteilung des Tumorsitzes, Ausmaß der Infiltration in die Organwand und Lymphknotenstaging sind aus Tabelle 4.1 ersichtlich.

Bei einem Patienten mit einem großen Tumor im mittleren Drittel kam es im Verlauf der Abpräparation von der Aorta zu einer massiven Blutung aus der Aorta, weshalb eine sofortige Erweiterung zur Thorakotomie erforderlich war. Bei allen anderen Patienten trat bei der thorakoskopischen Dissektion kein nennenswerter Blutverlust auf. Die durchschnittliche Operationsdauer betrug 5,5 h bei einer Streubreite von 4,5–7 h.

Die aufgetretenen postoperativen Komplikationen in der Serie umfaßten postoperative pulmonale Infektionen (n = 3), Rekurrenslähmungen (n = 2) und Anastomoseninsuffizienz (n = 1). Die Rekurrenslähmungen traten am Beginn der Serie auf und sind wahrscheinlich durch unbemerkte Hochfrequenzschädigungen nahe der Thoraxapertur entstanden. Signifikante Lungenkomplikationen wurden bei den Patienten, die in Bauchlage mit abgeknickten Beinen operiert wurden, nicht beobachtet. Todesfälle als Folge der Operation traten nicht auf. Der Kliniksaufenthalt nach der Operation betrug durchschnittlich 12 Tage bei einer Streubreite zwischen 9 und 30 Tagen.

Tabelle 4.1. Pathologische Ergebnisse endoskopisch resezierter Tumoren

	n
Sitz des Tumors	
Mittleres Drittel	19
Unteres Drittel	12
Pathologisches Stadium	
Auf dieSchleimhaut begrenzt	1
Nicht vollständige Infiltration der Organwand	3
Vollständige Infiltration der Organwand	27
Lymphknotenmetastasen	
N_0	12
N_{1-2}	19

Literarur

1. Turner GC (1933) Excision of the thoracic oesophagus for carcinoma with reconstruction of an extra-throacic gullet. Lancet ii:1315–1317
2. Orringer MB (1987) Transthoracic versus transhiatal esophagectomy: what difference does it make? Ann Thorac Surg 44:116–126
3. Orringer MB (1985) Transhiatal esophagectomy for benign disease. J Thorac Cardiovasc Surg 90:649–655
4. Stewart JR, Sarr MG, Sharp KW, Efron G et al. Transhiatal (blunt) esophagectomy for malignant and benign esophageal disease: clinical experience and technique. Ann Thorac Surg 40:343–348
5. Godfaden D, Orringer MB, Appelman HD, Kalish R (1986) Adenocarcinoma of the distal esophagus and gastric cardia. Comparison of transhiatal esophagectomy and thoracoabdominal esophagectomy. J Thorac Cardiovasc Surg 91:242–247
6. Lewis I (1946) The surgicai treatment of carcinoma of the oesophagus with special reference to a new operation for growths of the middle third. Br J Surg 34:18–31
7. Tanner NC (1947) The present position of carcinoma of the oesophagus. Postgrad Med J 23:109–139
8. McKeown KC (1976) Total three stage oesophagectomy for cancer of the oesophagus. Br J Surg 63:259–262
9. Buess G, Kipfmüller K, Nahrun M, Melzer A (1990) Endoskopische-mikrochirurgische Dissektion des

Ösophagus. In: Buess G (ed) Endoskopie. Deutscher Ärzte-Verlag, Cologne, pp 358–375
10. Cuschieri A, Shimi S, Banting S (1992) Endoscopic oesophagectomy through a right thoracoscopic approach. J Coll Surg Edinb 37:7–11
11. Cuschieri A (1993) Endoscopic subtotal oesophagectomy for cancer through a right thoracoscopic approach. Surg Oncol 2:3–11
12. Cuschieri A (1994) Thoracoscopic subtotal oesophagectomy. Endoscopic Surg 26:134–147

5 Thorakoskopische Perikardektomie und Einsetzen eines Epikardschrittmachers

A. Cuschieri

Einleitung

Es ist zwar schwierig, eine Prognose über das endgültig mögliche Spektrum der thorakoskopischen Kardiochirurgie zu stellen – ob mit oder ohne eine kleine Thorakotomie für den Zugang (videoassistierte thorakoskopische Chirurgie) –, über das Potential bestehen jedoch nur geringe Zweifel. Es liegen Fallberichte über eine Ligatur des Ductus Botalli am Menschen und eine experimentelle Kanüleneinführung in den Vorhof vor. In diesem Kapitel werden 2 einfache Eingriffe am Herzen beschrieben: Fenestration eines Perikardialergusses und Einsetzen eines Epikardschrittmachers. Unsere zwar begrenzte Erfahrung mit diesen Operationen war vollauf zufriedenstellend. Auch von anderen Zentren wurde über hervorragende Ergebnisse berichtet [1, 2].

Präoperative Diagnostik und Operationsvorbereitung

Anästhesie

Sowohl die Fenestration des Perikards als auch das Einsetzen des Schrittmachers werden unter Allgemeinnarkose mit Endotrachealtubus durchgeführt. Wenn es der Zustand des Patienten erlaubt, können durch eine Einlungennarkose (Trilumentubus) ideale Voraussetzungen für die Darstellung des Perikards geschaffen werden. Bei diesen Patienten sind ein kontinuierliches kardiovaskuläres Monitoring und Analyse der Blutgaswerte während des Eingriffes durch einen erfahrenen Anästhesisten erforderlich.

Spezielle Instrumente

Sowohl die thorakoskopische Perikardfenestration als auch das Einsetzen des Schrittmachers können zwar mit den starren laparoskopischen Standardinstrumenten ausgeführt werden, die Durchführung beider Eingriffe kann jedoch mit Hilfe der koaxial gebogenen Instrumente, die über flexible Trokarhülsen eingeführt werden, wesentlich erleichtert werden. Der endoskopische Perikardhaken (Abb. 5.1) ist sehr hilfreich, um das Perikard vor der Eröffnung zu halten und zu stabilisieren. Das Perikard ist u. U. mit einer Präparationszange schwer zu fassen, besonders wenn es durch einen serösen Erguß gespannt ist.

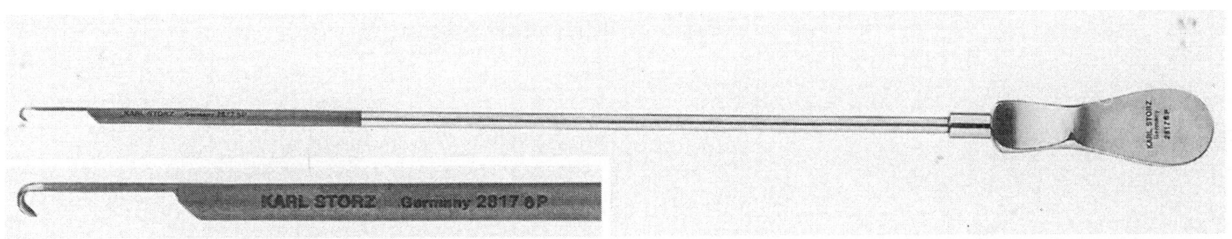

Abb. 5.1. Endoskopischer Perikardhaken (Storz, Tuttlingen)

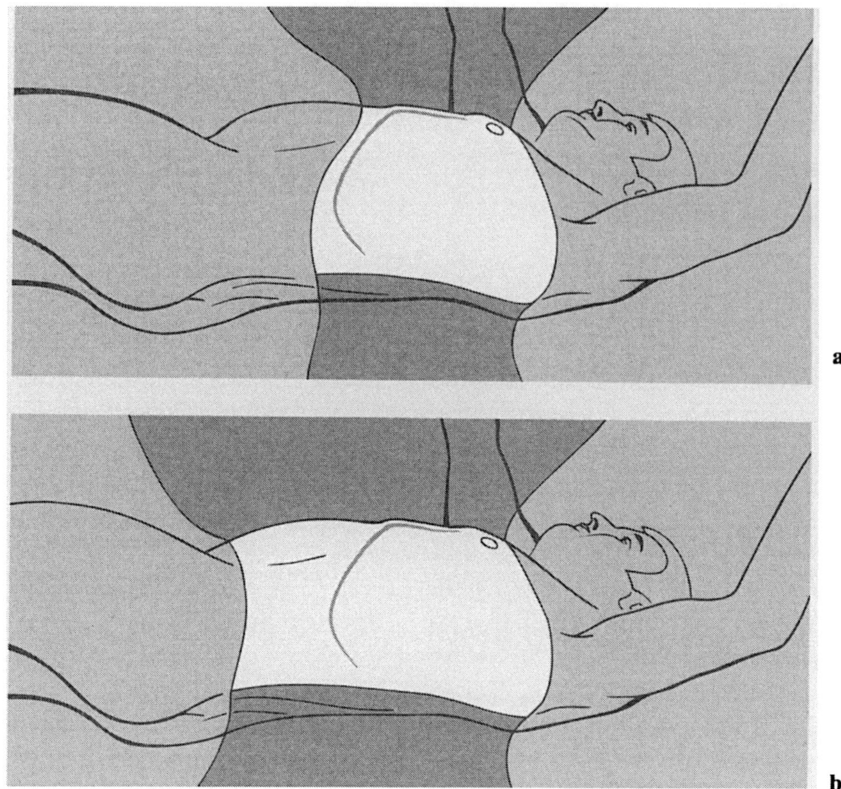

Lagerung des Patienten und Hautvorbereitung

Für beide Eingriffe wird der Patient auf der linken Seite in posterolateraler Position gelagert, der linke Arm ist gut abduziert auf einer Stütze befestigt, der Operationstisch wird abgeknickt (oder die zentrale Brücke angehoben), um eine möglichst weite Spreizung der Interkostalräume zu erzielen.

Für die Perikardfenestration wird nur die Haut der linken Brustwand gewaschen und mit einem üblichen Hautdesinfektionsmittel behandelt, anschließend wird das Areal entsprechend abgedeckt. Bei den Patienten, denen ein Schrittmacher eingesetzt wird, erstreckt sich die Hautvorbereitung über die linke Brustwand und den linken oberen Quadranten des Abdomens (Abb. 5.2 a, b).

Position des Operationsteams und Anordnung der Hilfsgeräte

Der Operateur arbeitet von der rechten Seite des Operationstisches aus, die Person, die die Video-

Abb. 5.2. Hautvorbereitung und Abdeckung für die Perikardektomie (**a**) und für die thorakoskopische Implantation einer Epikardschrittmachersonde (**b**)

Abb. 5.3. Stellung des Operationsteams und Anordnung der Hilfsgeräte

Abb. 5.4. Plazierung der Einstiche

kamera bedient (wenn kein Kamerahalter, z. B. Robotrac von Aesculap oder ein Martin-Arm, zur Verfügung steht) und die Operationsschwester stehen auf derselben Seite. Der erste Assistent steht auf der gegenüberliegenden Seite (Abb. 5.3). Kameraeinheit, Lichtquelle, Saug-/Spülvorrichtung und HF-Generator sind in einem fahrbaren Behälter hinter dem Assistenten untergebracht. Der Einsatz von 2 Monitoren ist ideal.

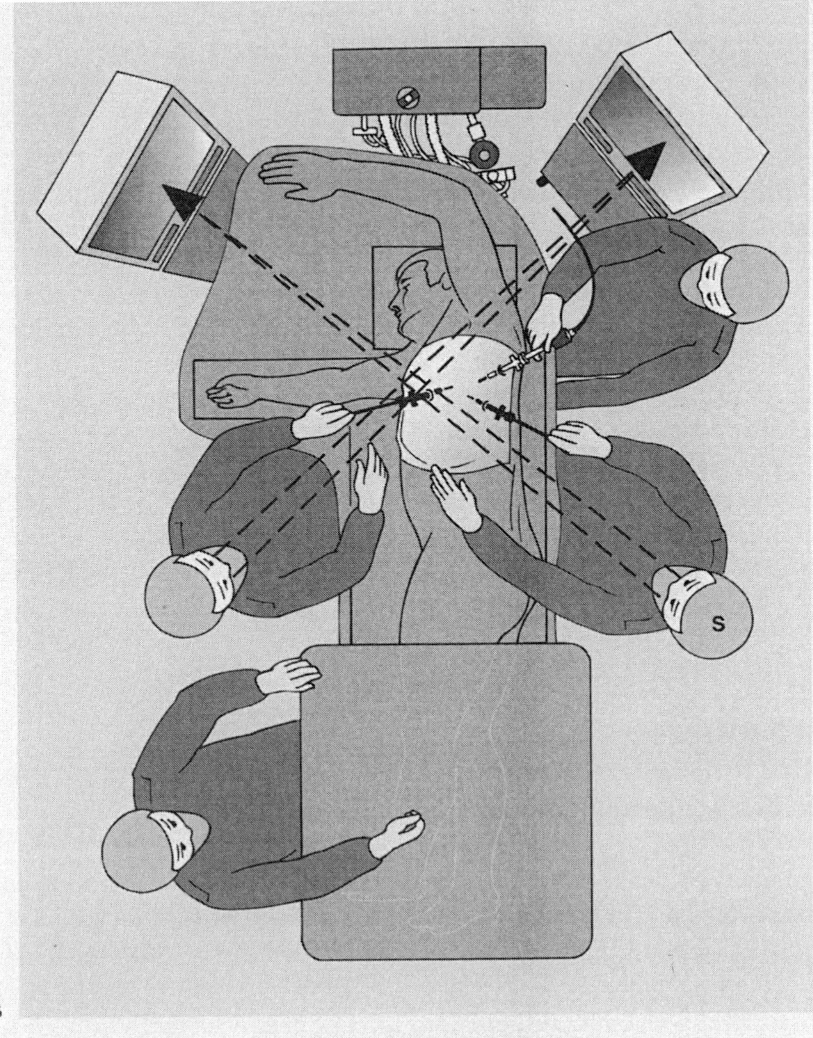

5.3

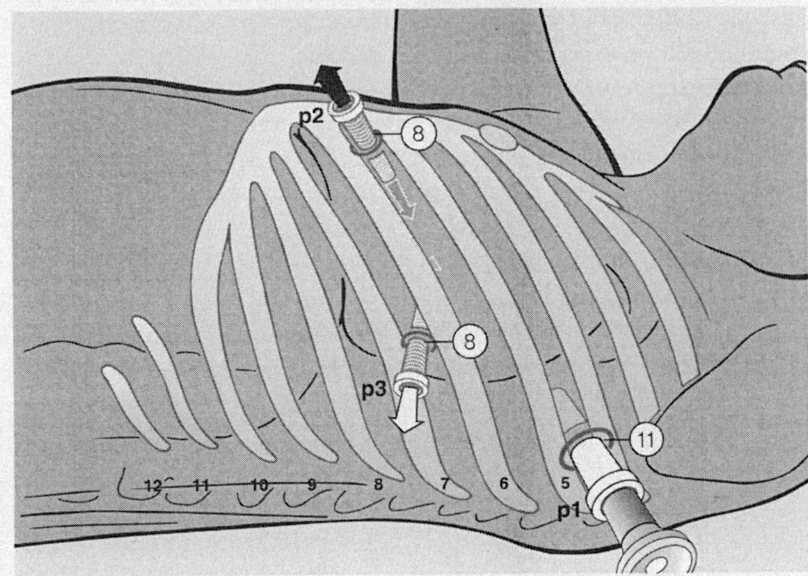

5.4

Plazierung der Einstiche

Üblicherweise sind für beide Eingriffe jeweils 3 Zugänge erforderlich. Die Optiktrokarhülse (11 mm, p1) wird unterhalb und hinter der Skapulaspitze, unmittelbar vor dem Winkel der 4. Rippe links plaziert. Die beiden Arbeitstrokarhülsen (flexible Metalltrokarhülsen, 8 mm, p2, p3) werden darunter, je einer weiter vorne und einer weiter hinten, durch Interkostalräume so angebracht, daß die Spitzen der Instrumente (die über sie eingeführt werden) in einem rechten Winkel in der Mitte des linken Perikards aufeinandertreffen. Diese beiden Arbeitstrokarhülsen werden unter Sicht eingeführt (Abb. 5.4). Gelegentlich wird ein 4. Zugang nahe der Brustbeinbeinkante oberhalb der vorderen Arbeitstrokarhülse zur Retraktion des Lungenparenchyms mit einer Duval-Faßzange gebraucht.

Technik der thorakoskopischen Perikardektomie (Perikardfenestration) zur Behandlung der Perikardtamponade

Die begrenzte Dehnbarkeit des Perikardgewebes ist der Hauptfaktor für die Entstehung einer Herztamponade im Fall einer Ergußbildung im Herzbeutel durch die Ansammlung seröser Flüssigkeit (urämisch, metastasisch) oder Blutkoagel (nach einer Herzoperation). Schon eine geringe Zunahme des Flüssigkeitsvolumens im Perikard führt zu einem signifikanten Anstieg des Drucks im Perikard, und wenn dieser den Druck im rechten Vorhof erreicht oder übersteigt, kommt es zur Tamponade. Im Fall von serösen Ergüssen ist die Kompression in beiden Herzkammern gleich, was eine Erhöhung und Angleichung des Fülldruckes beider Ventrikel zur Folge hat, ebenso einen niedrigen Herzminutenvolumenstatus, erhöhten Zentralvenendruck und einen paradoxen Puls (Abfall des Schlagvolumens und des arteriellen Druckes bei der Einatmung, Anstieg dieser Parameter bei der Ausatmung) [2]. Das Monitoring über einen Swan-Ganz-Katheter zeigt bei diesen Patienten Anstieg und ähnliches Druckverhalten im rechten Vorhof, den Lungenarterien und dem Wedgedruck der Lungenkapillaren. Eine Tamponade durch Blutkoagel nach einer Herzoperation läßt sich dagegen durch eine ungleiche Kompression der Herzkammern lokalisieren und betrifft häufiger das rechte Herz (V.-cava-superior-Syndrom, Tamponade des rechten Atriums) [3]. Allerdings wurde auch über Beispiele berichtet, in denen eine Tamponade des linken Ventrikels auftrat, obwohl im rechten Ventrikel normaler Druck vorhanden war.

Indikationen und Kontraindikationen

Die derzeit am häufigsten angewandte Methode zur Behandlung eines Perikardialergusses ist das offene subxiphoide Vorgehen, durch welches eine Thorakotomie vermieden werden kann. Die thorakoskopische Perikardektomie stellt eine alternative Technik dazu dar und kann durchgeführt werden, wenn der Patient nicht sehr unstabil ist [1]. Kontraindiziert ist die thorakoskopische Perikardektomie auch bei Patienten mit einer Pericarditis constrictiva.

Operationsschritte

Nach der Freilegung des linken Perikards durch Retraktion der Lingula wird das Perikard vor dem linken Phrenikus mit dem Haken gefaßt (Abb. 5.5, p2), nach oben gezogen und mit der koaxial gebogenen Schere eröffnet (Abb. 5.5, p3). Aus der Öffnung ergießt sich sofort Flüssigkeit, die durch die Herzpulsation herausgepumpt wird. Sie wird aufgesaugt, da sie sonst in die Pleurahöhle entweicht. Eine Probe wird entnommen zur Anlage einer Kultur und für die Zytologie. Danach wird das eröffnete Perikard mit einer atraumatischen Faßzange festgehalten, um ein ausreichend großes Fenster vor dem linken Phrenikus und den Zwerchfellgefäßen herauszuschneiden (Abb. 5.6). Blutungen aus den Schnittkanten des Perikards werden durch Softkoagulation gestillt. Für die Inspektion des Perikardialsackes und des Myokards eignet sich am besten ein flexibles Choledochoskop, das über die hintere Arbeitstrokarhülse eingeführt wird. Das flexible Endoskop wird zwischen Herz und Perikard vorgeschoben, wofür das Perikard nach oben gezogen wird. Mit dieser Methode können blasige Flüßigkeit und insbeson-

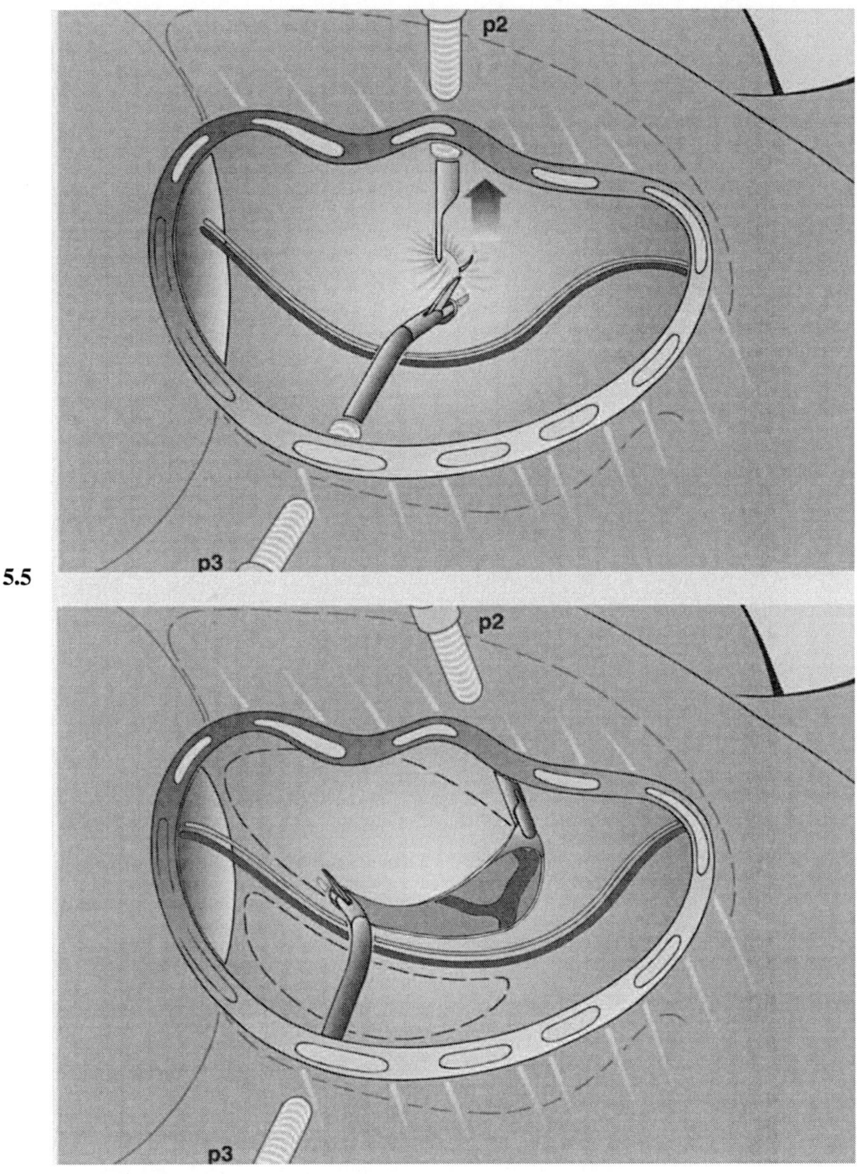

5.5

5.6

Abb. 5.5. Fassen des Perikards mit dem Haken vor dem linken Phrenikus (p2) und Eröffnung des Perikards mit der koaxial gebogenen Schere (p3)

Abb. 5.6. Fenestration der Vorderwand des Perikards

dere Koagel aufgefunden werden. Letztere werden am besten durch Spülung mit warmer Ringer-Laktat-Lösung (37 °C) abgelöst und entfernt. Wenn die Spülflüssigkeit kalt ist (Raumtemperatur) kann es zu einer ernsthaften Bradykardie kommen. Falls erforderlich, kann die Resektion des Perikards hinter dem Phrenikus und den begleitenden Gefäßen fortgeführt werden (Abb. 5.7). Nach Abschluß dieses Vorganges wird eine basale Thoraxdrainage eingeführt, die Trokarhülsen werden entfernt und die Lunge entfaltet.

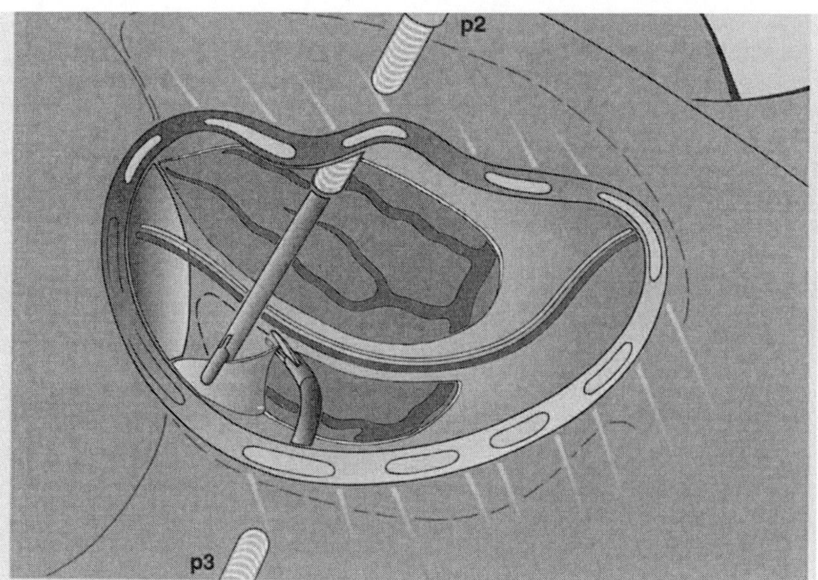

Abb. 5.7. Erweiterung der Fenestration des Perikards hinter dem linken Phrenikus und den begleitenden Gefäßen

Thorakoskopische Technik zum Einsetzen eines Epikardschrittmachers

Die Notwendigkeit der Implantation eines Dauerherzschrittmachers ergibt sich bei Patienten (gewöhnlich älteren) mit kompletter arteriovenöser Blockade, fortdauernder und symptomatischer Bradykardie, Sinusknotensyndrom, zerebralen Durchblutungsstörungen infolge eines niedrigen Herzminutenvolumens, Tachyarhythmien und ggf. bei einem Myokardinfarkt. In den meisten Fällen werden endokardiale Dauerschrittmacher intravenös eingeführt, ein Eingriff, der in Lokalanästhesie unter Röntgenkontrolle durchgeführt wird. Genauer und zuverlässiger sind jedoch Epikardschrittmachersonden (einschraubbar oder angelhakenförmig), ihr Einsatz ist auch nur selten mit Spätfolgen verbunden. Epikardschrittmachersonden werden üblicherweise über einen Zugang unterhalb des Sternums (subxiphoid) eingeführt, seltener transthorakal (links anterolateral, 4. ICR). Eine vor kurzem eingeführte Alternative dazu ist das thorakoskopische Vorgehen zum linken Ventrikel. Die Implantation im rechten Ventrikel ist zwar auch möglich (thorakoskopisch von rechts),

wir favorisieren aber die linke Seite, weil die Ventrikelwand dort dicker und somit das Risiko einer Penetration bis über das Endokard hinaus geringer ist, wobei die Elektrode in Kontakt mit dem Blutstrom kommt, oder aber sich ein Hämatom ausbilden kann, das zu einer Funktionsstörung führt.

Wir haben nur begrenzte Erfahrungen mit der thorakoskopischen Implantation von Epikardschrittmachersonden, die ohne Naht sozusagen „eingeschraubt" werden. Wir haben ein Epikardimplantat von Medtronic (Minneapolis, USA), Modell 6917 A-T, verwendet, dessen korkenzieherartiger Abschluß mit 2 Drehungen im Uhrzeigersinn im Myokard verankert wird (Abb. 5.8), außerdem gehört noch eine Netzmembran aus Dacron dazu, die fibrös mit dem Gewebe vor Ort verwächst, wodurch zusätzlich Halt entsteht. Es können sowohl unipolare (einzelne) als auch bipolare (doppelte) Elektroden eingesetzt werden, Bedingung ist ein Mindestabstand von 1 cm voneinander.

Indikationen und Kontraindikationen

In unserer Klinik werden Epikardschrittmacher dann eingesetzt, wenn eine permanente Schrittmacherfunktion für eine oder beide Kammern notwendig ist und zuvor von kardiologischer Seite

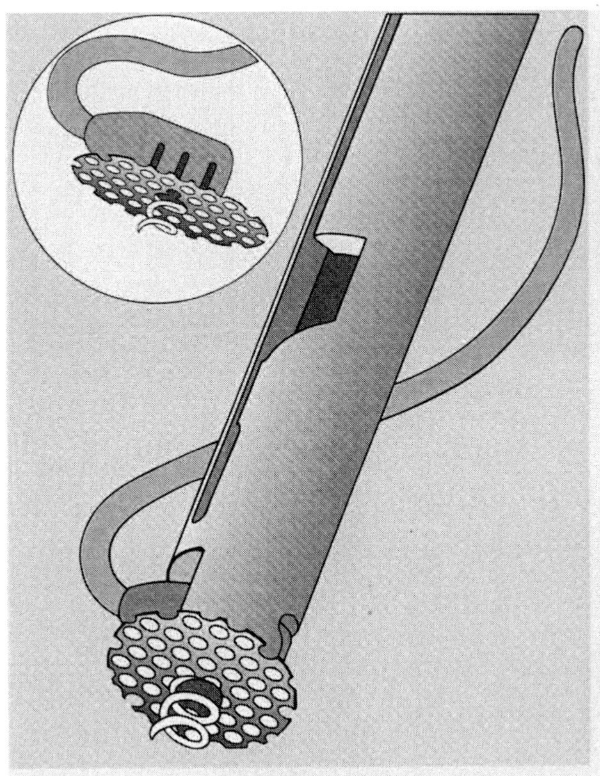

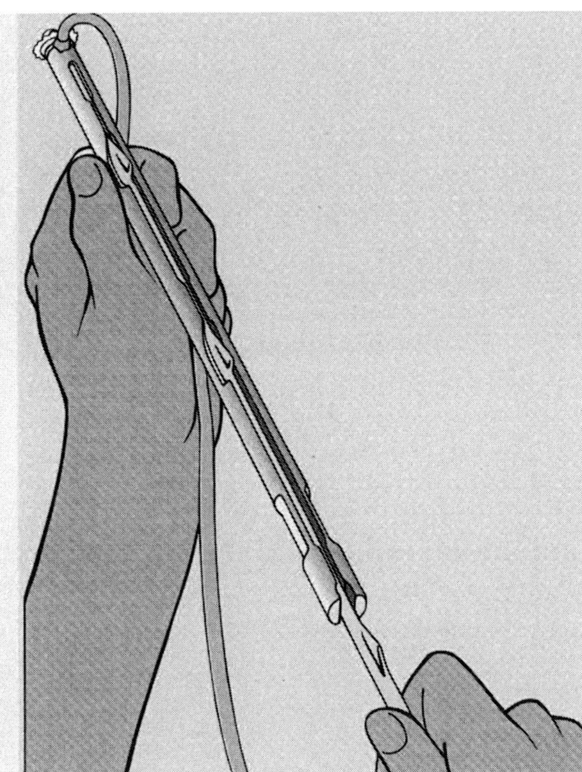

Abb. 5.8. Vergrößerte Darstellung des Epikardimplantats Modell 6917A-T von Medtronic (Minneapolis, USA). Die Elektrodenspitze wird durch den dafür vorgesehenen Schlitz am Ende der Hülse eingeführt

Abb. 5.9. Einführen des Tunnelierungsinstruments in die Führungshülse von der entgegengesetzten Seite her, so daß die Ausbuchtungen auf dem Einsatz exakt in die Einkerbungen auf der Führungshülse einrasten

Abb. 5.10. Einlegen des Schrittmacherkabels von der Elektrodenspitze aus in den Schlitz in der Führungshülse, an der Elektrodenspitze wird ein kleiner Bogen stehengelassen

vergeblich versucht wurde, über einen permanenten endokardialen Schrittmacher zu stimulieren. Epikardschrittmacherimplantate sind kontraindiziert bei Patienten mit dünnwandigem, hochgradig infarziertem oder fibrotischem Myokard bzw. dann, wenn das Myokard extrem verfettet ist.

Vorbereitung des Implantats

Das Implantat wird vor Beginn der Operation zusammengesetzt. Das System von Medtronic besteht aus einer Führungshülse und einem Tunnelierungsinstrument. Die Elektrodenspitze wird

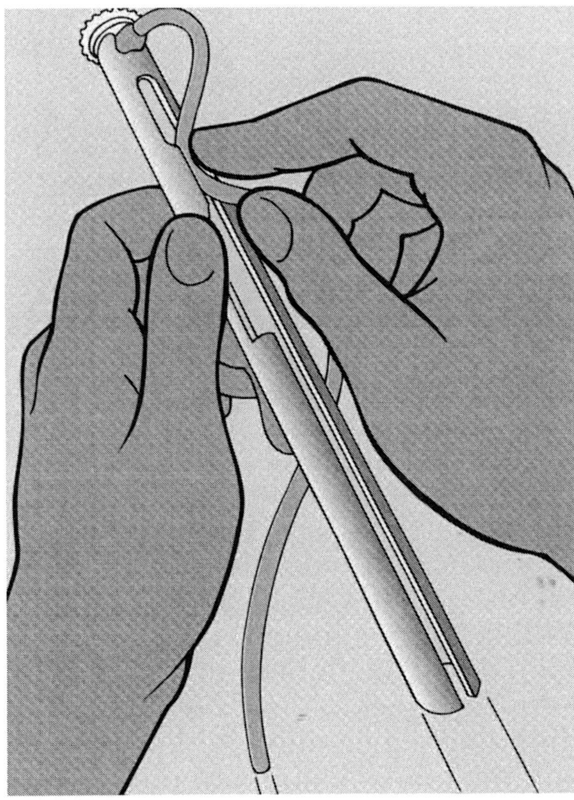

durch den dafür vorgesehenen Schlitz am einen Ende der Hülse gesteckt (Abb. 5.8). Das spitze vordere Ende des Tunnelierungseinsatzes wird dann von der anderen Seite her so in die Hülse eingeführt, daß die Ausbuchtungen auf dem Einsatz exakt in den Einkerbungen auf der Führungshülse liegen (Abb. 5.9). Nun wird der Einsatz gegen den Uhrzeigersinn gedreht und gleichzeitig zurückgezogen, so daß die Ausbuchtungen in die Einkerbungen einrasten. Das Schrittmacherkabel wird dann in den Schlitz der Führungshülse eingelegt, an der Elektrodenspitze wird ein kleiner Bogen stehengelassen (Abb. 5.10). Das fertig montierte Implantat wird dann auf einer sterilen Unterlage abgelegt, bis es gebraucht wird.

Wenn die Sonde implantiert ist, sollte sie von einem Spezialisten noch im Operationssaal überprüft werden (zufriedenstellende Reizschwelle, Widerstand und R-Zacken-Höhe).

Operationsschritte

Die Freilegung erfolgt wie zuvor für die Perikardfenestration beschrieben. Das Perikard wird mit dem Haken gefaßt und mit der gekrümmten koaxialen Schere eröffnet, und zwar vor dem Phrenikus beginnend bis zur Spitze des Ventrikels (s. Abb. 5.7). Die Implantationsstelle muß sehr sorgfältig ausgewählt werden: sie sollte auf normal aussehendem Myokardgewebe (frei von Fibrose und Narben) und nicht zu nahe an den Koronararterien und -venen liegen. Die zuvor montierte Elektrode (oben) wird durch eine entsprechend plazierte interkostale Inzision in die linke Brusthöhle eingeführt. Die Elektrodenspitze wird an die ausgewählte Stelle auf dem Myokard des linken Vetrikels geführt, welche durch Distraktion der Schnittkanten des Perikards exponiert wird. Der Operateur setzt mit nur leichtem Druck mit der rechten Hand die Elektrodenspitze auf das Myokard. Die Verbindung mit dem Myokard wird durch 2 Drehungen der Führungshülse im Uhrzeigersinn hergestellt (5.11). Die elektrischen Messungen werden vor dem Freigeben der Sonde aus der Führungshülse durchgeführt. Wenn die Ergebnisse nicht zufriedenstellend ausfallen, sollte man 10 min warten und die Messungen dann wiederho-

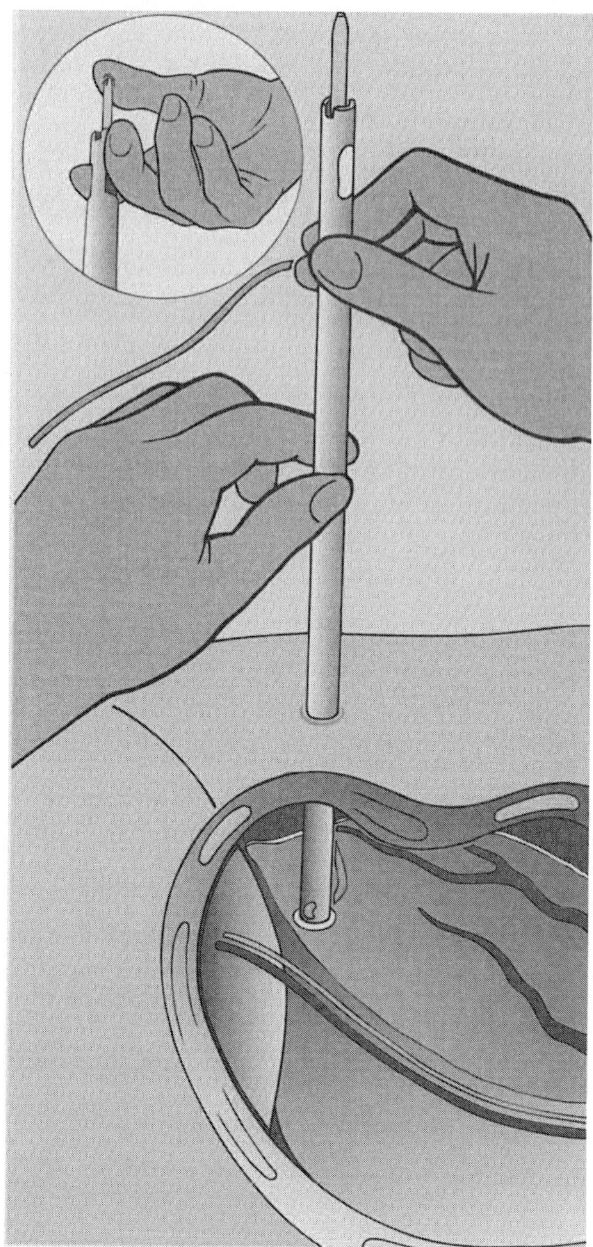

Abb. 5.11. Die Elektrode wird durch 2 Drehungen der Führungshülse im Uhrzeigersinn im Myokard verankert. Die implantierte Elektrode wird durch leichten Druck auf den Tunnelierungseinsatz gegen die Führungshülse freigesetzt

len; oft haben sich die Werte dann normalisiert, weil das akute lokale Trauma abgeklungen ist. Sollten die Meßwerte auch nach diesem Intervall unbefriedigend sein, dann wird die Elektrodenspitze durch 2 Drehungen entgegen dem Uhrzeigersinn wieder herausgeschraubt und eine andere

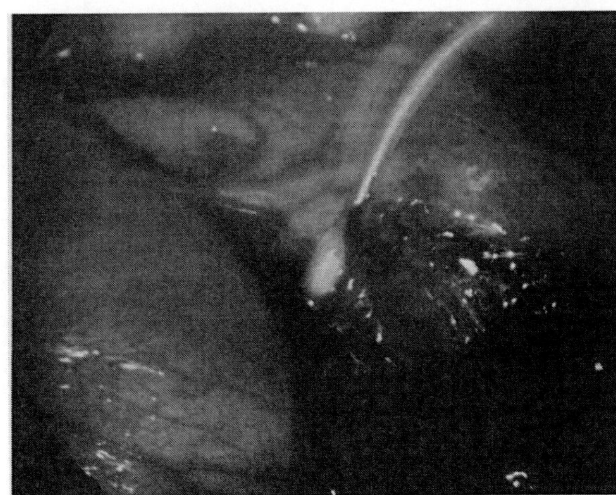

Abb. 5.12. Implantierte Medtronic-Epikardsonde nach dem Entfernen der Führungshülse

Stelle gewählt. Die implantierte Elektrode wird durch leichten Druck auf den Tunnelierungseinsatz gegen die Führungshülse freigesetzt (s. Abb. 5.11). Dabei ist es extrem wichtig, darauf zu achten, daß die Sonde komplett aus der Hülse vorgezogen ist, bevor diese aus dem Operationsareal zurückgezogen wird, weil durch den sonst entstehenden Zug auf die Sonde die Elektrode wieder aus dem Myokard herausgezogen werden könnte. Als zusätzliche Sicherheitsmaßnahme empfiehlt es sich, die Sonde beim Zurückziehen der Führungshülse vorsichtig mit einer atraumati-

schen Faßzange festzuhalten. Abbildung 5.12 zeigt die implantierte Ableitung nach dem Entfernen der Führungshülse. Das Perikard wird durch 2 lockere Einzelnähte mit Polysorb (USSC, Norwalk, USA) auf Endoskinadeln verschlossen.

Der nächste Schritt der Operation besteht in der Schaffung einer Tasche in der Rektusscheide für den Schrittmacher links subkostal. Dabei ist unbedingt zu beachten, daß diese Tasche nicht zu nahe am Rippenrand liegt, weil das implantierte Gerät sonst bei jeder Dehnung des Brustkorbes gegen den Rippenbogen gedrückt und den Patienten auf Dauer behindern würde. Es wird eine querverlaufende Inzision durch Haut, subkutanes Gewebe und vordere Rektusscheide gelegt. Der Rektusmuskel wird mit dem HF-Messer quer gespalten. Die freigelegte hintere Rektusscheide wird von der Schnittstelle im Muskel aus so weit abgelöst, bis eine genügend großeTasche entstanden ist, um den Schrittmacher darin unterzubringen (Abb. 5.13). Anschließend wird die Sonde mit Hilfe des Tunnelierungseinsatzes subkutan von der Interkostalwunde zu der Tasche geführt (Abb. 5.13). Nach Entfernung des Verbindungsbolzens

Abb. 5.13. Die freigelegte hintere Rektusscheide wird von der Schnittstelle im Muskel aus so weit abgelöst, bis eine genügend große Tasche entstanden ist, um den Schrittmacher darin unterzubringen. Anschließend wird die Sonde mit Hilfe des Tunnelierungsinstruments subkutan von der Interkostalwunde zu der Tasche geführt

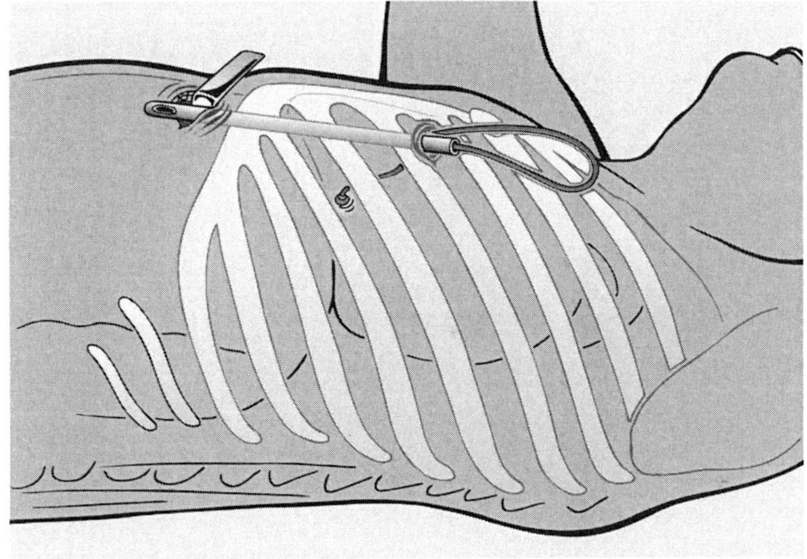

der Sonde vom Tunnelierungsinstrument wird diese an den Schrittmacher angeschlossen, der dann so in die Tasche eingesetzt wird, daß die bedruckte Seite (indifferente Elektrode) auf der Seite der Rektusscheide liegt; wird dies nicht beachtet, sind schmerzhafte Kontraktionen des Rektusmuskels die Folge. Darüber hinaus sollte man sich vor dem Verschluß der Wunde unbedingt sorgfältig vergewissern, daß die Sonde nicht unter Zug steht und keine Knicke aufweist. Die vordere Rektusscheide wird über dem Schrittmacher mit einer fortlaufenden Naht aus absorbierbarem Material (Polydioxanon oder Polyglycid) verschlossen, die Inzision wird mit einer subkutanen Naht oder Hautklammern verschlossen. Danach wird die Lunge wieder entfaltet, die Trokarhülsen werden nach Einführung einer Thoraxdrainage entfernt.

Postoperative Versorgung

Nach der Implantation eines Epikardschrittmachers sollte bei jedem Patienten eine Woche lang das Elektrokardiogramm kontinuierlich abgeleitet werden, um sicher zu gehen, daß die Sonde sich nicht gelöst hat – eine bekannte potentielle Komplikation. Die Thoraxdrainage wird entfernt, sobald durch die postoperative Röntgenkontrolle bestätigt wird, daß die Lunge sich voll entfaltet hat und kein Luftleck über das Unterwasserschloß abgeleitet wird. Bei Patienten, die sich einer Perikardektomie unterzogen haben, wird die Thoraxdrainage nach der vollen Entfaltung der Lunge und dem Sistieren der Sekretion entfernt, üblicherweise nach 24 h.

Literatur

1. Hazelrigg SR, Mack M, Landreneau R (1992) Thoracoscopic pericardiectomy for pericardial effusion. Min Invas Ther [Suppl 1] 1:39
2. Reddy PS, Curtiss EL, O'Toole JD et al (1978) Cardiac tamponade: hemodynamic observations in man. Circulation 58:265–272
3. Bateman T, Gray R, Chaux A et al (1982) Right atrial tamponade caused by hematoma complicating coronary artery bypass graft surgery: clinical hemodynamic and scintigraphic correlates. J Thorac Cardiovasc Surg 84: 413–419

6 Endoskopische Eingriffe im Mediastinum

K. MANNCKE, G. BUESS UND G. ROVIARO

Einleitung

Neben den beiden unterschiedlichen endoskopischen Techniken der Ösophagektomie können auch noch andere diagnostische oder interventionelle Eingriffe im Mediastinum thorakoskopisch durchgeführt werden, um Patienten von Schmerzen und anderen Beschwerden zu befreien. Das Spektrum ist weit gefächert und umfaßt die unterschiedlichsten technischen Schwierigkeitsgrade, von der relativ einfachen Entfernung gestielter Tumoren über die kompliziertere Exzision großer Tumoren bis zur extrem komplexen Resektion fest eingewachsener Tumoren, die in der Nähe wichtiger benachbarter Strukturen liegen. In diesem Kapitel werden die chirurgische Behandlung benigner Tumoren der Speiseröhre und die Technik der Probeexzision zur Artdiagnose bei Patienten mit unklaren Raumforderungen im Mediastinum beschrieben: nichtinvasive Neoplasmen der Thymusdrüse, die eine Kapsel aufweisen, Nerventumoren über den kostovertebralen Gelenken, dysontogenetische Tumoren (pleuroperikardiale Zysten, bronchogene Zysten, enterogene Zysten usw.), die keine Infiltrationstendenz aufweisen, können endoskopisch entfernt werden.

Indikationen

Benigne Tumoren der Speiseröhre

Benigne Tumoren in der Ösophaguswand sind selten und die klinischen Symptome sind durch die entstehende Stenose bedingt. Neoplasmen können von allen Gewebeschichten der Ösophaguswand ausgehen, es gibt sowohl Lipome oder Fibrome als auch bronchogene Zysten, am häufigsten aber sind Leiomyome. Um ein Karzinom definitiv ausschließen zu können, ist bei den Leiomyomen immer eine Entfernung indiziert. Die Zangenbiopsie über das Ösophagoskop ist nicht sinnvoll, weil damit das tumoröse Gewebe nicht erreicht werden kann, eine Schlingenabtragung kann beim Leiomyom wie auch bei anderen Tumoren der Schleimhaut zur Perforation des Ösophagus führen. Deshalb sollte man auf derartige Vorgehensweisen verzichten und stattdessen zur Bestätigung der Diagnose den ganzen Tumor entfernen. Bei der offenen Chirurgie ist dieser Eingriff mit einer Thorakotomie verbunden, was bei einem kleinen Tumor jedoch nicht angemessen erscheint. Das durch den endoskopischen Eingriff verursachte Trauma ist zweifellos weitaus geringer.

Diagnostische Beurteilung von Raumforderungen im Mediastinum

Bei manchen krankhaften Prozessen im Mediastinum kann die Diagnose nur aufgrund einer endoskopisch entnommenen Biopsie gestellt werden. Im Gegensatz zur traditionellen Mediastinoskopie erlaubt das thorakoskopische Vorgehen eine viel bessere Orientierung und Übersicht, eine Seite des Mediastinums kann vollständig eingesehen und freipräpariert werden. Die Entnahme von Biopsiematerial ist auch an Stellen möglich, die mit dem Mediastinoskop nicht zugänglich sind. Sowohl die Dissektion und Ausräumung von Lymphknoten in toto als auch die Punktion mit einer Tru-cut-Nadel können endoskopisch durchgeführt werden. Blutungen sind leicht und sicher zu beherrschen. Diese Technik bietet sich nicht nur bei den unterschiedlichen Lymphomtypen an, sondern auch zum Staging von Karzinomen der Speiseröhre und der Bronchien.

Speiseröhrendivertikel

Divertikel treten in der Speiseröhre in der Regel an den 3 physiologischen Engstellen auf, von denen 2 im Mediastinum liegen. Wenn klinische Symptome wie Würgreiz auftreten, ist eine Resektion indiziert. Auch hier würde ein konventioneller Eingriff einen großen Schnitt bedeuten, der in diesem Bereich mit besonders starken Schmerzen verbunden ist. Die thorakoskopische Technik bietet also mehrere Vorteile.

Präoperative Diagnostik

Benigne Tumoren der Speiseröhre

Bei benignen Tumoren der Speiseröhre umfaßt die präoperative Diagnostik radiologische und endoskopische Untersuchungen. Nach einer ersten Einschätzung anhand der klinischen Symptome ist ein Breischluck erforderlich, um den Tumor zu lokalisieren. Anschließend folgt eine Ösophagogastroskopie. Unter Umständen ist eine Entscheidung zu treffen, ob eine transmurale Biopsie notwendig ist oder ob die Mukosa unangetastet bleiben kann. Zur Beurteilung einer möglichen Infiltration in benachbarte Gewebestrukturen ist eine Computertomographie (CT) unerläßlich. Falls möglich, erbringt auch eine intraluminale Ultraschalluntersuchung wichtige Informationen. Diese diagnostische Technik gewinnt zunehmend an Bedeutung. Die Methode ist zwar noch nicht sehr verbreitet, bietet aber die Möglichkeit – wie bei Untersuchungen der Rektumwand –, die anatomische Beziehung zu den verschiedenen Schichten der Ösophaguswand darzustellen. Eine konventionelle Thoraxröntgenaufnahme von vorne und von der Seite ist notwendig, um festzustellen, ob Adhäsionen zur Pleura oder Atelektasen vorhanden sind bzw. andere Anzeichen, die eine Thorakoskopie erschweren könnten. Da die meisten Eingriffe in Allgemeinnarkose mit Doppellumentubus und einseitiger Beatmung durchgeführt werden, ist auch eine eingehende Überprüfung der Lungenfunktion als Abschluß der präoperativen Diagnostik unerläßlich.

Diagnostische Beurteilung von Raumforderungen im Mediastinum

Zur endoskopischen Biopsieentnahme und für andere Maßnahmen im Mediastinum ist es vor allem wichtig, präoperativ möglichst genaue Kenntnisse über die Umgebung der Läsion zu gewinnen. Dazu sind Röntgen- und CT-Aufnahmen des Thorax erforderlich. Auch eine intraluminale Ultraschallaufnahme der Speiseröhre kann wichtige Informationen liefern.

Speiseröhrendivertikel

Die Diagnose von Divertikeln der Speiseröhre läßt sich normalerweise durch einen Breischluck und eine Ösophagoskopie bestätigen. Mit diesen beiden Methoden können Lage und Größe des Divertikels beschrieben werden. Bei der Planung von thorakoskopischen Eingriffen ist auch die Wahl der Seite für den Zugang sehr wichtig.

Operationsvorbereitung

Patientenaufklärung und allgemeine Vorbereitungen

Wie bei allen endoskopisch-chirurgischen Eingriffen ist der Patient unbedingt über die mögliche Notwendigkeit einer intraoperativen Erweiterung zu einer offenen Operation zu informieren. Bei den beiden Eingriffen mit Einbeziehung der Ösophaguswand muß der Patient über die Möglichkeit ernsthafter Komplikationen wie eine Mediastinitis als Folge von Verletzungen der Ösophagusschleimhaut und Folgen aufgeklärt werden. Bei den Interventionen im oberen Mediastinum ist auf das Risiko einer Rekurrensparese hinzuweisen.

Anders als bei anderen thorakoskopischen Eingriffen ist die Möglichkeit der intraoperativen Ösophagoskopie sehr wichtig, um den Sitz eines Tumors oder eines Divertikels festzustellen. Auch Verletzungen der Mukosa können damit intraoperativ entdeckt werden. Für die Allgemeinnarkose muß ein Doppellumentubus verwendet werden.

Die wichtigste Vorbereitung für alle thorakoskopischen Eingriffe ist die Physiotherapie.

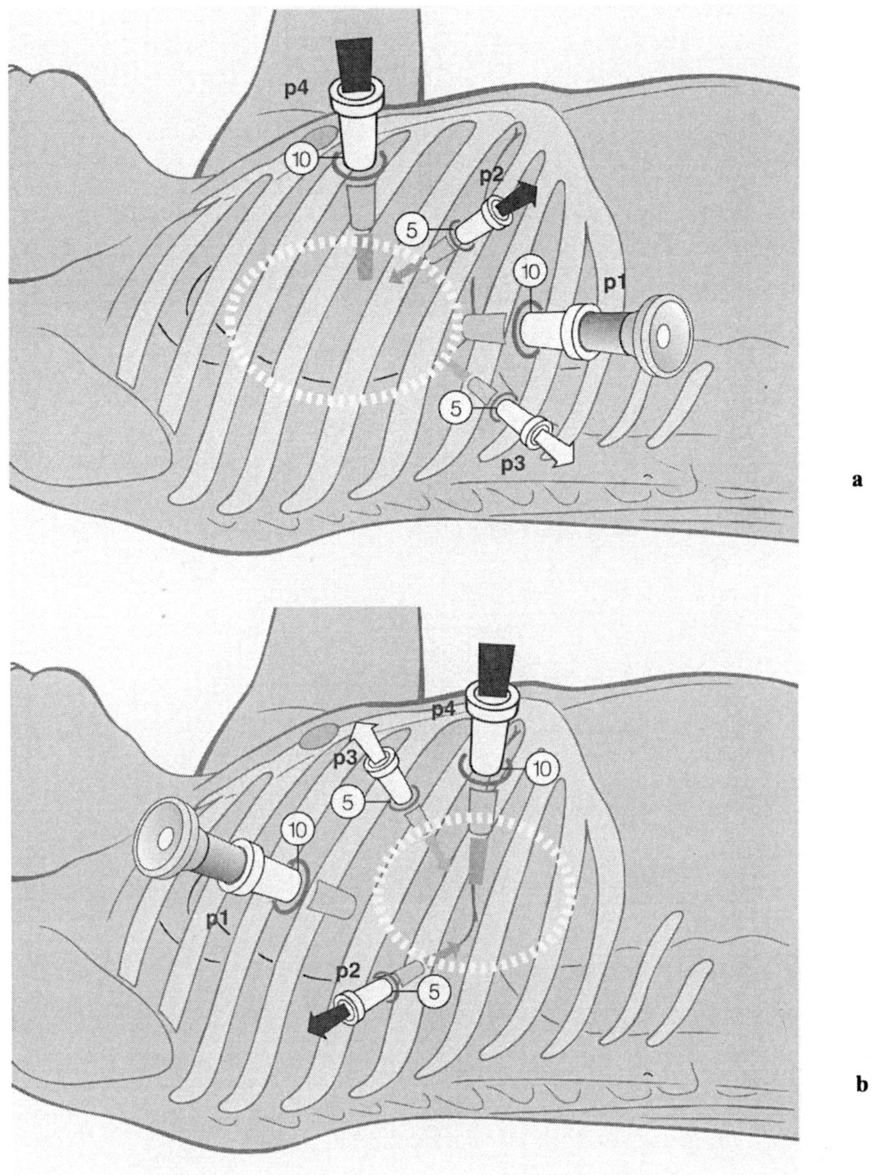

Abb. 6.1 a, b. Die Position der Trokareinstichstellen richtet sich nach dem Sitz des Tumors oder Divertikels. **a** Bei Sitz im proximalen Ösophagus, **b** Bei Sitz im distalen Ösophagus

Eventuell erforderlich sind Bronchialdilatatoren, Mukolytika, die Verordnung von Sekretolytika und Einstellen des Rauchens.

Lagerung des Patienten, Hautvorbereitung und Abdeckung

Wie bei anderen thorakoskopischen Operationen wird der Patient auf der kontralateralen Seite des Zugangs gelagert. Eine Erweiterung zur Thorakotomie muß jederzeit möglich sein. Bei den meisten Patienten sind 3 oder 4 Zugänge erforderlich. Die Position der Trokarhülsen richtet sich nach

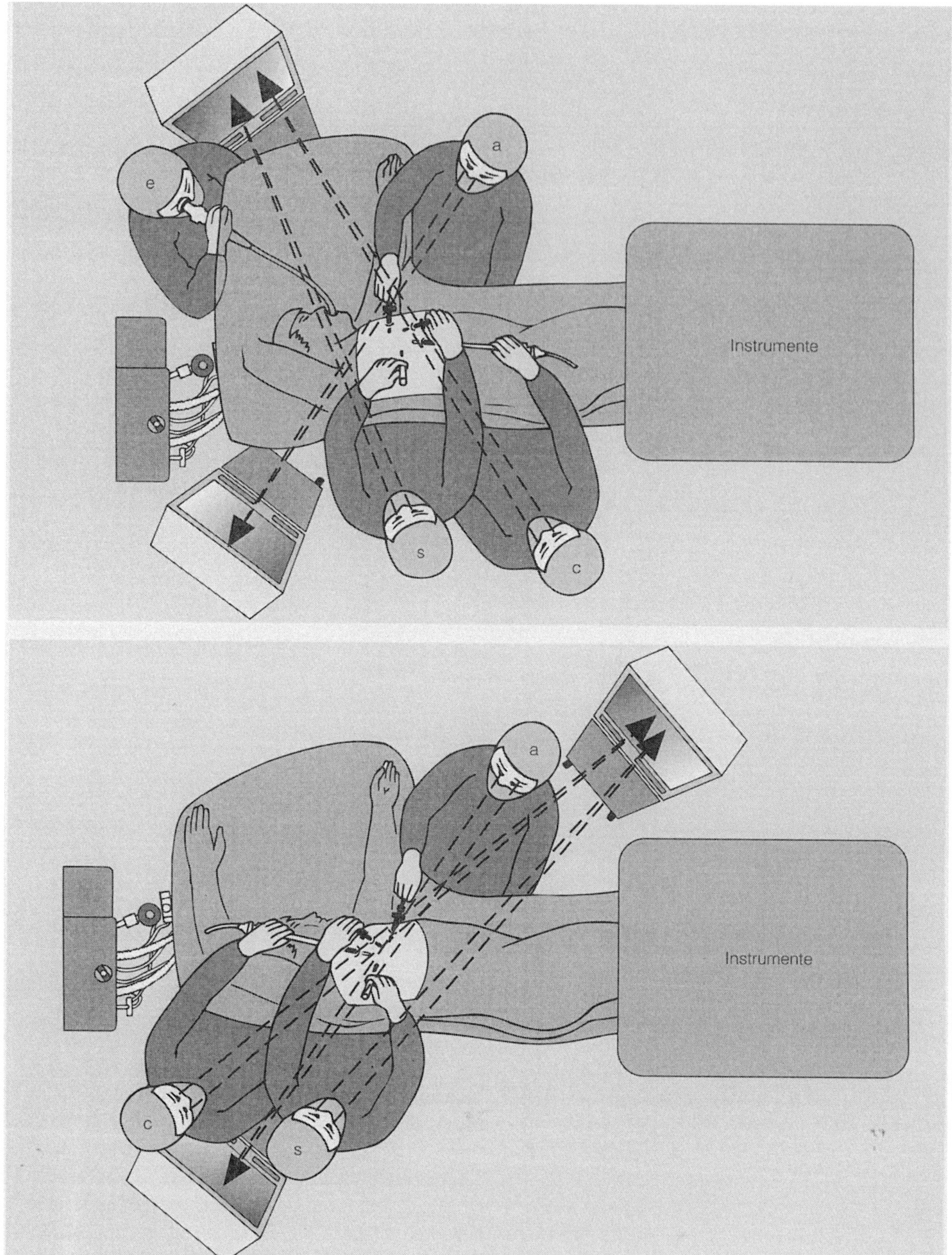

Abb. 6.2 a, b. Stellung des Operationsteams und Lagerung des Patienten. **a** Sitz der Veränderung im proximalen Ösophagus, **b** Sitz im distalen Ösophagus

dem Sitz des Tumors oder des Divertikels (Abb. 6.1). Der gegenseitige Arm wird angehoben und abduziert, um eine Verschiebung des Schulterblattes zu erzielen. Der Operationstisch wird geknickt, damit die Interkostalräume möglichst weit gespreizt sind (Abb. 6.2). Die Hautvorbereitung unterscheidet sich nicht von der für andere Eingriffe in der Allgemeinchirurgie üblichen. Plastikfolien sollten nicht verwendet werden, um das Risiko versehentlichen Einbringens von Plastikmaterial in die Thoraxwand oder in die Pleurahöhle an der Einstichstelle auszuschalten.

Position des Operationsteams und Anordnung der Hilfgeäte

Während der Ösophagektomie steht der Operateur in Höhe des Kopfes des Patienten neben dem Anästhesisten, auch die Ausrüstung ist dort plaziert. Die Eingriffe werden in der Regel von 3 Chirurgen durchgeführt. Der zweite Assistent steht gegenüber dem Operateur und hält die Instrumente für die Retraktion der Lunge. Der erste Assistent, der das Endoskop und die Kamera bedient und der Operateur stehen während des operativen Vorgehens hinter dem Patienten. Für die Eingriffe sind 2 Monitoren erforderlich, jeweils gegenüber von Operateur und Assistenten plaziert. Im Prinzip ist Insufflation nicht notwendig, sie kann aber in der Anfangsphase eingesetzt werden, um das Kollabieren der Lunge zu beschleunigen. Daneben ist eine Saug-/Spülvorrichtung erforderlich, die ebenfalls gegenüber dem Operateur abgestellt wird. Wenn Hauptmonitor, Lichtquelle und Kameraprozessor in einem Gerätewagen untergebracht sind, wird dieser ventral vom Patienten abgestellt.

Spezielle Instrumente

Für die thorakoskopische Chirurgie wurden einige spezielle Instrumente entwickelt, z. B. Trokare mit stumpfen Spitzen und flexible Trokarhülsen mit spiralförmigem Schaft. Neben den von Cuschieri entwickelten Instrumenten, die von Storz (Tuttlingen, Deutschland) hergestellt werden, steht auch ein von Interbitzi in Bern, Schweiz, konzi-

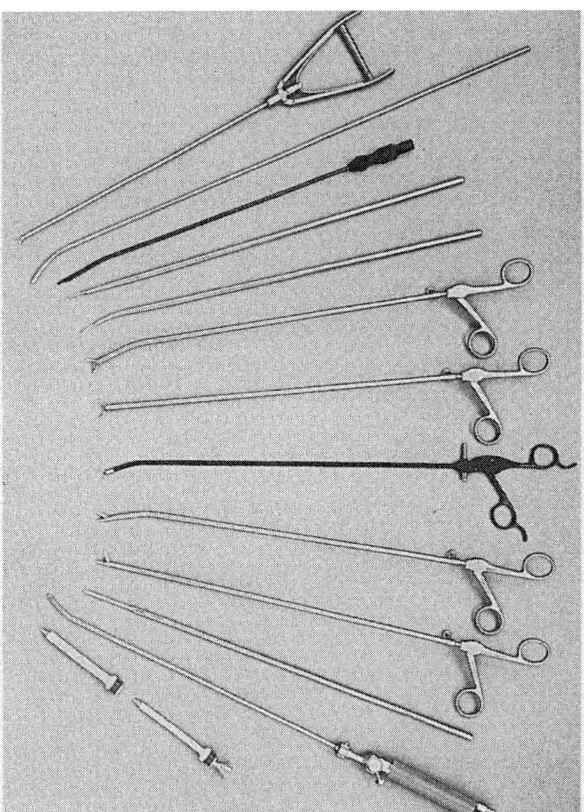

Abb. 6.3. Set wiederverwendbarer thorakoskopischer Instrumente (Wolf)

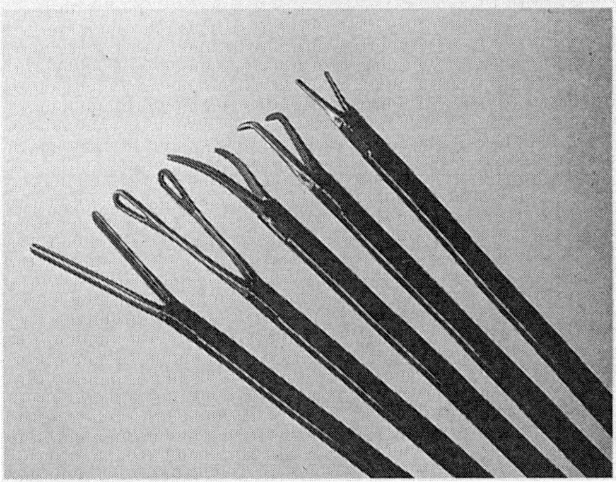

Abb. 6.4. Einmalverwendbare Instrumente (Ethicon)

piertes Instrumentenset zur Verfügung, das von Wolf (Knittlingen, Deutschland, Abb. 6.3) vertrieben wird. Alle Instrumente sind abgewinkelt, um alle Stellen der Thoraxhöhle erreichen zu können. Nach einem ähnlichen Prinzip konstruierte Linder aus Stuttgart in Zusammenarbeit mit der Firma Duffner (Tuttlingen) ein anderes Set. Schließlich entwarf auch noch Landreneau zusammen mit PCI (Liptingen, Deutschland) eigene thorakoskopische Instrumente. Alle diese Instrumente wurden speziell für thorakoskopische Eingriffe und Lungenoperationen entwickelt. Neben den genannten wiederverwendbaren Instrumenten sind auch noch spezielle thorakoskopische Einmalinstrumente erhältlich (Abb. 6.4). Erwähnenswert sind auch noch ein spreizbarer Retraktor und eine Spezialfaßzange für die thorakoskopische Chirurgie (PCI). Letztere verfügt durch einen Federmechanismus über eine elastische Kraftübertragung und die Branchen sind so konzipiert, daß eine Verletzung des Lungengewebes vermieden wird.

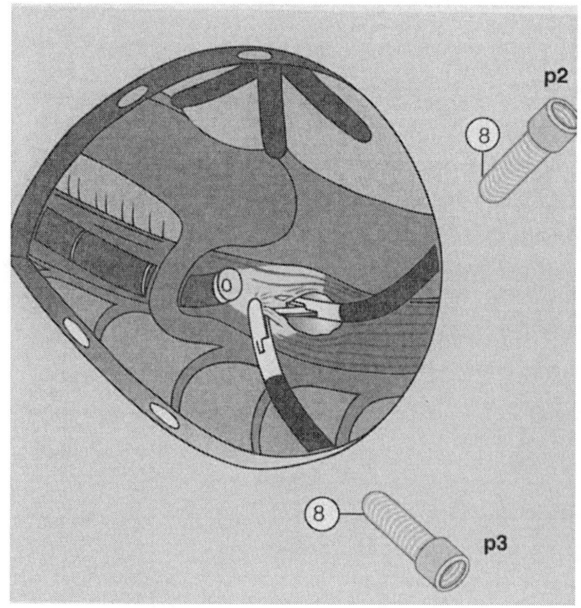

Abb. 6.5. Präparation eines benignen intramuralen Speiseröhrentumors

Verschiedene interventionelle Verfahren

Für die chirurgische Behandlung benigner Tumoren und Divertikel der Speiseröhre sind die Einstichstellen identisch. Wann immer möglich, sollten die Einstichstellen für die 4 Trokarhülsen so gewählt werden, daß sie im Falle einer Erweiterung zur Thorakotomie für die Thoraxdrainage und die Inzision genutzt werden können. Es sind je eine Trokarhülse für die Optik, den Retraktor und 2 für weitere Instrumente erforderlich. Zuerst wird das Lig. pulmonale durchtrennt. Mit Hilfe des flexiblen Endoskops können die Speiseröhre und der Tumor oder das Divertikel leicht identifiziert werden. Bei intramuralen Tumoren wird die Muskelschicht eröffnet und der Tumor freipräpariert (Abb. 6.5). Unter ösophagoskopischer Kontrolle können Verletzungen der Mukosa vermieden werden. Blutungen aus der Muskularis können mit Klipps gestillt werden, da Koagulieren eine Nekrose der Mukosa zur Folge haben könnte. Der Defekt in der Muskularis wird abschließend durch eine Naht verschlossen (Abb. 6.6).

Für die Behandlung von Divertikeln der Speiseröhre stehen verschiedene Techniken zur Auswahl. Eine Technik besteht in der Resektion mit Verschluß des Defekts durch eine Zweischichtnaht. Eine Klammernaht (EndoGIA) ist zwar vielleicht sicherer (Abb. 6.7), allerdings wird das Vorgehen dadurch erschwert, daß das starre Instrument oft in einem ungünstigen Winkel eingeführt werden muß. Dieses Handicap wird in Zukunft durch die Verwendung abwinkelbarer linearer Klammernahtgeräte, von denen es bereits Prototypen gibt, beseitigt werden können.

Bei infiltrierenden Raumforderungen im Mediastinum beschränkt sich die chirurgische Intervention häufig auf die diagnostische Biopsieentnahme. Dafür sind in den meisten Fällen 2 oder 3 Einstiche ausreichend. Kleine Lymphknoten können an jeder beliebigen Stelle reseziert und entfernt werden. Die Bergung sollte im Inneren der Trokarhülse oder in einem Bergebeutel erfolgen, um Kontakt mit dem Gewebe der Thoraxwand zu vermeiden. Blutungen werden durch Koagulation gestillt oder mit Klipps versorgt. Wenn der Tumor im vorderen oberen Mediastinum liegt, kann eine einfache Punktion mit einer Tru-cut-Nadel unter thorakoskopischer Sicht schon ausreichend sein. Die großen Gefäße sind manchmal von ausgedehnten Lymphknotenpaketen umgeben. Während des ganzen Eingriffes ist

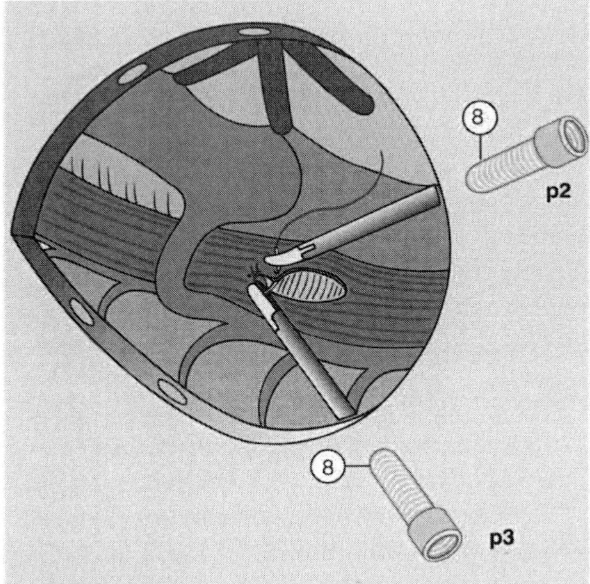

Abb. 6.6. Naht der Muskelschicht der Speiseröhre

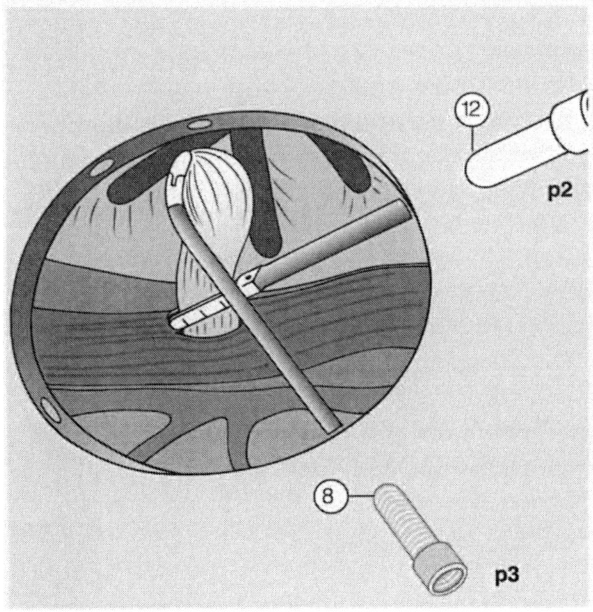

Abb. 6.7. Absetzen eines Speiseröhrendivertikels mit einem linearen Klammernahtgerät (Stapler)

jedenfalls die Orientierung an den anatomischen Hauptstrukturen des Mediastinums stets von entscheidender Bedeutung.

Tumoren im Mediastinum sind sehr oft gutartig und gut eingekapselt und weisen zu den benachbarten Strukturen deutliche Trennschichten auf, wodurch sie leicht zu isolieren und somit auch leicht zu entfernen sind, im Gegensatz zu infiltrierenden Tumoren. Typische Beispiele dafür sind Neurinome, bronchogene Zysten sowie Tumoren der Thymusdrüse.

Neurinome liegen fast immer auf den Kostovertebralgelenken, während neurogene Tumoren auch anderswo vorgefunden werden können, in der Regel liegen sie subpleural und zeigen eine unterschiedliche Größe. In der Regel sind 2 Arbeitstrokarhülsen ausreichend, um den Tumor problemlos zu entfernen. Die Pleura parietalis, die über dem Tumor liegt, wird um den Tumor herum mit einem HF-Messer inzidiert. Danach läßt sich der Tumor durch Tupferpräparation, der Präparationsschicht folgend, leicht herausschälen. Dieses Vorgehen verläuft normalerweise trocken, weil das umgebende Gewebe nur schwach durchblutet ist. Kleinere Gefäße können leicht elektrokoaguliert werden, im Falle einer Verletzung der A. intercostalis kann diese durchtrennt und mit Klipps versorgt werden. Wenn der präoperative Befund oder die thorakoskopische Exploration ergeben, daß der Tumor sich in das Foramen vertebrale ausgebreitet hat, sollte man es bei der Entfernung des extravertebralen Anteils des Tumors belassen und die Entfernung des Tumorrestes einem Neurochirurgen überlassen. Im Mediastinum auftretende Zysten stellen eine sehr heterogene Gruppe dar, die z.T. sehr leicht, manchmal aber auch äußerst schwierig zu exzidieren sind. Pleuroperikardiale Zysten sind am leichtesten zu entfernen; sie sind immer sehr dünnwandig und gehen in enger Verbindung mit dem Perikard vom kardiophrenischen Winkel aus. Sie sind gewöhnlich leicht aus dem lockeren Fettgewebe des Mediastinums herauszutrennen. Vor dem Beginn der Präparation und insbesondere vor der Elektrokoagulation oder dem Einsatz der Zange muß in jedem Fall der N. phrenicus identifiziert werden. Um den Tumor freizulegen, kann man einfach mit einem Stieltupfer präparieren; manchmal kann das Vorgehen durch die Eröffnung der Zyste erleichtert werden.

Die Zyste kann dann in kollabiertem Zustand bzw. nach Absaugung der Flüssigkeit über die Trokarhülse extrahiert werden.

Enterogene Zysten sind normalerweise weiter dorsal oder paraösophageal zu lokalisieren: Manchmal sind sie nur lose mit dem Ösophagus verbunden und dementsprechend leicht zu entfernen; in anderen Fällen sind sie jedoch fest mit dem Ösophagus oder sogar der Mukosa verklebt. Eine versehentliche Verletzung der ösophagealen Mukosa muß durch Einzelknopfnähte verschlossen werden. Sollte dies thorakoskopisch nicht möglich sein, dann ist eine Erweiterung zur Thorakotomie unumgänglich.

Zysten anderer Art (zystisches Teratom, bronchogene Zyste) werden durch stumpfe Präparation entfernt. Im Falle einer erheblichen Verwachsung mit den Lungengefäßen ist zu einer Thorakotomie zu raten.

45–50% aller Raumforderungen im Mediastinum gehen von der Thymusdrüse aus. Diese Tumoren sind oft gut eingekapselt und leicht herauszupräparieren, manchmal infiltrieren sie jedoch bei unterschiedlich starkem Verwachsungsgrad in benachbarte Strukturen. Ihre Größe ist sehr unterschiedlich und kann erhebliche Ausmaße annehmen. Ob sie endoskopisch zu operieren sind, ist jedoch nicht eine Frage der Größe, sondern hängt vom Grad der Infiltration ab, aus der sich u. U. erhebliche Schwierigkeiten ergeben können. Tumoren der Thymusdrüse sind fast immer oben im vorderen Mediastinum angesiedelt und neigen in der Regel dazu, sich nach unten auszubreiten, wo sie mit dem Perikard in Kontakt kommen können. In jedem Fall besteht jedoch eine Gefäßverbindung in Form dünner Gefäße (Keynes-Venen) zur V. brachiocephalica, durch welche die Hinterfläche der Thymusdrüse venös zum vorderen Anteil der V. brachiocephalica drainiert wird. Die Anzahl dieser kleinen Venen ist unterschiedlich, sie müssen jedoch einzeln freipräpariert und mit Klipps versorgt werden, wobei zu starker Zug, durch den es zu einer versehentlichen Verletzung der V. brachiocephalica kommen könnte, unbedingt zu vermeiden ist.

Für Eingriffe an der Thymusdrüse sind eine Optiktrokarhülse und 2 Arbeitstrokarhülsen ausreichend. Um den Operationssitus darstellen zu können, muß die Lunge nach hinten gehalten werden, so daß vorne die Mamillargefäße, dorsal der Phrenikus und kranial die V. brachiocephalica zu erkennen sind.

Zu Beginn des Eingriffs wird durch Elektrokoagulation eine Inzision der Pleura mediastinalis um den Tumor herum vorgenommen, normalerweise beginnend an der Hinterseite des Tumors zwischen diesem und dem Phrenikus, welcher identifiziert werden muß und erhalten bleibt. Die Inzision wird dann nach unten bis zum Perikard und nach oben parallel zu den Mamillargefäßen fortgeführt.

Die Präparation im lockeren, weichen Gewebe an der Vorderseite des Mediastinums ist sehr einfach, weil es eine gefäßfreie Schicht hat. Um den Tumor vom Perikard abzupräparieren, kann manchmal zur Erleichterung leichter Zug über einen Haltefaden ausgeübt werden, der durch den Tumor gestochen wurde, da die Tumormasse mit der endoskopischen Faßzange nicht fest genug gehalten werden kann, ohne das Gewebe zu verletzen. Im weiteren Verlauf der Präparation aufwärts zum oberen Pol der Thymusdrüse sind Verwachsungen zu lösen. Zur Identifikation der oberen Keynes-Venen wird die Kamera auf maximale Vergrößerung eingestellt. Sie werden einzeln nacheinander mit der Schere freipräpariert und anschließend durchtrennt, nachdem zur V. brachiocephalica hin 2 Endoklipps und zur Thymusdrüse hin ein Klipp gesetzt wurden. Bei großen Tumoren kann es günstiger sein, die Präparation direkt am oberen Stiel zu beginnen und die Venen vor Durchtrennung mit Klipps abzuklemmen. Dadurch wird die Torsion des vollständig freigelegten Tumors um den gefäßtragenden Stiel vermieden, ebenso ein Verdrehen und Reißen an dünnen Venen. Zur Bergung des Tumors aus der Thoraxhöhle ist eine kleine Behelfsthorakotomie notwendig; der Tumor wird im Inneren eines Bergebeutels extrahiert, um eine Streuung zu vermeiden. Der Eingriff wird durch sorgfältige Hämostase, das Legen einer Thoraxdrainage und die Expansion der Lunge abgeschlossen.

Inzwischen mehrfach durchgeführt wurde eine Thorakoskopie zum Staging von Ösophaguskarzinomen, wobei wichtige Erkenntnisse im Hinblick auf die Notwendigkeit einer späteren radikalen Operation gewonnen werden konnten [1].

Postoperative Versorgung

Die postoperative Überwachung von Patienten nach derartigen Eingriffen ist relativ einfach. Üblicherweise wird bei allen eine Thoraxdrainage vorgenommen. Wenn der Eingriff sich auch auf die Ösophaguswand erstreckte, ist postoperativ ein Gastrografinschluck erforderlich. Manchmal ist der Einsatz einer nasogastrischen Sonde zu erwägen, meistens überwiegen jedoch die Nachteile dieser Maßnahme.

Klinische Ergebnisse und Diskussion

Gutartige Tumoren im Mediastinum und am Ösophagus kommen ziemlich selten vor, deshalb wurden auch nur wenige Fallberichte hauptsächlich über individuelle Techniken der Autoren und den postoperativen Verlauf nach dem Eingriff veröffentlicht [2, 3]. Bardini et al. [4] und Everitt et al. [5] berichteten über die erfolgreiche Behandlung von Leiomyomen. Unsere Erfahrung in Tübingen beschränkt sich auf einen Fall, in dem bei einem jungen Mann mit einer symptomatischen Ösophagusstenose die histologische Untersuchung das Vorliegen einer bronchogenen Zyste ergab. Sie wurde thorakoskopisch unter ösophagoskopischer Kontrolle entfernt. Der postoperative Verlauf war ohne besondere Vorkommnisse.

Bei Patienten mit Lymphomen im Mediastinum haben wir Gewebeproben für histologische Spezialuntersuchungen entnommen. In einem Fall mit Verdacht auf ein Lymphom fanden wir nach einer subtotalen Thyroidektomie einen kleinen Knoten, der aus Schilddrüsengewebe bestand. In Mailand wurden ebenfalls sehr positive Ergebnisse erzielt. In Fällen von gut eingekapselten und nichtinfiltrierenden Tumoren ist das Risiko der Operation relativ gering. Große Sorgfalt ist geboten, um Verletzungen eines der großen Gefäße im Mediastinum oder des N. phrenicus zu vermeiden. Die Patienten konnten am 3. oder 4. postoperativen Tag aus der Klinik entlassen werden.

Literatur

1. Fiocco M, Krasna J (1992) Thoracoscopic lymph node dissection in the staging of oesophageal cancer. L Laparoendosc Surg 2:111–115
2. Landreneau RJ, Dowling RD, Castillo WM, Ferson PF (1992) Thoracoscopic resection of an anterior mediastinal tumor. Ann Thorac Surg 54:142–144
3. Lewis RJ, Caccavale RJ, Sisler GE (1992) Imaged thoracoscopic surgery: a new thoracic technique for resection of mediastinal cysts. Ann Thorac Surg 53:318–320
4. Bardini R, Segalin A, Ruol A, Pavanello M, Peracchia A (1992) Videothoracoscopic enucleation of oesophageal leiomyoma. Ann Thorac Surg 54:576–577
5. Everitt NJ, Glinatsis M, McMahon MJ (1992) Thoracoscopic enucleation of leiomyoma of the oseophagus. Br J Surg 79:643

7 Endoskopische Lungenresektionen

G. Roviaro, C. Rebuffat, F. Varoli, C. Vergani und S. M. Scalambra

Einleitung

Durch die Entwicklung automatischer Klammernahtgeräte für die endoskopische Chirurgie wurde die Durchführung anatomischer und nichtanatomischer Lungenresektionen auf thorakoskopischem Wege möglich. Bei den nichtanatomischen (Wedge-) Resektionen wird ein keilförmiger Abschnitt des Lungengewebes mit der Läsion reseziert, auf die Präparation von Gefäßen und anderen bronchialen Hilusstrukturen wird verzichtet. Das thorakoskopische Vorgehen wurde innerhalb kurzer Zeit zur Methode der Wahl für diese Operation und sie ist relativ einfach auszuführen.

Indikationen

Indikationen für die thorakoskopische Wedgeresektion sind periphere Lungenläsionen:

- periphere Wedgebiopsie bei diffusen interstitiellen Erkrankungen der Lunge,
- entzündliche, knotige Lungenveränderungen unklarer Genese nach Feinnadelaspiration,
- benigne Lungenneoplasmen (Hamartome, Chondrome) oder Tumoren niedriger Malignität (Karzinoide),
- Lungenmetastasen von Primärtumoren außerhalb der Lunge, wenn dieser resezierbar ist oder bereits entfernt wurde und kein Rezidiv vorliegt,
- kleine primäre Lungenkarzinome bei Patienten mit stark eingeschränkter Lungenfunktion.

Auch anatomische Lungenresektionen (Segmentektomie, Lobektomie und Pneumonektomie) können in thorakoskopischer Technik ausgeführt werden.

Diese Eingriffe sind technisch sehr viel schwieriger durchzuführen, weil sie die Präparation, exakte Handhabung und Resektion wichtiger Bronchus- und anderer Hilusstrukturen voraussetzt. Deshalb werden diese Operationen nur sehr selten thorakoskopisch durchgeführt.

Indikationen für die thorakoskopische videoassistierte Lobektomie sind:

- entzündliche Erkrankungen (Bronchiektasen),
- angeborene Mißbildungen (arteriovenöse Fistel der Lunge),
- periphere primäre bronchogene Neoplasmen der Stadien T_1N_0–T_2N_1, wenn der Tumor sich auf die Bronchialsegmente beschränkt,
- benigne periphere Neoplasmen der Lunge oder Metastasen, deren Lokalisierung für eine Wedgeresektion zu zentral ist.

Die Indikationen für die thorakoskopische Pneumonektomie beschränken sich auf kleine primäre Lungenneoplasmen der peribronchialen Strukturen im Stadium T_2N_0 im Bereich der Aufzweigungen des Bronchus oder der Lungenarterie innerhalb der Fissuren beschränkt, die in jedem Fall eine Pneumonektomie erforderlich machen würden.

Die Infiltration der Pleura parietalis bedeutet nicht unbedingt eine Kontraindikation für ein thorakoskopisches Vorgehen, denn die extrapleurale Resektion läßt sich relativ leicht durchführen. Läsionen, die sich bis in die Rippen ausdehnen und die Exzision der beteiligten Brustwand erfordern, müssen jedoch durch einen offenen Eingriff behandelt werden.

Auch die mediastinale Lymphadenektomie ist endoskopisch durchführbar.

Traditionelle Thorakotomie-Eingriffe bedingen die Durchtrennung wichtiger Muskeln, und bei der notwendigen Spreizung der Rippen kann es zu

Brüchen kommen. Dieses Vorgehen verursacht starke postoperative Schmerzen, daraus resultiert die Problematik verminderter Atemexkursionen, wodurch die Fähigkeit zum Abhusten wesentlich eingeschränkt wird. Dies wiederum kann zur Verlegung des Lumens durch Sekretpfropfen und in der Folge zu einem Lungenkollaps führen. Bei Patienten mit bronchogenen Neoplasmen handelt es sich in der Regel um Raucher in fortgeschrittenem Alter mit chronischer Bronchitis und eingeschränkter Lungenfunktion. In diesen Fällen ermöglicht die thorakoskopisch-assistierte Technik aufgrund der geringeren Schmerzen und des problemlosen postoperativen Verlaufs die sichere Durchführung einer Lungenresektion.

Präoperative Diagnostik und Operationsvorbereitung

Die präoperativen Untersuchungen vor einer Lungenresektion richten sich nach der Art der Läsion (gut- oder bösartig) und nach der pulmonalen Funktion. Vom Stadium der funktionellen Einschränkung hängt auch ab, welche Operationsmethode für den Patienten die richtige ist. Zur Prüfung der funktionellen Atemkapazität werden dieselben Untersuchungen durchgeführt wie in der traditionellen Chirurgie. Das Staging bei malignen Neoplasmen erfolgt wie bei herkömmlichen Operationen, besonders wichtig dabei ist der Ausschluß systemischer Metastasen.

Spezifische Untersuchungen vor thorakoskopischen Eingriffen sind die Bronchoskopie und die Computertomographie (CT) des Thorax. Bei Patienten mit bronchogenen Neoplasmen ist die Bronchoskopie zur exakten Bestimmung des Ausmaßes der Infiltration der Bronchien erforderlich. Danach wird auch die Lage des Ports für das automatische Klammernahtgerät festgelegt, da die manuelle Palpation des Bronchus während der Bronchoskopie nicht möglich ist.

Das CT des Thorax wird bei jedem Patienten mit einer Lungenerkrankung im Hinblick auf einen chirurgischen Eingriff für unerläßlich erachtet, da diese Untersuchung wichtige Informationen in bezug auf Morphologie, Dichte und genaue Lokalisierung der Raumforderung liefert. Des

weiteren ergeben sich daraus nützliche Informationen über den Zustand der hilären und mediastinalen Lymphknoten.

Besonders nützlich im Hinblick auf thorakoskopische Eingriffe ist die High-density-Computertomographie mit sehr dünnen Schichten. Abgesehen von zusätzlichen Erkenntnissen über die Morphologie ist es die einzige Methode, welche die genaue Beurteilung der Fissuren und ihren Bezug zum Tumor erlaubt, was für die thorakoskopische Behandlung von größter Bedeutung ist.

Wichtig ist auch, an eine möglicherweise notwendige Erweiterung zur Thorakotomie zu denken. Der Patient wird deshalb wie für einen herkömmlichen offenen Eingriff vorbereitet: Atemphysiotherapyie, Bronchialdilatation, Verordnung von Mykolytika und Sekretolytika und Abstinenz vom Rauchen sind sehr wichtig. Die Kurzzeitprophylaxe mit Antikoagulanzien und Antibiotika wird einen Tag vor dem Eingriff begonnen.

Im Hinblick auf ein optimales kosmetisches Resultat wird bei Frauen die Stelle für eine Behelfsthorakotomie präoperativ unterhalb der Brust markiert, um eine falsche Schnittführung aufgrund der Seitlage zu vermeiden.

Anästhesie

Vor der Lagerung für den Eingriff wird der Patient intubiert. Durch Verwendung eines Doppellumentubus (Carlens) kann eine Einlungenanästhesie durchgeführt werden, wodurch die Notwendigkeit der Anlage eines CO_2-Pneumothorax enfällt, weil eine Lunge beim Einstich der ersten Trokarhülse automatisch kollabiert, während der kontralaterale Lungenflügel weiter beatmet wird. Dadurch wird das endoskopische Vorgehen in der Thoraxhöhle erheblich erleichtert.

Lagerung des Patienten

Der Patient wird wie für eine herkömmliche posterolaterale Thorakotomie in anterolateraler Position gelagert (Abb. 7.1). Der obere Arm wird nach vorne oben angehoben, um das Schulterblatt nach oben zu verlagern. Um eine möglichst weite

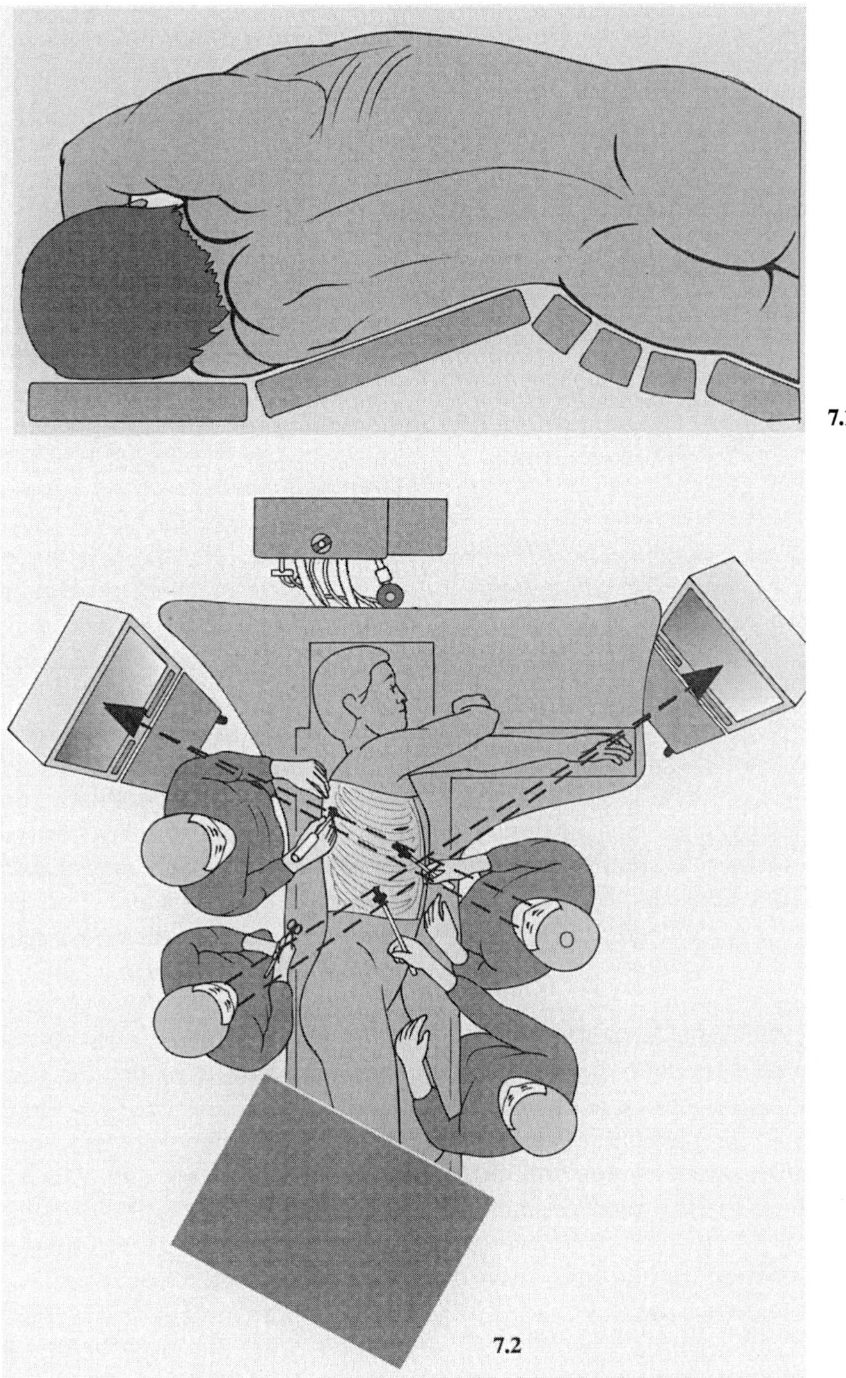

Abb. 7.1. Lagerung des Patienten in anterolateraler Position wie für die klassische posterolaterale Thorakotomie. Der Arm des Patienten auf der Seite des Zugangs wird nach vorne oben angehoben, um das Schulterblatt nach oben zu verlagern. Durch eine zusätzliche Unterlage eines Kissens unter dem Brustkorb kann die Spreizung der Rippen vergrößert werden. Die untere Hälfte des Operationstisches wird nach unten geknickt, um das Becken abzusenken, wodurch die Bewegungsfreiheit der Kamera erhöht werden kann

Abb. 7.2. Stellung des Operationsteams und Position der Hilfsgeräte; *O* Standard-Position des Operateurs

Spreizung der Rippen zu erzielen, wird der Brustkorb mit einem Kissen angehoben. Die untere Hälfte des Operationstisches wird nach unten geneigt, um den Darmbeinkamm abzusenken, der sonst die Bewegungsfreiheit der Kamera einschränken würde.

Das Operationsfeld erstreckt sich vom Brustbein bis zur Wirbelsäule und von der 3. bis zur 9. Rippe. Dieses von der Abdeckung ausgesparte Areal ist ausreichend für die Plazierung der erforderlichen Einstichstellen.

Stellung des Operationsteams und Anordnung der Hilfsgeräte

Die Operation kann zwar auch mit einem Monitor durchgeführt werden, die Anordnung von 2 Monitoren auf beiden Seiten am Kopfende des Operationstisches erlaubt jedoch, daß alle Beteiligten das Geschehen verfolgen können. In Abb. 7.2 ist die Stellung des Operateurs, des Assistenten und der Operationsschwester dargestellt, der Operateur muß jedoch im Verlauf des Eingriffs häufig auf die andere Seite wechseln.

Alle Instrumente für einen offenen Eingriff müssen bereitliegen, um ggf eine sofortige Erweiterung zur Thorakotomie vornehmen zu können.

Spezielle Instrumente und Einmalartikel

Die thorakoskopische Lungenchirurgie erfordert spezielle Instrumente, um Präparation, Resektion und die Naht des Lungenparenchyms und die Ligatur der großen Gefäße leicht und sicher ausführen zu können. Dies ist durch die Einführung endoskopischer Klammernahtgeräte und endoskopischer Klippapplikatoren möglich geworden. Diese Geräte haben zwar innerhalb kurzer Zeit einen hohen Standard erreicht, es sind jedoch noch weitere Verbesserungen erforderlich.

Erst seit kurzer Zeit sind Versionen für die endoskopische Chirurgie von verschiedenen in der offenen Chirurgie verwendeten Instrumente erhältlich (atraumatische Klemmen, Retraktoren, Präparierzangen und Ligaturinstrumente).

Eine 10-mm-0°-Optik leistet normalerweise sehr gute Dienste. In besonderen Situationen können auch Optiken mit einem Blickwinkel von 30 oder 45° eingesetzt werden. Leider konnten wir bisher noch keine eigenen Erfahrungen mit den neuen flexiblen Optiken mit dem Chip am vorderen Ende des Endoskops sammeln, die aufgrund der Zentrierung des Blickfeldes eine verbesserte Bildqualität und den jeweils besten Blickwinkel ermöglichen sollten.

Die üblichen Trokarhülsen für die laparoskopische Chirurgie sind zwar problemlos zu verwenden, die neuen kürzeren atraumatischen Trokarhülsen für die thorakoskopische Chirurgie erleichtern jedoch die Arbeit und mindern das Risiko einer Verletzung der interkostalen Gefäße.

Neben endoskopischen Scheren und Greifzangen werden weitere Instrumente wie Babcock-Klemmen und Retraktoren benötigt, um das Lungengewebe anzuheben und zu retrahieren.

Sehr wichtig ist auch ein effektives Saug-/Spülsystem, um das Operationsfeld sauberzuhalten. Für die Hämostase kleiner Gefäße wird ein endoskopischer Klippapplikator erforderlich. Mit endoskopischen Klammernahtgeräten, die mit Magazinen bestückt werden, können größere Gefäße ligiert und durchtrennt werden, für die Klammernaht im Lungengewebe stehen spezielle Magazine zur Verfügung. Zur Extraktion des Resektats werden spezielle Bergebeutel benutzt, wodurch die Zerkleinerung und eine mögliche Tumorstreuung vermieden werden kann.

Wegen der Unzulänglichkeit der endoskopischen Ausrüstung ist es durchaus noch üblich, bei thorakoskopischen Eingriffen auch konventionelle Instrumente zu verwenden. Sie können über eine Behelfsthorakotomie oder auch über die Einstichstellen für die Trokarhülsen eingeführt werden. Da die Aufrechterhaltung eines positiven Druckes nicht erforderlich ist, können die mit Ventilen ausgestatteten Trokarhülsen problemlos entfernt werden, um mehr Bewegungsfreiheit bei der Bedienung der Instrumente zu haben. Dieses Vorgehen kann sehr hilfreich sein, auch wenn dabei verschiedene Instrumente nicht optimal eingesetzt werden können (das O`Shaugnessy-Ligaturinstrument kann z. B. so nicht geöffnet werden; Abb. 7.3).

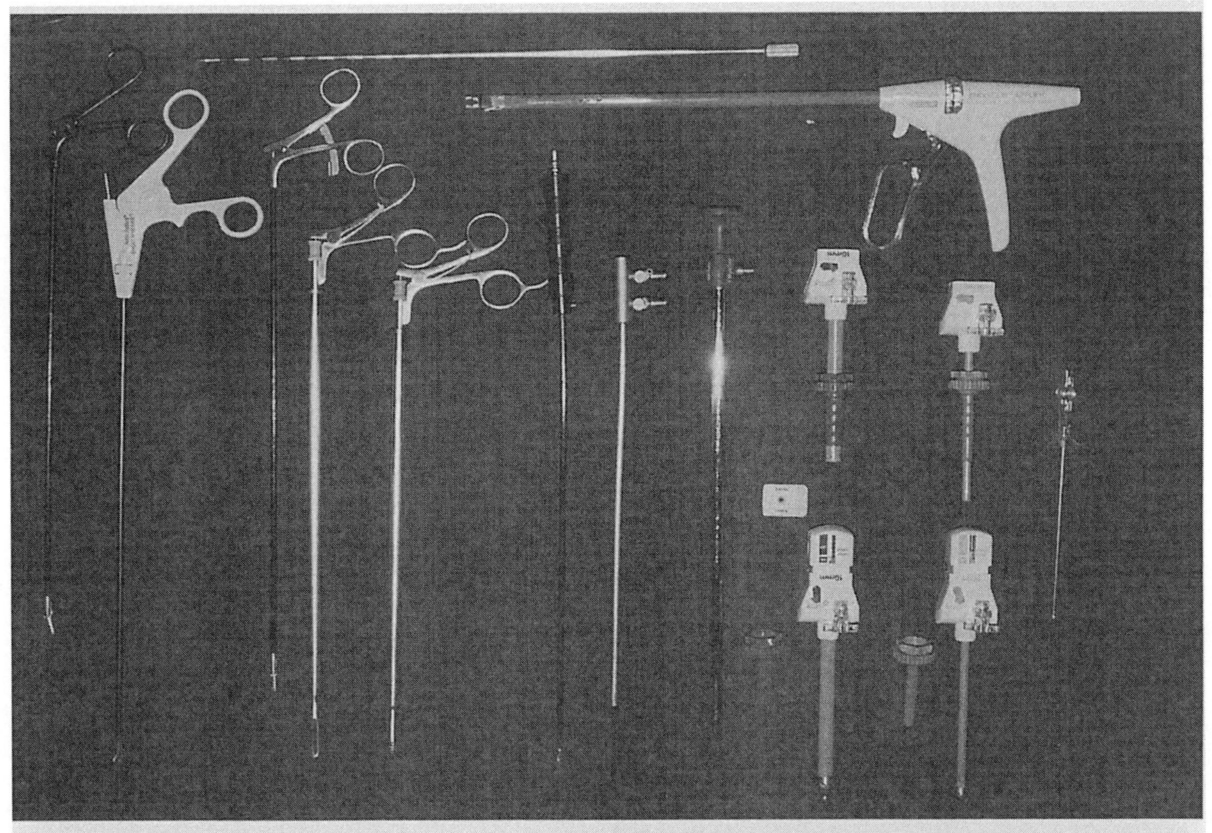

a

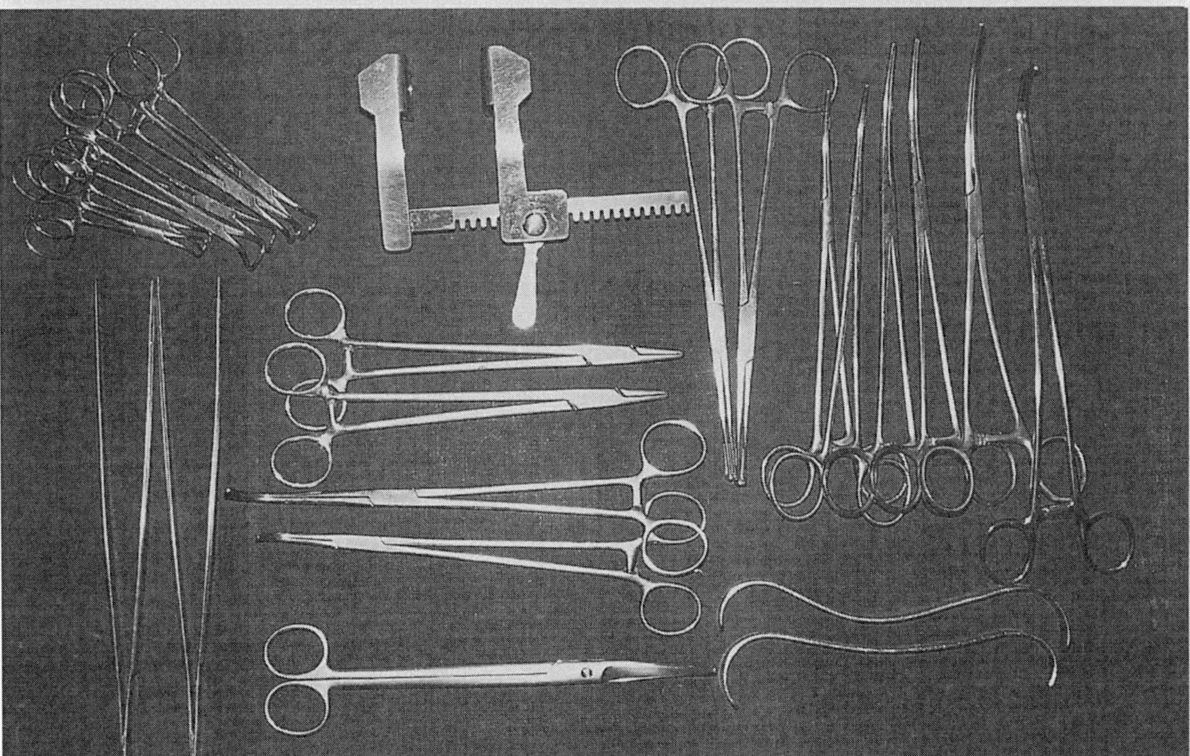

b

Abb. 7.3. Endoskopische (**a**) und konventionelle (**b**) Instrumente für größere Lungenresektionen

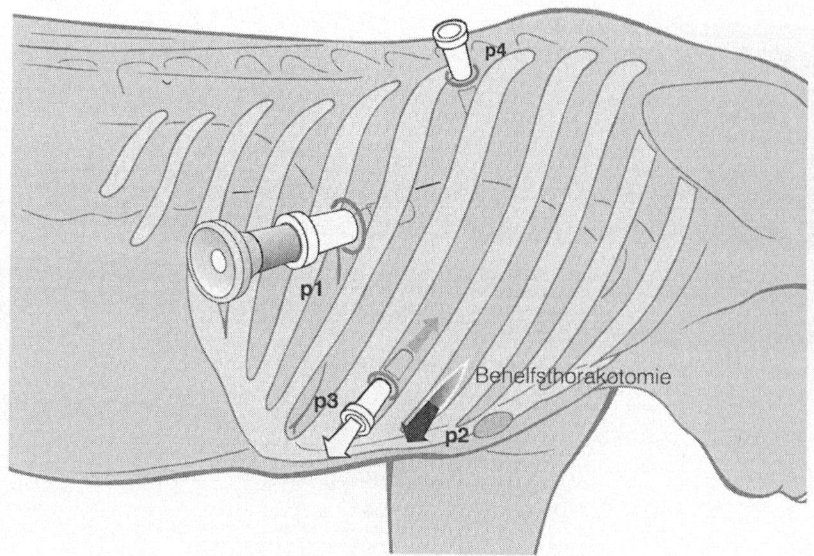

Zugang zum Operationsfeld

Der Patient ist in anterolateraler Position gelagert, die Seite mit der Läsion befindet sich oben. Zunächst wird durch selektive Intubierung ein Lungenflügel kollabiert. Dadurch entsteht Bewegungsfreiheit für die Handhabung der Instrumente im Inneren des Brustkorbs.

Die erste 10-mm-Trokarhülse zur Aufnahme des Videoanschlusses wird im 7. oder 8. ICR in der mittleren Axillarlinie eingeführt. Diese „tiefe" Position der Kamera hat viele Vorteile: Es ist die optimale Position für die sofortige Exploration der Pleurahöhle, weder der Operateur noch der Assistent haben so eine spiegelverkehrte Sicht des Operationsfeldes, die Optik behindert nicht beim Einführen der weiteren Trokarhülsen und sie liegt während des Eingriffs außerhalb des Aktionsbereichs.

Die Arbeitstrokarhülsen (5, 10, 12 oder 15 mm Durchmesser) werden nach Probepunktion der vorgesehenen Einstichstellen mit feinen, langen Nadeln eingeführt. Diese Maßnahme erleichtert die Bestimmung des richtigen Zugangswinkels zum Operationsfeld, weil die Beweglichkeit der Trokarhülsen wegen der Rippen und der Enge der Interkostalräume stark eingeschränkt ist. In der Regel werden 2 Arbeitstrokarhülsen benutzt, die eine wird im 6. ICR in der vorderen Axillarlinie, die andere im 5. ICR unterhalb der Skapulaspitze

Abb. 7.4. Trokareinstichstellen und Plazierung der Behelfsthorakotomie. Um eine optimale Sicht auf das Operationsfeld zu erzielen, wird die 10-mm-Trokarhülse für die Optik im 7. oder 8. ICR in der mittleren Axillarlinie eingeführt. In der Regel sind 2 weitere Arbeitstrokarhülsen erforderlich, die im 6. ICR vor und hinter der Optiktrokarhülse plaziert werden. Falls weitere Zugänge erforderlich sind, werden diese nach Bedarf plaziert. Üblicherweise wird entlang der Unterbrustlinie eine Behelfsthorakotomie angelegt

eingeführt (Abb. 7.4). Weitere Zugänge werden ggf. nach Bedarf und nach Lage der Läsion plaziert.

Bei Pneumonektomien, Lobektomien oder der Entnahme größerer Präparate wird für die Extraktion eine kleine Thorakotomieinzision angelegt. Dies sollte möglichst zu Beginn des Eingriffs geschehen, weil dadurch, falls erforderlich, auch der Einsatz von herkömmlichen Instrumenten möglich ist. Dieses Vorgehen wird als „Behelfsthorakotomie" auf S. 160 beschrieben.

Chirurgische Technik

Grundsätzlich unterscheidet sich die chirurgische Technik für thorakoskopische, nichtanatomische Lungenresektionen (Wedgeresektionen) und anatomische Resektionen (Lobektomien, Segmentektomien und Pneumonektomien) nicht von den entsprechenden offenen Thorakotomien, es gelten auch dieselben Indikationen.

Wedgeresektionen der Lunge

Wedgeresektionen sind Resektionen, die nicht dem vorgegebenen anatomischen Aufbau der Lunge folgen. Besondere Aufmerksamkeit ist dabei auf die Blutstillung und das Entweichen von Luft aus den Schnittstellen zu richten. Wenn die zu entfernende Läsion klein, peripher und oberflächlich ist, also in größerem Abstand von den großen Bronchial- und Gefäßstrukturen, ist eine Wedgeresektion ein relativ einfacher Eingriff. Mit der Größe des Resektats nimmt auch die Schwierigkeit zu, perfekte Hämostase und Luftdichtigkeit zu erreichen.

Bei offenen Eingriffen läßt sich die Läsion leicht durch Palpation identifizieren. Die größte Unzulänglichkeit der thorakoskopischen Vorgehensweise liegt gerade darin, daß diese Möglichkeit nicht besteht, weil die Palpation über das Instrument naturgemäß sehr viel weniger sensitiv ist, insbesondere wenn es sich um eine weiche und tief im Lungengewebe lokalisierte Läsion handelt. Deshalb kommt der präoperativen Bestimmung der Lokalisierung größte Bedeutung zu, um eine längere Exploration während der Thorakoskopie zu vermeiden. Manchmal ist die Anlage einer kleinen Thorakotomie notwendig, um die Lokalisierung mit dem Finger oder auch mit der Hand vorzunehmen. Eine einfache und sichere Methode,

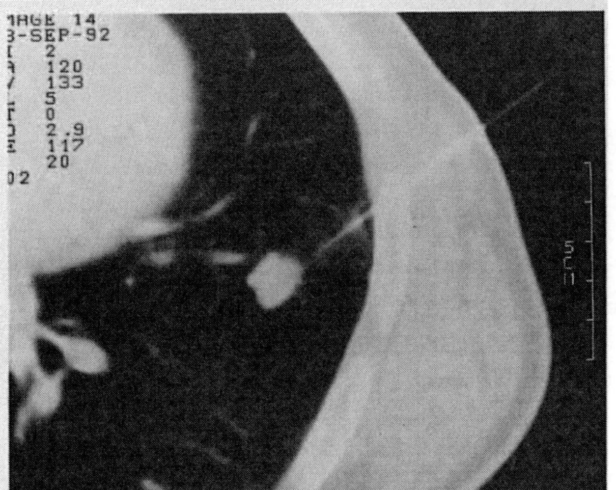

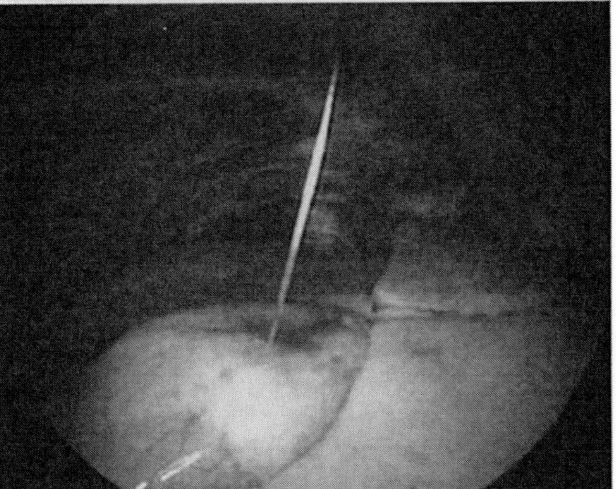

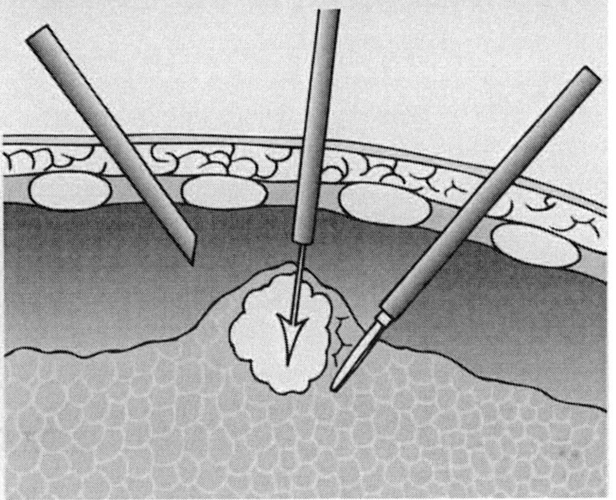

Abb. 7.5. a–c. Die Identifizierung tiefer im Parenchym gelegener Läsionen ist schwierig, weil die manuelle Palpation nicht möglich ist. Die beste Möglichkeit der Lokalisierung besteht daher in der präoperativen Markierung. Eine der einfachsten und sichersten Techniken ist die präoperative Markierung unter CT-Kontrolle mit Hilfe eines Häkchens unter Verwendung einer langen Nadel (**a**), eine Technik, die z. B. bei nichttastbaren Brusttumoren üblich ist. Wenn die Läsion lokalisiert ist, wird das koaxial geformte Häkchen gelöst und die Nadel zurückgezogen. Die Operation sollte unmittelbar nach Markierung erfolgen, um die Gefahr einer Verlagerung des Häkchens und der Ausbildung eines Pneumothorax infolge der Punktion auszuschalten. Die Plazierung des Häkchens ist im Photo und schematisch dargestellt (**b, c**)

beispielsweise nichttastbare Knoten in der Brust präoperativ zu markieren, besteht darin, während der CT-Aufnahme eine Nadel, an der distal ein Häkchen mit einem Draht befestigt ist, zum Tumor zu führen. Wenn der Haken den Tumor erreicht hat, wird die Nadel zurückgezogen, der Haken mit dem Draht bleibt in situ. Die Operation sollte allerdings unmittelbar nach der Markierung folgen, weil sonst die Gefahr besteht, daß das Häkchen sich verlagert (Abb. 7.5).

Die Position der Einstichstellen für die Trokarhülsen richtet sich nach der Lokalisierung der Läsion. Das Ventil der ersten Trokarhülse ist beim Einführen geöffnet, dadurch kollabiert die durch den Doppellumentubus nicht beatmete Lunge. Die erste Trokarhülse ist für die Aufnahme der Endokamera bestimmt und wird im 7. oder 8. ICR plaziert, wo die Rippenabstände größer sind und dadurch der Kamera mehr Bewegungsfreiheit in der Thoraxhöhle erlauben.

Zur Durchführung des Eingriffs werden nur 2 weitere Trokarhülsen benötigt. Die eine wird meistens im 5. ICR auf der für die klassische Thorakotomie üblichen Linie plaziert, wahlweise (den Umständen entsprechend) weiter vorne oder weiter hinten. Bei mehr apikal lokalisierten Läsionen wird der 4. ICR gewählt, bei tiefer gelegenen Läsionen der 6.

Die Orientierung ist einfach, wenn es sich um eine oberflächliche Läsion handelt, diese sich unter der Pleura abhebt oder wenn schon präoperativ mit einem Häkchen markiert wurde.

Adhäsionen der Lunge müssen in jedem Fall mit der Schere oder mit einem HF-Schneideinstrument vollständig gelöst werden. Die Lösung diffuser Adhäsionen kann allerdings erhebliche Schwierigkeiten bereiten und viel Zeit und Geduld erfordern. Die Lunge kann nur nach kompletter Adhäsiolyse mit einer endoskopischen Faßzange oder einer Babcock-Klemme verlagert werden, wobei allerdings sehr behutsam vorgegangen werden muß, um ein Einreißen des zarten Lungenparenchyms durch zu starken Zug zu vermeiden. Durch seitliche Neigung des Operationstisches kann die Exploration weiter anterior bzw. posterior gelegener Segmente zusätzlich erleichtert werden.

Die Exploration des unteren Lappens wird gelegentlich durch das Lig. triangulare behindert, das

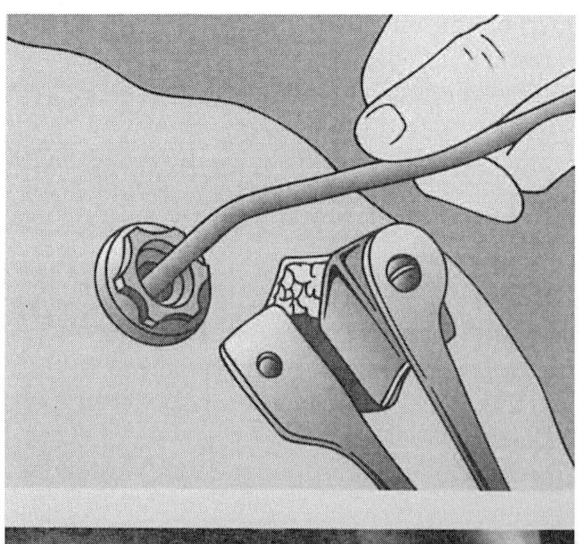

a

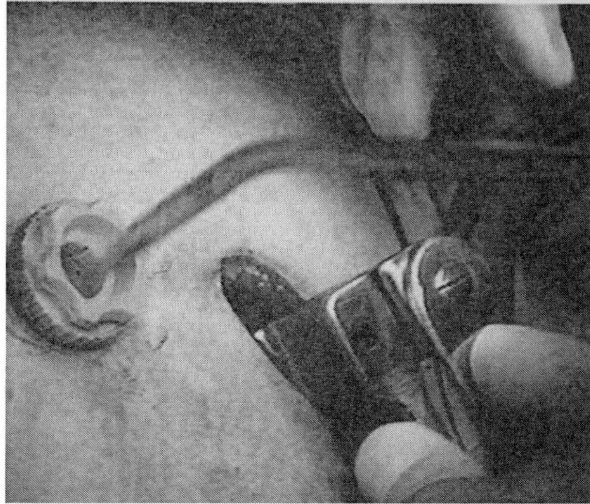

b

Abb. 7.6 a, b. Behelfsthorakotomie. Die 3–4 cm lange Inzision wird üblicherweise im 3. oder 4. ICR seitlich des M. pectoralis major und medial des vorderen Serratus im inframammären Sulkus angelegt; die Stelle wird präoperativ mit einem Stift markiert

in diesem Fall nach Elektrokoagulierung der im Ligamentum verlaufenden Arterie mit einer endoskopischen Schere bis zur V. pulmonalis inferior durchtrennt wird.

Wenn es die Größe des zu resezierenden Lungenanteils erfordert, muß anterior zwischen Medioklavikularlinie und vorderer Axillarlinie eine 3–4 cm lange Behelfsthorakotomie angelegt werden (Abb. 7.6).

Wir haben dafür den Begriff „Behelfsthorakotomie" geprägt, und wir benutzen diese nicht nur für die Extraktion größerer Präparate, sondern auch zum Einführen herkömmlicher Instrumente, die noch nicht in einer endoskopischen Version erhältlich sind. Darüber hinaus bietet diese kleine Inzision im Fall einer Gefäßverletzung, was bei größeren Resektionen durchaus vorkommen kann, die Möglichkeit, während der Erweiterung zur Thorakotomie die Blutung mit Hilfe einer Gefäßklemme zu unterbinden. Die Behelfsthorakotomie wird im 3. oder 4. ICR, seitlich des Brustmuskels und medial des Serratus angelegt, um die Verletzung dieser großen Muskeln zu vermeiden. Außerdem sind die Rippenabstände in diesem Bereich größer. Die Anlage der Behelfsthorakotomie erfolgt unter direkter endoskopischer Sicht, und kann so genau über der Fissur plaziert werden. Bei Frauen wird präoperativ im Stehen im inframammären Sulkus eine Markierung angebracht.

Durch die Einführung endoskopischer Klammernahtgeräte wurde die Durchführung von Wedgeresektionen erheblich erleichtert. Um den Eingriff sicher durchführen zu können, müssen jedoch gewisse Vorkehrungen getroffen und einige technische Details beachtet werden.

Die Bewegungsfreiheit der endoskopischen Klammernahtgeräte ist durch die Rippen und durch die Enge der Interkostalräume stark eingeschränkt. Die Anwendung könnte durch die Konstruktion weiterentwickelter Geräte, die eine Rotation und Abwinkelung des Endstücks erlauben, erheblich einfacher und sicherer werden. Die derzeit verfügbaren Geräte sind zu lang, und erlauben durch ihre starre und gerade Konstruktion nur begrenzte Bewegungen in der engen Pleurahöhle. Wenn das pathologisch veränderte Areal mit dem endoskopischen Klammernahtgerät nur schwer zu erreichen ist, muß es zum Instrument hingezogen werden.

Wichtig ist, daß für die Klammerung nicht zuviel Lungengewebe komprimiert wird, da die Klammern sonst zu kurz wären und kein optimaler Verschluß erreicht werden könnte, was nach dem Wiedereinsetzen der Beatmung der Lunge ein Entweichen von Luft und Blut zur Folge hätte.

Wedgeresektionen sind sehr einfach auszuführen, wenn nur ein kleiner, oberflächlicher Anteil der Lunge zu resezieren ist, und in vielen Fällen ist eine einzige Anwendung des Klammernahtgerätes ausreichend. Dazu wird das Lungenparenchym mit einer endoskopischen Faßzange leicht unter Zug gehalten, danach wird das Klammernahtgerät an der Basis des entsprechenden Segments angesetzt, die Branchen werden geschlossen, und anschließend wird geklammert.

Es kann vorkommen, daß das geklammerte Segment am distalen Ende oder auch entlang der Klammernaht nicht abgetrennt wurde. In diesem Fall wird die Abtrennung mit der endoskopischen Schere ausgeführt, wobei sorgfältig darauf geachtet werden muß, daß die Fasern zwischen den 2 Dreierreihen der Klammernaht durchtrennt werden.

Wenn ein großes Resektat zu entfernen ist, sind u. U. mehrere Einsätze des Klammernahtgerätes erforderlich. In diesem Fall ist unbedingt darauf zu achten, daß die 2. Klammernaht die erste nicht überschneidet. Dies könnte später ein Entweichen sowohl von Blut als auch von Luft aus der Naht zur Folge haben, darüber hinaus kann es beim Entfernen des Klammernahtgerätes zu einer Verletzung des Parenchyms kommen.

In der Umgebung größerer und tieferer Läsionen nahe den großen Gefäßen und Bronchien ist das Lungengewebe fester und läßt sich dementsprechend beim Klammern weniger komprimieren. Nach dem Schließen der Branchen des Klammernahtgerätes ist nochmals sorgfältig zu prüfen, daß nicht zuviel oder fibröses Gewebe gefaßt wurde, um eine sichere Klammernaht zu ermöglichen, denn ein unvollständiger Verschluß der Branchen hat eine unsichere Naht zur Folge.

Bei Läsionen, deren Größe 3–4 cm übersteigt, muß die Resektionslinie einen Keil des Lungengewebes einschließen, dessen Spitze zur zentralen Aufzweigung der Hilusstrukturen hinweist. Dadurch kann die Gefahr einer Unterbrechung der Verbindung der benachbarten Segmente mit den Gefäßen und den Bronchien erheblich gemindert werden.

Sollte sich herausstellen, daß eine Wedgeresektion aufgrund der Größe oder einer zu tiefen Lokalisierung der Läsion nicht durchführbar ist, so wird eine anatomische Resektion (Lobektomie oder Segmentektomie) durch eine herkömmliche Thorakotomie oder eine thorakoskopisch-assistierte Operation erforderlich.

Thorakoskopisch-assistierte Lobektomien und Pneumonektomien: Allgemeine Grundregeln

Anatomische Lungenresektionen (Lobektomie und Pneumonektomie) sind die schwierigsten thorakoskopischen Eingriffe und setzen viel Erfahrung in der konventionellen Thoraxchirurgie voraus. Die Operation umfaßt die Darstellung von Arterien, Venen und Bronchien und wird nach den üblichen Regeln für alle offenen thorakoskopischen Eingriffe mit denselben technischen Hilfsmitteln durchgeführt.

Endoskopische Modifikationen der Klammernahtgeräte, die in der konventionellen Thoraxchirurgie verwendet werden, weil sie die Versorgung der Gefäße und der Bronchien erheblich erleichtern, werden bei thorakoskopisch-assistierten Eingriffen ebenfalls eingesetzt.

Das operative Vorgehen erfolgt in 3 Schritten:

1. am Mediastinum,
2. an der Fissur und
3. an den Bronchien.

Präparation des Mediastinums und der Gefäße

Darstellung, Nahtversorgung und Durchtrennung der mediastinalen Gefäße erfolgen in der Regel bei den unterschiedlichen Resektionstechniken immer nach dem gleichen Schema, und sie erfordern eine ausgezeichnete Kenntnis der Anatomie des Lungenhilus. Die Schwierigkeiten gegenüber der konventionellen Chirurgie sind hauptsächlich auf das begrenzte Operationsfeld und die gegenwärtig noch unbefriedigende endoskopische Ausrüstung zurückzuführen, so daß häufig traditionelle Instrumente entweder über die Trokarinzision oder über eine Behelfsthorakotomie eingeführt werden müssen. Außerdem müssen die Gefäße sehr viel exakter und auch weiter freipräpariert werden, um die starren mechanischen Klammernahtgeräte ansetzen zu können, die zudem noch sehr viel dicker sind als beispielsweise ein konventioneller O`Shaugnessy-Dissektor. Zuviel Zug oder eine heftige, unbedachte Bewegung können zu Gefäßverletzungen führen, die u. U. nur schwer zu korrigieren sind.

Abb. 7.7 a, b. Präparation der Lobärarterie im Bereich der ▶ Fissur. Dies ist der schwierigste Abschnitt im Rahmen einer Lobektomie. Die Präparation wird, entsprechend den Verhältnissen, sehr behutsam mit einem Präpariertupfer, einem Klemmchen oder mit der Schere ausgeführt, um ein Präparationsplanum zwischen Adventitia und Gefäßwand herzustellen

Abb. 7.8 a, b. Wenn das Gefäß rundum freipräpariert ist, wird mit einer konventionellen O`Shaugnessy-Zange oder einem Endograsp-Roticulator ein Faden um das Gefäß herum angelegt. Die endoskopische superelastische Zange wird hinter der V. pulmonalis inferior sinistra, die posterior aus der Aorta descendens entspringt, angelegt

Abb. 7.9 a, b. Ein Faden wird um die V. pulmonalis inferior sinistra gelegt, um das Einführen des Klammernahtgeräts zu erleichtern, mit dem das Gefäß versorgt wird. Nach dem Einsatz des Gerätes retrahieren sich die Gefäßstümpfe. Auf der Abbildung ist der untere Gefäßstumpf teilweise durch die Aorta verdeckt

Nach dem Einführen der Kamera und der Trokarhülsen wird die Lunge zunächst gefaßt und auf Adhäsionen hin inspiziert, welche ggf. zu lösen sind. Die weiteren vorbereitenden Arbeitsschritte sind dieselben wie für die atypischen Resektionen beschrieben. Das Mediastinum wird sorgfältig sowohl visuell als auch palpatorisch mit Zange und Präpariertupfer auf Lymphknoten hin abgesucht.

Die äußere Umhüllung der Lungengefäße besteht aus einer losen Bindegewebeschicht, die mit dem Perikard verbunden ist. Wenn diese Adventitia sehr dünn ist, kann das Gefäß durch sie hindurch wahrgenommen und durch behutsame Präparation mit dem Tupfer in Richtung Lunge (niemals in die entgegengesetzte Richtung!) anterior und lateral freigelegt werden. Dickere Adventitia, die durch stumpfe Präparation nicht zu lösen ist, wird gefaßt und mit der Schere durchtrennt. Um ein Präparationsplanum zwischen Adventitia und Gefäßwand zu erhalten, muß sehr behutsam und vorsichtig mit gebogener Schere und Präparationszange vorgegangen werden (Abb. 7.7).

Wenn das Gefäß rundum freipräpariert ist, wird mit einer konventionellen O`Shaugnessy-Zange oder einer endoskopischen superelastischen, koaxial gebogenen Zange ein Schlingenfaden angelegt (Abb. 7.8). Durch sanften Zug an dieser Schlinge kann das Gefäß weiter dargestellt werden, und Adhäsionen an der Rückseite können mit

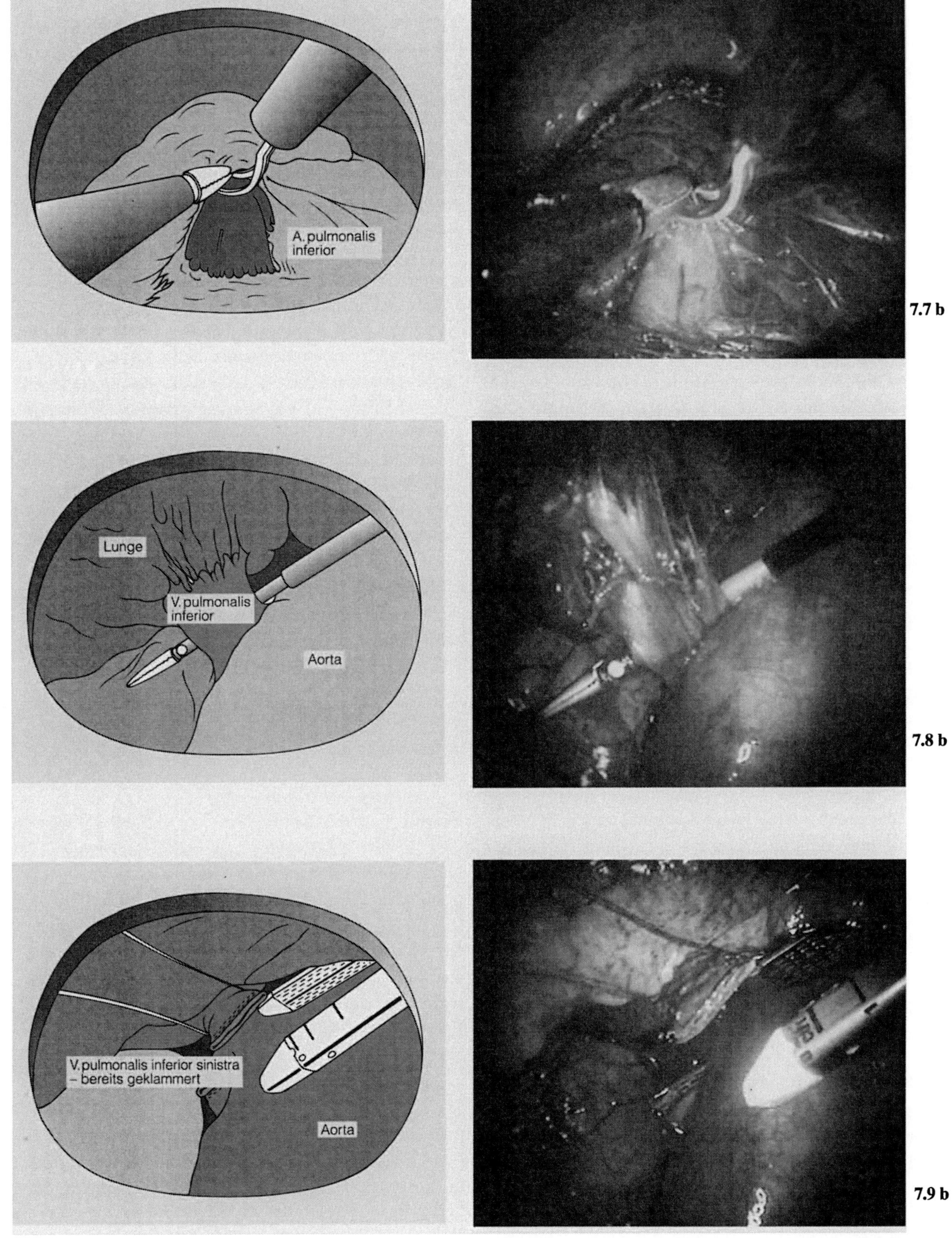

a

7.7 b

a

7.8 b

a

7.9 b

der Schere durch Elektrokoagulation durchtrennt werden.

Einer der schwierigsten und zugleich wichtigsten Schritte ist das Ansetzen des Klammernahtgerätes. Dazu bedarf es manchmal mehrerer Versuche, um den richtigen Ansatzwinkel herauszufinden; die Spitzen der Branchen müssen dabei über das Gefäß hinausragen, um einen vollständigen Verschluß zu erzielen. Auch der Operateur muß dabei u. U. seine Position wechseln, um herauszufinden, ob die günstigste Ansatzmöglichkeit über die Trokarhülse oder über die Behelfsthorakotomie zu erzielen ist. Das Klammernahtgerät wird erst dann aktiviert, wenn die optimale Position gefunden ist.

Wenn die richtige Technik angewendet wurde und das Gefäß entsprechend freipräpariert war, wird die Durchtrennungsstelle sauber sein und die Gefäßstümpfe fallen sofort nach Öffnung des Klammernahtgerätes auseinander (Abb. 7.9). Verbleibende Faserreste der Adventitia verhindern gelegentlich ein Öffnen des Staplers. Sie werden mit der Schere zwischen den beiden 3fachen Klammerreihen durchtrennt. Dieses Vorgehen ist nicht ungefährlich und erfordert höchste Konzentration, um eine Verletzung des Gefäßes zu vermeiden.

Wenn das Gefäß ausreichend freipräpariert ist, kann eine Gefäßklemme eingeführt und proximal auf das Gefäß gesetzt werden. Die Klemme wird erst entfernt, nachdem der perfekte Sitz der Klammernaht und damit die Hämostase des distalen Stumpfes, der optisch gut beurteilt werden kann, überprüft wurde.

Die Lungenarterien und -venen werden in einer ähnlichen Technik freipräpariert, dabei ist allerdings zu berücksichtigen, daß die Arterien noch empfindlicher sind als die Venen und dementsprechend noch behutsamer behandelt werden müssen.

Präparation der Fissur

Das Freilegen der Fissur und die Darstellung der Lobära Arterie sind die wichtigsten Schritte der Lobektomie. Der Hilus des Lungenlappens ist anatomisch komplexer als der Lungenhilus: Es liegen mehr Verzweigungen vor, die Lokalisierung ist tie-

fer und näher an den Lymphknoten und den Bronchien. Entzündliche Prozesse mit der Folge peribronchialer Fibrosebildung können den Zugang zur Arterie und die Präparation sehr schwierig machen.

Bei jungen Patienten ist die Fissur in der Regel leicht zu erkennen. Die Arterie ist tief in die Fissur eingebettet sichtbar oder kann aufgrund der Pulsation durch eine dünne Lungengewebeschicht hindurch deutlich ausgemacht werden. Bei älteren Patienten ist die Fissur häufig durch Emphyseme verdickt, wodurch sich Identifikation und Darstellung der Arterie sehr schwierig gestalten, insbesondere dann, wenn gleichzeitig große oder kalzifizierte Lymphknoten vorhanden sind.

Lose, avaskuläre Adhäsionen im Bereich der Fissur können leicht mit der Schere unter Koagulation gelöst werden. Bei der Adhäsiolyse dickerer oder diffuser Verwachsungen, Voraussetzung für die Präparation der Arterie, treten häufig zwar leichtere, aber schwer beherrschbare Blutungen auf. In diesen Fällen wäre die Fortsetzung der Operation auf thorakoskopischem Wege zu gefährlich, eine Erweiterung zur Thorakotomie ist deshalb zu empfehlen.

Nachdem die Arterie freigelegt wurde, erfolgt die Versorgung wie für die mediastinale Phase beschrieben. Größere Gefäße werden durch Klammernaht gesichert, für kleinere sind Endoklipps ausreichend. Verbleibende Teilsegmente der Fissur können durch Klammernaht abgetrennt werden.

Präparation der Bronchien

Nach der Versorgung der Gefäßstrukturen bleibt noch die Durchtrennung des Bronchus auszuführen. Nach Ansicht vieler Autoren stehen dafür verschiedene Techniken zur Verfügung. Durch die automatischen Klammernahtgeräte ist die Auswahl der Technik erleichtert, weil durch ihren Einsatz auch die Gefahr der Fistelbildung reduziert wird.

Die endoskopischen Klammernahtgeräte weisen dieselben Charakteristika auf wie die konventionellen automatischen, derzeit beschränkt sich jedoch das Angebot auf den EndoGIA in einer 30- und 60-mm-Version mit 3,5–30-V-Klammern, die jedoch für die Versorgung der Bronchien, insbesondere des Hauptstamms, wenig geeignet sind.

Wie in der konventionellen Chirurgie ist darauf zu achten, daß der Bronchusstumpf nicht devaskularisiert wird und nicht zu lang ist, weil es dadurch häufig zur Sekretstauung und in der Folge zur Fistelbildung kommt.

Die Präparation des Bronchus erfolgt durch stumpfe Präparation mit dem Tupfer, kleine Gefäße werden elektrokoaguliert. Peribronchiale Lymphknoten werden entfernt, die Bronchialarterie wird freipräpariert und durch Klipps versorgt. Der Bronchus wird zwischen den Branchen des Klammernahtgerätes plaziert und durchtrennt. Restliche Bindegewebefasern zwischen den Nahtkanten müssen mit einer endoskopischen Schere durchtrennt werden.

Manchmal zweigt das apikale Unterlappensegment atypisch hoch ab, etwa in der gleichen Höhe wie der Bronchus für den Mittellappen. Bei rechtsseitigen unteren Lobektomien besteht ein deutliches Risiko, eine Stenosierung des Bronchus für den Mittellappen zu riskieren, wenn der obere und der untere Bronchus zusammen mit einer einzigen Applikation des Klammernahtgerätes abgesetzt werden (Abb. 7.10). Es ist deshalb vorzuziehen, diesen Bereich mit 2 getrennten Nahtreihen abzusetzen, einer für den Bronchus des apikalen Unterlappensegments und einer für den Bronchus zu den basalen Segmenten.

Die Versorgung des Hauptbronchus ist mit einigen besonderen Problemen verbunden. Nach unserer Erfahrung mit thorakoskopisch-assistierten Pneumonektomien, die sich bisher jedoch nur auf wenige Fälle beschränkt, sind die endoskopischen Klammern viel zu kurz für einen sicheren Verschluß des großlumigen, dickwandigen Hauptbronchus. Deshalb wird der Hauptbronchus nach der Versorgung der Gefäße mit der Schere durchtrennt, die kollabierte Lunge wird über die Behelfsthorakotomie extrahiert. Danach werden die Ränder des verbleibenden Bronchusstumpfes mit 2 herkömmlichen Klemmen oder 2 endoskopischen Greifzangen gefaßt, nach oben gezogen und der Stumpf wird mit einem konventionellen Klammernahtgerät (Roticulator 4,5 TA) über die Behelfsthorakotomie verschlossen.

Durch den Einführwinkel des TA Roticulator und Zug mit der Zange ist es möglich, den

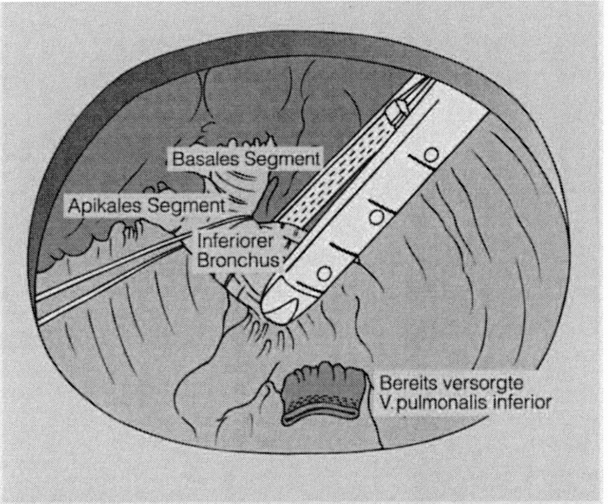

a

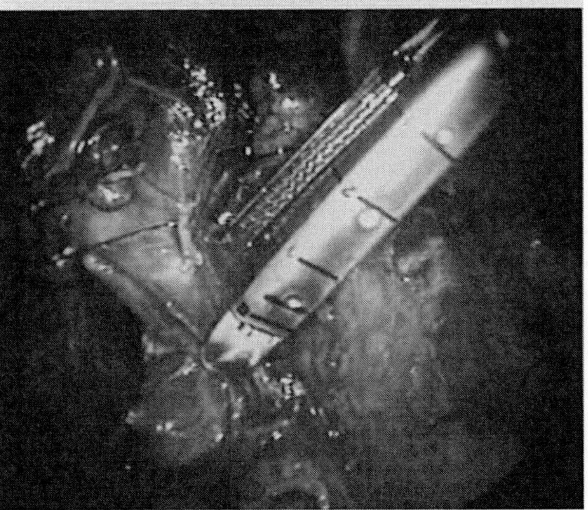

b

Abb. 7.10 a, b. Der freipräparierte Bronchus wird mit den Branchen des Kammernahtgerätes gefaßt und durchtrennt. Möglicherweise verbleibende Fasern können mit einer endoskopischen Schere durchtrennt werden. Die Abbildung zeigt den rechten unteren Bronchusast zwischen den Branchen des Klammernahtgerätes, die V. pulmonalis inferior ist bereits versorgt

Bronchus zu verschließen und nur einen kurzen Stumpf zu belassen. Alle überstehenden Gewebereste werden mit einer endoskopischen Schere in einigen Millimetern Abstand zur Nahtlinie abgetrennt. Aufgrund der begrenzten Manövriermöglichkeit ist ein Verschluß mit dem Klammernahtgerät nur nach der Extraktion der Lunge möglich (Abb. 7.11). Nach sorgfältiger Überprüfung der Hämostase und Wiederentfaltung der Lunge wird nach der Lobektomie eine Drainage in

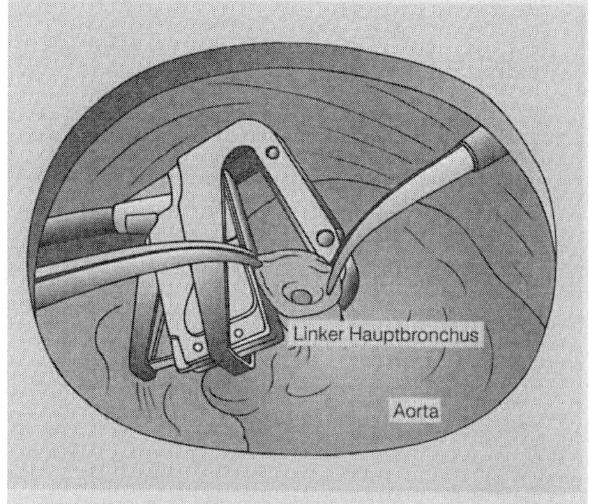

a

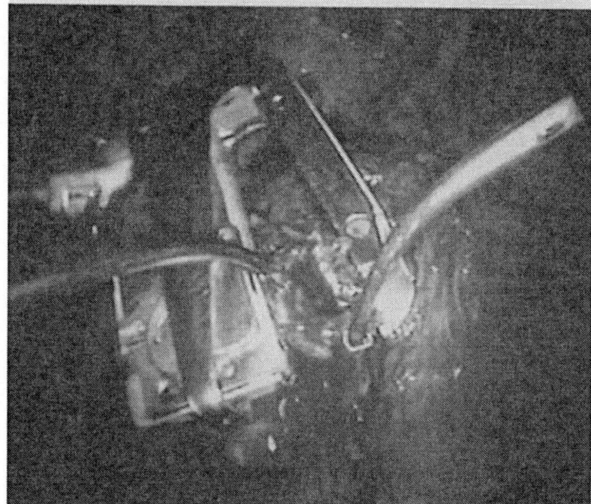

b

Abb. 7.11 a, b. Endoskopische Klammern sind zu kurz, um den großlumigen, dickwandigen Hauptbronchus sicher zu verschließen. Der Bronchus wird deshalb mit der Schere abgesetzt und die kollabierte Lunge entfernt. Der Bronchusstumpf wird mit 2 Faßzangen nach oben gezogen und mit dem TA-Roticulator über die Behelfsthorakotomie versorgt. Die Abbildung zeigt den Klammernnahtverschluß des Hauptbronchus

den Brustkorb eingelegt. Nach Pneumonektomien verzichten wir in der Regel auf das Legen einer Drainage. Mit dem Nahtverschluß der Behelfsthorakotomie wird die Operation abgeschlossen.

Techniken der anatomischen Lungenresektion – Besondere Aspekte

Rechtsseitige Oberlappenresektion

Die Entfernung des rechten oberen Lungenlappens ist die schwierigste Art der Lobektomie, weil sie die Präparation der Arterie im Mediastinum und im Bereich der Fissur erfordert. Die Optiktrokarhülse wird in den 6., die beiden Arbeitstrokarhülsen in den 4. und 5. ICR in Höhe der Fissur eingeführt. Die Behelfsthorakotomie wird nach endoskopischer Lokalisation im 3. oder 4. ICR so angelegt, daß die mediastinalen Gefäße optimal eingestellt werden können. Der obere Lungenlappen wird mit einer endoskopischen Faßzange oder einer Babcock-Klemme nach dorsal geklappt. Die V. cava dominiert das Operationsfeld, darunter sind die Aufzweigungen der Gefäße zu erkennen. Nach Eröffnung der Pleura mediastinalis mit einem endoskopischen Klemmchen oder einer endoskopischen Schere werden die Gefäßelemente dargestellt. Die Präparation der Lungenvene ist nicht schwierig, sie wird deshalb zuerst freigelegt (Abb. 7.12). Die Vene wird, gleichzeitig mit den Ästen zum oberen und mittleren Lungenlappen, so weit wie möglich freigelegt. Der Ast zum oberen Lungenlappen wird nach vollständiger Präparation des Venenstammes mit dem superelastischen Endograsp-Roticulator umfaßt, wobei sorgfältig darauf zu achten ist, daß der Truncus anterior der Arterie, die unmittelbar hinter der Vene verläuft, nicht verletzt wird. Mit dem Endograsp-Roticulator kann ein Nylonfaden um das Gefäß gelegt werden, mit dem dieses leicht abgehoben werden kann, um die Positionierung des Klammernnahtgerätes und die Versorgung der oberen Lungenvene zu erleichtern.

Der vordere Arterienstamm wird mit Hilfe eines endoskopischen Klemmchens, der Schere und Präpariertupfern freipräpariert. Die Präparation erfolgt von unten nach oben bis zu den Endaufzweigungen in derselben Technik wie für die V. pulmonalis superior. Der Arterienstamm und der zur Fissur verlaufende Truncus anterior der Arterie sind nun sichtbar. Diese kann mit HF-Klemmchen und einer Schere im Bereich der

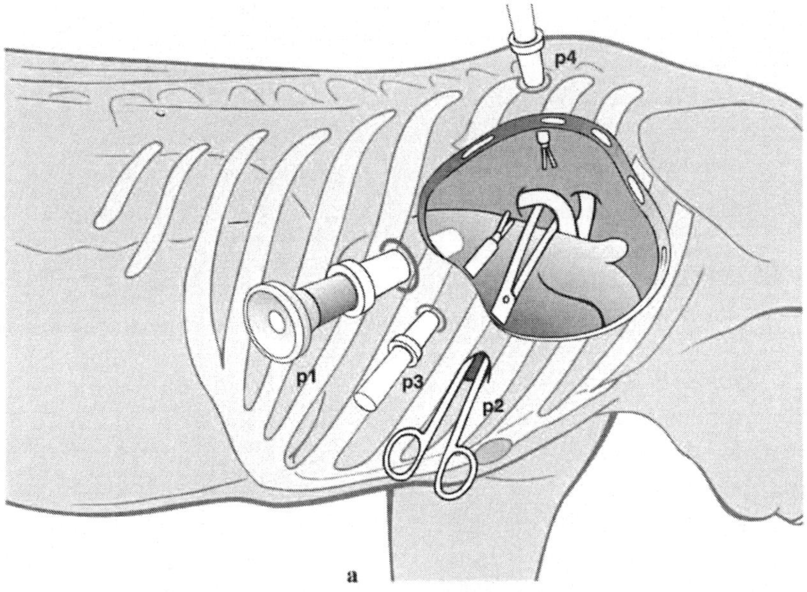

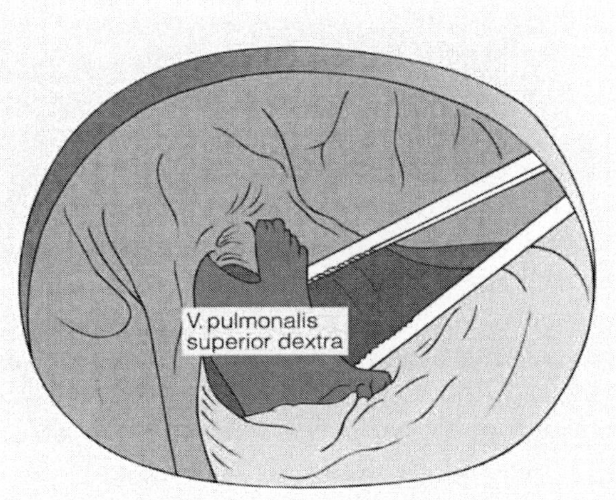

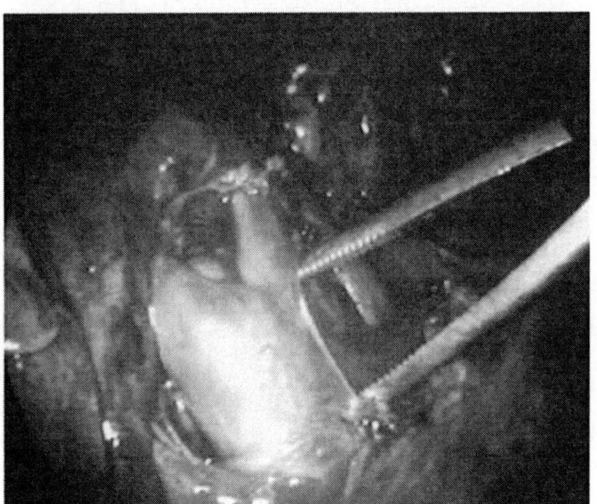

Abb. 7.12. a Präparation der rechten V. pulmonalis superior; dieser einfachste Abschnitt der Präparation wird bei der rechtsseitigen oberen Lobektomie zuerst ausgeführt. Mit einer endoskopischen Schere oder einem Präparierklemmchen wird ein Präparationsplanum zwischen Adventitia und Gefäßwand geschaffen, um das Gefäß darzustellen. **b, c** Vergrößerte intraoperative Aufnahme und schematische Darstellung

Fissur freipräpariert werden. Dieser Abschnitt ist sehr schwierig und besonders dann auch gefährlich, wenn die Fissur außergewöhnlich stark ausgeprägt und die hintere aufsteigende Arterie tief eingebettet ist. Letztere ist in der Regel dünnlumig und kann mit Klipps versorgt werden. Nun wird der obere Lungenlappen gefaßt und nach vorne gezogen, um das posteriore Mediastinum, die V. azygos und den Hauptbronchus freizulegen. Die Pleura mediastinalis wird mit der Schere eröffnet und der obere Bronchus wird über eine entsprechende Distanz freipräpariert. Der Endograsp-

Roticulator wird um den Bronchus gelegt; dies erleichtert das Anlegen des endoskopischen Klammernahtgerätes. Die Durchtrennung der Fissur zwischen dem oberen und mittleren Lungenlappen vorne und dem unteren hinten kann mit dem Endostapler durchgeführt werden.

Resektion des mittleren Lungenlappens

Für die Entfernung des mittleren Lungenlappens wird die erste 10-mm-Trokarhülse für die Optik im 6. ICR in der mittleren Axillarlinie eingeführt. 2 weitere Trokarhülsen für die Instrumente werden im 5. ICR plaziert. Die Behelfsthorakotomie wird unter Sicht so angelegt, daß die Fissur des unteren Lungenlappens gut sichtbar wird.

Der mittlere Lungenlappen wird mit einer endoskopischen Zange oder einer Babcock-Klemme nach dorsal gezogen. Die Pleura mediastinalis wird mit endoskopischen Präpariertupfern oder einer Schere eröffnet, um den Blick auf die obere Lungenvene zu erhalten. Die Verzweigung der Vene zum mittleren Lungenlappen wird mit denselben Instrumenten freipräpariert und mit dem Endograsp-Roticulator umfaßt. Mit Hilfe dieses Gerätes wird ein Nylonfaden um die Vene gelegt, mit dem behutsam Zug auf die Vene ausgeübt werden kann. Da dieser Venenast normalerweise sehr dünn ist, kann er problemlos mit 2 Endoklipps gesichert und mit der endoskopischen Schere durchtrennt werden. Bei größerem Durchmesser wird er mit dem endoskopischen Klammernahtgerät gesichert.

Die Falte zwischen mittlerem und unterem Lungenlappen wird durch HF-Präparation erweitert, um die zum unteren und mittleren Lappen verlaufende Arterie freizupräparieren. Sie wird über eine entsprechende Distanz freipräpariert und in derselben Technik wie zuvor die Vene durchtrennt. In dieser Phase muß daran gedacht werden, daß im mittleren Lungenlappen möglicherweise weiter vorne eine 2. Arterie vorhanden sein kann. Der Bronchus des mittleren Lungenlappens kann nun durch Palpation mit einem Instrument identifiziert und mit einem Präpariertupfer, der über eine Trokarhülse oder die Behelfsthorakotomie eingeführt wird, freipräpariert werden. Um das endoskopische Klammer-

nahtgerät leichter für den Verschluß plazieren zu können, wird der Bronchus zuvor wieder mit einem Nylonfaden abgehoben. Der Hauptanteil der Fissur kann mit dem endoskopischen Klammernahtgerät durchtrennt werden.

Resektion des rechten bzw. linken unteren Lungenlappens

Diese beiden Eingriffe werden zusammengefaßt beschrieben, weil die anatomischen Verhältnisse und die technischen Aspekte sehr ähnlich sind.

Die erste Trokarhülse für die Optik wird im 7. ICR eingeführt, die beiden Arbeitstrokarhülsen werden weiter vorne bzw. weiter hinten im 5. ICR in der Linie für die klassische posterolaterale Thorakotomie plaziert. Die Behelfsthorakotomie wird unter endoskopischer Sicht über der Fissur im 4. oder 5. ICR angelegt.

Die Operation beginnt mit der Präparation der V. pulmonalis inferior. Die Kamera wird nach unten geschwenkt, um das Diaphragma und die Lungenbasis darzustellen. Die Lunge wird mit einer endoskopischen Klemme gefaßt und nach oben gezogen, um eine leichte Anspannung des unteren Lig. pulmonale zu erzielen, welches bis zur V. pulmonalis inferior gespalten wird. Danach wird die Kamera wieder nach oben gerichtet, um die V. pulmonalis inferior in der für das Ligamentum angewendeten Technik freizupräparieren. Der Endograsp-Roticulator wird um die Vene gelegt, um einen Faden anzulegen, wodurch das Einführen des Endostaplers und die Versorgung der Vene erleichtert werden. Durch die Durchtrennung der V. pulmonalis inferior kann der untere Lungenlappen besser bewegt werden.

Die Durchtrennung der Arterie in der Fissur stellt einen schwierigen Schritt dar und wird nach den allgemeinen Grundregeln ausgeführt.

Bei der *rechtsseitigen Lobektomie* muß die Arterie so weit freipräpariert werden, bis die Verzweigungen zum mittleren Lungenlappen und zum unteren apikalen Segment identifiziert werden können. Auf der rechten Seite hat der Arterienstamm eine längere abzweigungsfreie Strecke als auf der linken.

Die Arterie wird mit einem endoskopischen Klemmchen oder einer Schere über eine genügende Länge freipräpariert, um mit dem Endograsp-Roticulator einen Gefäßfaden anbringen zu können. Durch Zug an dem Faden wird die Durchtrennung der hinten liegenden Adventitia und die Plazierung des Klammernahtgerätes erleichtert. Der Ast bzw. Aufzweigungen zum unteren apikalen Segment werden mit Klipps versorgt.

Bei der *linksseitigen Lobektomie* erfordert die Präparation noch mehr Sorgfalt, weil alle zur Lingula pulmonalis führenden Arterienverzweigungen über eine lange Strecke bis in die Fissur freigelegt werden müssen. Alle zu den basalen Segmenten und zu den unteren apikalen Segmenten verlaufenden Äste werden mit Klipps versorgt und durchtrennt.

Nachdem die Arterien versorgt sind, wird die Lunge nach vorne verlagert, um den unteren Bronchus mit einer endoskopischen Schere oder Präpariertupfern darzustellen; dabei werden kleinere Gefäße elektrokoaguliert. Das Klammernahtgerät wird, wie beschrieben, sehr vorsichtig angesetzt, um den Bronchus zu verschließen und zu durchtrennen. Der vordere Teil der Fissur kann ebenfalls mit dem Klammernahtgerät versorgt werden.

Linksseitige Pneumonektomie

Die erste Trokarhülse für die Optik wird im 7. ICR in der mittleren Axillarlinie eingeführt. Daraufhin wird die Pleurahöhle gründlich inspiziert, um den Sitz des Tumors und den anatomischen Bezug zu den Strukturen des Mediastinums beurteilen zu können. Die Behelfsthorakotomie wird nach endoskopischer Lokalisierung in der Regel im 2. oder 3. ICR in Höhe des Pulmonalarterienstammes angelegt. Nach der Bestätigung der Operabilität ist das chirurgische Vorgehen ähnlich wie bei der klassischen Pneumonektomie. Die Lunge wird mit Hilfe von HF-Präparation mit einer endoskopischen Schere und durch stumpfe Tupferpräparation komplett mobilisiert und das Lig. pulmonalis inferior durchtrennt. Größere Gefäßstrukturen werden mit dem Endograsp-Roticulator oder einem O`Shaugnessy-Ligaturinstrument freipräpariert und mit einem Faden umschlungen, um das Anlegen des Klammernahtgeräts zu erleichtern. Um im Fall eines Funktionsfehlers des Gerätes

eine ernsthafte Blutung zu vermeiden, plazieren wir grundsätzlich herzwärts vom Klammernahtgerät eine Gefäßklemme. Die untere Lungenvene wird mit dem Stapler mit 2,8- oder 3-mm-Gefäßklammern versorgt, danach wird die Gefäßklemme entfernt.

Anschließend wird die obere Lungenvene an ihrer Vorderseite freigelegt; dazu wird die Lunge nach hinten unten retrahiert. Mit Hilfe des Endograsp-Roticulator wird die Vene vollständig freipräpariert, mit einem Faden umschlungen und schließlich mit dem Klammernahtgerät versorgt.

Die Präparation des Pulmonalarterienstammes ist der schwierigste Schritt bei der linksseitigen thorakoskopischen Pneumonektomie (Abb. 7.13). Da bisher das entsprechende endoskopische Instrumentarium nicht zur Verfügung steht, ist es schwierig, das Präparationsplanum zu schaffen. Wenn die Arterie vollständig freipräpariert ist, wird sie mit einem endoskopischen Klammernahtgerät durchtrennt. Das Ansetzen des Gerätes im richtigen Winkel kann u. U. sehr schwierig sein. Bei exakt präpariertem Gefäß zieht sich der arterielle Stumpf sofort nach dem Öffnen des Klammernahtgerätes zurück. Schließlich wird der Hauptbronchus auf die notwendige Strecke freipräpariert, die Bronchialarterien werden elektrokoaguliert oder mit Klipps versorgt. Der Bronchus wird mit 1 oder 2 dreifachen Klammernahtreihen durchtrennt, hierzu kann auch noch der Einsatz einer endoskopischen Schere erforderlich sein. Wegen der Dicke des Hauptbronchus ist mit den heute verfügbaren Klammernahtgeräten ein sicherer Verschluß nicht gewährleistet. Deshalb wird die kollabierte Lunge mit 2 Duval-Klemmen gefaßt und vorsichtig über die Behelfsthorakotomie extrahiert. Die Ränder des Bronchusstumpfes werden dann mit 2 konventionellen oder endoskopischen Klemmen gefaßt und nach oben gezogen und über die Behelfsthorakotomie mit einem konventionellen Roticulator-TA 4,5 verschlossen (s. Abb. 7.11 S. 166).

Bei allen beschriebenen Eingriffen werden Lymphknoten in einer ähnlichen Technik wie in der offenen Chirurgie entfernt. Durch die Vergrößerung über das Thorakoskop werden sogar kleinste Lymphknoten sichtbar und können problemlos exzidiert werden (Abb. 7.14).

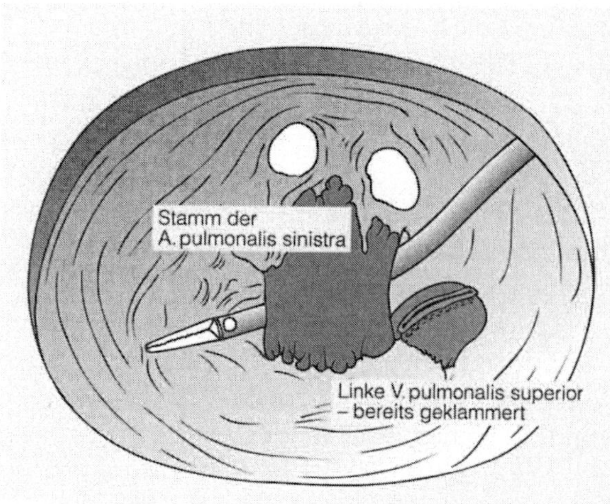

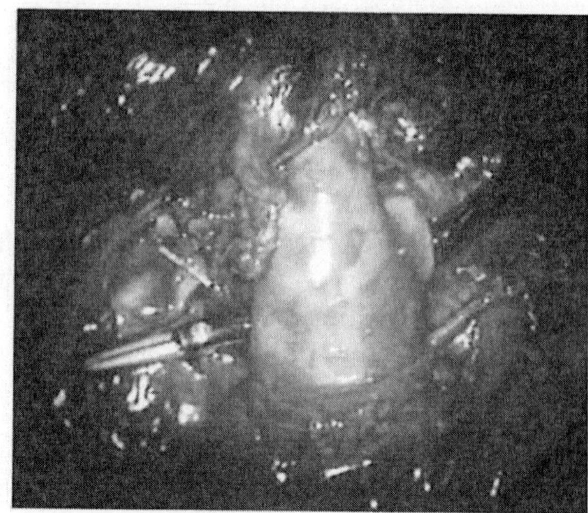

7.13 a, b

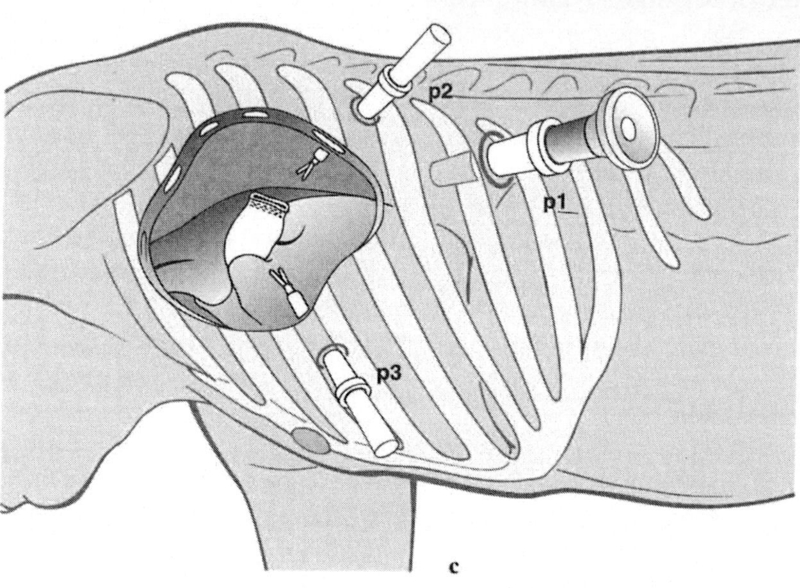

c

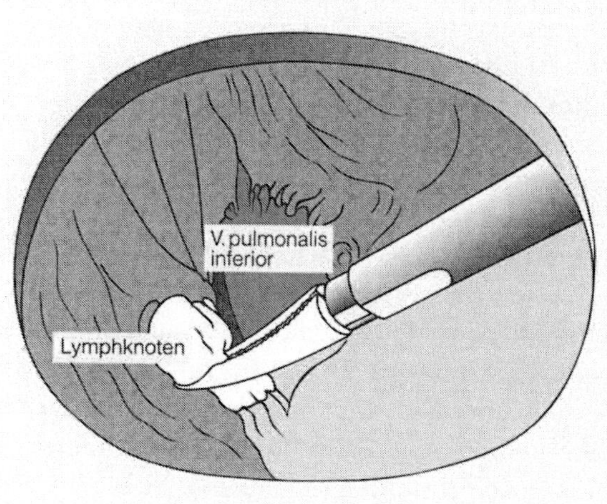

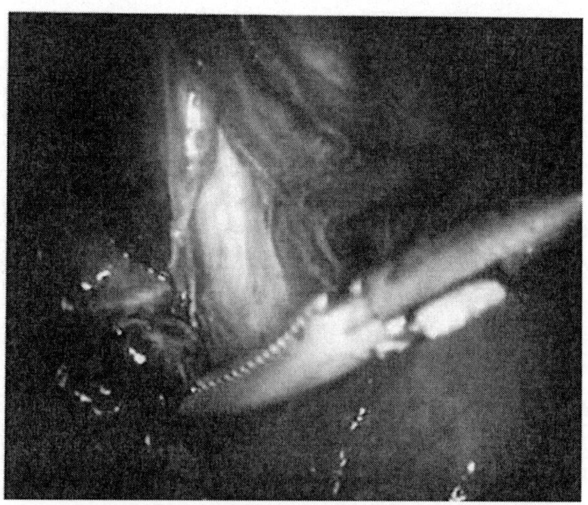

7.14 a, b

◀ **Abb. 7.13 a–c.** Die Präparation des Stammes der A. pulmonalis ist der schwierigste Abschnitt bei der linksseitigen thorakoskopischen Pneumonektomie. **a, b** Die linke Pulmonalarterie wurde freipräpariert, der Endograsp-Roticulator wird von hinten um das Gefäß herumgeführt, um einen Faden zu plazieren, mit dessen Hilfe das Anlegen des Klammernahtgerätes erleichtert werden kann

Abb. 7.14 a, b. Lymphadenektomie. Lymphknoten können in kombinierter scharfer und stumpfer Präparationstechnik entfernt werden. Im Hintergrund ist die freipräparierte V. pulmonalis inferior zu erkennen

Postoperative Versorgung

Der postoperative Verlauf nach thorakoskopisch-assistierten Lungenresektionen unterscheidet sich von dem nach offenen thorakoskopischen Eingriffen insofern, als aufgrund des minimalen Traumas die Schmerzen drastisch reduziert sind und eine schnellere Erholung eintritt. Am Ende des Eingriffs erfolgt eine Röntgenkontrolle, um Flüssigkeitsansammlungen im Thorax auszuschließen und die Entfaltung der Lunge zu überprüfen und im Fall von Pneumonektomien die Position des Mediastinums darzustellen. Nach Teilresektionen wird eine Wasserschloßdrainage angelegt und an das Sauggerät angeschlossen. Wenn keine Luft entweicht, kann die Drainage in der Regel nach 24 h entfernt werden. Nach Pneumonektomien muß die Pleurahöhle unter leichtem Unterdruck von 1–12 cm Wassersäule gehalten werden, dies begünstigt die Verlagerung des Mediastinums und die kompensatorische Überexpansion der verbliebenen Lunge.

Wie zuvor erwähnt, ist die beträchtliche Schmerzreduzierung im Vergleich zu konventionellen „offenen" Resektionen ein entscheidender Grund für den reibungslosen postoperativen Verlauf, weil dadurch das Husten und der Auswurf möglich ist, andernfalls kann es zum Verschluß der Atemwege und einer postoperativen Bronchopneumonie kommen.

Komplikationen und Ergebnisse

Die Komplikationen nach thorakoskopischen Lungenresektionen sind dieselben wie nach konventionellen Operationen.

Wir haben im Zeitraum von Oktober 1991 bis März 1994 in unserer Abteilung 78 thorakoskopisch-assistierte Eingriffe mit dem Ziel einer ausgedehnten Lungenresektion durchgeführt. In 71 Fällen war die thorakoskopische Lungenresektion möglich: 1 untere apikale Segmentektomie , 65 Lobektomien (14 rechtsseitige untere Lobektomien, 9 mittlere Lobektomien, 16 rechtsseitige obere Lobektomien und 18 linksseitige untere Lobektomien), 3 Pneumonektomien links und 2 Pneumonektomien rechts. Das Durchschnittsalter der Patienten betrug 52,9 Jahre (Bereich 11–74 Jahre).

11 Patienten (15%) hatten eine benigne Lungenerkrankung, bei 4 Patienten (6%) waren Lungenmetastasen vorhanden, die durch eine Wedgeresektion nicht resezierbar waren und bei 56 Patienten (79%) lag ein primärer Lungentumor im klinischen Stadium TNM 1 vor. Bei allen diesen Patienten wurde eine Lymphadenektomie durchgeführt, in 16 Fällen (28,5%) erbrachte die postoperative pathologische Untersuchung eine Erkrankung im Stadium N_1 (Tabelle 7.1).

Tabelle 7.1. Pathologischer Befund bei größeren thorakoskopisch-assistierten Lungenresektionen

Erkrankung	Patienten (n)
Primäre Lungentumoren	56
Plattenepithelkarzinom	7
Adenokarzinome	16
Bronchioalveolarzellkarzinom	4
Undifferenziertes großzelliges Karzinom	3
Atypisches Karzinoid	2
Plasmazellgranulom	1
Benigne Erkrankungen der Lunge	11
Bronchiektase	9
Arteriovenöse Fistel	1
Pseudotumor (Sarkoidose)	1
Lungenmetastasen	4
Endobronchiale Metastasen eines Klarzellkarzinoms der Nieren	1
Adenokarzinom des Kolons	2
Melanom der Haut	1

Nach unserer Erfahrung stellt die Adhäsiolyse diffuser Verwachsungen der Pleura nur selten ein ernstes Problem dar. Die Präparation der Arterie im Bereich der Fissur ist der schwierigste Abschnitt, an dem sich häufig entscheidet, ob eine größere Resektion thorakoskopisch-assistiert durchgeführt werden kann.

In unserer Serie mußten wir bei 5 Patienten eine Erweiterung zur Thorakotomie vornehmen. In einem Fall kam es nach der Präparation und Versorgung der V. pulmonalis superior und des vorderen Arterienstammes infolge einer Verschiebung des orotrachealen doppellumigen Carlens-Tubus zu einer plötzlichen irreversiblen Entfaltung der Lunge, wodurch die Präparation der Fissur und die Fortsetzung der Operation unmöglich wurde. Bei 3 anderen Patienten lagen Verklebungen der Fissur aufgrund entzündlicher Veränderungen vor, die eine sichere Präparation der Arterie unmöglich machten. In 3 Fällen konnten zwar mäßig starke Blutungen aus einer Lobärarterie mit Hilfe einer Gefäßklemme zum Stillstand gebracht werden, aufgrund von Fibrosebildung an der Fissur war jedoch die Präparation und Versorgung der Arterie nicht möglich.

In unserer Serie war kein peri- oder postoperativer Todesfall zu verzeichnen, auch eine Nachoperation war nicht notwendig. Bei 62 (87%) der 71 Patienten, bei denen eine thorakoskopische Resektion durchgeführt worden war, war ein reibungsloser postoperativer Verlauf zu verzeichnen, die Thoraxdrainage wurde durchschnittlich am 5. postoperativen Tag (Bereich 2. bis 10. Tag) entfernt. Bei einem Patienten mit Bronchiektasen und diffusen entzündlichen Veränderungen war eine postoperative Bluttransfusion, ansonsten war der postoperative Verlauf jedoch unauffällig. In 9 der Fälle (13%) war über längere Zeit Luftaustritt zu beobachten (mittlere Dauer: 21 Tage; Bereich: 12–45 Tage) und bei einem Patienten trat eine Infektion der Pleura auf. Länger dauernder Luftaustritt sollte nicht als eine spezifische postoperative Komplikation auf das endoskopische Vorgehen zurückgeführt werden, da diese Patienten häufig schon präoperativ eine Beeinträchtigung der Lungenfunktion oder ein Emphysem und daher von vorneherein eine gewisse Disposition dafür aufweisen.

Bei 2 Patienten kam es nach der Entfernung der Thoraxdrainage (3. oder 4. postoperativer Tag) zu einem Hämatothorax. In einem Fall wurde unter CT-Kontrolle eine neue Drainage gelegt, im 2. Fall waren aktive Maßnahmen nicht erforderlich, der Kliniksaufenthalt wurde durch dieses Vorkommnis nicht verlängert.

Grundsätzlich ist im postoperativen Verlauf nach thorakoskopischen Eingriffen eine enorme Verbesserung gegenüber herkömmlichen Eingriffen zu verzeichnen, was insbesondere dadurch zu erklären ist, daß durch geringere Schmerzen eine gute Atemfunktion und effektives Abhusten ermöglicht wird. Bei Patienten, die präoperativ eine gute Lungenreserve aufweisen, ist in der Regel eine rasche Erholung und eine frühzeitige Wiederaufnahme der normalen Aktivitäten zu verzeichnen. Der besondere Vorteil der Methode kam jedoch bei den Patienten zum Tragen, bei denen eine Kontraindikation für einen konventionellen Eingriff bestand. Diese Patienten zeigten aufgrund der minimalen funktionellen Beeinträchtigung einen reibungslosen postoperativen Verlauf.

Literatur

1. Roviaro GC, Rebuffat C, Varoli F, Vergani C, Mariani C, Maciocco M (1992) Videoendoscopic pulmonary lobectomy for cancer. Surg Laparosc Endos 2 N 3:244–247
2. Roviaro GC, Rebuffat C, Varoli F, Vergani C, Maciocco M, Grignani F, Scalambra SM, Mariani C (1993) Videoendoscopic thoracic surgery. Int Surg 78:4–9
3. Roviaro GC, Rebuffat C, Varoli F, Vergani C, Maciocco M, Grignani F, Scalambra SM, Mariani C (1993) Videothoracoscopic pulmonary lobectomies for cancer. In: Steichen FM, Welter R (eds) Minimally invasive surgery and new technology. Quality Medical Publishing 1994, pp 700–703
4. Roviaro GC, Varoli F, Rebuffat C, Maciocco M, Vergani C, Scalambra SM, D'Hoore A (1993) Videoendoscopic major pulmonary resections: pneumonectomies and lobectomies. Ann Thorac Surg 56:779–783
5. Landreneau R, Hazelrigg S, Ferson P et al (1992) Thoracoscopic resection of 85 pulmonary lesions. Ann Thorac Surg 54:415–420
6. Mack M, Aronoff R, Acuff T, Douthit M, Bowman R, Ryan W (1992) Present role of thoracoscopy in the diagnosis and treatment of dieseases of the chest. Ann Thorac Surg 54:403–409
7. Miller D, Allen M, Trastek VF, Deschamps C, Pairolero PC (1992) Videothoracoscopic wedge excision of the lung. Ann Thorac Surg 54:410–414

8 Laparoskopische Leberchirurgie

A. Cuschieri

Einleitung

Die laparoskopische Leberchirurgie steckt noch in ihren Anfängen und bleibt vorerst beschränkt auf nichtanatomische Resektionen kleiner Tumoren, die Entdachung großer einfacher Zysten und die Perizystektomie bei gut zugänglichen Echinokokkenzysten (Hydatiden). Allerdings ist durch die Einführung hochentwickelter Hilfstechnologien eine beträchtliche Erweiterung des Spektrums abzusehen, so daß mit der klinischen Durchführung größerer laparoskopischer Resektionen, die derzeit experimentell erprobt werden, schon in naher Zukunft zu rechnen ist.

Wichtige Fortschritte in den folgenden Technologien werden für die laparoskopische Leberchirurgie eine bedeutende Rolle spielen: Kontaktultraschalluntersuchungen, Ultraschalldissektionen, Wasserstrahlpräparation, Argon- oder Heliumionenplasmakoagulation, Kryotherapie und Laserdissektion mit Photokoagulation.

Hilfstechnologien

Laparoskopische Kontaktultraschalluntersuchung der Leber

Die laparoskopische Kontaktultrasonographie wird in Kapitel 13 dieses Bandes behandelt. Wie in der offenen Leberchirurgie wird die laparoskopische Kontaktultraschalluntersuchung des Leberparenchyms mit hochauflösenden Linear-array-Sonden (7,5 MHz) nicht nur für diagnostische Zwecke bei Leberveränderungen eingesetzt, sondern auch zur Festlegung der Präparationsgrenzen bei Segmentektomien bzw. Lobektomien (Segment- oder Lappenresektionen) zur Entfernung von Tumoren [1]. Die Kontaktultraschalluntersuchung ist auch bei Anwendung der Kryotherapie zur Therapie von Lebertumoren unerläßlich, sowohl in der offenen als auch in der laparoskopischen Technik [2].

Ultraschalldissektion und Ionenplasmakoagulation

Die Vorteile der Ultraschalldissektion des Leberparenchyms sind in der offenen Leberchirurgie bereits erwiesen [3, 4]. Mit der Ultraschallsonde geschieht die Durchtrennung des Parenchymgewebes (aufgrund des hohen Wassergehalts) durch einen Kavitationseffekt. Strukturen wie Gallengänge und Blutgefäße mit einem hohem Anteil an Fasergewebe bleiben unverletzt. Nach der Skelettierung mit der Sonde werden diese, je nach Größe, koaguliert (kleine) oder mit Klipps versorgt (größere). Durch die kombinierte Anwendung der Ionenplasmakoagulation (Kapitel 4, Band 1) und der Ultraschallsonde ist eine im wesentlichen blutfreie Durchtrennung des Leberparenchyms möglich. Inzwischen ist ein Handstück für die laparoskopische Anwendung der Ultraschalldissektion erhältlich, wir selbst haben die Sonde *Selector* (Surgical Technology Group, Andover, GB) in verschiedenen Einsätzen klinisch erprobt [5]. Für diese endoskopische Sonde wurde ein leichter piezoelektrischer Hochleistungstransducer aus Keramikmaterial zur Energieerzeugung für Bewegungen bis zu einer Resonanzfrequenz von 24 000 Hz verwendet. Eine Verlängerung aus einer Titanlegierung wird zwischen den Schwinger und die Spitze eingesetzt, um die für die endoskopische Anwendung erforderliche Instrumentenlänge zu erzielen. Eine schwarze Delrin-Hülse mit einem Außendurchmesser von 10 mm und einer

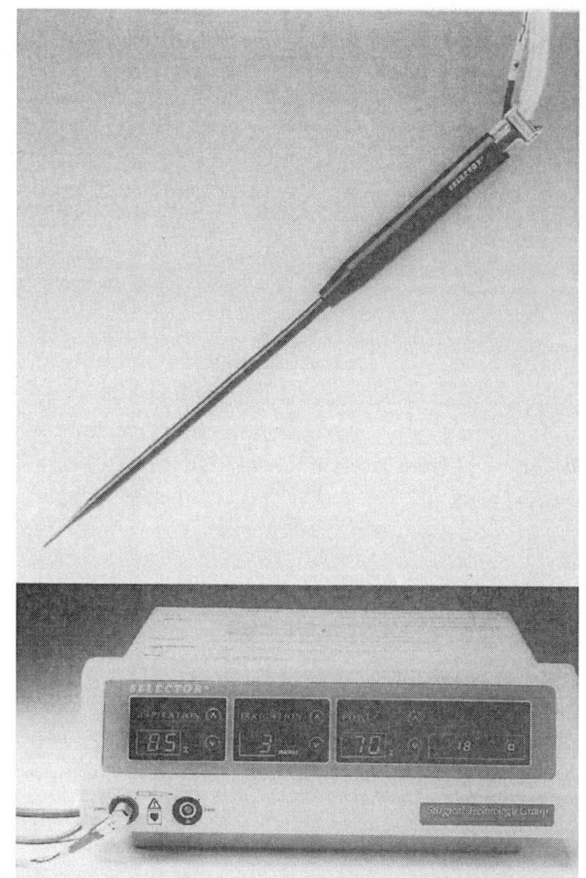

Abb. 8.1. a Handstück des Ultraschalldissektors Selector für die endoskopische Chirurgie, **b** Ultraschallkonsole (Surgical Technology Group, Andover, GB)

Gesamtlänge von 278 mm sorgt für eine entsprechende Instrumentenlänge für den endoskopischen Einsatz nach Einführung über eine 10,5-mm-Standardtrokarhülse (Abb. 8.1 a). Das Handstück liefert Ultraschallwellen mit Amplituden bis zu 240 µm und ermöglicht den gleichzeitigen Einsatz der Saug- und Spülfunktion. Am Griff des Handstücks ist ein Kontrollventil angebracht, das mit dem Daumen betätigt wird, um das Saugrohr zu verschließen. Das Kontrollventil für die Absaugung ist an der beschriebenen Sonde während des Einführens geschlossen und wird erst geöffnet, wenn die Spitze des Handstücks im Operationsbereich für den Einsatz des Ultraschalls bereit ist. Die Sonde wird in Verbindung mit dem *Selector*-Standardsauggerät für die Ultraschalldissektion verwendet (Abb. 8.1 b).

Da mit der Ultraschallsonde weder das Peritoneum noch die Faszienschichten durchtrennt werden können (geringer Wassergehalt), muß die Leberkapsel mit dem HF-Messer inzidiert werden, bevor mit der Ultraschalldissektion des Leberparenchyms begonnen werden kann.

Hydrodissektion und Wasserstrahlpräparation

Die Hydrodissektion wird bereits seit einiger Zeit in der endoskopischen Chirurgie im Beckenraum angewendet, um Gewebeflächen zu eröffnen, außerdem eignet sich diese Technik sehr gut zur Entfernung von Lymphknoten. Der erste Bericht über die Präparation mit einem Hochdruckwasserstrahl stammt von Papachristu und Barters [6], die diese Technik als sehr schnell und effizient zur Durchtrennung des Leberparenchyms bei offenen Leberresektionen beschrieben. Von Baer et al. [7, 8] wurde ein spezielles Gerät mit einem Hochdruck-/Hochgeschwindigkeitswasserstrahl für die Präparation von Lebergewebe entwickelt, das einerseits größere Leberresektionen erleichtert und außerdem die Darstellung der im Parenchym gelegenen Gallengänge für eine bilioenterische Anastomosierung eines Lebersegmentes ermöglicht. Dieses Gerät ist seit kurzem auf dem Markt (ME Medical Exports AG, Unter Altstadt 3, Zug, Schweiz). Es ist mit 3 verschiedenen Arbeitsdüsen erhältlich (20–70 µm), eine davon speziell für laparoskopische Zwecke, und arbeitet mit sehr hohem Wasserdruck ($6 \cdot 10$ Pa). Daraus resultiert eine Strahlgeschwindigkeit von 300 m/s an der Düsenöffnung. Der Wasserstrahl ist nach dem Verlassen der Düse nur ganz kurz kohärent (30 mm), verteilt sich dann fächerförmig in Form von mikrofeinen Tröpfchen und löst sich in gewünschter Entfernung von der Düse (40–80 cm) in Nebel auf. Daraus ergibt sich die Möglichkeit, durch Anwendung des Gerätes nahe am Gewebe (in 3–4 cm Entfernung) tiefe, glatte Schnitte durch alle Strukturen auszuführen (einschließlich der Blutgefäße), indem das Instrument jedoch weiter vom Gewebe entfernt wird, kann anstelle dieses Effekts eine Spülung erfolgen bzw. eine sanfte Durchtrennung erzielt werden.

Die Firma Storz (Tuttlingen) beschäftigt sich derzeit mit der Entwicklung eines speziell für den laparoskopischen Einsatz gedachten Wasserstrahldissektors unter Verwendung von niedrigerem Druck als das Baer-System, das für die offene Chirurgie entwickelt wurde. Dem Zweck entsprechend ist dabei der Wasserstrahl nach Austritt aus der Düse nur auf kurze Distanz (< 1 cm) kohärent (d. h. schneidend). Bei diesem neuen Instrument von Storz wurde besonders auf wichtige Sicherheitserfordernisse geachtet, um die Gefahr versehentlicher tiefer Schnitte zu eliminieren.

Eine Beurteilung der Tauglichkeit der Wasserstrahltechnik ist zum jetzigen Zeitpunkt unmöglich, da bis jetzt keinerlei Erfahrungsberichte über den Einsatz bei endoskopischen Operationen vorliegen und selbst die Erfahrungen bei offenen Leberresektionen nur sehr begrenzt sind. Der wichtigste Aspekt hinsichtlich des gegenwärtig verfügbaren Systems von Baer ist der niedrige Sicherheitsspielraum bei laparoskopischen Operationen, da die Beurteilung des Abstandes zwischen Instrumentenspitze und Gewebe mit der zweidimensionalen Wiedergabe des Operationsfeldes auf dem Bildschirm sehr schwierig sein kann. Dieses Problem kann nach Einführung der dreidimensionalen Videotechnik und durch die Verwendung eines Backstops zwar gemindert, jedoch nicht ganz ausgeschaltet werden. Ausreichende Sicherheit für den Einsatz bei endoskopischen Operationen können nur Systeme gewährleisten, bei denen ein Backstop fest mit dem Applikator verbunden ist. Ein weiteres Problem der Wasserstrahltechnik stellt die Wirbelbildung dar, wobei der zurücksprühende Strahl zum einen die Optik verschmutzt, aber auch die Verbreitung kleinster Tröpfchen, die Organ- und Zellgewebe enthalten, über das gesamte Operationsgebiet zur Folge hat. Zweifellos ist damit im Falle einer Tumorresektion die Gefahr einer Tumorausbreitung bzw. -implantation verbunden. Das Problem einer exzessiven Wasseransammlung stellt sich nicht, da selbst bei länger andauernden Eingriffen nur geringe Wassermengen eingesetzt werden. Studien zum Vergleich Wasserstrahl-/Ultraschalldissektion sowohl bei konventionellen, offenen als auch bei endoskopischen Eingriffen an der Leber sollten unbedingt durchgeführt werden.

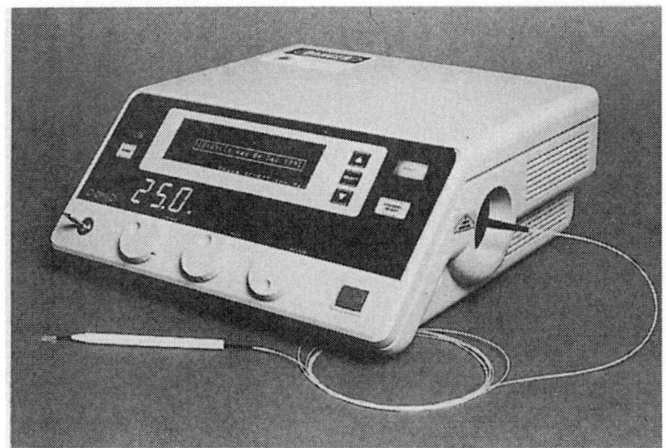

Abb. 8.2. Dioden-array-Laser (Diomed, GB)

Laserpräparation

Die Laserpräparation durch Photokoagulation mit Hilfe des Kontakt- bzw. Freistrahlmodus stellt zweifellos eine elegante Methode der Resektion von Leberparenchym dar. Die neuen Diodenlaser mit Linearstrahl sind handlich, tragbar und sind nur mit einem sehr geringen Wartungsaufwand verbunden, die erheblichen Nachteile der Gasdampflaser sind weitgehend überwunden. Das derzeit gängigste Gerät liefert Laserlicht einer festgelegten Wellenlänge von 750 nm und verfügt über eine Maximalleistung von 25 W (Abb. 8.2). Durch Fortschritte in der Technologie der nichtlinearen Kristallaser werden für die Herstellung durchstimmbarer Diodenlaser schon in naher Zukunft hergestellt werden können.

Kryotherapie

Diese Technik wurde unter Verwendung von Flüssigstickstoffsonden in beschränktem Umfang in mehreren auf diesem Gebiet forschenden Zentren in erster Linie als Alternative zur Resektion von Sekundärmetastasen der Leber eingesetzt [2, 9, 10], die Behandlung primärer maligner Lebertumoren wurde nur in wenigen Fällen vorgenommen [11]. Der zellzerstörende Effekt der Kryotherapie beruht hauptsächlich auf der Bildung von Eiskristallen innerhalb und außerhalb der Zellen, wobei die relative Wirkung von der Geschwindigkeit des Gefriereffekts abhängt. Langsames Gefrieren führt zur Bildung von Eiskristallen an der Außenwand der Zelle, schnelles Gefrieren dagegen bewirkt die Bildung von Eiskristallen im Innern der Zelle. Letzteres hat die sofortige mechanische Zerstörung der Zellmembranen und Organellen zur Folge. Im Gegensatz dazu erfolgt bei der extrazellulären Kristallbildung die Beschädigung der Zelle infolge starker Unterschiede des osmotischen Druckes innerhalb und außerhalb der Zelle, wodurch die Zelle schrumpft und im Inneren hohe Ionenkonzentrationen entstehen. Im Bereich einer Kryoläsion resultiert aus einem hohen Kristallisierungsquotienten innerhalb bzw. außerhalb der Zellen eine maximale Gewebenekrose. Grundlage dafür ist die bestätigte Beobachtung, daß schnelles Gefrieren effektiver ist als langsames. Auch die Wiedererwärmung (Auftaueffekt) ist von Bedeutung, da beim langsamen Auftauen der Kristallbildungseffekt im Inneren der Zelle in den Anfangsphasen der Erwärmung noch weiter fortschreitet [12, 13].

Zusätzlich zu einem Zyklus aus schnellem Gefrieren und langsamem Auftauen kann durch wiederholtes Gefrieren desselben Bereiches das Volumen der Eismasse vergrößert und somit das Ausmaß der Gewebenekrose erweitert werden. In Tierversuchen hat sich gezeigt, daß dieser Effekt auf erhöhte Wärmeleitfähigkeit und rasche Vergrößerung der verbleibenden Eiskristalle zurückzuführen ist [12, 13].

Nebeneffekte der Kryotherapie sind u. a die Denaturierung des Lipoproteinkomplexes sowie Veränderungen der Mikrozirkulation im gefrorenen Gewebe. Das zerstörte Gewebe wird zwar nach der Wiedererwärmung anfangs noch durchblutet, innerhalb 1 h kommt es jedoch zu einer ausgedehnten intravaskulären Thrombose mit Thrombozyten- und Fibrinaggregation, so daß die Kryoläsion sich wie ein steriler Infarkt verhält. Im Anfangsstadium ist das nekrotisierte Gewebe durch eine Granulationsgewebeschicht vom gesunden Leberparenchym getrennt. Später entsteht aus dem Granulationsgewebe eine fibröse Kapsel, die sich wiederum innerhalb von 6–8 Wochen zu einem fibrösen Narbengebilde zusammenzieht, nachdem die weiche, verflüssigte Nekrose absorbiert ist [14, 15].

Ein schneller Gefriereffekt (Temperaturabsenkung um 30 °C/min) am Leberparenchym und an Lebertumoren ist nur mit Flüßigstickstoffsonden

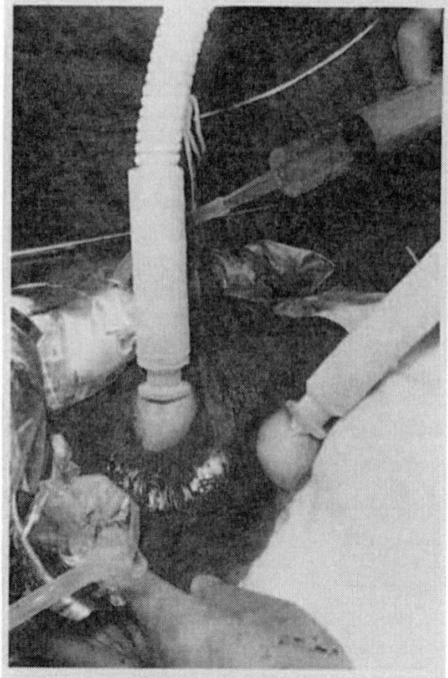

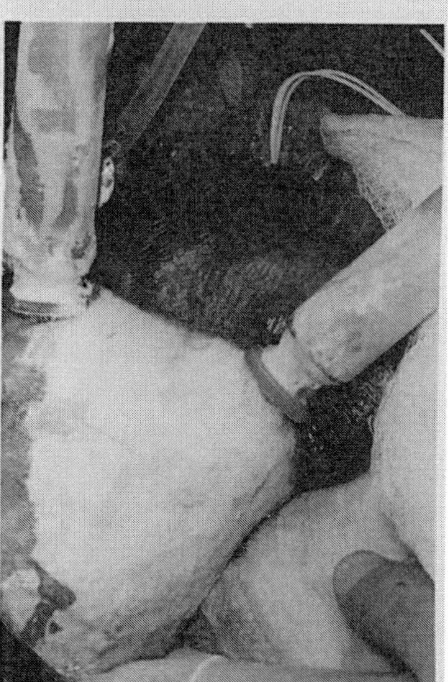

Abb. 8.3 a, b. Extensive Gefrieranwendung bei einem Lebertumor am Menschen durch Kryotherapie mit mehreren Sonden (Surgical Technology Group, Andover, GB). **a** Beginn der Kryotherapie, **b** Eisball nach Abschluß des Gefriervorgangs

zu erreichen. Die maximal erzielbare Größe des Eisballs im Lebergewebe ist abhängig von der Größe und vom Typ der Sonde (Kontaktsonde oder Einstichsonde). Versuche von Neel [16] an Primaten haben gezeigt, daß der Durchmesser des

Eisballs auch durch die Unterbrechung des Blutflusses zur Leber (V. portae und A. hepatica) während des Gefriervorganges vergrößert werden kann.

Im Verlauf des therapeutischen Eingriffes wird die Größe des Eisballs durch Kontaktultrasonographie mit hochauflösenden (7,5 MHz) Linear-array-Sonden beobachtet. Das Gewebe am Übergang zwischen gefrorenem und nichtgefrorenem Gewebe reflektiert Ultraschallwellen besonders stark und erscheint als deutlich abgegrenzter hyperechoischer Streifen. Alle bisherigen Erfahrungen mit der Kryotherapie ergeben, daß die Kryotherapie der Leber eine sichere und gut verträgliche Methode mit einer sehr niedrigen Komplikationsrate ist.

Die Grenzen der derzeit erhältlichen Kryosysteme und Sonden liegen in der erreichbaren Größe des Eisballs, die selten 5 cm Durchmesser überschreitet. Wir haben in Zusammenarbeit mit der Surgical Technology Group (Andover, GB) ein geschlossenes Stickstoff-Kryosystem entwickelt, das die folgenden Attribute aufweist: die Verwendung verschiedener Hochleistungseinstichsonden (2–3 mm Ø), die das Gefrieren großer Volumina von Lebergewebe erlauben; High-flow-Zufuhr von Stickstoff unter Druck und Erwärmung der Sonde zur sicheren Abkoppelung vom Leberparenchym. Bei der experimentellen Erprobung eines Prototyps des Gerätes war es möglich, Lebergewebe in einem Ausmaß von bis zu 30 % der gesamten Lebermasse innerhalb 1 h zu gefrieren. Das System wurde bisher an 6 Patienten angewendet. Wir haben beim Menschen Eisbälle mit Abmessungen von 12 x 15 cm erreicht (Abb. 8.3).

Inzwischen wurden laparoskopische Sonden hergestellt, die über 11-mm-Trokarhülsen eingeführt werden. Damit ist das Gefrieren der Bauchdecke vermeidbar. Sie werden derzeit bei Patienten mit Lebermetastasen erprobt. Die Möglichkeiten der laparoskopischen Kryotherapie für Patienten mit Sekundärtumoren der Leber werden gegenwärtig evaluiert, sie bietet jedenfalls erhebliche Vorteile gegenüber den offenen Kryoverfahren und Resektionen, weil sie wiederholt angewendet werden kann.

Entdachung einfacher Leberzysten

Einfache Leberzysten gelten im allgemeinen als angeborene Mißbildungen. Laut Definition haben sie keine Verbindung zum Gallengangssystem, sind umgeben von einer einzelnen Schicht kubischen oder säulenförmigen Epithels und enthalten eine klare, seröse Flüssigkeit. Sie treten überwiegend im rechten Leberlappen auf und zwar sowohl uni- als auch multilokulär. Diese Zysten sind meistens asymptomatisch und in der Regel ein Zufallsbefund im Rahmen einer Untersuchung der Leber aufgrund anderer Beschwerden. In manchen Fällen können sie aber durchaus größer werden und Symptome verursachen, insbesondere bei älteren Frauen; symptomatische Zysten sind aber auch bei jüngeren Patienten in der Literatur beschrieben. Die Symptome sind dumpfer Schmerz, Druckgefühl im Oberbauch, Verdauungsstörungen und eine tastbare Raumforderung, gewöhnlich auf der rechten Seite unterhalb des Rippenbogens. Weniger häufig treten jedoch auch akute Schmerzen in Verbindung mit einem Ikterus auf. Die Untersuchungen bei Patienten mit derartigen Symptomen umfassen eine Ultrasonographie, Leber-CT und Bestimmung des α–Fetoproteinwertes zum Ausschluß einer malignen Erkrankung, insbesondere eines zystischen Adenokarzinoms der Leber. Das typische Erscheinungsbild sowohl beim Ultraschall aus auch bei der CT-Untersuchung zeigt eine einheitliche unilokuläre oder multilokuläre Zyste, üblicherweise rechts von der Gallenblase, die häufig nach anteromedial verlagert ist (Abb. 8.4). Merkmale wie Septen oder Kalzifikation weisen auf eine erhöhte Wahrscheinlichkeit einer Malignität hin.

Die perkutane Drainage unter Ultraschallkontrolle hat unweigerlich ein Rezidiv zur Folge und ist deshalb nicht zu empfehlen. Das chirurgische Standardverfahren bei derartigen symptomatischen Zysten besteht in der Drainage durch Absaugen und der Exzision des Zystendaches. Dieses Vorgehen ist der schwierigen kompletten Exzision vorzuziehen, weil die Grenze zwischen intrahepatischem Anteil der Zyste und dem Leberparenchym in der Regel schlecht zu definieren ist und Blutungen bei der Dissektion dieser Fläche nicht vermeidbar sind; außerdem besteht die Gefahr einer Verletzung des Gallengangs, was

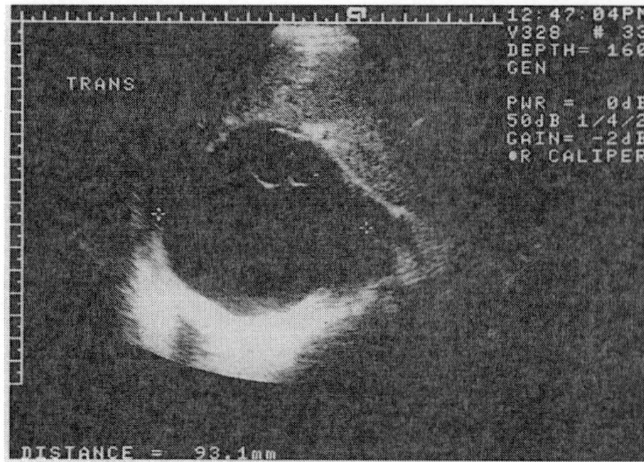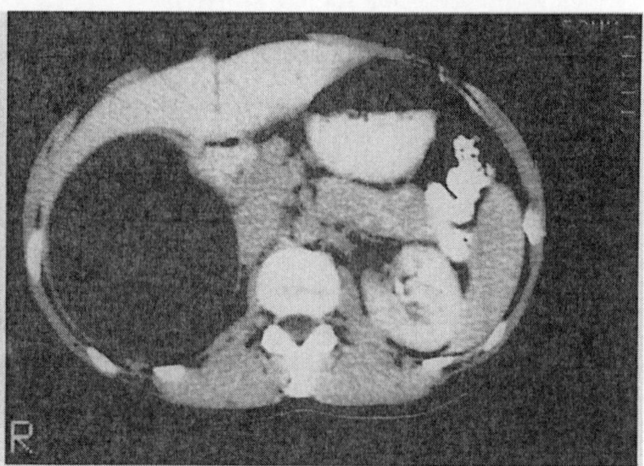

Abb. 8.4 a, b. Große einfache Leberzyste mit Tochterzysten. **a** Ultraschalldarstellung, **b** CT-Aufnahme

die Entstehung einer Gallenfistel zur Folge haben könnte [17, 18]. Sehr große Zysten, die sich über den gesamten rechten Leberlappen erstrecken sind nicht resezierbar.

Die Entdachung einfacher, nicht parasitärer Leberzysten ist laparoskopisch absolut sicher durchführbar und führt zu sehr guten Ergebnissen [19, 20].

Trokareinstichstellen

Die genaue Position der Einstichstellen richtet sich nach der Lage und der Größe der Zyste. Abb. 8.5 zeigt die Plazierung der Trokarhülsen für die typische Läsion im rechten Leberlappen: 11-mm-Trokarhülse für die Optik, umbilikal; 5,5-mm-Trokarhülse, mediane Klavikularlinie unterhalb des unteren Zystenrandes; 5,5-mm-Trokarhülse, links paramedian. Manchmal ist ein weiterer Zugang (rechts, unterhalb des Xiphoids) für die Retraktion erforderlich.

Bestätigung der Diagnose

Nach Anlage des Pneumoperitoneums und Einführen des Laparoskops ist die Zyste als dunkle, gelblichbraune Schwellung unter der Leber zu erkennen, feine Gefäße verlaufen quer über die

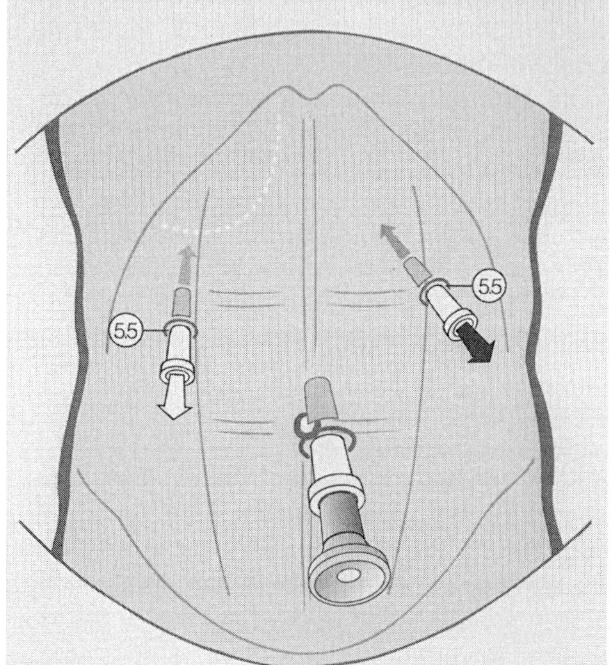

Abb. 8.5. Trokareinstichstellen für die Entdachung einfacher Leberzysten

Membran der Zyste. Die gesamte Leber wird auf weitere Zysten hin inspiziert. Der erste Schritt besteht in der Entnahme einer Probe der Zystenflüssigkeit. Dies kann mit Hilfe einer Lumbarpunktionsnadel geschehen, die perkutan eingeführt wird. Die Flüssigkeit wird makroskopisch begutachtet, eine Probe wird zur sofortigen zytologischen Untersuchung nach der Diff-Quik-Färbemethode geschickt. Die Flüssigkeit ist normalerweise strohgelb und serös. Verdacht auf eine Malignität besteht, wenn die Flüssigkeit trübe oder blutig tingiert ist oder atypische Zellen enthält.

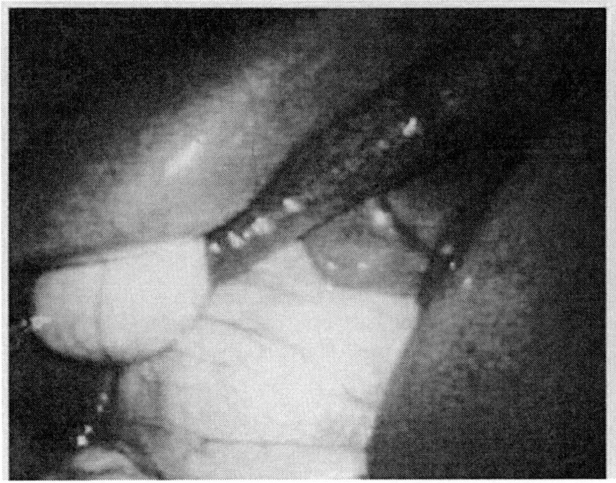
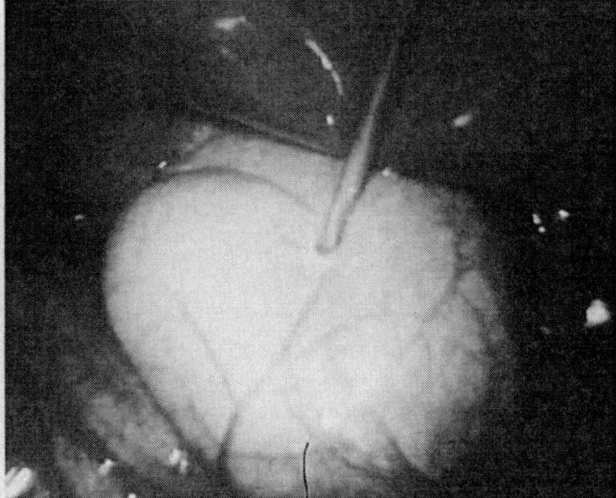

a

Abb. 8.6. Unter den rechten Leberlappen vorgewölbte Zyste seitlich der Gallenblase

Abb. 8.7. a Punktion der Gallenblase für die Cholezysto- ▶ cholangiographie, **b, c** Kontrastaufnahme zum Ausschluß einer Verbindung zum Gallengangsystem

Exzision des Zystendaches

In der Regel wölbt sich die Zyste unter dem rechten Leberlappen seitlich der Gallenblase hervor (Abb. 8.6). Große Zysten können die Porta hepatis einschließlich des extrahepatischen Gallengangs unter Spannung setzen und verschieben, so daß sich die Anatomie erheblich verändert darstellt. In dieser Situation, aber auch beim geringsten Verdacht hinsichtlich einer Verbindung der Zyste mit dem Gallengangssystem (wenn die abgesaugte Flüssigkeit Galle enthält) sollte eine Cholezystocholangiographie durchgeführt werden (Abb. - 8.7 a, b). Bei einem unserer Patienten ergab sich die Notwendigkeit, Ductus choledochus und A. hepatica von der vorderen Zystenwand abzupräparieren. Das Zystendach besteht aus einer Peritonealschicht und mehreren Bindegewebeschichten. Es muß ein ausreichend großes Planum freipräpariert werden (5 x 5 cm), um eine ausreichende Entdachung zu erreichen. Danach wird der Sauger an die Zystenwand herangeführt, bevor der nächste Operationsschritt begonnen wird.

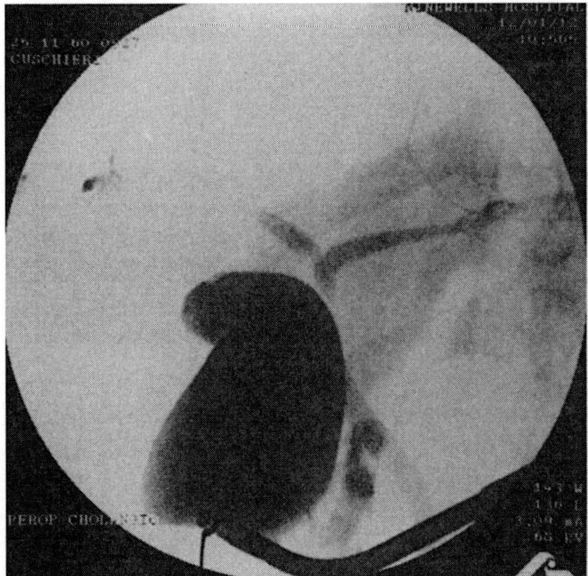

b

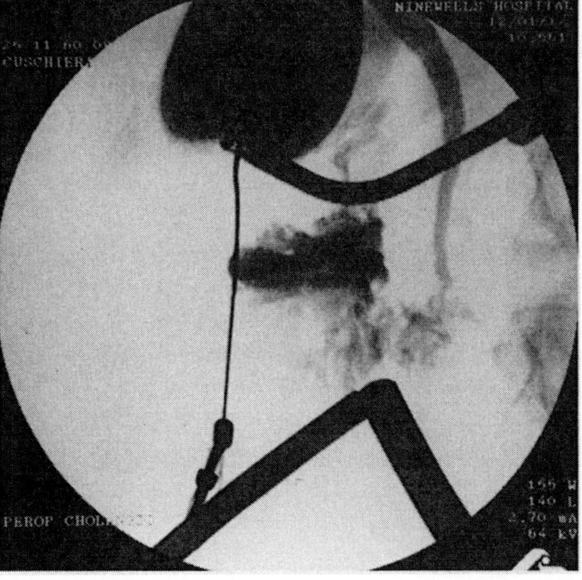

c

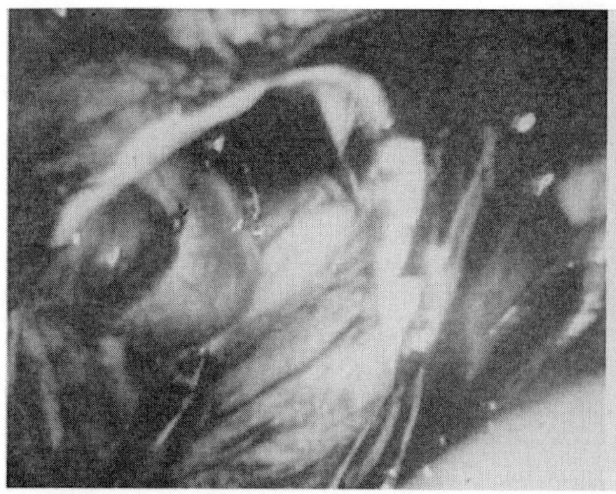 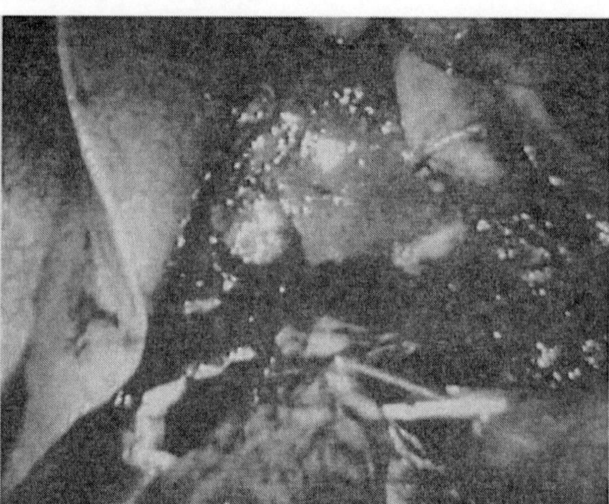

Abb. 8.8. In das Lumen der Hauptzyste hineinragende Tochterzysten

Abb. 8.9. Entdachung der Zyste

Aspiration und Inspektion der Zyste

Mit der Schere oder einem HF-Haken wird eine kleine Inzision angebracht, durch welche die Saugerspitze in das Innere der Zyste eingebracht wird, um die Flüssigkeit möglichst vollständig abzusaugen. Anschließend wird die Öffnung vergrößert, so daß eine 10-mm-30°-Vorausblickoptik zur visuellen Kontrolle der Zyste von innen eingeführt werden kann. Die Innenwand sollte glatt und glänzend aussehen. Manchmal findet man multiple traubenförmige Bündel von „Tochterzysten" vor, die in das Lumen der Hauptzyste hineinragen (Abb. 8.8). Diese müssen dekomprimiert und, wenn irgend möglich, partiell exzidiert werden. Die Exzision der Tochterzysten kann durch die Verwendung einer koaxial gebogenen Schere erheblich erleichtert werden.

Entdachung der Zyste

Die freigelegte Vorderwand des extrahepatischen Anteils der Zyste wird mit einer isolierten atraumatischen Zange gefaßt und entweder mit einer Schere nach Elektrokoagulation der Gefäße auf der Zystenwand oder mit dem HF-Hakenmesser unter Verwendung von Schneidemischstrom abgetrennt (Abb. 8.9). Die entfernte Zystenwand und ggf. auch Tochterzysten werden zur histologischen Untersuchung eingesandt.

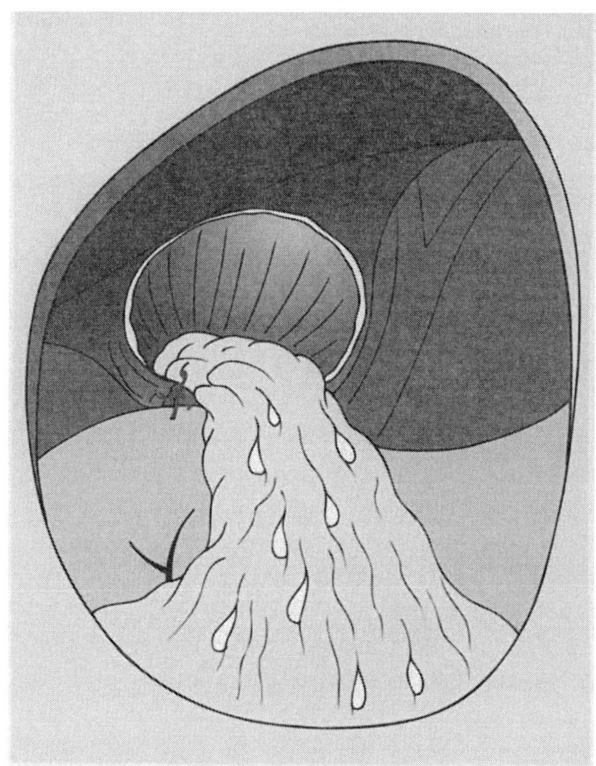

Abb. 8.10. In das Innere der Zyste gezogenes Omentum, mit einer Naht an der Vorderwand der Zyste befestigt

Nach Abschluß der Entdachung wird ein Anteil des großen Netzes in das Innere der Zyste eingebracht und mit einer Naht an der vorderen Zystenwand befestigt (Abb. 8.10). Manche Chirurgen legen routinemäßig eine Drainage. Wir erachten dies nur dann für erforderlich, wenn während der Operation erhebliche Mengen Flüssigkeit ausgelaufen sind.

Laparoskopische Behandlung infizierter einfacher Zysten und Abszesse

Infizierte einfache Zysten

Infizierte einfache Zysten sind häufig mit benachbarten Organen verwachsen, insbesondere mit der Leberflexur und dem Duodenum. Wenn die Zyste in den Segmenten des rechten Leberlappens liegt, kann sie mit dem Diaphragma verklebt sein. Die laparoskopische Behandlung beginnt mit der Freipräparation eines genügend großen Teils der äußersten Schicht der Zyste bzw. der Abszeßmembran von damit verbundenen Strukturen. Danach erfolgt die Absaugung, vorzugsweise unter Verwendung einer Veress-Nadel mit einem Fingertip an der Absaugleitung. Nach der Entleerung der Zyste bzw. des Abszesses wird der Sauganschluß von der Veress-Nadel abgekoppelt und mit einer Spritze langsam Kochsalzlösung in die Zystenhöhlung injiziert und dann wieder abgesaugt. Dieser Vorgang wird so oft wiederholt, bis die zurückgesaugte Flüssigkeit klar ist. Ein kleiner Abschnitt der Zystenwand wird entnommen und zur histologischen Untersuchung eingesandt. Nach der Inspektion des Zysteninneren wird eine Silikondrainage in die Höhlung eingelegt. Eiterige Flüssigkeit wird sofort nach Gram-Färbung unter dem Mikroskop untersucht, eine Probe wird zur Anlage einer Kultur und zur Durchführung eines Resistenztests geschickt. Vor der Entleerung des Pneumoperitoneums und der Entfernung der Trokarhülsen erfolgt eine gründliche Peritoneallavage mit Kochsalzlösung oder Hartmann-Lösung.

Abszesse in der Leber und im subphrenischen Raum

Vorausgesetzt, der Zugang ist möglich, was bei der Mehrzahl der Patienten der Fall ist, können pathologische eiterige Flüssigkeitsansammlungen laparoskopisch behandelt werden. Da der Eiter in vielen Fällen unter Druck steht, muß der auf der Mitte des Abszesses aufgesetzte Sauger unmittelbar nach der Perforation der prall gefüllten Hülle in Aktion treten können. Da die Wände dieser Ansammlungen sehr weich sind, genügt meistens leichter Druck mit der Saugerspitze auf die mit der Punktionsnadel verursachte Perforation, um den Sauger in die Abszeßhöhle einzuführen und den Inhalt abzusaugen. Nach der Entleerung wird so lange gespült und abgesaugt, bis alle nekrotischen Anteile entfernt sind. Danach wird eine Drainage in die Abszeßhöhle eingelegt, und es erfolgt eine gründliche Spülung der Bauchhöhle mit einem sauberen Saug-/Spülinstrument.

Technik der laparoskopischen Leberresektion

Gegenwärtig beschränken sich laparoskopische Resektionen von Leberparenchym auf kleine nichtanatomische Resektionen (Zysten und kleine Tumoren) sowie auf Segmentresektionen auf der linken Seite (2. und 3. Segment). Die vom Autor angewandte Technik stützt sich auf die Anwendung einer Ultraschalldissektionssonde (Selector, British Technology Group, Andover, GB), des Argon-Beamers (Beacon Labs) und dem Endoclip-Gerät (USSC, Norwalk, USA). Eine alternative Technik verwendet die Laserdissektion und Photokoagulation.

Größere Resektionen unter Verwendung speziell für diesen Zweck konstruierter laparoskopischer Schlingen für die Hämostase sind erfolgreich am Hund erprobt worden [21]. Weitere Techniken zur laparoskopischen Mobilisierung der Portalvene und der A. hepatica unter Verwendung von superelastischen Instrumenten mit variabler Krümmung zur temporären Unterbrechung des Blutzuflusses werden in naher Zukunft die Resektion größerer Leberteile auf laparoskopischem Wege möglich machen.

Literatur

1. Solomon MJ, Stephen MS, White JH, Eyers AA (1991) A new classification of hepatic territories using intraoperative ultrasound. Am J Surg 163:336–338
2. Ravikumar TS, Kane R, Cady B et al. (1987) Hepatic cryosurgery with intraoperative ultrasound monitoring for metastatic colon carcinoma. Arch Surg 122:403–409
3. Puttnam CHW (1983) Techniques of ultrasonic dissection in resection of the liver. Surg Gynecol Obstet 157:475–478
4. Hodgson WJB, DelGuercio LRM (1984) Preliminary experience in liver surgery using the ultrasonic scalpel. Surgery 95:230–234
5. Cuschieri A, Shimi S, Banting S, Van der Velpen G (1993) Endoscopic ultrasonic dissection for thoracoscopic and laparoscopic surgery. Surg Endosc (in press)
6. Papachristu DN, Barters R (1982) Resection of the liver with a water jet. Br J Surg 69:93–94
7. Baer HU, Maddern GJ, Blumgart LH (1991) Hepatic surgery facilitated by a new jet dissector. HPB Surg 1991; 4:137–144
8. Baer HU, Maddern GJ, Dennison AR, Blumgart LH (1992) Water-jet dissection in hepatic surgery. Min Invas Ther 1:169–172
9. Ravikumar TS, Steel GD (1989) Hepatic cryosurgery. Surg Clin North Am 69:433–436
10. Charnley RM, Doran J, Morris DL (1989) Cryotherapy for liver metastases: a new approach. Br J Surg 76:1040–1041
11. Zhou XD, Tang ZY, Yu YQ, Ma ZC (1988) Clinical evaluation of cryosurgery in the treatment of primary liver cancer. Cancer 61:1889–1892
12. Farrant J, Walter CA (1977) The cryobiological basis for cryosurgery. J Dermatol Surg Oncol 3:403–407
13. Whittaker DK (1984) Mechanisms of tissue destruction following cryosurgery. Ann Coll Surg Engl 66:313–318
14. Healey WV, Priebe CJ, Farrer SM, Phillips LL (1971) Hepatic cryosurgery, acute and long term effects. Arch Surg 103:384–392
15. Gilbert JC, Onik GM, Hoddick WK et al (1986) Ultrasound monitored hepatic cryosurgery. Longevity study on animal model. Cryobiology 23:277–285
16. Neel HB, Ketcham AS, Hammond WG (1971) Ischaemia potentiating cryosurgery of primate liver. Ann Surg 174:308–318
17. Doty JE, Tompkins RK (1989) Management of cystic disease of the liver. Surg Clin North Am 69:285–295
18. Lai ECS, Wong J (1990) Symptomatic non-parasitic cysts of the liver. World J Surg 14:452–465
19. Z'graggen K, Metzger A, Klaiber C (1991) Symptomatic simple cysts of the liver: treatment by laparoscopic surgery. J Surg Endosc 5:224–225
20. Cuschieri A, Berci G (1992) Laparoscopic biliary surgery, 2nd edn. Blackwell, London, pp 190–194
21. Zamora A, Mucio M (1992) Partial hepatectomy by laparoscopy: experimental phase. Min Invas Ther 1:389–391

9 Laparoskopische biliodigestive Anastomose

A. Cuschieri

Einleitung

Die Häufigkeit der Adenokarzinome der Bauchspeicheldrüse nimmt zu, und in der überwiegenden Mehrzahl der Fälle ist eine Heilung nicht möglich. 90 % der Patienten sterben innerhalb von einem Jahr nach der Diagnosestellung [1]. Kleine Tumoren sind zwar resezierbar, werden aber selten diagnostiziert – es wurde über Fünfjahresüberlebensraten von bis zu 30 % bei dieser kleinen selektierten Untergruppe nach radikaler Resektion berichtet [2] –, und bei den meisten Patienten beschränkt sich die Behandlung auf eine palliative Therapie der Beschwerden wie Gelbsucht, Hautjucken, Schmerzen und, seltener, Erbrechen infolge eines Verschlusses des Duodenums. Schmerzen sind ein Hauptmerkmal inoperabler Pankreaskarzinome und die beste Therapie ist eine perkutane paravertebrale Solarplexusblockade in Verbindung mit oraler Gabe langwirksamer Opiate bzw. eine bilaterale thorakoskopische Splanchnikektomie.

Als Alternativen zur Behandlung von Gelbsucht und Juckreiz stehen derzeit die kombinierte radiologische/endoskopische Behandlung (Stenting) oder die offene Anlage einer biliodigestiven Anastomose zur Verfügung. Eine frühere randomisierte Studie hatte Vorteile der endoskopischen Stentoperation gegenüber der chirurgischen Bypassoperation hinsichtlich geringerer Morbidität und Dauer des Kliniksaufenthaltes ergeben, die Ergebnisse einer kürzlich durchgeführten Studie zeigten aber keine Unterschiede [3]. Das endoskopische Stenting ist jedenfalls derzeit die am häufigsten angewandte Methode zur Behandlung dieser leidgeplagten Patienten. Durch technische Neuerungen beim endoskopischen Stenting, wie z. B. die Einführung der selbstexpandierenden Stents [4] anstelle der herkömmlichen Kunststoffmodelle, hat die endoskopische Stentingmethode noch weitere Verbreitung erfahren. Allerdings kann es dabei vorkommen, daß der Tumor durch das Drahtgeflecht wächst, wodurch es zum Verschluß und somit zum Wiederauftreten der Symptome kommen kann [5]. Derzeit wird deshalb an der Entwicklung neuer Stents gearbeitet, bei denen die Spirale umhüllt ist, um diese Komplikation auszuschalten.

Unabhängig von der Art der verwendeten Stents ist diese Behandlungsmethode auch noch mit anderen Problemen verbunden. Diese rühren von der unvermeidbaren Bildung eines bakteriellen Biofilms her [6, 7], der zu Infektionen mit wiederkehrender Cholangitis und zur Inkrustierung des Stents und zum Verschluß durch Kalziumbilirubinat führt, was den Ersatz des Stents erforderlich macht. Trotz intensiver Studien bezüglich verschiedener prophylaktischer Maßnahmen einschließlich Imprägnierung des Stents mit Chemikalien und Antibiotika, Anwendung einer oralen Gallensalztherapie usw. bleibt das Problem ungelöst. Daher ist bei diesen Patienten mit inoperablem Pankreaskarzinom der Selektion eine besondere Bedeutung beizumessen. Es herrscht weitgehend Übereinstimmung, daß für Patienten in gutem Allgemeinzustand mit einer Lebenserwartung von mehreren Monaten der offenen Bypassoperation der Vorzug zu geben ist, weil dadurch zweifellos eine bessere Lebensqualität erzielt werden kann [8]. Abgesehen davon steht bei Patienten, die gleichzeitig Symptome eines Verschlusses des Duodenums aufweisen, die Notwendigkeit einer offenen Operation zur Anlage einer biliodigestiven Anastomose und Gastrojeunostomie ohnehin außer Frage. Eine Minderheit unter den Chirurgen beschränkt den endoskopischen Stenteingriff auf Patienten, die Metastasen aufweisen [9]. Vor diesem Hintergrund ist die laparoskopische biliodigestive Anastomose [10 – 13] zu betrachten, denn sie bietet – obwohl technisch anspruchsvoll - alle Vorteile der offenen Operation, aber ohne den Nachteil der mit der Laparotomie verbundenen Morbidität und ohne das Risiko, das mit dem Einsetzen eines Stents verbunden ist.

Indikationen

Die Indikation zum laparoskopischen Einsatz einer biliodigestiven Anastomose ist bei allen Patienten mit nachgewiesenem inoperablem Pankreaskarzinom gegeben. Der Eingriff kann in einer Sitzung mit der laparoskopischen Untersuchung zum Staging (s. S. 187) durchgeführt werden, wenn diese ein unheilbares Stadium der Krankheit ergeben hat (Metastasen in Leber und Peritoneum, Infiltration der V. portae). Die Bestätigung der Diagnose erfolgt durch die histologische Untersuchung eines Gefrierschnittes. Wenn letztere kein eindeutiges Ergebnis ergibt, ist es ratsam, den Eingriff zu verschieben, bis die histologischen Ergebnisse nach Paraffineinbettung des Primärtumors oder der Metastasen vorliegen.

Präoperative Diagnostik und Operationsvorbereitung

Die präoperative Diagnostik umfaßt Leberfunktionstests, Ultrasonographie, CT und ERCP. Danach wird der Patient für den laparoskopischen Eingriff vorbereitet, der zunächst die Beurteilung der Operabilität mit Biopsieentnahme zum Ziel hat, bei dem ggf. auch gleich die bilioenterische Anastomose angelegt wird. Die durch die Malabsorption von Vitamin K infolge der Cholestase verursachten Blutgerinnungsstörungen, die sich in einer verlängerten Prothrombinzeit manifestieren, werden durch intramuskuläre Injektion von Vitamin-K-Analogan korrigiert. Des weiteren ist eine Prophylaxe zur Vermeidung eines Nierenversagens erforderlich, das bei diesen Patienten häufig als postoperative Komplikation auftritt. Diese Maßnahme besteht in einer adäquaten Hydra-tation mit intravenösen Kristalloiden, Katheterisierung der Blase zur Messung der stündlichen Urinproduktion sowie Verordnung eines Diuretikums (Mannitol oder Furosemid) bei der Einleitung der Narkose. Da Patienten mit Ikterus besonders anfällig für Infektionen sind, wird ebenfalls bei der Einleitung der Narkose eine Antibiotikaprophylaxe gegeben, in der Regel ein Celophosporin der 3. Generation, eine zweite Dosis wird 12–24 h später verordnet.

Anästhesie

Das laparoskopische Staging und die Anlage der biliodigestiven Anastomose erfolgen unter Allgemeinnarkose mit endotrachealer Intubation. Einzelheiten bei der Durchführung der Narkose und der Prämedikation variieren je nach der Erfahrung des Anästhesisten. Eine 16-F-Salem-Sonde wird eingeführt und im distalen Antrum des Magens plaziert. Über diese Sonde wird konstant leicht abgesaugt, um sicherzustellen daß Bulbus duodeni und Magen stets kollabiert bleiben. Während des gesamten Eingriffes wird die Urinausscheidung exakt kontrolliert, der Blasenkatheter bleibt nach der Operation liegen. Postoperativ sind u. U. weitere Gaben von Mannitol oder Furosemid erforderlich, um die Urinproduktion > 30 ml/h zu halten.

Lagerung des Patienten und Hautvorbereitung

Der Patient wird auf dem Rücken gelagert mit leichter Erhöhung des Kopfendes (15°) des Operationstisches. Die Haut des Abdomens wird von der Brustwarzenlinie bis zur suprapubischen Region mit Seife gewaschen und mit einem Antiseptikum desinfiziert. Die Abdeckung erfolgt so, daß die oberen drei Viertel des Abdomens freibleiben.

Anordnung der Hilfsgeräte und Stellung des Operationsteams

Die Anordnung der Hilfsgeräte und die Position des Operationsteams sind in Abb. 9.1 dargestellt.

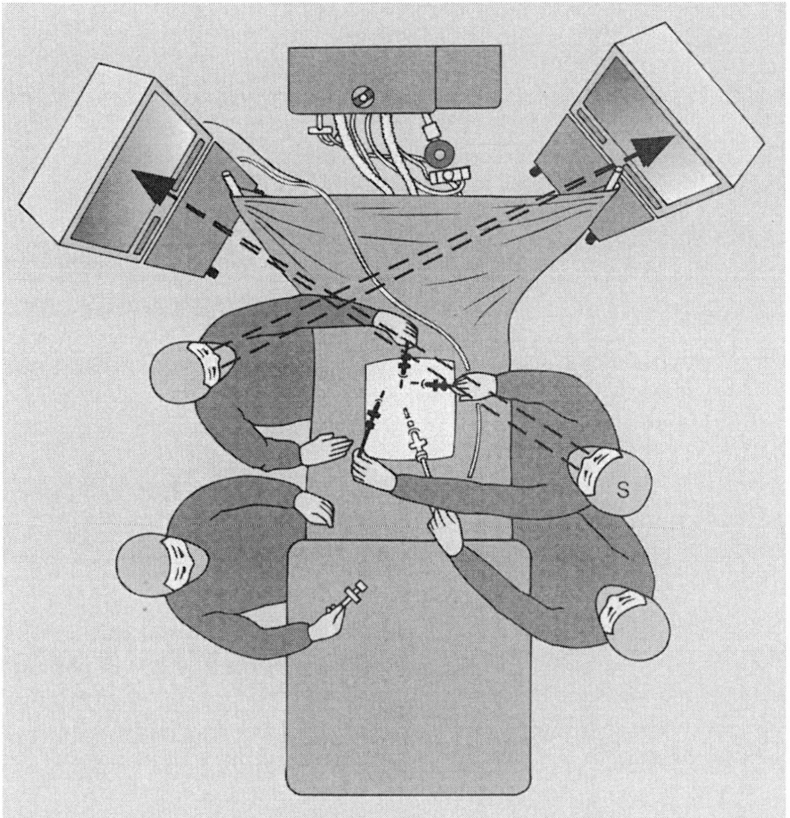

Abb. 9.1. Anordnung der Hilfsgeräte und Stellung des Operationsteams

Der Operateur steht auf der linken Seite. Bei Verwendung eines Kamerahalters (Martin-Arm oder eine Halterung mit pneumatischer Befestigung) wird dieser an der linken Seite des Operationstisches befestigt. Ansonsten steht die Person, die die Kamera bedient, auf derselben Seite wie der Operateur. Der erste Assistent und die Operationsschwester stehen gegenüber dem Operateur. Der Instrumententisch steht hinter der Operationsschwester. Insufflator, Lichtquelle und Kameraeinheit, HF-Gerät und Saug-/Spülgerät sind in einem fahrbaren Gerätewagen untergebracht, der hinter dem Operateur steht. Wichtig ist, daß 2 Monitore zur Verfügung stehen.

Spezielle Instrumente und Einmalartikel

Neben der Standardausrüstung an Instrumenten für laparoskopische Eingriffe werden noch folgende Instrumente benötigt:

1. 10-mm-30°-Vorausblickoptik,
2. 2 Nadelhalter,
3. Nahthalter mit Gummibeschichtung
4. Gummizügel um Lig. falciforme hepatis und Lig. teres hepatis,
5. neigbarer Endo-Retraktor (für die Choledochojejunostomie),
6. Reduzierhülsen.

Folgende Einmalartikel werden gebraucht:

1. atraumatische Endoskinadeln für die Laparoskopie,
2. EndoGIA (USSC, Norwalk, USA).

Der Auswahl qualitativ guter ergonomischer Nadelhalter ist größte Bedeutung beizumessen. Der Autor bevorzugt federelastische, beschichtete

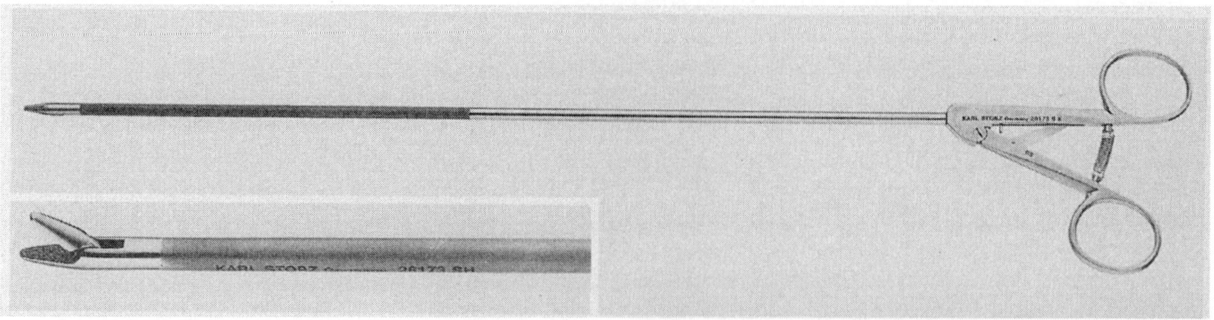

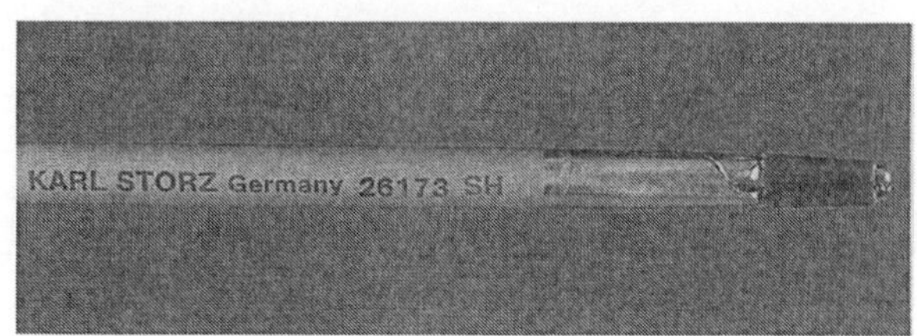

Abb. 9.2. Federelastische, beschichtete Nahthalter mit flachen Diamantoberflächen der Maulteile (ohne Zähnelung). (Storz, Tuttlingen, Deutschland)

Abb. 9.3. Nahthalter mit Gummibeschichtung. (Storz) ▶

Instrumente mit flachen aufgerauhten Diamantoberflächen der Branchen ohne Zähnelung (Abb. 9.2). Nadelhalter mit Zähnelung verursachen immer eine Beschädigung der Naht. Mit dem beschichteten Nahthalter (Abb. 9.3) wird vom ersten Assistenten bei der Ausführung der Anastomose gleichmäßiger Zug auf die Naht ausgeübt. Der einfache Gummizügel um Lig. falciforme hepatis und Lig. teres hepatis ist sehr hilfreich zur Anhebung des zentralen Leberareales einschließlich Lobus quadratus hepatis, um den Blick auf das Operationsareal freizuhalten [12]. Wenn für die Choledochojejunostomie kein neigbarer Endo-Retraktor zur Verfügung steht, ist ein weiterer Zugang erforderlich, um den rechten Leberlappen anzuheben. Es stehen zwar eine Vielzahl von Leberretraktoren zur Verfügung, die besten Dienste leistet jedoch der schwarze 10-mm-Kunststoffstab, der zudem am sichersten ist.

Die laparoskopische Naht wird zweifellos durch die Verwendung von atraumatischem Nahtmaterial mit Endoskinadeln erheblich erleichtert. Der Autor bevorzugt synthetisches 3/0-Nahtmaterial (Polysorb, USSC), weil es für die laparoskopische Naht mit absorbierbaren Materialien ideale Voraussetzungen zur Handhabung und zum Knoten bietet. Dieses Nahtmaterial hat 2 Wochen nach der Implantation noch 50 % seiner ursprünglichen Spannkraft und wird (durch Hydrolyse) innerhalb von 60–90 Tagen komplett absorbiert. Ein anderes gut geeignetes Material ist die 3/0-Naht aus Vicryl (Ethicon, Norderstedt), Polydioxanon ist jedoch wegen seiner Formgedächtniseigenschaften und dem federnden Verhalten laparoskopisch extrem schwer zu handhaben.

Operationsschritte der Cholezystojejunostomie

Position der Trokare und Trokarhülsen

Die Einstichstellen für die Trokare sind in Abb. 9.4 dargestellt. Die Optiktrokarhülse (10,5 mm, p1) wird rechts von der Mittellinie unmittelbar an der Subumbilikalregion plaziert. Die richtige Position der Einstichstellen für die Nahttrokare ist ausschlaggebend für die einfache Durchführung der laparoskopischen Naht. Die Eintrittstellen müssen in deutlichem Abstand zum rechten Epigastrium liegen (p2, p3) so daß die Spitzen der Nadelhalter im Abdomen in einem Winkel von 60–90° am Gallenblasenfundus aufeinandertreffen (Abb. 9.4). Der linke Nadelhalter (5,5 mm, p2) wird in der Linea semilunaris nahe der Nabellinie plaziert, der rechte (10,5 mm, p3) in der entsprechenden ipsilateralen Position. Der große Trokar auf der rechten Seite mit der Reduzierhülse ermöglicht das sichere Ein- und Ausführen der Naht zur Peritonealhöhle. Eine Reduzierhülse sollte in jedem Fall sowohl bei wiederverwendbaren als auch bei Einmaltrokaren verwendet werden, weil damit ein Verheddern der Naht oder der Nadel im Ventil der Trokarhülse vermieden werden kann. *Die von einigen Chirurgen geübte Praxis, auf eine Reduzierhülse zu verzichten und das Klappenventil zum Ein- und Ausführen der Naht aufzuhalten ist nicht sicher und kann zum Verlust der Nadel führen.* Der 4. Trokar (5,5 mm, p4) wird seitlich im rechten Epigastrium nahe am Rippenbogen plaziert. Über diesen Trokar hält der Assistent die Naht beim Nähen unter Spannung.

Laparoskopisches Staging und Cholangiographie

Das laparoskopische Staging von Pankreaskarzinomen wird in 3 Schritten durchgeführt: Feststellung einer Metastasierung der Leber und des Peritoneums, Inspektion des Tumors und Biopsieentnahme zur histologischen Bestätigung (s. Kapitel 13, S. 264). Möglicherweise vorgefundene freie Flüssigkeit wird in einem Absaugbehälter gesammelt und zytologisch untersucht. Die Inspektion des Tumors und die Darstellung des Pankreas wird auf die übliche Weise durchgeführt. Besonderes Augenmerk gilt der Feststellung, ob das Duodenum beteiligt ist, weil davon die Entscheidung abhängt, ob zusätzlich zur biliodigestiven Anastomose eine Gastrojejunostomie erforderlich ist. Die Untersuchung des Duodenums erfolgt durch Anheben seiner Vorderwand mit einer atraumatischen Zange.

Nach einer Diagnose der Inoperabilität besteht der nächste Schritt in der Durchführung eines Cholezystocholangiogramms, um festzustellen, ob der Ductus cysticus durchgängig und ob seine Einmündung in den Gallengang nicht durch den Tumor verschlossen ist. Dazu wird eine Veress-Nadel an einen Sauger angeschlossen und perkutan in den Gallenblasenfundus eingestochen (Abb. 9.5). Nach dem Absaugen der Gallenflüssigkeit – eine Probe davon wird zur Anlage einer Kultur geschickt –, werden für die Cholezystocholangiographie 50–70 ml 20 %iges Natriumdiatrizoat injiziert. Eine Cholezystojejunostomie ist nur dann indiziert, wenn der Ductus cysticus durchgängig und seine Mündung mindestens 1,5 cm vom

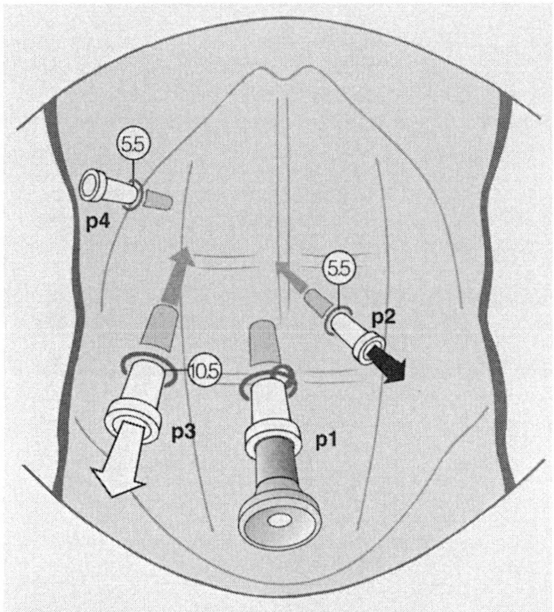

Abb. 9.4. Einstichstellen für die Trokarhülsen und Trokare. Die richtige Position der Einstichstellen für die Nahttrokarhülsen ist ausschlaggebend für die einfache Durchführung der laparoskopischen Naht. Die Eintrittstellen müssen so liegen, daß die Spitzen der Nadelhalter (p2, p3) im Abdomen in einem Winkel von 60–90° am Gallenblasenfundus aufeinandertreffen

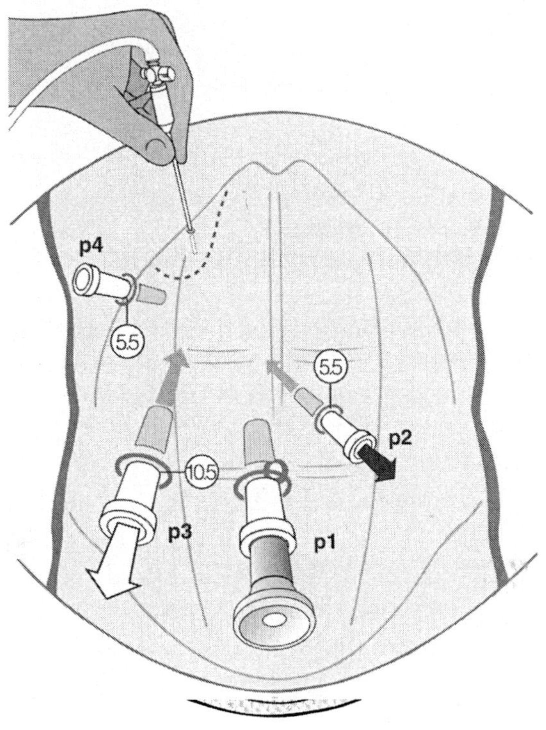

Abb. 9.5. Perkutaner Einstich der Veress-Nadel, an die ein Sauger angeschlossen ist, in den Gallenblasenfundus

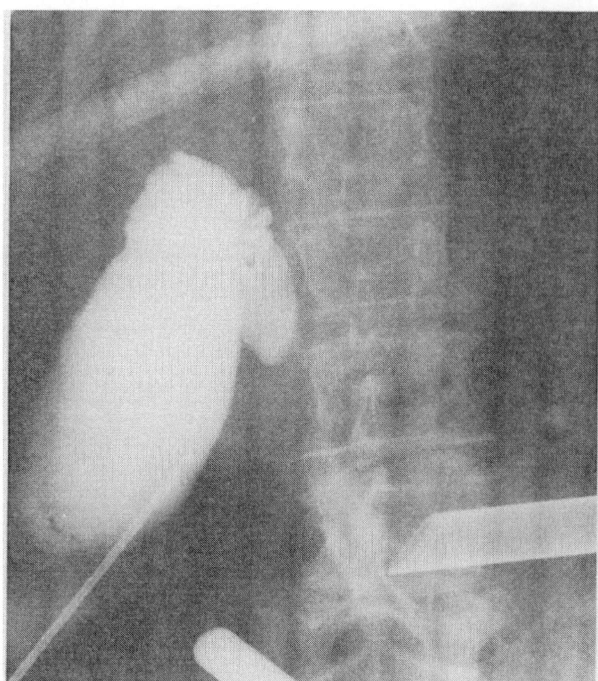

Abb. 9.6. Auf dem Cholezystocholangiogramm ist zu erkennen, daß die Mündung des Ductus cysticus deutlich vom Tumoroberrand entfernt ist

Tumoroberrand entfernt ist (Abb. 9.6). Wenn dies nicht der Fall ist, wird eine Choledochojejunostomie durchgeführt. Nach Beendigung der Cholangiographie wird die Gallenblase vollständig leergesaugt und danach die Veress-Nadel entfernt.

Anlegen eines Gummizügels um Lig. falciforme und Lig. teres hepatis

Die Rahmenkonstruktion besteht aus 2 senkrechten Streben, die seitlich jeweils mit Spannverschlüssen an den Schienen des Operationstisches festgeschraubt werden. Auf diesen Streben ist eine Querstange mit einer verschiebbaren Hakenvorrichtung befestigt (Abb. 9.7). Wenn dieser Rahmen aufgebaut ist, wird er mit sterilen Tüchern abgedeckt. Das eigentliche Retraktionsinstrument besteht aus einem gebogenen Einführtrokar (4 mm) mit scharfer Spitze und einem Schlauchabschnitt (Abb. 9.8). Mit einem spitzigen Skalpell wird 2,5 cm von der Mittellinie entfernt, weit oben, nahe dem linken Rippenbogenrand eine kleine Inzision angelegt. Der genaue Punkt wird durch Druck mit

der Fingerspitze von außen und Einstellung der Optik auf die vordere Bauchwand und das Lig. falciforme hepatis ermittelt. Er sollte ungefähr 2 cm oberhalb des unteren Leberrandes und genau seitlich des Ansatzes des Lig. falciforme hepatis liegen. Mit dem gebogenen Trokar wird durch die Bauchwand eingestochen, die Trokarspitze wird innen um das Ligamentum falciforme hepatis herumgeführt und auf der anderen Seite auf gleicher Höhe wie die Einstichstelle wieder nach außen geführt. Beim Herausführen des Trokars wird der daran befestigte Schlauch nachgezogen und bildet somit eine Schlinge durch die Bauchwand im mittleren Abdomen, die das gesamte Lig. falciforme hepatis umfaßt (Abb. 9.9). Danach wird der Einführtrokar vom Schlauch entfernt. Die beiden Schlauchenden werden miteinander verknotet, und die entstandene Schlinge wird an einer Kette befestigt. Die Bauchdecke kann nun hochgezogen und durch Einhaken des entsprechenden Kettengliedes in den Haken der Querstange des Halterahmens gehalten werden (s. Abb. 9.7 S. 189). Durch diesen Hochzug von Bauchdecke und Lig. falciforme hepatis werden gleichzeitig auch der mittlere Teil der Leber und der Lobus quadratus angehoben (Abb. 9.10).

Abb. 9.7. Am Kopfende des Operationstisches montierte ▶ Rahmenkonstruktion einer Vorrichtung zur Anhebung der Bauchwand und des Lig. falciforme hepatis. Die beiden Schlauchenden werden miteinander verknotet, und die entstandene Schlinge wird an einer Kette befestigt. Die Bauchdecke kann nun hochgezogen und durch Einhaken des entsprechenden Kettengliedes in den Haken der Querstange des Halterahmens gehalten werden

Abb. 9.8. Vorrichtung zum Hochhalten der Bauchdecke. Sie besteht aus einem gebogenen Einführtrokar (4 mm) und einem Schlauchabschnitt

Abb. 9.9. Beim Herausführen des Trokars wird der daran befestigte Schlauch nachgezogen und bildet somit eine Schlinge durch die Bauchdecke im mittleren Abdomen, die auch das Lig. falciforme hepatis umfaßt

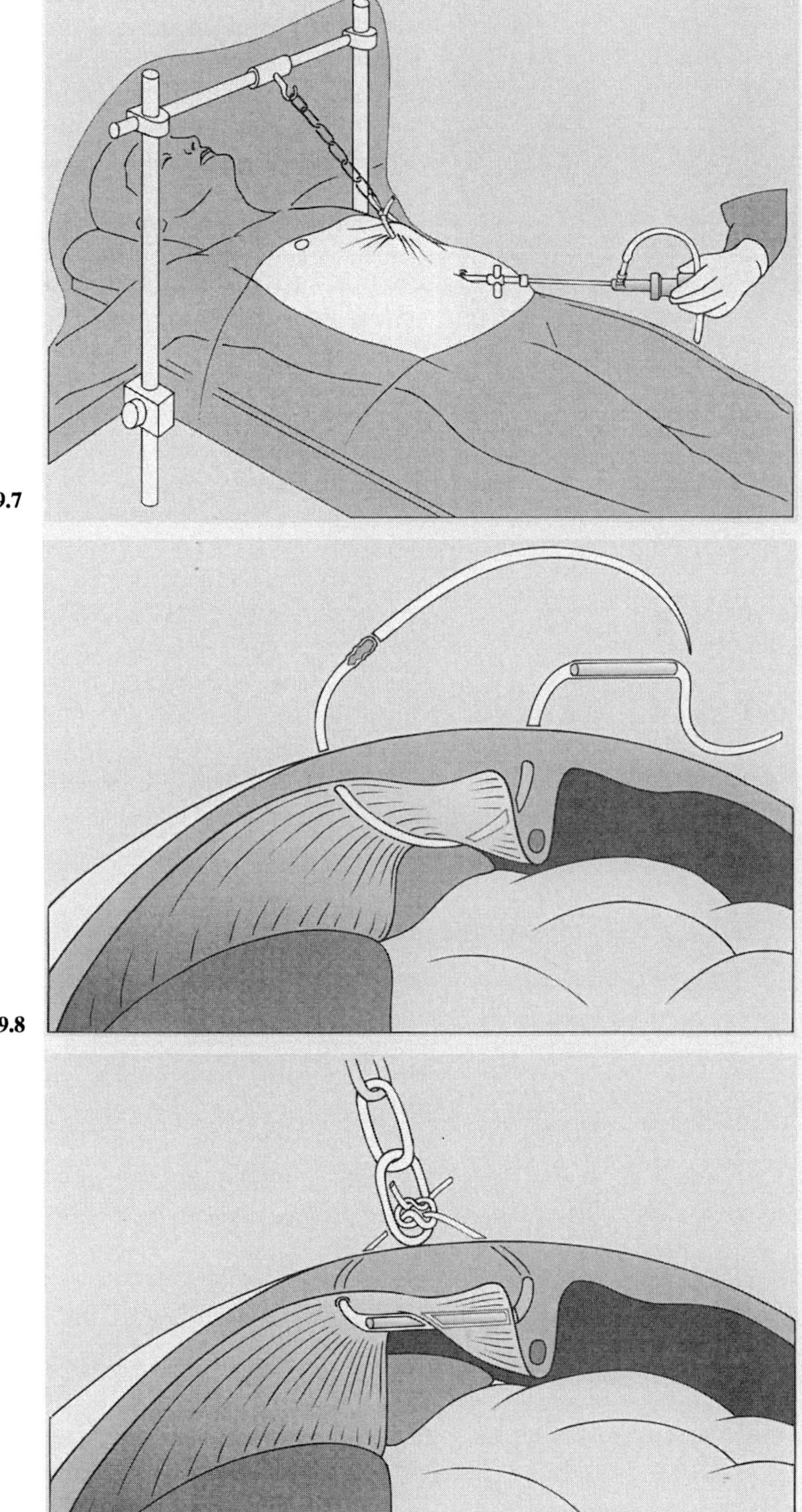

9.7

9.8

9.9

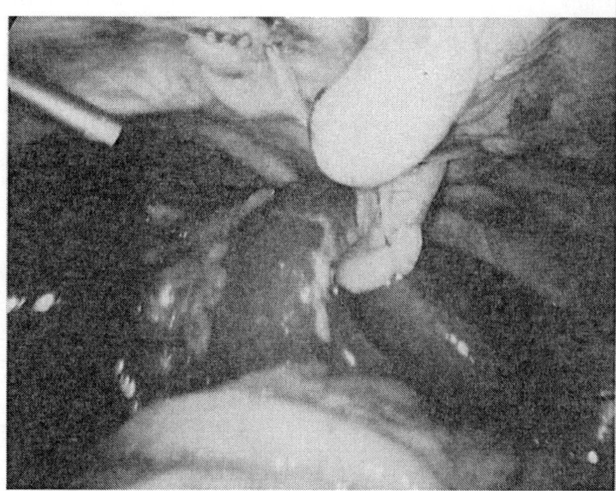

Abb. 9.10. Ergebnis des Hochzugs der vorderen Bauchdecke und Lig. falciforme hepatis, der mittlere Teil der Leber und der Lobus quadratus werden ebenfalls angehoben

Festlegung der für die Anastomose geeigneten Jejunumschlinge

Für die Anastomose zur Gallenblase wird eine geeignete Jejunumschlinge ungefähr 50 cm entfernt vom Treitz-Band ausgewählt. Dazu werden das Colon transversum und das Mesokolon angeho-

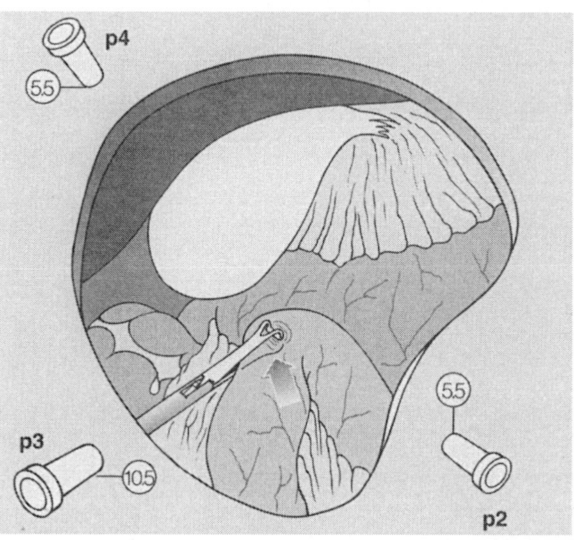

Abb. 9.11. Nach dem Ausmessen einer ungefähr 40 cm langen Schlinge wird diese am Scheitelpunkt gefaßt und vor dem Kolon zur Gallenblase nach oben gebracht, um entsprechend locker eine spannungsfreie Anastomose zwischen den beiden Organen anlegen zu können

ben, um das obere Jejunum darzustellen, das dann mit 2 Darmfaßzangen nach oben zurückverfolgt wird, bis das Treitz-Band und der Übergang zum Duodenum identifiziert werden können. Nach dem Ausmessen einer ungefähr 40 cm langen locker liegenden Schlinge wird diese an ihrem Scheitelpunkt gefaßt und vor dem Kolon zur Gallenblase nach oben gebracht, um entsprechend locker eine spannungsfreie Anastomose zwischen den beiden Organen anlegen zu können (Abb. 9.11). Wenn bei einem Patienten wegen einer stenosierenden Infiltration des Duodenums außerdem eine Gastroenterostomie erforderlich ist, sollte diese Schlinge mindestens 15 cm länger sein.

Handnaht der Anastomose

Zur Anlage einer handgenähten Anastomose wird eine einschichtige tiefe seromuskuläre fortlaufenden Nahttechnik angewendet, wobei an der Vorder- und Rückseite der Anastomose je eine Nahtreihe angelegt wird. Diese Technik wurde an einem Tiermodell entwickelt [10]; sie ist sicher und wird inzwischen in unserer Klinik routinemäßig angewendet [11]. Die technischen Grundlagen einer endoskopischen Naht sind in Band 1 ausführlich beschrieben. Als Anfangsknoten für die fortlaufende Naht kann entweder ein extrakorporaler Knoten (Jamming-slip-loop-Knoten, JSL-Knoten; s. Band 1, Kapitel 7 S. 106) oder ein mikrochirurgischer Standardknoten verwendet werden, letzterer wird intrakorporal geknotet und festgezogen. Wenn ein vorgeknoteter JSL-Knoten angelegt wird, muß der Faden 30 cm lang sein, da der Knoten selbst 10 cm der Länge erfordert, um problemlos gelegt und festgezogen werden zu können. Für einen intrakorporalen mikrochirurgischen Standardknoten sollte der Faden 18–20 cm lang

Abb. 9.12 a–c. Sichere Technik zum Einführen eines Fadens ▶ mit atraumatischer Nadel in die Peritonealhöhle. Einer der Nadelhalter wird extrakorporal in die Reduzierhülse eingeführt, beim Zurückziehen des Nadelhalters werden Nadel und Faden in die Reduzierhülse hineingezogen (**a**). Die Naht wird mit dem Nadelhalter (p3) zur vorderen Magenwand gebracht (**b**). Die Endoskinadel wird mit dem anderen Nadelhalter am Ende der Nadel gefaßt (**c**)

sein. Einer der Nadelhalter wird extrakorporal in die Reduzierhülse eingeführt und faßt den Faden auf halber Länge. Dann wird der Nadelhalter zurückgezogen, wodurch die Nadel und die Naht in die Reduzierhülse hineingezogen werden (Abb. 9.12 a). Danach wird die Reduzierhülse mit dem Nadelhalter in die rechte 10,5-mm-Trokarhülse (p3) eingesetzt und die Naht mit dem Nadelhalter an die Vorderseite des Magens geführt (Abb. 9.12 b). Die Endoskinadel wird dann mit dem anderen Nadelhalter am Ende gefaßt (Abb. 9.12 c).

Hintere Nahtreihe mit JSL-Anfangsknoten. Nach dem Legen der Naht durch die seromuskuläre Schicht des Jejunums und die Gallenblase wird am Faden gezogen bis der Knoten auf dem Jejunum aufsitzt. Durch weiteren Zug auf die Naht werden die beiden Organe approximiert (Abb. 9.13 a); die Naht wird weiter unter Zug gehalten, während der Nadelhalter mit der rechten Hand (p2) durch die Schlinge geführt wird (Abb. 9.13 b), um den Faden zu fassen und durch die Schlinge zu ziehen (Abb. 9.13 c). Der Knoten wird dann durch Zug am Fadenende festgezogen, indem zuerst am langen Ende des Fadens und dann am am kurzen Ende gezogen wird. Dabei wird mit den geöffneten Branchen des Nadelhalters der rechten Hand (p2) Gegenzug am Knoten erzeugt und dieser schließlich durch Zug an beiden Enden festgezogen (Abb. 9.13 d). Anschließend wird die hintere seromuskuläre Naht fortlaufend über eine Länge von 3–4 cm ausgeführt, wobei der Assistent die Naht unter Zug hält (Abb. 9.14). Bei dieser Nahttechnik wird mit dem Nadelhalter der rechten Hand die Naht aktiv ausgeführt, während der linke dazu verwendet wird, das Gewebe gegenzuhalten, um das Durchstechen zu erleichtern und die Nadel nach dem Austritt aus dem Gewebe zu fassen und wieder an den Nadelhalter der rechten Hand zu übergeben. Die einzelnen Stiche müssen als tiefe seromuskuläre Naht und in gleichmäßigen Abständen ausgeführt werden. Nach dem vorletzten Stich wird die Naht blockiert und nach einem weiteren Stich mit einem Aberdeen-Knoten beendet (Abb. 9.15 a–e). Die Nadel wird nach Beendigung der hinteren Nahtreihe vorerst noch nicht abgeschnitten, weil sie noch gebraucht werden könnte, falls der Faden für die vordere Naht zu kurz wäre oder beim Abschluß der Anastomose reißen sollte.

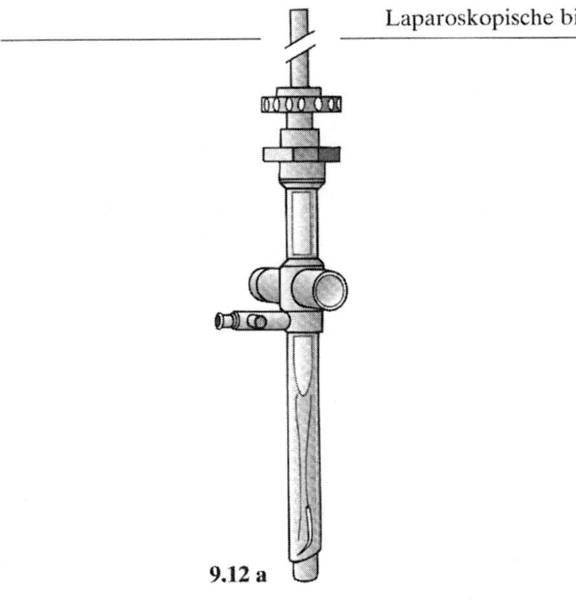

9.12 a

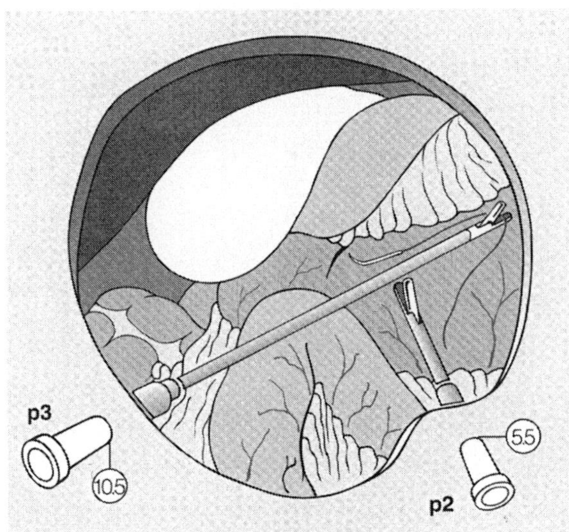

12 b

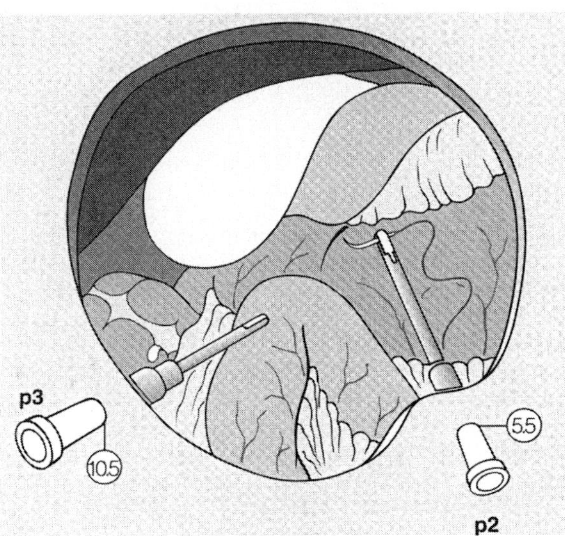

12 c

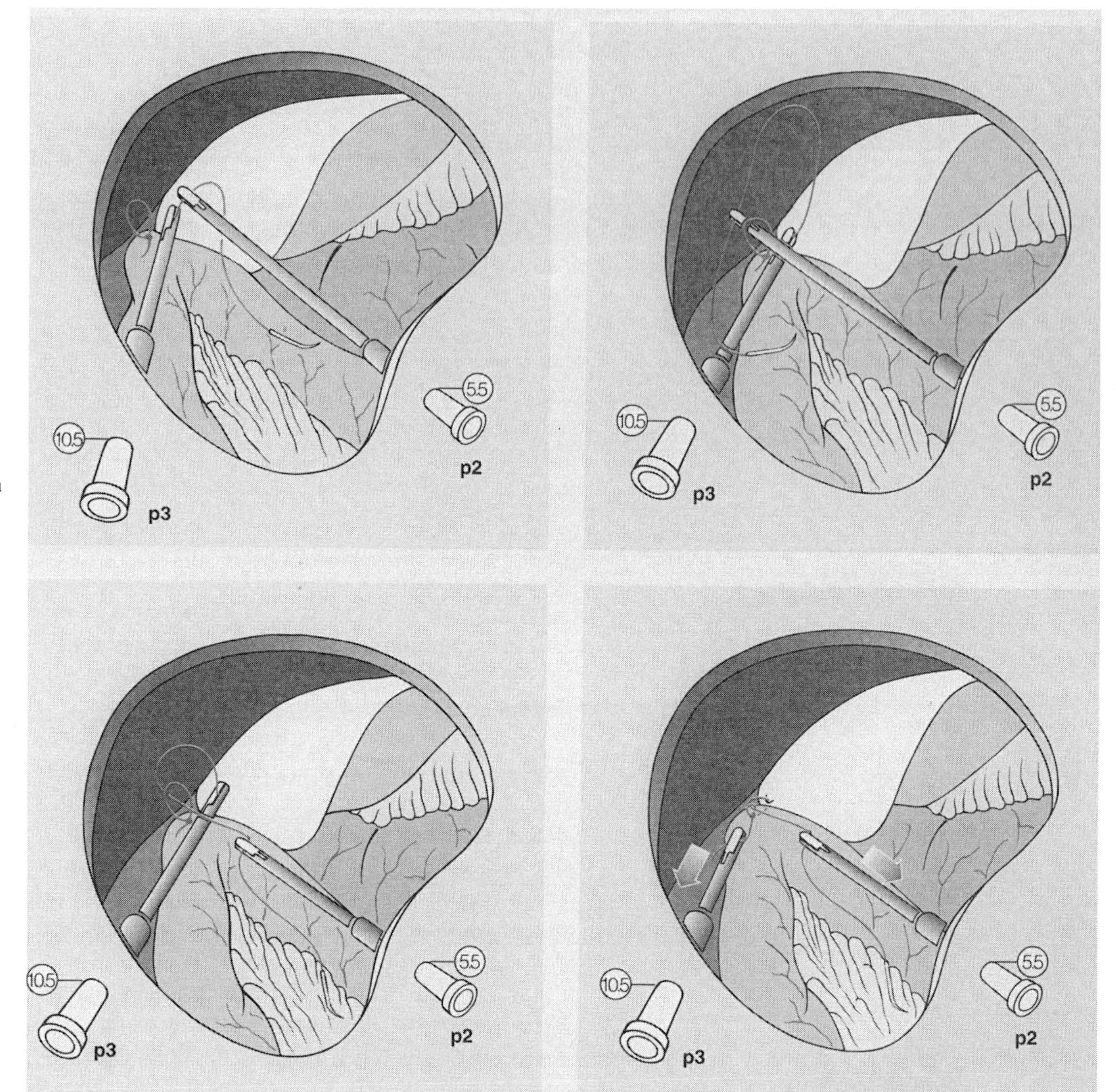

Abb. 9.13 a–d. Hintere Nahtreihe mit JSL-Anfangsknoten. Approximierung der beiden Organe durch Zug auf die Naht (**a**). Der Nadelhalter der rechten Hand (p2) wird durch die Schlinge geführt (**b**), um den Faden zu fassen und durch die Schlinge zu ziehen (**c**). Der Knoten wird durch Zug an beiden Fadenenden auf die Naht geschoben und festgezogen (**d**)

Abb. 9.14. Fortlaufende seromuskuläre Naht an der Hinterseite über eine Länge von 3 cm, wobei der Assistent die Naht unter Zug hält. Die einzelnen Stiche müssen als tiefe seromuskuläre Naht und in gleichmäßigen Abständen ausgeführt werden

Abb. 9.15 a–e. Abschluß der hinteren Nahtreihe mit einem Aberdeen-Knoten. Erste (**a**), zweite (**b**) und dritte (**c**) Schlinge; der Faden wird durch die dritte Schlinge geführt (**d**) und der Knoten schließlich festgezogen (**e**)

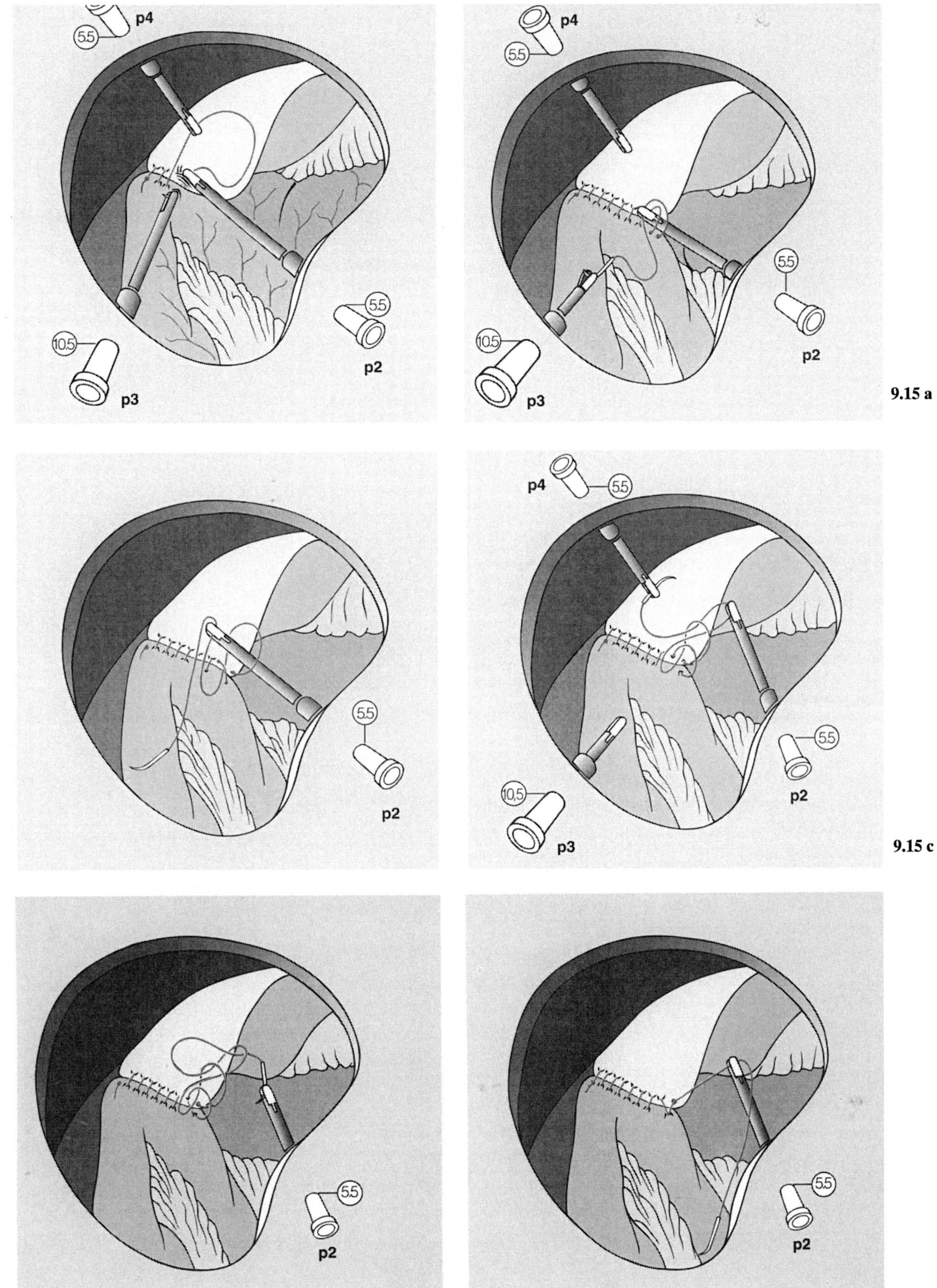

9.14

9.15 a

15 b

9.15 c

15 d

9.15 e

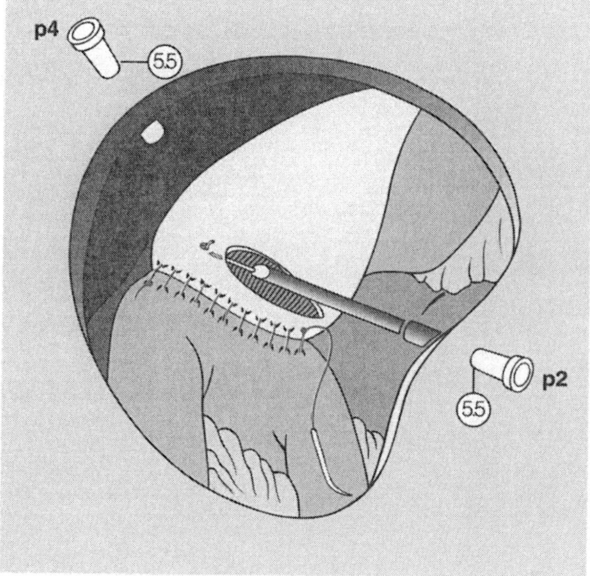

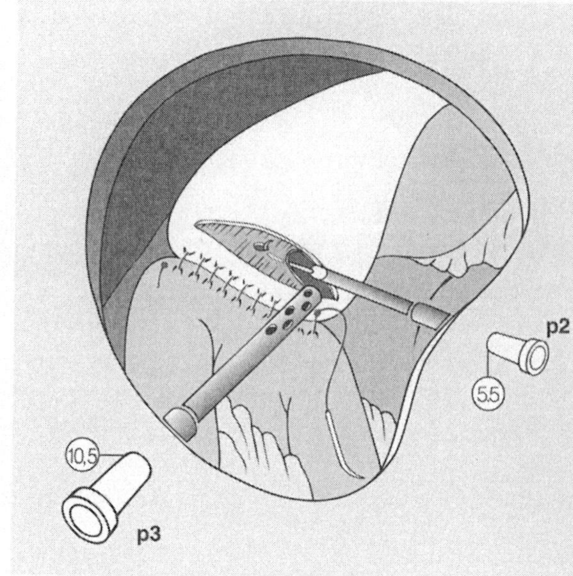

9.16

9.17

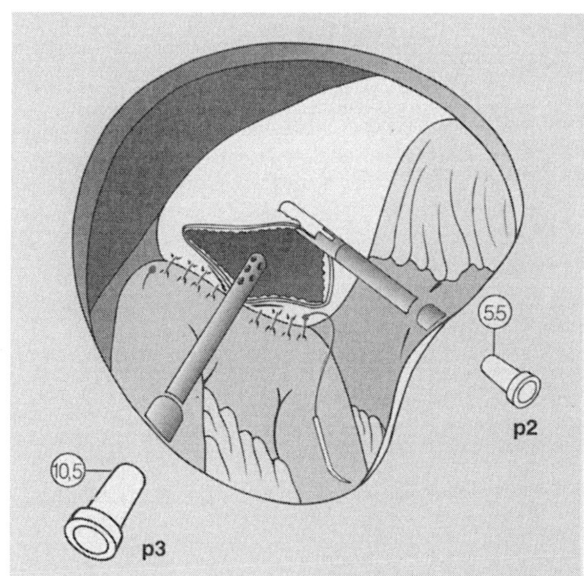

9.18

Abb. 9.16. Inzision der seromuskulären Schicht der Gallenblase

Abb. 9.17. Mit einer Schere mit 2 beweglichen Branchen wurde eine kleine Inzision der Mukosa der Gallenblase angelegt, danach kommt der HF-Haken zum Einsatz und die Saugerspitze wird in das Lumen der Gallenblase eingeführt

Abb. 9.18. Erweiterung der Mukosaöffnung, Inspektion der Innenwand und gründliche Spülung mit Hartmann-Lösung, um sicher zu gehen, daß weder Zelldetritus noch Blutgerinnsel zurückbleiben

Hintere Nahtreihe mit dem mikrochirurgischen Standardknoten. In diesem Fall wird die Jejunumschlinge vom Assistenten mit einer atraumatischen Babcock-Klemme gefaßt, um sie zur Gallenblase zu approximieren, während der Operateur die Endoskinadel durch die seromuskulären Schichten der beiden Organe sticht und den mikrochirurgischen Knoten ausführt (doppelte Schlinge plus 2 einfache Schlingen). Die Grundlagen für die Durchführung intrakorporaler Knoten sind in Kapitel 7, Band 1 S. 105 beschrieben. Die weitere Naht wird dann wie oben beschrieben durchgeführt.

Inzision von Gallenblase und Dünndarm. Die seromuskuläre Schicht der Gallenblase wird mit den HF-Hakenmesser unter Verwendung von monopolarem Mischstrom über eine Länge von 3,0 cm in einem Abstand von 0,5 cm parallel zur zuvor ausgeführten hinteren Nahtreihe eröffnet (Abb. 9.16). Der Sauger ist einsatzbereit, ehe mit der Schere mit 2 beweglichen Branchen eine kleine Inzision in der Mukosa angelegt wird. Durch diese Öffnung wird die Saugerspitze in das Lumen der Gallenblase eingeführt und die Gallenflüssigkeit abgesaugt (Abb. 9.17). Danach wird die Mukosa weiter eröffnet, die Gallenblase von innen inspiziert und gründlich mit Hartmann-Lösung gespült, um sicher zu gehen, daß keinerlei Gewebereste oder Blutgerinnsel mehr vorhanden sind (Abb.

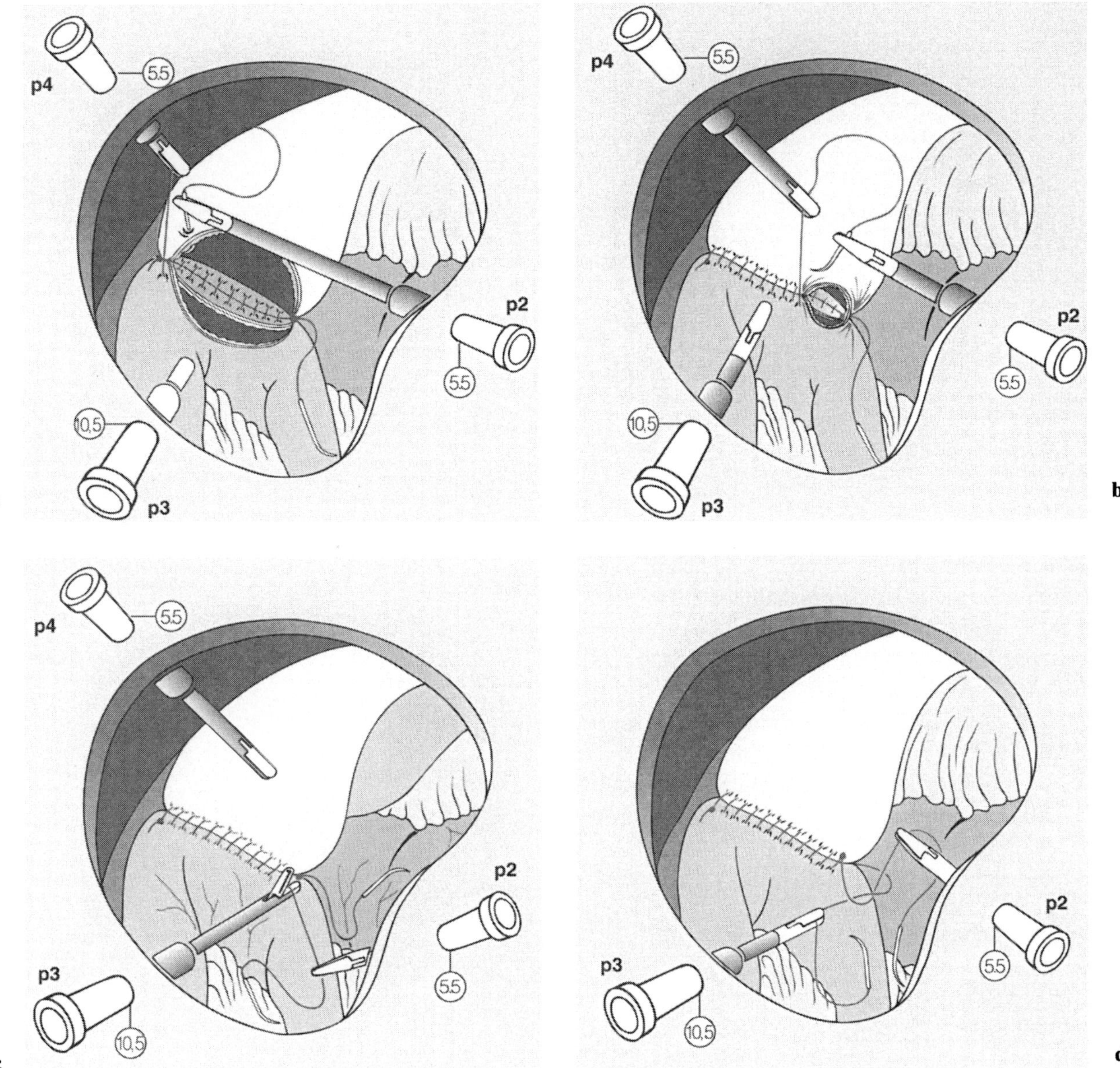

9.18). Blutungen an den Schnittkanten der Gallenblasenwand müssen im Softmodus koaguliert werden. Die Eröffnung des Dünndarms wird in gleicher Länge in derselben Technik ausgeführt, auf die Spülung kann hier verzichtet werden. Durch die Fixierung des Jejunums an der Gallenblase wird dieses weit nach oben gezogen und aus der Enterotomie tritt keine Flüssigkeit aus.

Vordere Nahtreihe der Anastomose. Die Approximierung der Vorderwand der Anastomose wird

Abb. 9.19 a–d. Approximierung der Vorderwand der Anastomose durch eine fortlaufende Naht. Approximierung der vorderen Wand der Cholezystojejunostomie seitlich anschließend an die hintere Nahtreihe (**a**), Fortführung der Naht bis zum gegenüberliegenden Ende (**b**), Korrektur der Nahtspannung (**c**) und Verknoten der vorderen Naht mit dem Nahtende der hinteren Nahtreihe durch einen mikrochirurgischen Standardknoten (**d**)

in einer ähnlichen Technik durchgeführt. Auch hier kann entweder mit einem extrakorporal vorberei-

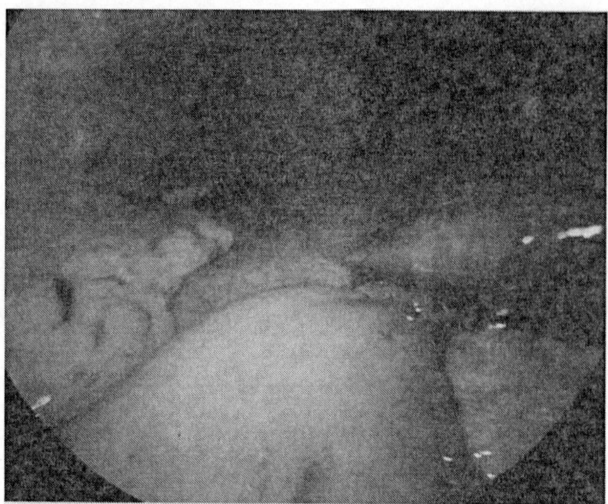

Abb. 9.20. Abgeschlossene Cholezystojejunostomie bei einem Patienten mit fortgeschrittenem Pankreaskarzinom

teten Jamming-loop-Knoten oder mit einem intrakorporalen mikrochirurgischen Standardknoten begonnen werden. In jedem Fall sollte die vordere Naht nahe an der hinteren Nahtreihe direkt seitlich anschließend begonnen werden (Abb. 9.19 a). Nach Abschluß der vorderen Nahtreihe (Abb. 9.19 b) wird die Nadel abgeschnitten und entfernt. Nach der Korrektur der Nahtspannung (Abb. 9.19 c) wird die vordere Naht mit dem Nahtende der hinteren mit einem mikrochirurgischen Standardknoten verbunden (Abb. 9.19 d). Die überstehenden Fäden und die Nadel der hinteren Naht werden über die Reduzierhülse entfernt, wobei die Nadel nicht direkt gefaßt, sondern am Faden herausgezogen wird. Die fertige Anastomose (Abb. 9.20) wird nochmals genau auf Dichtigkeit geprüft, und anschließend werden der subhepatische Raum und die Peritonealregion abgesaugt und mit Hartmann-Lösung saubergespült. In den subhepatischen Raum wird ein Silikondrain eingelegt.

Anastomose durch Klammernaht

Für die Klammernahtanastomose wird der Endo-GIA mit dem blauen Magazin verwendet. Zuerst werden über die Zugänge in der vorderen Bauchwand an den geplanten Enden der Anastomose 2 Haltenähte zwischen den beiden Organen angelegt (Abb. 9.21). Danach wird auf der rechten Seite

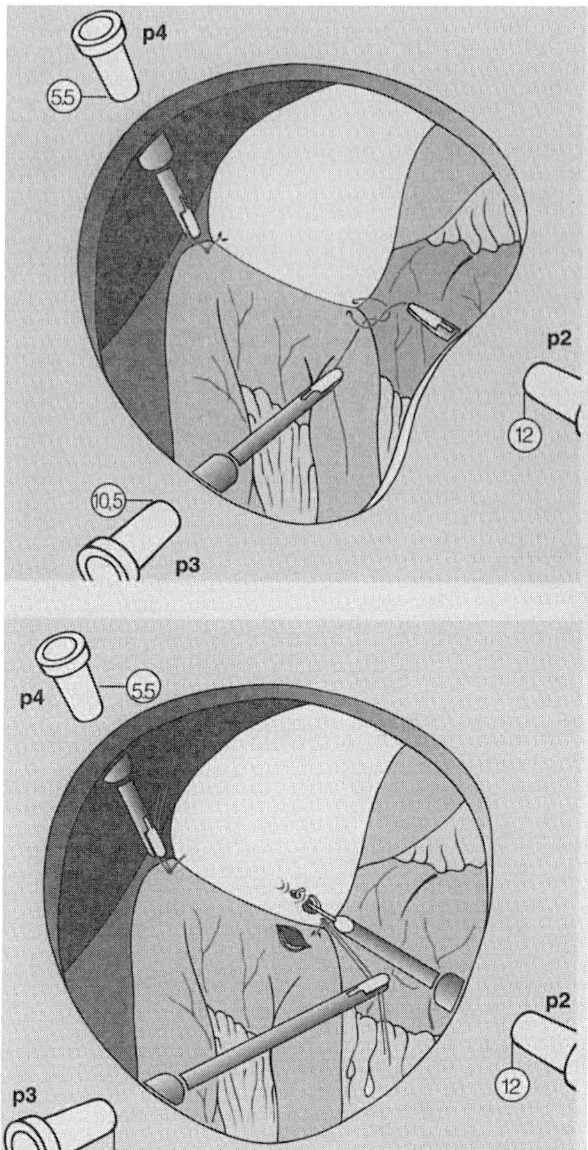

9.21

9.22

Abb. 9.21. Anlegen der Haltenähte vor dem Einsatz des EndoGIA

Abb. 9.22. Auf der rechten Seite der beiden approximierten Organe (p2) wird jeweils eine kleine Öffnung für die Branchen des Klammernahtgerätes geschnitten

(p2) der beiden approximierten Organe jeweils eine kleine Öffnung für die Branchen des Klammernahtgerätes geschnitten (Abb. 9.22). Der EndoGIA wird über die rechte Nahttrokarhülse (12,5 mm) in die Bauchhöhle eingebracht und geöffnet (Abb. 9.23 a). Die approximierten Orga-

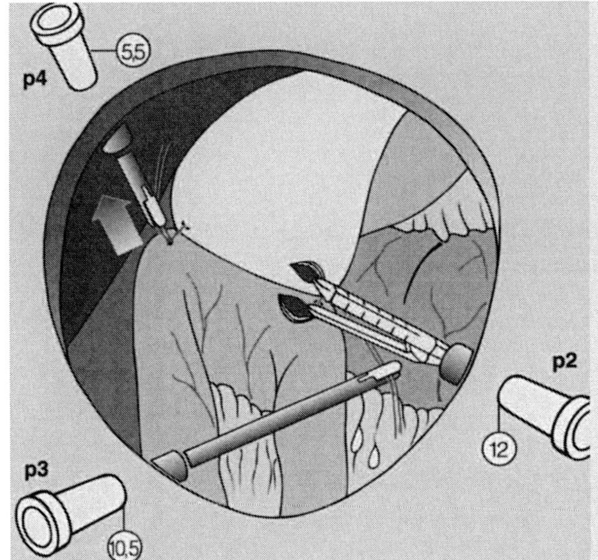

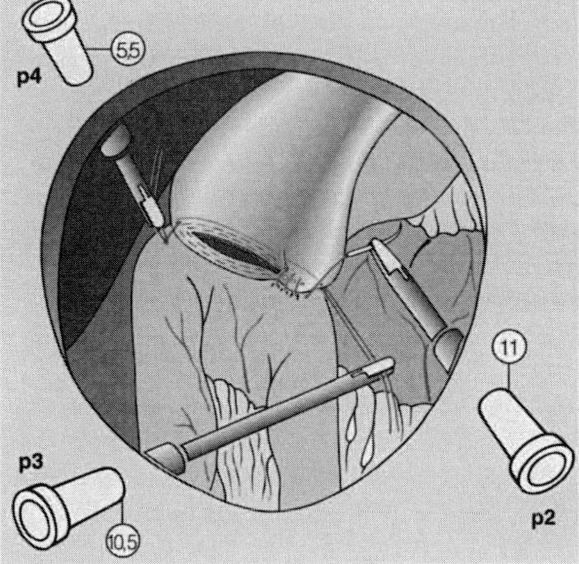

Abb. 9.24. Verschluß des vorderen Defekts durch eine fortlaufende Naht mit Polysorb, wie in Abb. 9.23 beschrieben

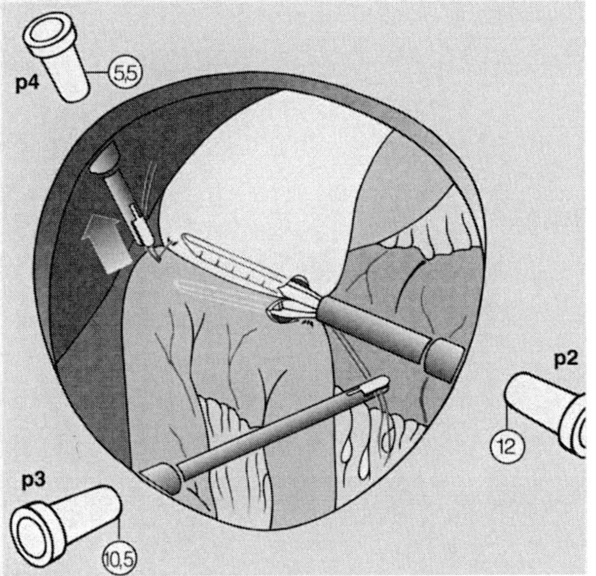

Abb. 9.23 a, b. Die einzelnen Schritte einer Cholezystojejunostomie durch Klammernaht. Öffnen des Klammernahtgerätes unmittelbar vor den Inzisionen in der Gallenblase und im Jejunum (**a**), Einführen der beiden Branchen des Klammernahtgerätes in Gallenblase und Jejunum bis zum Heft und Kippen der beiden Branchen (**b**)

ne werden durch Zug auf die rechte Haltenaht nach rechts gespannt, um die beiden Branchen des Klammernahtgerätes bis zum Heft in die vorbereiteten Öffnungen in der Gallenblase und im Jejunum einführen zu können (Abb. 9.23 b). Vor dem Schließen der beiden Branchen werden diese nach

oben gekippt (Abb. 9.23 b). Nun muß sorgfältig geprüft werden, ob kein fremdes Gewebe versehentlich mitgefaßt wurde und ob die beabsichtigte Anastomose korrekt liegt. Erst dann wird das Instrument aktiviert, geöffnet und aus der Bauchhöhle entfernt. Die Klammeranastomose wird von innen inspiziert um sicherzustellen, daß die Naht vollständig dicht ist und keine Gewebebrücken verblieben sind. Die verbliebene Öffnung wird mit einer fortlaufenden Naht mit Polysorb-Material wie oben beschrieben verschlossen (Abb. 9.24).

Operationsschritte der Choledochojejunostomie

Die Choledochojejunostomie kann nur per Handnaht durchgeführt werden und erfordert große Erfahrung in der laparoskopischen Gallenchirurgie, weil sie zweifellos sehr viel schwieriger ist als die Cholezystojejunostomie. Sie sollte auch nur dann durchgeführt werden, wenn zwischen Leberparenchym und Oberrand der Tumormasse ein 2,5 cm langer Abschnitt des Ductus hepaticus communis bzw. des oberen Abschnitts des Ductus choledochus eindeutig tumorfrei ist. Portaler Hochdruck infolge einer Infiltration der Pfortader durch den Tumor stellt eine Kontraindikation dar. Wenn das Lig. hepatoduodenale von verdickten Gefäßen umgeben ist, sollte dies als Hinweis gewertet werden. Klarheit verschafft am besten eine laparoskopische Ultraschalluntersuchung entweder mit dem System von Aloka (Aloka, Japan) oder Laparoscan (EndoMedix, Irvine, USA). Diese Patienten sollten entweder durch offene Operation oder durch endoskopische Anlage eines Stents behandelt werden.

Plazierung der Trokare und Trokarhülsen

Es werden dieselben Trokarhülsen und der Gummizügel benutzt wie für die Cholezystojejunostomie, darüber hinaus ist hier jedoch die Retraktion des rechten Leberlappens und der Gallenblase sehr wichtig, um die Sicht auf den proximalen dilatierten Ductus hepaticus communis zu ermöglichen. Dieses Ziel wird am besten mit dem neigbaren Endoretraktor erreicht, in den eine 30°-Vorausblickoptik integriert ist. Wenn kein Endoretraktor zur Verfügung steht, ist ein zusätzlicher 11-mm-Zugang für einen Retraktionsstab erforderlich. Die Einstichstelle hierfür liegt unmittelbar unterhalb des rechten Rippenbogens in der vorderen Axillarlinie. Der Retraktionsstab wird quer über dem Gallenblasenhals plaziert und hält die Gallenblase und den rechten Leberlappen nach oben vom Ductus hepaticus communis weg (Abb. 9.25).

Stellung des Operationsteams und Anordnung der Hilfsgeräte

Der Operateur steht auf der linken Seite des Patienten, ansonsten sind die Stellung des Operationsteams und die Anordnung der Hilfsgeräte identisch wie bei der Cholezystojejunostomie. Wichtig ist eine gute Lichtquelle und eine fachgerechte Kameraführung.

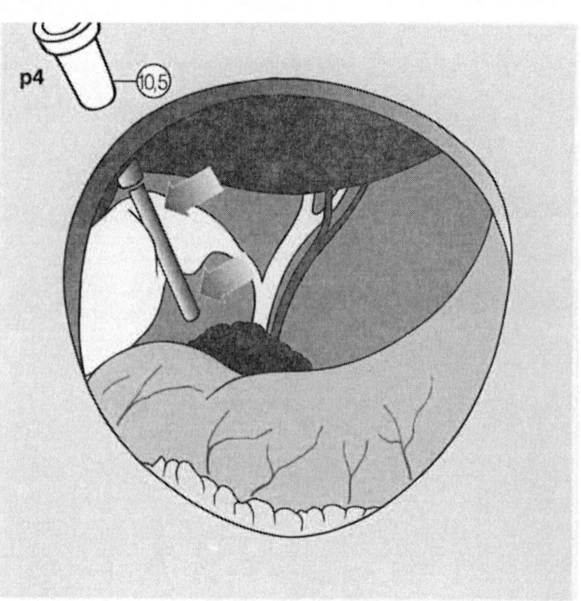

Abb. 9.25. Mit dem Retraktionsstab werden Gallenblase und rechter Leberlappen nach oben gehalten, um den Ductus hepaticus communis darzustellen

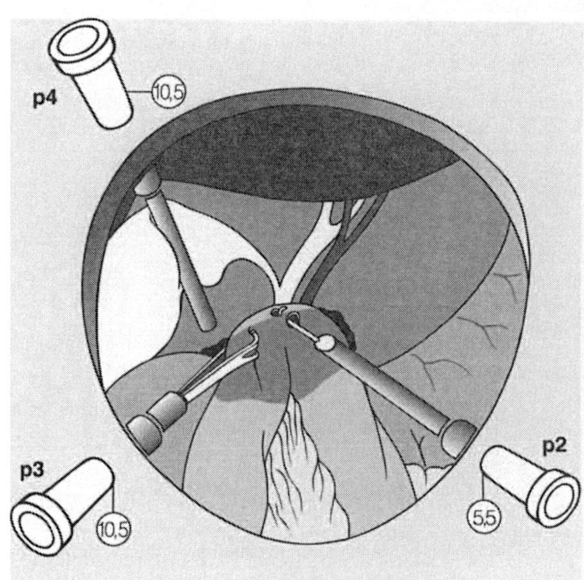

Abb. 9.26. Die gewählte Schlinge wird vom Assistenten gehalten, während im antimesenterischen Bereich eine 1,5 cm lange Öffnung angelegt wird

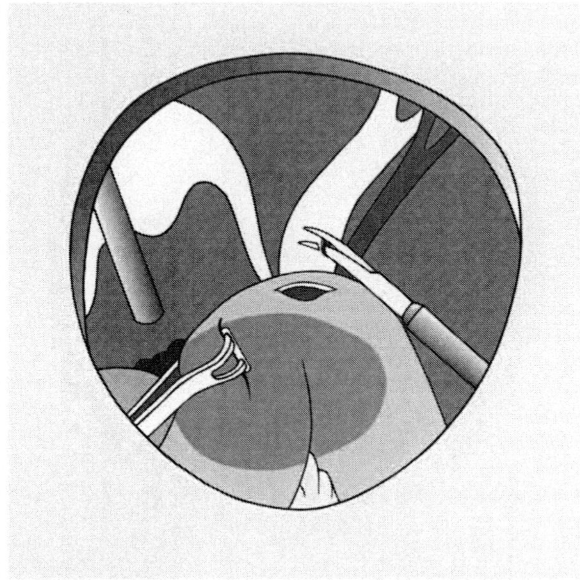

Abb. 9.27. Mit einem versenkbaren Messer oder einer gebogenen Mikroschere wird eine quer oder schräg verlaufende 1,5 cm lange Inzision in die vordere Wand des Gallengangs angelegt, und zwar auf halber Strecke zwischen Leberparenchym und Obergrenze der Tumormasse

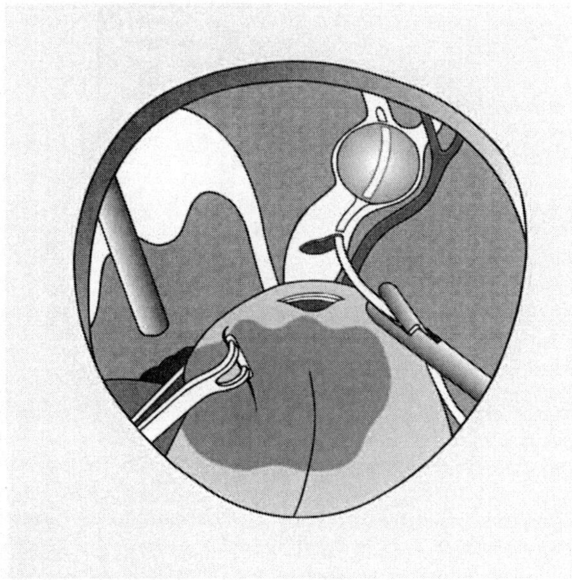

Abb. 9.28. Verschluß der proximalen Seite des Ductus hepaticus communis durch einen Ballonkatheter

Operationsschritte

Die ausgewählte Jejunumschlinge wird vom Assistenten mit einer Babcock-Klemme gehalten. Im antimesenterischen Bereich wird mit HF-Schneidestrom eine 1,5 cm lange Öffnung angelegt (Abb. 9.26). Blutungen aus den Schnittkanten der Enterotomie müssen unbedingt durch Elektrokoagulation gestillt werden, weil ein trockenes Operationsfeld eine sehr wichtige Voraussetzung für die Anlage der Anastomose ist. Da der Ductus hepaticus communis und der obere Abschnitt des Ductus choledochus deutlich vergrößert sind und sich deutlich hervorwölben, ist eine aufwendige Freipräparation in der Regel nicht erforderlich, es sei denn, eine atypisch verlaufende rechte A. hepatica kreuzt vor dem Gallengang. Haltenähte sind nicht erforderlich. Mit einem versenkbaren Messer oder einer gebogenen Mikroschere wird eine quer oder schräg verlaufende 1,5 cm lange Inzision in die vordere Wand des Gallengangs angelegt, und zwar auf halber Strecke zwischen Leberparenchym und Obergrenze der Tumormasse (Abb. 9.27). Anfangs wird die Sicht auf das Operationsfeld durch ausströmende Galle beeinträchtigt. Die Galle wird abgesaugt und eine Probe zur Anlage einer Kultur geschickt. Wenn der Gallenausfluß in profusen Mengen andauern sollte, wird durch die Choledochotomie ein Ballonkatheter (2-ml-Ballon) eingeführt und mit Luft gefüllt. Dieser Verschluß des proximalen Ductus hepaticus communis knapp unterhalb der Bifurkation (Abb. 9.28) bleibt dann bis kurz vor Beendigung der Choledochojejunostomie erhalten, erst dann wird die Luft aus dem Ballon abgelassen und der Katheter entfernt.

Für die Naht wird 4/0-Polysorb- oder beschichtetes Vicrylnahtmaterial verwendet, als Nahttechnik werden fortlaufende oder Einzelknopfnähte in Allschichtentechnik verwendet. Wir bevorzugen derzeit eine fortlaufende Naht für die hintere Naht und Einzelknopfnähte für die Vorderseite.

Fortlaufende Naht der hinteren Anastomose. Nach der Passage durch die rechte Ecke der Enterotomie (von innen nach außen) wird die Nadel umgedreht, um an der der entsprechenden Stelle (von außen nach innen) in das Gallengangslumen einzustechen (Abb. 9.29 a). Für die Approximierung der rechten Hinterwand (p3) der

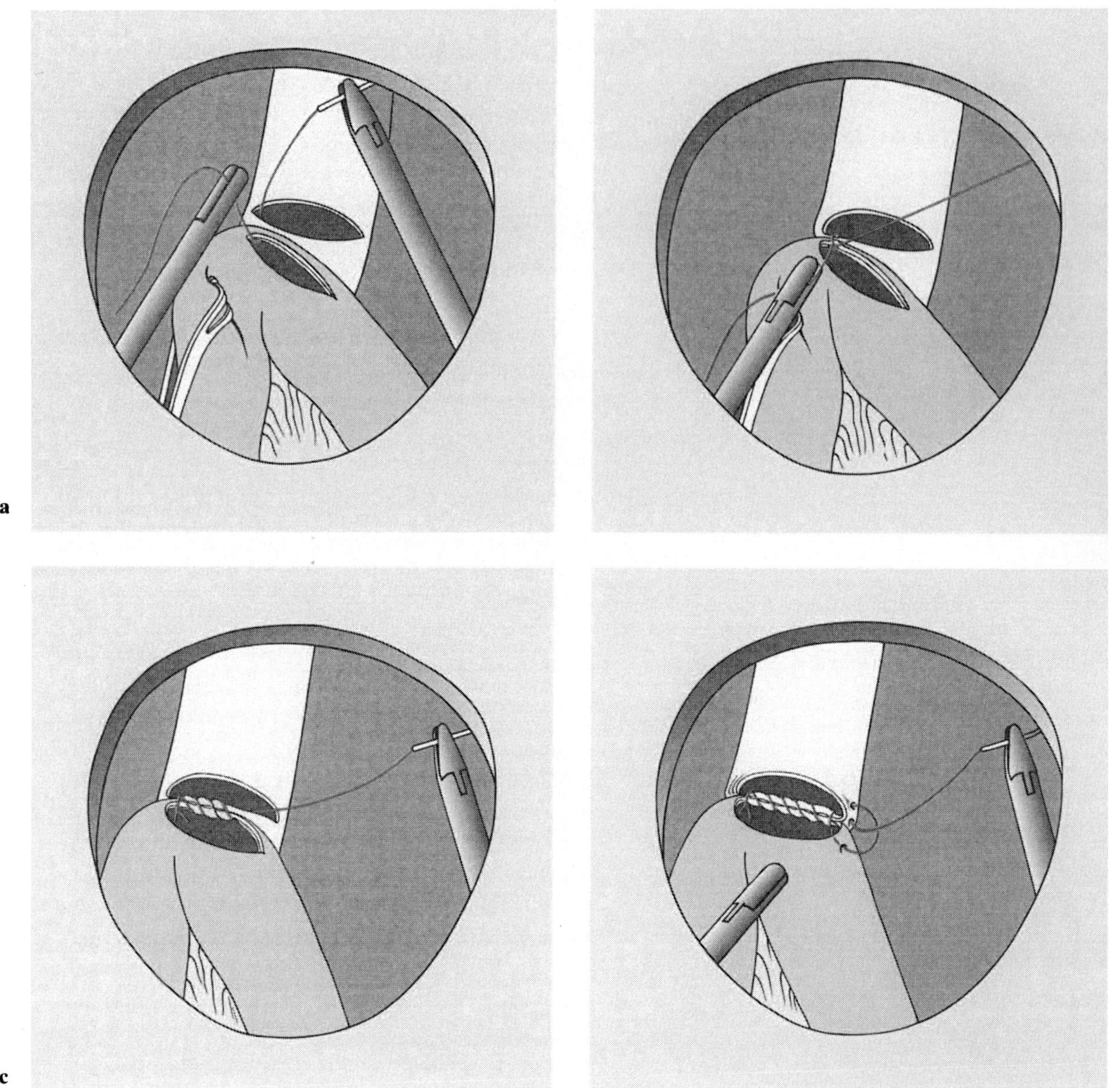

Anastomose wird ein intrakorporaler mikrochirurgischer Standardknoten gesetzt (Abb. 9.29 b); danach entfernt der Assistent die Darmfaßzange, mit der die Jejunumschlinge gehalten wurde. Alternativ kann als Anfangsknoten auch ein Dundee-Knoten verwendet werden (Abb. 9.29 c). Die Naht an der Hinterseite der Anastomose wird durch eine fortlaufende Naht, die alle Schichten erfaßt, bis zum linken Rand ausgeführt (Abb. 9.29 c); danach wird die Naht am Gallengang nach außen gestochen und nach einem letzten Stich am

Abb. 9.29 a–d. Naht der posterioren Anastomose. Einführen der Naht auf der rechten Seite der Anastomose (**a**), Approximierung der Anastomose beim Festziehen des mikrochirurgischen Knotens (**b**), fortlaufende Naht an der Hinterseite der Anastomose, die alle Schichten erfaßt (**c**), Nachaußenstechen und Verknoten der Naht (**d**)

äußeren linken Ende der Anastomose blockiert. Die Nadel wird abgeschnitten, ein langes Nahtende muß stehenbleiben.

Vordere Anastomose mit Einzelknopfnähten. Für den Verschluß des vorderen Abschnittes der Choledochojejunostomie werden mindestens 4 Einzelknopfnähte gesetzt. Die Nähte fassen ungefähr 4 mm des Gewebes und sollten gleichmäßig verteilt sein. Wenn die erste Naht verknotet ist, wird sie durch den Assistenten unter Spannung gehalten; dadurch wird die Anastomose automatisch gerade ausgerichtet und die Durchführung der folgenden Naht erleichtert (Abb. 9.30 a). Auf diese Weise wird weiterverfahren bis das linke Ende der Choledochojejunostomie erreicht ist (Abb. 9.30 b). Nachdem die letzte Einzelknopfnaht verknotet ist, wird eines der Nahtenden mit dem der hinteren Naht verknotet.

Nach Fertigstellung der Anastomose wird diese auf ihre Dichtigkeit hin überprüft, ausgetretene Gallenflüssigkeit wird abgesaugt und das Peritoneum wird mit warmer Hartmann-Lösung gespült. Ein subhepatischer Silikondrain wird eingelegt.

Gastrojejunostomie

Wenn ein doppelter Bypass erforderlich ist, wird zuerst die biliodigestive Anastomose (Cholezystojejunostomie oder Choledochojejunostomie) angelegt und danach die vordere Gastrojejunostomie. Auf diese Weise wird die Jejunumschlinge nach der ersten Anastomose automatisch zur vorderen Magenwand hin approximiert. Die gewählte Jejunumschlinge muß ausreichend lang sein, in der Regel ungefähr 50–60 cm vom Scheitelpunkt bis zum Treitz-Band. Die Technik der vorderen Gastroenterostomie ist in Kapitel 12 auf S. 253 beschrieben.

Postoperative Behandlung

Nach Abschluß der Operation entfernen wir die nasogastrische Sonde. Die postoperative Atonie dauert nur selten länger als 24 h. Der intravenöse

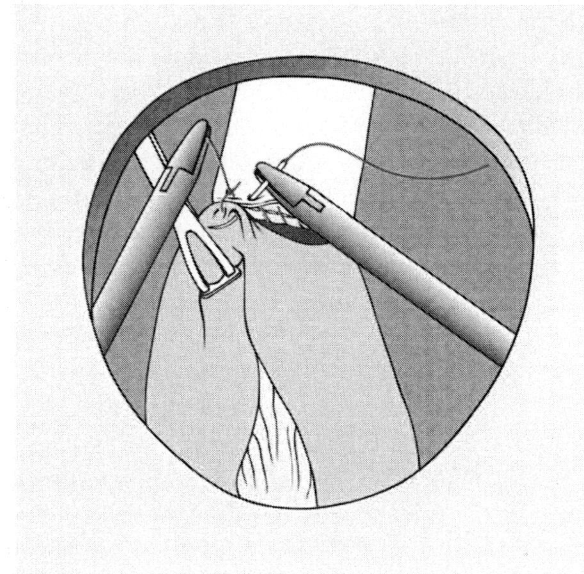

a

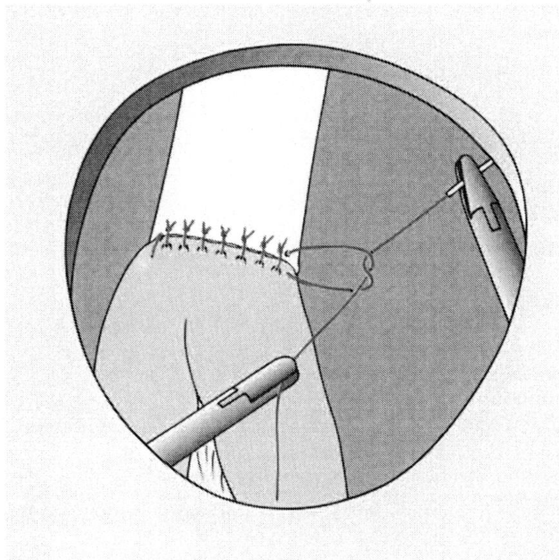

b

Abb. 9.30 a, b. Approximierung der vorderen Organwände für die Choledochojejunostomie durch Einzelknopfnähte. Die erste Naht wird verknotet und vom Assistenten unter Spannung gehalten (**a**), Fertigstellung der vorderen Nahtreihe aus Einzelknopfnähten (**b**)

Zugang für die Infusion von Kristalloiden bleibt liegen, bis der Patient ohne Probleme Flüssigkeiten oral zu sich zu nehmen, was normalerweise innerhalb von 36–72 h der Fall ist. Eine zweite Dosis Cephalosporin wird nach 12–24 h verabreicht. Wenn das Ergebnis der Gallenkultur positiv ausfällt, ist eine Antibiotikaprophylaxe über einen Zeitraum von 5–7 Tagen angezeigt. Dabei richtet sich die Wahl des Antibiotikums nach den Ergebnissen des Resistenztests. In der Regel treten nur geringe Schmerzen auf; wenn Schmerzmittel erforderlich sind, werden intramuskulär Opiate gegeben, meistens nur innerhalb der ersten 12 h. Die Funktion der biliodigestiven Anastomose wird durch mehrere Leberfunktionstests überprüft. Ein Szintigramm der Galle erfüllt diesen Zweck ebenfalls, es ist jedoch auf jeden Fall indiziert, wenn aus der Drainage Gallenflüßigkeit ausläuft. Wenn die Entwicklung zufriedenstellend verläuft, kann die Entlassung aus der Klinik in der Regel am 5. bis 7. Tag stattfinden.

Der postoperative Verlauf war bei 11 von 12 Patienten ohne Komplikationen. Bei unserem 3. Patienten blieb der Bilirubinspiegel nach anfänglichem Absinken erhöht. Sowohl ein perkutanes transhepatisches Cholangiogramm als auch ein Szintigramm der Galle ergaben, daß die Anastomose nicht durchgängig war. Die Reoperation ergab, daß die Anastomose zwar intakt, jedoch durch Zelldetritus und Blutgerinnsel verstopft war. Diese wurden über eine Inzision der Gallenblase abgesaugt, die Inzision wurde wieder verschlossen. Der Patient erholte sich sehr schnell, der Ikterus bildete sich nach diesem Eingriff vollständig zurück. Am Beispiel dieses Patienten wird klar, welche Bedeutung der gründlichen Spülung der Gallenblase und einer sorgfältigen Blutstillung bei der laparoskopischen Anlage einer biliodigestiven Anastomose zukommt.

Klinische Ergebnisse

Unsere Erfahrung mit der laparoskopischen Anlage einer biliodigestiven Anastomose beschränkt sich auf 18 Patienten, bei denen 19 Eingriffe durchgeführt wurden. Bei 16 Patienten wurde eine Cholezystojejunostomie durchgeführt, mit einer Aus-

nahme trat bis zum Tod (3–9 Monate) bei keinem ein Ikterus oder Hautjucken auf. 2 Patienten mußten nach 5 Monaten erneut die Klinik aufsuchen, weil ein Ikterusrezidiv auftrat. Die Laparoskopie ergab einen Verschluß der Anastomose durch Metastasen an Gallenblase und Dünndarm. Bei einem Patienten haben wir versucht, laparoskopisch eine proximale Hepatikojejunostomie durchzuführen, mußten aber abbrechen, weil es zu einer Blutung aus Varizen bei portaler Hypertension infolge eines Verschlusses der Pfortader durch den Tumor kam.

Dies zeigte sich bei der anschließenden offenen Operation. Bei 2 Patienten wurde eine laparoskopische Choledochojejunostomie als palliativer Ersteingriff durchgeführt, weil der Tumor zu nahe an den Ductus cysticus heranreichte. Bei 5 Patienten wurde eine Strahlentherapie durchgeführt, und bei 6 Patienten war eine perkutane Blockade des Plexus coeliacus mit Phenol zur Schmerzausschaltung erforderlich. Eine Gastrojejunostomie war bei 5 Patienten notwendig. In jüngster Zeit haben wir Patienten mit nicht auf medikamentöse Therapie ansprechenden Schmerzen durch eine bilaterale thorakoskopische Splanchnikektomie behandelt [15].

Literatur

1. Connolly MM, Dawson PJ, Michelassi F, Moossa AR, Lowenstein F (1987) Survival in 1001 patients with cancer of the pancreas. Ann Surg 206:366–373
2. Manabe T, Ohshio G, Baba N, Miyashita T et al (1989) Radical pancreatectomy for ductal carcinoma of the head of the pancreas. Cancer 64:1132–1137
3. Andersen JR, Scorensen SM, Kruse A, Rokkjaer M, Matzen P (1989) Randomized trial of endoscopic endoprostheses versus operative bypass in malignant obstructive jaundice. Gut 30:1132–1135
4. Neuhaus H, Hagenmuller F, Classen M (1989) Self expanding biliary stents: preliminary clinical experience. Endoscopy 21:225–228
5. Gillams A, Dick R, Dooley JS, Wallsten H, El-Din A (1990) Self-expandable stainless steel braided endoprosthesis for biliary strictures. Radiology 174:137–140
6. Leung JWC, Banez VP (1990) Clogging of biliary stents: mechanism and possible solution. Dig Endosc 2:97–105
7. Coene PPLO, Groen AK, Cheng J, Out MMJ, Tytgat GNJ, Huibregste K (1990) Clogging of biliary endoprosthesis: a new perspective. Gut 31:913–917

8. Hatfield ARW (1990) Palliation of malignant obstructive jaundice: surgery or stent? Gut 31:1339–1340

9. Proctor H, Mauro M (1990) Biliary diversion for pancreatic cancer: matching the methods and the patient. Am J Surg 159:67–71

10. Nathanson LK, Shimi S, Cuschieri A (1992) Sutured laparoscopic cholecystojejunostomy evolved in an animal model. J R Coll Surg Edinb 37:215–220

11. Shimi S, Banting S, Cuschieri A (1992) Laparoscopy in the management of pancreatic cancer: endoscopic cholecystojejunostomy for advanced disease. Br J Surg 79:317–319

12. Cuschieri A (1993) Cholécysto-entérostomie per coelioscopique: une alternative au drainage biliare endoscopique. Acta Endosc 23:135–141

13. Hawsali A (1992) Laparoscopic cholecysto-jejunostomy for obstructing pancreatic cancer: technique and report of two cases

14. Banting S, Shimi S, Van der Velpen G, Cuschieri A (1993) Abdominal wall lift: low pressure pneumoperitoneum for laparoscopic surgery. Surg Endosc 7:57–59

15. Cuschieri A, Shimi SM, Crosthwaite G, Joypaul V (1994) Bilateral endoscopic splanchnicectomy through a posterior thoracoscopic approach. J R Coll Surg Edinb 39:44–47

10 Laparoskopische Behandlung von Gallengangsteinen

A. Cuschieri

Einleitung

Gallengangsteine können zwar unterschiedlich lange asymptomatisch bleiben oder sich nur als vage Dyspepsie bemerkbar machen, die betroffenen Patienten sind jedoch der Gefahr ernsthafter Komplikationen ausgesetzt, die eine signifikante Morbidität und auch eine nicht zu unterschätzende Mortalität zur Folge haben können. Die meisten Gallengangsteine sind in der Gallenblase entstanden (Cholesterin- oder schwarze Pigmentsteine) und über den Ductus cysticus in den Ductus choledochus gelangt, manche bilden sich aber auch primär im Gallengang. Primäre Gallengangsteine, auch braune Pigmentsteine genannt, haben eine weiche Konsistenz und sind auf eine Cholangitis bei Gallengangverschluß zurückzuführen [1].

Aus chirurgischer Sicht treten Gallengangsteine als 4 verschiedene klinische Krankheitsbilder in Erscheinung:

1. Komplikationen wie obstruktiver Ikterus, Cholangitis und akute Pankreatitis;
2. subklinisches Stadium mit Hinweisen auf eine Obstruktion wie geringfügige Erhöhung einiger Parameter beim Leberfunktionstest, insbesondere erhöhte Werte der alkalischen Phosphatase und Transaminasen oder Darstellung einer Dilatation des Gallengangs auf dem Ultraschallbild;
3. Zufallsdiagnose wie die Feststellung von Gallengangsteinen bei einer intraoperativen Cholangiographie (IOC) im Rahmen einer Cholezystektomie bei Patienten mit präoperativ normalen Werten bei den Leberfunktionstests und ohne Befund bei der Ultrasonographie;
4. Symptomatische Steine nach einer früher durchgeführten Cholezystektomie.

Die bei Patienten der letzten Gruppe gefundenen Steine waren oft zum Zeitpunkt der Cholezystektomie bereits vorhanden, blieben jedoch unentdeckt, teilweise können sie aber auch erst nach der Operation entstanden sein (Rezidiv). Das läßt sich bei manchen Patienten nur schwer bestimmen. Um diese beiden Gruppen unterscheiden zu können, wurde von Schein vorgeschlagen, einen Zeitraum von 2 Jahren nach einer Cholezystektomie als Unterscheidungskriterium festzulegen [2], einen wissenschaftlichen Nachweis für diese Theorie gibt es jedoch nicht.

Die Gruppe der Patienten, bei denen ein Gallengangstein zufällig entdeckt wird, umfaßt 2–8% der Fälle, ist aber insofern von Bedeutung, als diese Steine in jedem Fall durch eine intraoperative Cholangiographie diagnostiziert und anschließend entfernt werden können. Dies ist in der Tat ein wichtiges Argument für die routinemäßige Durchführung einer IOC bei der Cholezystektomie, zumal nachgewiesen ist, daß sich Gallengangsteine durch präoperative Untersuchungen (Leberfunktionstests und Ultrasonographie) nicht zuverlässig ausschließen lassen. Nach der Einführung der laparoskopischen Cholezystektomie wurde zunächst wieder die präoperative Cholangiographie mit intravenöser Infusion zur Erkennung von Gallengangsteinen und Anomalien des Gallengangs routinemäßig durchgeführt [3]. Die Erfahrung hat jedoch inzwischen gezeigt, daß diese Methode nicht ausreichend zuverlässig ist [4]. Eine zuverlässige präoperative Diagnose von Gallengangsteinen ist nur mit der endoskopischen retrograden Cholangiopankreatikographie (ERCP) möglich, die allerdings indiziert ist bei Patienten mit abnormen Ergebnissen der Leberfunktionstests und der Ultraschalluntersuchung sowie bei Patienten, in deren Anamnese sich eine akute Pankreatitis findet. Die routinemäßige Durchführung einer

ERCP bei allen Patienten, die sich einer Cholezystektomie unterziehen, ist allerdings wegen der unvermeidbaren erhöhten Morbidität [5] und dem relativ seltenen Vorkommen der Steine [6] nicht zu vertreten. Die Optionen für die Behandlung von Gallengangsteinen bei Patienten mit symptomatischen Gallensteinen sehen wie folgt aus:

1. endoskopische Sphinkterotomie und Extraktion der Steine mit anschließender laparoskopischer Cholezystektomie,
2. offene Cholezystektomie und Gallengangrevision,
3. laparoskopische Cholezystektomie und Gallengangrevision.

Nach Ansicht des Autors setzt die Festlegung der im Einzelfall richtigen Behandlung die Abwägung der folgenden 5 Faktoren voraus: Zugehörigkeit zur klinischen Subgruppe (s. oben), Allgemeinzustand des Patienten, Durchmesser des Ductus choledochus, Anzahl und Größe der Steine, Spezialisierung der Klinik auf dem Gebiet der endoskopischen Chirurgie und individuelle Erfahrung des Operateurs in der laparoskopischen Gallenchirurgie.

Bei Patienten mit Gallengangsteinen nach einer Cholezystektomie wird in der Regel vorzugsweise eine endoskopische Sphinkterotomie durchgeführt, allerdings ist bei Patienten mit liegendem T-Drain auch die perkutane Extraktion über die Sonde eine gute und sichere Alternative.

Indikationenen und Kontraindikationen für die laparoskopische Entfernung von Gallengangsteinen

Präoperativ diagnostizierte Gallengangsteine

Eine schwere, komplizierte Steinkrankheit und schlechter Allgemeinzustand des Patienten stellen eine Kontraindikation für die laparoskopische Entfernung von Gallengangsteinen dar. Bei Patienten mit ausgeprägtem Ikterus und eingeschränkter Nierenfunktion oder Cholangitis oder schwerer Pankreatitis wegen Impaktierung der Vater-Ampulle und Risikopatienten (Herz-Lungen-Erkrankung) empfiehlt sich deshalb zunächst

die Durchführung einer endoskopischen Sphinkterotomie und Extraktion der Steine. Die laparoskopische Cholezystektomie (LC) sollte auf einen späteren Zeitpunkt verlegt werden, wenn sich der Zustand des Patienten gebessert hat. Eine weitere wichtige Kontraindikation für die elektive Steinextraktion sind ein stark erweiterter Ductus choledochus (> 2 cm) und multiple Gallengangsteine. Bei diesen Patienten sollte folgende Behandlung zur Besserung der Drainage durchgeführt werden: Choledochoduodenostomie, vorzugsweise in der in [7] beschriebenen Technik oder eine ausreichend große endoskopische Sphinkterotomie im Anschluß an eine Ausräumung des Ductus choledochus und Cholezystektomie.

Andererseits kann bei Patienten mit geringem Operationsrisiko im Rahmen einer LC eine laparoskopische Steinextraktion durchgeführt werden, auch bei bestehendem Ikterus, vorausgesetzt natürlich, daß der Operateur über die notwendige Fachkenntnis verfügt. Eine weitere Indikation zur laparoskopischen Behandlung besteht in Fällen, in denen der Versuch einer endoskopischen Steinentfernung, in der Regel aufgrund eines Verschlusses durch große Steine oder wegen eines Divertikels am Duodenum, erfolglos verlief. Ein wichtiger Punkt für die Praxis ist hier, daß das Cholangiogramm im Verlauf der LC wiederholt werden sollte, da es durchaus vorkommt, daß große Steine, die endoskopisch nach der Sphinkterotomie nicht zu extrahieren waren, in dem kurzen Zeitraum bis zur Operation in das Duodenum abwandern.

Intraoperativ vorgefundene Gallengangsteine

Für den erfahrenen Operateur besteht die beste Therapie in der laparoskopischen Steinextraktion entweder über den Ductus cysticus oder durch eine kleine supraduodenale Choledocholithotomie. Bei kleinen Steinen beträgt die Erfolgsrate bei der Extraktion über den Ductus cysticus inzwischen annähernd 80 % [8–11]. Durch diesen Eingriff verlängert sich zwar die Operationsdauer um eine Stunde, demgegenüber stehen aber die Vorteile, daß die Behandlung durch einen einzigen Eingriff abgeschlossen werden kann und daß die Morbidität zu vernachlässigen ist. Die laparoskopische Behandlung in einer Sitzung ist darüber hinaus auch noch kosteneffektiver als die postoperative endoskopische Steinextraktion und macht die Sphinkterotomie überflüssig; speziell für junge und mittlere Altersgruppen ein wichtiger Gesichtspunkt.

Die laparoskopische Extraktion von zufällig bei der Cholezystektomie vorgefundenen Gallengangsteinen ist bei Patienten mit engem Ductus choledochus nicht zu empfehlen. Das Komplikationsrisiko, insbesondere die Gefahr einer Verletzung oder der Striktur des Gallenganges infolge einer Gallengangrevision, ist bei diesen Patienten bei jeder Art der Exploration des Gallengangs (sowohl laparoskopisch als auch offen) beträchtlich, deshalb sollte in diesen Fällen besser eine postoperative endoskopische Extraktion erfolgen oder auch nur abgewartet und regelmäßig nachuntersucht werden. Da es sich hier um kleine Steine handelt, die nicht zum Verschluß führen, besteht durchaus die Aussicht auf einen spontanen Abgang. In Fällen, in denen die Gallengangsteine nicht gleichzeitig mit der LC behandelt werden, ist zu empfehlen, über den Ductus cysticus eine kleine Sonde in den Gallengang einzulegen. Diese bietet zum einen eine hervorragende Zugangsmöglichkeit für die postoperative Cholangiographie, andererseits kann über diese Sonde ein Führungsdraht durch den Gallengang in das Duodenum eingeführt werden, um die postoperative endoskopische Sphinkterotomie zu erleichtern.

Präoperative Diagnostik und Operationsvorbereitung

Die präoperative Diagnostik schließt in der Regel eine Ultraschalluntersuchung und Leberfunktionstests (Bilirubin, Transaminasen, alkalische Phosphate) ein. In manchen Kliniken wird routinemäßig bei allen Patienten zusätzlich eine intravenöse Cholangiographie mit Tomographie durchgeführt. Diese Praxis ist jedoch nicht sehr weit verbreitet, weil einerseits die Zuverlässigkeit der Diagnose bezweifelt wird, und die Methode zudem mit dem Risiko einer allergischen Reaktion verbunden ist. Grundsätzlich ist ein Verdacht auf Gallengangsteine immer angezeigt bei Patienten, in deren Anamnese ein Ikterus oder eine akute

Pankreatitis aufgetreten sind, wenn die Leberfunktionstests abnorme Werte aufweisen oder sich aus der Ultraschalluntersuchung entsprechende Hinweise ergeben. Nach Ansicht des Autors sollte bei diesen Patienten eine ERCP durchgeführt werden. Andere vertreten die Meinung, daß diese Untersuchung nicht erforderlich ist, wenn eine laparoskopische Steinausräumung im Rahmen einer LC geplant ist, weil in diesen Fällen die intraoperative Cholangiographie Aufschluß ergibt. Die ERCP sollte nach Meinung dieser Chirurgen nur dann durchgeführt werden, wenn präoperativ eine endoskopische Sphinkterotomie zur Steinextraktion beabsichtigt ist. Dieses Vorgehen erscheint durchaus plausibel und auch kostengünstig, dennoch wird dabei ein zwar kleines aber signifikantes Patientenkollektiv übersehen, bei dem nicht Gallengangsteine, sondern eine organische Erkrankung des Gallengangs (z. B. ein Karzinom) oder aber beides in Frage kommt.

Bei Patienten mit Ikterus sind besondere prophylaktische Maßnahmen erforderlich. Antibiotika werden routinemäßig bei Einleitung der Narkose gegeben. Da es sich dabei meist um ältere Patienten handelt, ist eine Gerinnungsprophylaxe mit Heparin zur Vermeidung einer tiefen Venenthrombose angezeigt. Darüber hinaus tragen alle unsere Patienten angepaßte elastische Stützstrümpfe zur Vermeidung einer Thrombose.

Anästhesie

Die laparoskopische Steinentfernung wird im Rahmen der Cholezystektomie unter endotrachealer Allgemeinnarkose durchgeführt. Eine Salem-Sonde (14 Charr) wird mit der Spitze in das distale Antrum und obere Duodenum plaziert, um sicherzustellen, daß der Bulbus duodeni vollständig kollabiert bleibt. Dies ist eine wichtige Voraussetzung für die laparoskopische Darstellung des Ductus choledochus. Vor Anlage des Pneumoperitoneums wird ein Blasenkatheter gelegt. Bei Ikteruspatienten bleibt der Katheter zur stündlichen Messung der ausgeschiedenen Urinmenge nach der Operation liegen. Andernfalls wird er nach der Operation entfernt.

Lagerung des Patienten und Hautvorbereitung

Der Patient wird so wie für die LC gelagert: Rückenlage mit leichter Erhöhung des Kopfes. Die Haut des Abdomens wird vom unteren Brustkorb bis zur suprapubischen Region mit Seife gewaschen und mit einem Antiseptikum desinfiziert. Die Abdeckung erfolgt ebenfalls wie für die LC (Band 1, Kapitel 16).

Stellung des Operationsteams und Anordnung der Hilfsinstrumente

Der Operateur steht auf der linken Seite des Operationstisches. Wenn kein Kamerahalter benutzt wird, wird die Kamera ebenfalls von der linken Seite aus bedient, der erste Assistent und die Operationsschwester stehen auf der gegenüberliegenden Seite des Operationstisches. Für den Eingriff werden 2 Monitore gebraucht, zusätzlich ist eine „Bild-im-Bild-Darstellung" von Vorteil. Lichtquelle, Kameraeinheit, Insufflator, HF-Generator und Saug-/Spülvorrichtung sind in einem Gerätewagen untergebracht, der hinter der Operationsschwester auf der rechten Seite abgestellt ist. Ein weiterer steriler Container enthält ein oder mehrere flexible Endoskope, Führungsdrähte, eine Auswahl von Dormia-Körbchen, Ballonextraktionskatheter, Angioplastiedilatationskatheter, T-Drain und eine Ernährungssonde für Kinder oder einen Gallengangdrainageschlauch, der über den Ductus cysticus eingeführt wird (nach Cuschieri).

Spezielle Instrumente und Einmalartikel

Neben der Standardausrüstung werden folgende Instrumente gebraucht:

- Fahrbares C-Bogen-Gerät für die Cholangiographie
- Faßzange für die Cholangiographie
- Ein Paar 5-mm-Nadelhalter
- Neigbarer Endoretraktor
- Flexibles Ureteroskop (visuell geführt, für die Extraktion über den Ductus cysticus)
- Flexibles Choledochoskop (für die Exploration des Ductus choledochus)
- Dormia-Körbchen (3–5 Charr)

Für die laparoskopische Entfernung von Gallengangsteinen sollte unabhängig von der angewendeten Methode, immer eine 30°-Vorausblickoptik verwendet werden.

Folgende Einmalartikel werden benötigt: atraumatisches resorbierbares 4/0-Nahtmaterial mit Endo-Skinadeln (Polysorb, beschichtetes Vicryl), Ballondilatatoren, Ballonextraktionskatheter (wie für die Embolektomie verwendet), Führungsdrähte, 14-Charr-T-Drain (für die Exploration des Ductus choledochus), 7–8-Charr-Kinderernährungssonde oder spezieller Gallengangdrainageschlauch, der über den Ductus cysticus eingelegt wird, und Catgut (1,5 m lang), montiert auf Knotenschieber.

Operationsschritte bei der Steinentfernung über den Ductus cysticus

In der überwiegenden Mehrzahl der Fälle handelt es sich um kleine, im distalen Bereich des Ductus choledochus liegende Steine, die über den Ductus cysticus entfernt werden können. Bei proximal gelegenen Steinen oder multiplen großen okklusiven Steinen ist diese Methode nicht geeignet, in diesen Fällen ist die laparoskopische supraduodenale Gallengangexploration indiziert. Die Entfernung über den Ductus cysticus kann unter radiologischer Kontrolle oder unter direkter Sicht durchgeführt werden. *Unabhängig von der angewendeten Technik muß die Steinentfernung immer vor der Durchtrennung des Ductus cysticus und vor Beginn der Freipräparierung der Gallenblase aus dem Leberbett erfolgen.*

Plazierung der Einstiche

In der Regel werden nur die für die LC erforderlichen Trokarhülsen zur Extraktion über den Ductus cysticus benötigt. Nur in Fällen, in denen der Lobus quadratus schlapp nach unten fällt, wird

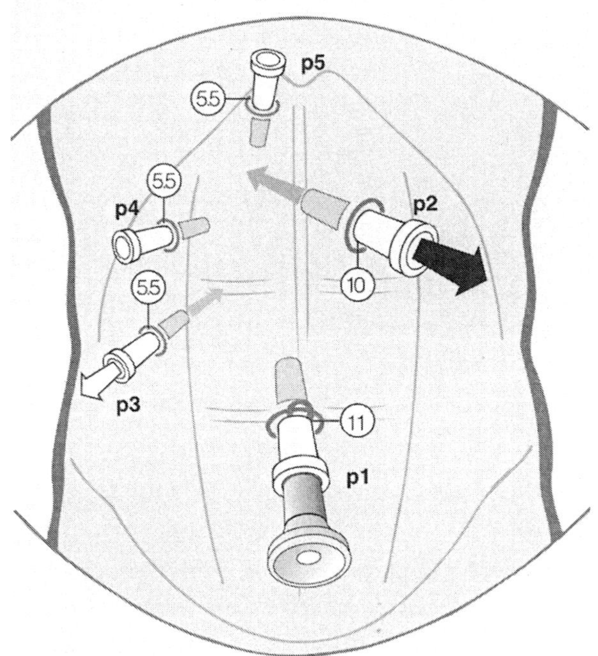

Abb. 10.1. Trokareinstichstellen für die laparoskopische Entfernung von Gallengangsteinen. Ein zusätzlicher 5,5-mm-Port (*p5*) rechts unterhalb des Xiphoids wird u. U. für die Retraktion gebraucht, wenn der Lobus quadratus schlaff nach unten fällt

eine weitere 5,5-mm-Trokarhülse für die Retraktion rechts unterhalb des Xiphoids plaziert (Abb. 10.1, p5). Dieser zusätzliche Zugang ist auch sehr hilfreich für die Einführung des flexiblen Choledochoskops bei der direkten Exploration des Ductus choledochus (s. unten).

Technik unter radiologischer Kontrolle

Diese Methode wurde von Hunter [11] beschrieben. Sie ist schneller durchführbar als die endoskopische Technik und macht die Dilatation des Ductus cysticus überflüssig. Die Möglichkeit, mehrere Steine gleichzeitig mit einem einzigen Einsatz des Körbchens zu entfernen, stellt einen weiteren Vorteil dar. Der Nachteil besteht in der Strahlenbelastung. Die Technik ist nur durchführbar, wenn ein modernes Echtzeitcholangiographiegerät zur Verfügung steht. Wir haben sehr gute Erfahrungen mit dem „Road-mapping-Modus" des C-Bogen-Gerätes von OEC Diasonics (Utah, USA) gemacht, das ein bemerkenswert klares

Reliefbild des Körbchens vor dem Hintergrund liefert und durch die Steine verursachte Füllungsdefekte exakt darstellt. Die Untersuchung wird bei Kopftiefeinstellung des Operationstisches vorgenommen.

Cholangiographie am Beginn des Eingriffs. Mit der gebogenen Mikroschere wird an der Vorderwand des freipräparierten Ductus cysticus eine Inzision angelegt. Der Cholangiographiekatheter (vorzugsweise 5-Charr-Cook-Ureterkatheter) wird im Innern der Faßzange für die Cholangiographie ungefähr 1 cm weit in den Ductus cysticus eingeführt, dann werden die Maulteile der Faßzange geschlossen, welche die Gefäßwände um den Cholangiographiekatheter fassen (Abb. 10.2). Das System wird über einen Dreiwegehahn an eine mit physiologischer Kochsalzlösung und Kontrastmittel (Natriumamidotrizoat) gefüllte Spritze angeschlossen. Wenn die Katheterspitze bei der Passage auf Widerstand stößt, kann sie in eine Falte der Mukosa (z. B. Heister-Falte) geraten sein, aber auch ein kleiner Stein im Ductus cysticus kann die Passage verhindern. Als erste Maßnahme sollte dann vorsichtig physiologische Kochsalzlösung injiziert werden. Wenn dies nicht hilft, muß ein Stein im Ductus cysticus vermutet werden. In

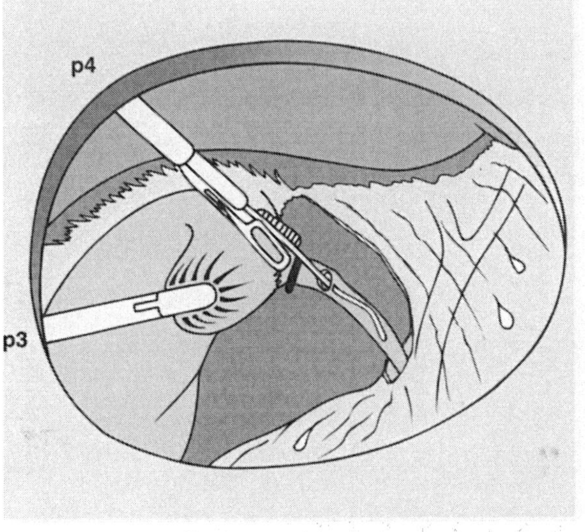

Abb. 10.2. Einführen des Cholangiographiekatheters in den Ductus cysticus im Innern der Faßzange für die Cholangiographie. Die Maulteile der Faßzange, die die Wände des Zystikus um den Katheter herum fassen, werden geschlossen

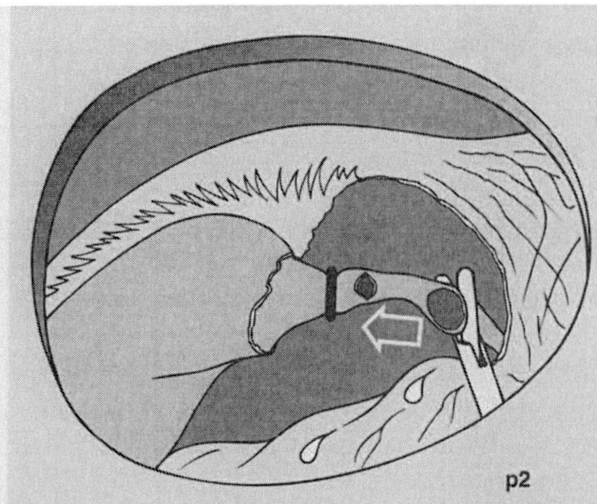

Abb. 10.3. Massieren des Gallengangs zur Verschiebung von Steinen mit den Maulteilen einer atraumatischen Zange in mediolateraler Richtung

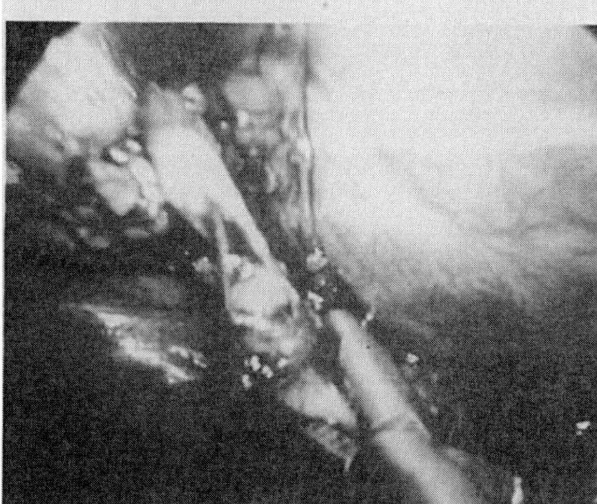

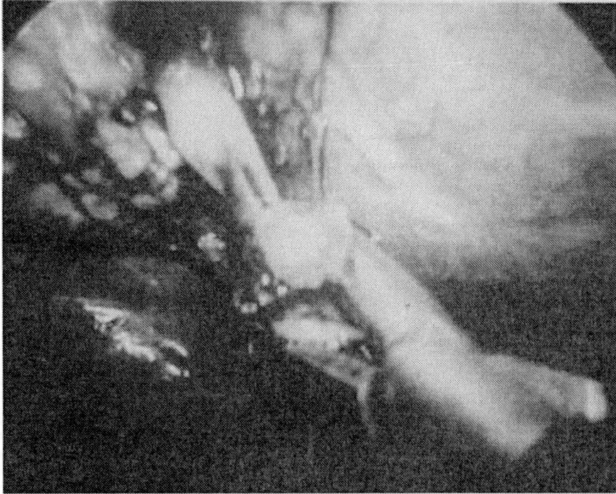

Abb. 10.4 a, b. Durch Massieren des Gallengangs verschobene Steine im Ductus cysticus (s. Abb. 10.3)

diesem Fall kann durch sanfte Massage des Ductus cysticus mit den Maulteilen einer atraumatischen Zange in mediolateraler Richtung (Abb. 10.3) der Stein zur Inzisionsstelle des Ductus cysticus bewegt (Abb. 10.4) und von dort entfernt werden, um dann den Cholangiographiekatheter einzuführen. Wenn mehrere kleine Steine im distalen Abschnitt vorliegen, kann durch Spülung mit warmer Kochsalzlösung und i.v.-Gabe eines Spasmolytikums (Glukagon oder Sekretin) ein Abgang der Steine in das Duodenum erreicht werden. Gelingt dies nicht, so wird eine Extraktion durch den Ductus cysticus durchgeführt.

Einführen des Dormia-Körbchens und Einfangen der Steine. Der Cholangiographiekatheter wird durch ein Dormia- oder Segura-Körbchen (4 Charr, möglichst mit filiformer Spitze) ersetzt. Unter Bildschirmkontrolle (vorzugsweise im „Road-mapping-Modus") wird das Körbchen über den Ductus cysticus und den distalen Ductus choledochus vorgeführt, so daß die weiche Spitze im Duodenum zu liegen kommt.

Herausziehen des Körbchens und Extraktion der Steine. Wenn die obenbeschriebene Position erreicht ist, wird das Drahtkörbchen knapp oberhalb des unteren Choledochussphinkters geöffnet (Abb. 10.5) und durch den distalen Ductus choledochus in den Ductus cysticus zurückgezogen. Das Körbchen wird geschlossen, wenn die Steine eingefangen sind. Dabei muß sehr vorsichtig vorgegangen werden: Ziel ist, das Körbchen so weit zu schließen, daß die Steine eingefangen sind, ohne sie dabei zu zerdrücken. Wenn die Steine allerdings größer sind als das Lumen des Ductus cysticus, dann muß das Körbchen weiter geschlossen werden, um die Steine zu zerkleinern. Der gesamte Vorgang wird so oft wiederholt, bis alle erkennbaren Steinfragmente aus dem Gang entfernt sind.

Alternativ können die eingefangenen Steine auch in das Duodenum gebracht werden, um sie dort, unzerkleinert oder zerkleinert, aus dem Körbchen zu entfernen (Abb. 10.6). Dies ist eine schnelle und effektive Methode, die Passage darf aber wegen des erhöhten Risikos einer postoperativen Pankreatitis höchstens einmal wiederholt werden. Eine weitere mögliche Komplikation bei diesem Vorgehen ist, daß sich das Körbchen im

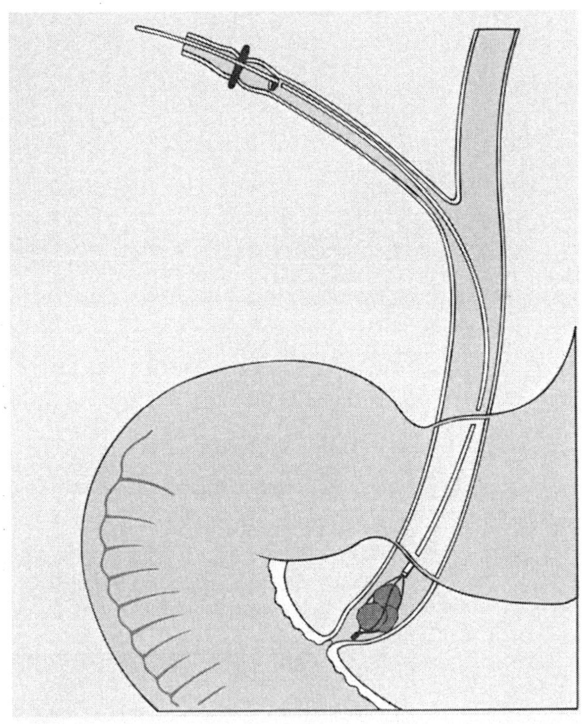

a

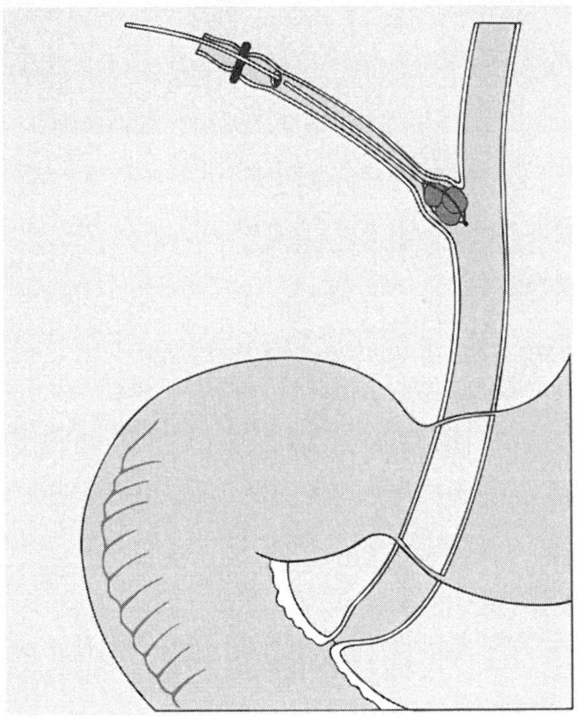

b

Abb. 10.5. a Drahtkörbchen knapp oberhalb des Oddi-Sphinkter beim Einfangen von Steinen. b Hochziehen des Körbchens durch den distalen Gallengang in den Ductus cysticus, wo es um die eingefangenen Steine herum geschlossen wird

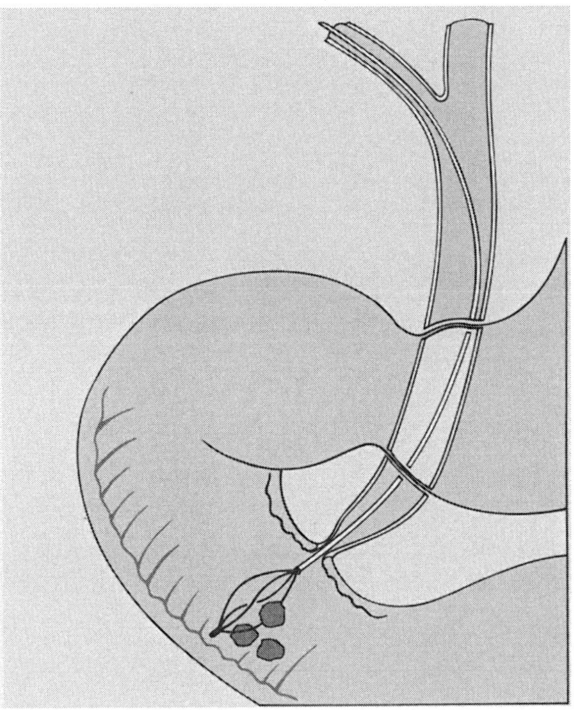

Abb. 10.6. Alternative Technik der Steinentfernung über den Zystikus. Die im Körbchen eingefangenen Steine werden in das Duodenum befördert, wo sie entweder ganz oder zertrümmert aus dem Körbchen freigegeben werden

Sphinkter verklemmt. Wegen dieser Risiken wird diese Technik seltener angewendet als die Extraktion über den Ductus cysticus.

Spülung und Abschluß der Cholangiographie. Das Dormia-Körbchen wird entfernt und durch den Cholangiographiekatheter ersetzt. Das Gallengangsystem wird vorsichtig gespült und mit Kochsalzlösung gefüllt. Dadurch werden Gewebereste vollständig herausgewaschen und Luftblasen entfernt. Die Injektion unter hohem Druck ist wegen der Gefahr von cholangiovenösem Reflux zu vermeiden. Anschließend wird die Cholangiographie wiederholt, und wenn sie bestätigt, daß der Gang frei ist, kann der Cholangiographiekatheter entfernt und der Ductus cysticus entweder durch Catgutligaturen vor der Durchtrennung versorgt oder durchtrennt und mit einer vorgeknoteten Catgut-Endoligatur gesichert werden.

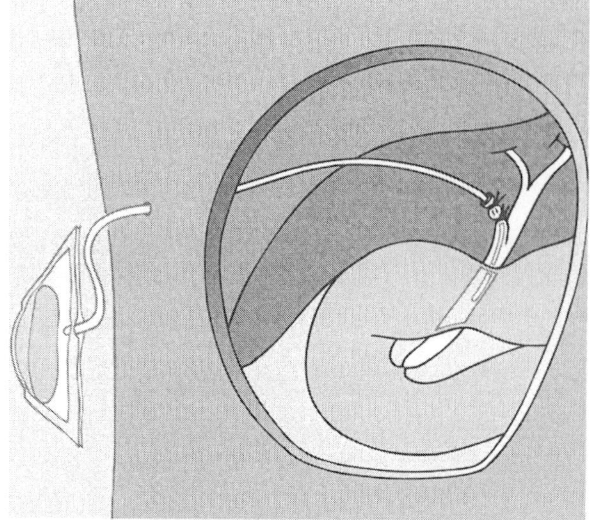

10.7

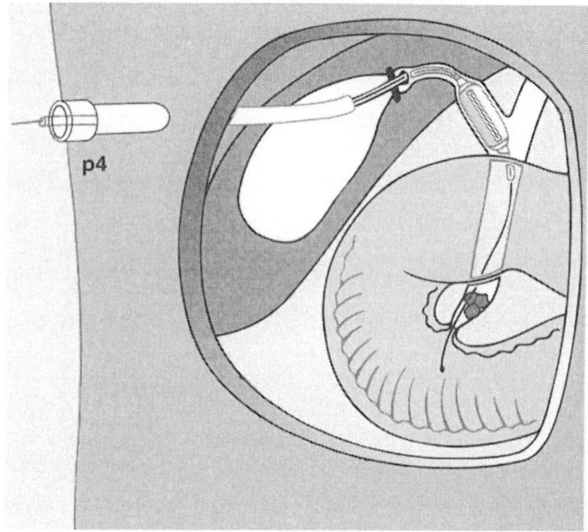

10.8

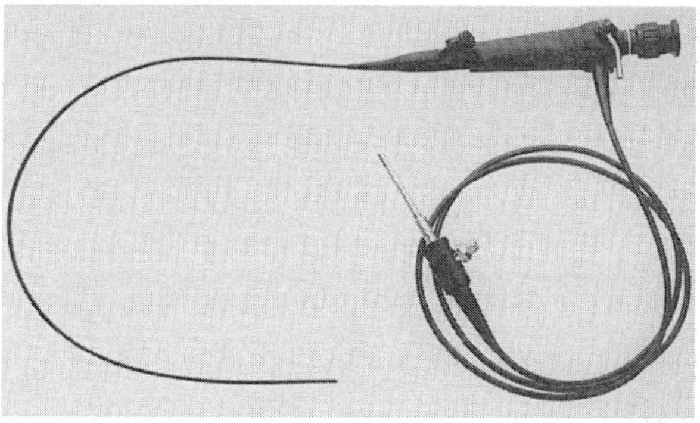

Abb. 10.7. Drainage über einen Katheter über den Ductus cysticus. Der Katheter wird durch 2 Catgutligaturen am Zystikusstumpf befestigt. Diese Methode ermöglicht die Cholangiographie und erleichtert eine postoperative endoskopische Sphinkterotomie zur Entfernung verbliebener Steine

Abb. 10.8. Ballondilatation des Ductus cysticus. Zuvor wird ein flexibles Ureteroskop mit angekoppelter CCD-Kamera eingeführt, um Gallengangsteine unter Sicht über den Zystikus zu entfernen

Abb. 10.9. Flexibles Ureteroskop zur Entfernung von Gallengangsteinen über den Zystikus

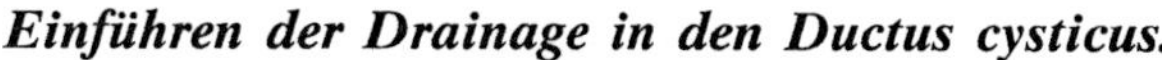

10.9

Einführen der Drainage in den Ductus cysticus. Wenn die abschließende Cholangiographie keine eindeutige Steinfreiheit aufweist (in der Regel befinden sich dann noch Steinreste im distalen Choledochus), besteht das sicherste weitere Vorgehen darin, eine Kinderernährungssonde (7–8 Charr) über den Ductus cysticus in den Ductus choledochus einzuführen. Seit kurzem ist auch ein speziell für diesen Zweck entwickelter Drainageschlauch für den Ductus cysticus erhältlich. Der Katheter wird durch 2 Catgutligaturen am Ductus cysticus befestigt (Abb. 10.7) und erlaubt die Durchführung einer postoperativen Cholangiographie. Das weitere Vorgehen richtet sich nach den Ergebnissen dieser Untersuchung, in den meisten Fällen zeigt sich Steinfreiheit.

Technik unter visueller Kontrolle

Als Wegbereiter für diese Technik sind Dubois in Frankreich, Pillips et al. in Los Angeles und Petelin [8–10] zu nennen. Die Methode besteht darin, daß zunächst der Ductus cysticus aufgedehnt wird, um mit Hilfe eines flexiblen Ureteroskops und daran angeschlossener CCD-Kamera (Abb. 10.8) Gallengangsteine unter visueller Kontrolle über den Ductus cysticus zu extrahieren. Das Ureteroskop (Abb. 10.9) hat eine Funktionslänge von 30 cm, der Außendurchmesser beträgt 3,4–3,6 mm, der Instrumentierkanal hat 1,2 mm Durchmesser. Es sind zwar noch dünnere Endoskope erhältlich und sie können auch verwendet werden, der Durchmesser des Instrumentierkanals darf jedoch 1 mm nicht unterschreiten, weil sonst nach Einführung des Körbchens eine Spülung nicht mehr möglich ist. Als weitere Ausrüstungsgegenstände werden Angioplastieballonkatheter und Führungsdrähte

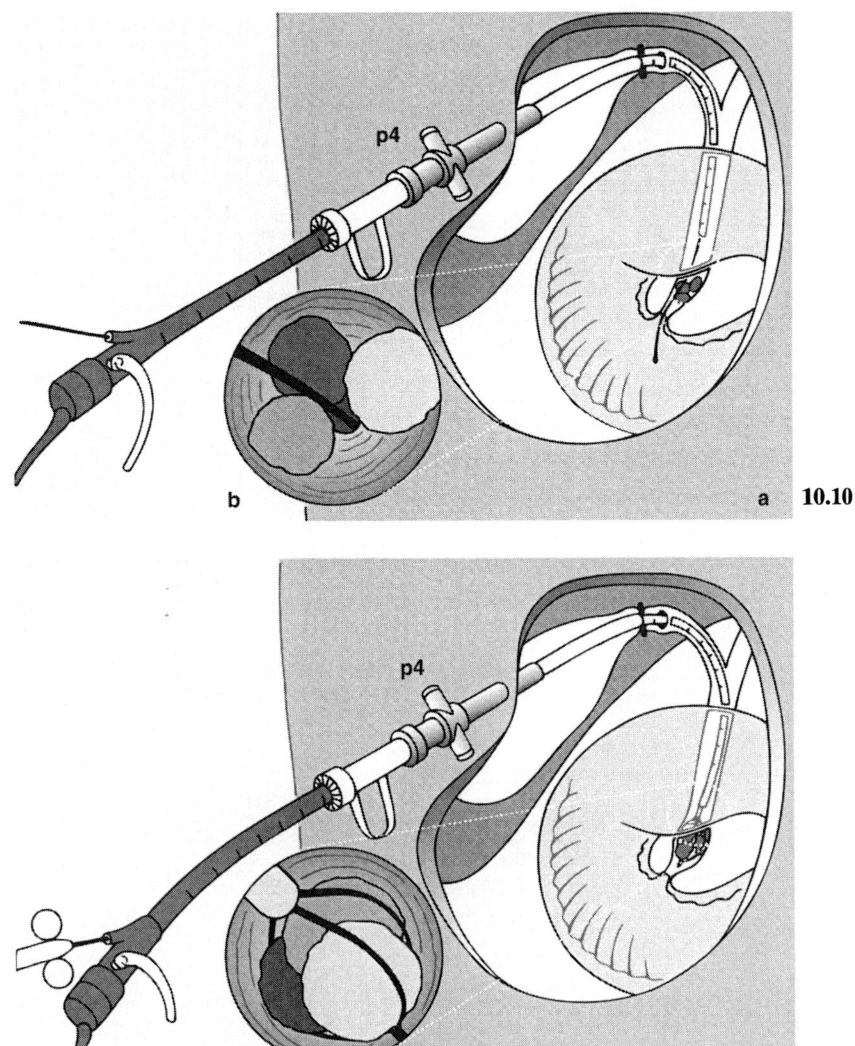

Abb. 10.10. a Das flexible Ureteroskop ist an das Spülsystem und eine CCD-Kamera angeschlossen. Es wird über den medioklavikular plazierten Port eingebracht und über den Führungsdraht in den Gallengang vorgeschoben.
b Endoskopische Sicht

Abb. 10.11. a Der Führungsdraht wird durch das Dormia-Körbchen ersetzt, mit dem die Steine unter direkter Sicht aufgenommen und entfernt werden. **b** Endoskopische Sicht

benötigt. Die Ballondilatatoren sollten 6–7 Charr und eine Ballonlänge von 40 mm aufweisen, um maximal auf 5 mm aufdehnen zu können. Sie werden mit Hilfe einer speziellen Spritze und einem herkömmlichen Manometer mit physiologischer Kochsalzlösung gefüllt. Es werden vorgebogene Führungsdrähte mit weicher, biegsamer Spitze verwendet oder aber zu den Ballonkathetern passende J-förmige Führungsdrähte.

Cholangiographie zu Beginn des Eingriffs. Diese Untersuchung wurde bereits oben beschrieben.

Einführen des Führungsdrahtes. Der Führungsdraht wird unter radiologischer Kontrolle über den Cholangiographiekatheter in den Ductus choledochus und möglichst noch weiter bis in das Duodenum vorgeschoben. Danach wird der Cholangiographiekatheter entfernt und durch den Ballonkatheter ersetzt, der über den Führungsdraht geschoben wird.

Dilatation. Zur Dilatation des Ductus choledochus wird der Ballon unter radiologischer Kontrolle im Oddi-Sphinkter plaziert und geblockt. Nach der Dilatation des Sphinkters wird die Luft aus dem Ballon abgezogen und der Katheter so weit zurückgezogen, daß der Ballon im Ductus cysticus zu liegen kommt. Dort wird er wieder geblockt, um auch diesen Gang aufzudehnen. Die Dilatation des Oddi-Sphinkters entfällt, wenn der Ductus choledochus nicht aufgedehnt werden soll. Zu diesem Zeitpunkt wird zur Relaxierung des Oddi-Sphinkters ein Antispasmodikum i. v. verabreicht. Anschließend wird über den Ballonkatheter, aus dem zuvor die Luft abgezogen wurde, mit warmer physiologischer Kochsalzlösung gespült und versucht, kleinere Steine in das Duodenum abzuspülen. Das Ergebnis dieser Prozedur wird nach Injektion eines Kontrastmittels radiologisch überprüft.

Einführen des Ureteroskops. Sollte das bisherige Vorgehen nicht zum Erfolg geführt haben, wird erneut der Führungsdraht über das Lumen des Ballonkatheters in den Ductus choledochus eingeführt und der Katheter anschließend entfernt. Das an die Spülvorrichtung (Infusionsbeutel mit Blutdruckmanschette) und eine CCD-Kamera angeschlossene flexible Ureteroskop wird über den medioklavikular plazierten Port eingebracht und über den Führungsdraht in den Ductus choledochus vorgeschoben (Abb. 10.10). Danach wird der Führungsdraht durch das Dormia-Körbchen ersetzt, mit dem unter direkter Sicht versucht wird, die Steine aufzunehmen und entweder über den Ductus cysticus zu extrahieren oder sie in das Duodenum zu befördern (Abb. 10.11).

Sollte ein Stein im unteren Oddi-Sphinkter eingeklemmt sein, dann sind spezielle Maßnahmen zu treffen: Am effektivsten ist die Zertrümmerung des Steins durch elektrohydraulische Lithotripsie (Abb. 10.12) mit einer 2,7-Charr-Sonde. Dazu muß die Sondenspitze unbedingt so auf den Stein aufgesetzt werden, daß sie möglichst weit von der Gefäßwand entfernt liegt (auf keinen Fall mit der Gefäßwand in Berührung kommt), weil sonst bei der Auslösung des elektrischen Funkens eine kleine Perforation entstehen könnte. Für die Steinzertrümmerung können auch andere Verfahren angewendet werden, z. B. ein gepulster Dyelaser

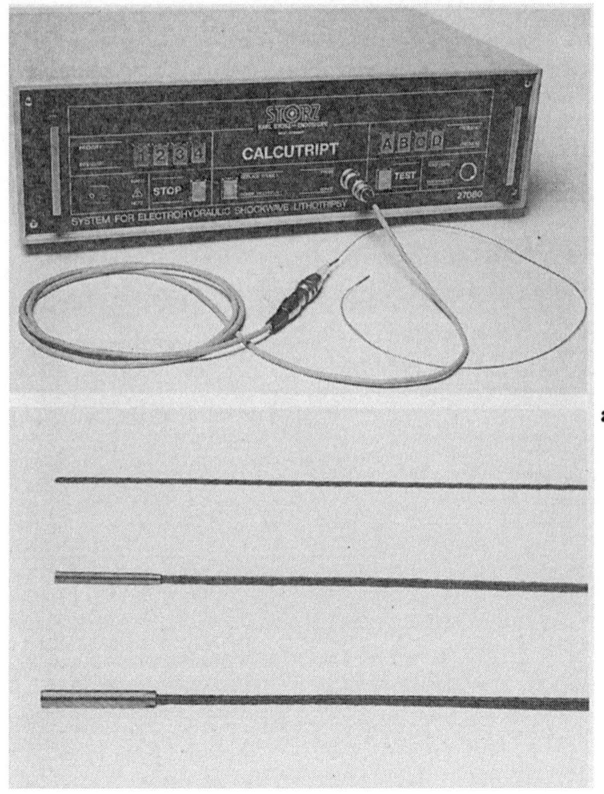

Abb. 10.12. Elektrohydraulischer Lithotriptor (**a**) und Lithotriptor-Sonden (**b**)

(504 nm), der über eine dünne Quarzfaser (300–400 nm) übertragen wird [12, 13]. Der Laser arbeitet mit 60 mJ pro Puls bei 10 Hz und zertrümmert den Stein innerhalb von 1–2 min. Größere Trümmer werden anschließend extrahiert, kleinere (< 2 mm) in das Duodenum gespült. Abschließend wird nochmals eine Cholangiographie durchgeführt, um sicher zu gehen, daß keine Steine mehr vorhanden sind. Danach wird der Ductus cysticus mit einer vorgeknoteten Endoligatur vor der Durchtrennung ligiert. Wenn das Ergebnis der abschließenden Cholangiographie nicht eindeutig ausfällt, wird, wie oben beschrieben, ein Drainageschlauch (7–8-Charr-Ernährungssonde für Kinder) in den Ductus cysticus eingelegt.

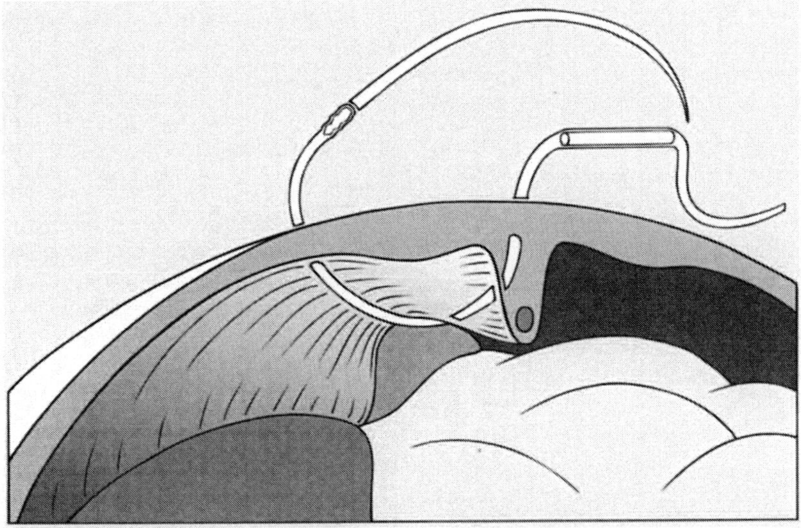

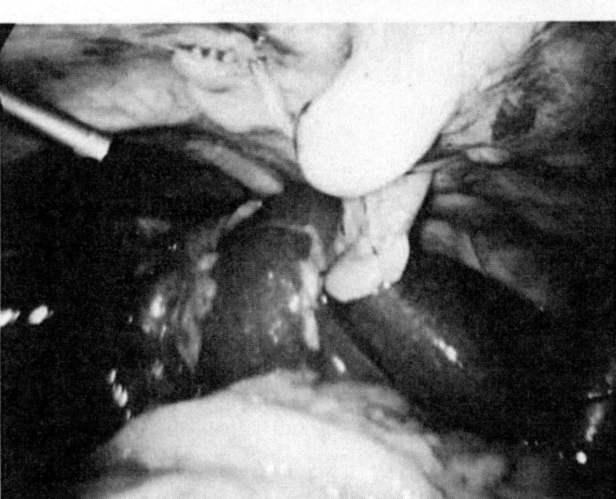

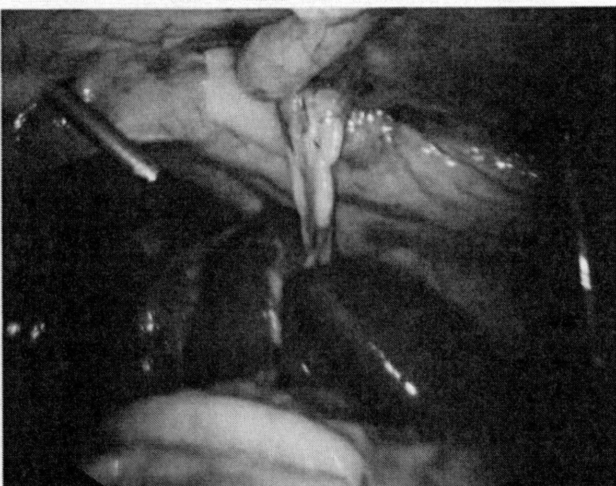

Operationsschritte der laparoskopischen Gallengangsrevision

Die laparoskopische Exploration des Ductus choledochus ist inzwischen die bevorzugte Technik des Autors, wenn der Gallengang mindestens 1 cm Durchmesser aufweist. Sie ist besonders wichtig bei Patienten mit proximal gelegenen Steinen. Der neigbare Endoretraktor (nach Cuschieri) ist sehr hilfreich, weil damit der Lobus quadratus über der Optik angehoben werden kann und eine hervorragende Sicht auf den Ductus choledochus ermöglicht wird. Wenn dieses Instrument nicht zur Verfügung steht, werden Lobus quadratus und der zentrale Leberanteil mit einer Schlinge um das Lig. falciforme hepatis und Lig. teres hepatis (Abb.

Abb. 10.13. a Schematische Darstellung der Schlinge zur Anhebung von Lig. falciforme hepatis und Lig. teres hepatis, **b** Schlinge vor der Anhebung (Endophoto), **c** Anhebung des zentralen Leberanteils und des Lobus quadratus

10.13) nach oben gehalten. Es sollte unbedingt eine 30°-Vorausblickoptik verwendet werden. Für den Einsatz des flexiblen Choledochoskops wird am besten ein zusätzlicher Zugang (5,5 mm) rechts unterhalb des Xiphoids in Richtung Gallengang plaziert.

Wir haben unsere Technik der laparoskopischen Exploration des Ductus choledochus im Verlauf der letzten 2 Jahre geändert. Davor haben wir die Steine unter endoskopischer Sicht mit Hilfe von Dormia-Körbchen extrahiert (Abb. 10.14). Dies ist zweifellos eine effektive und ele-

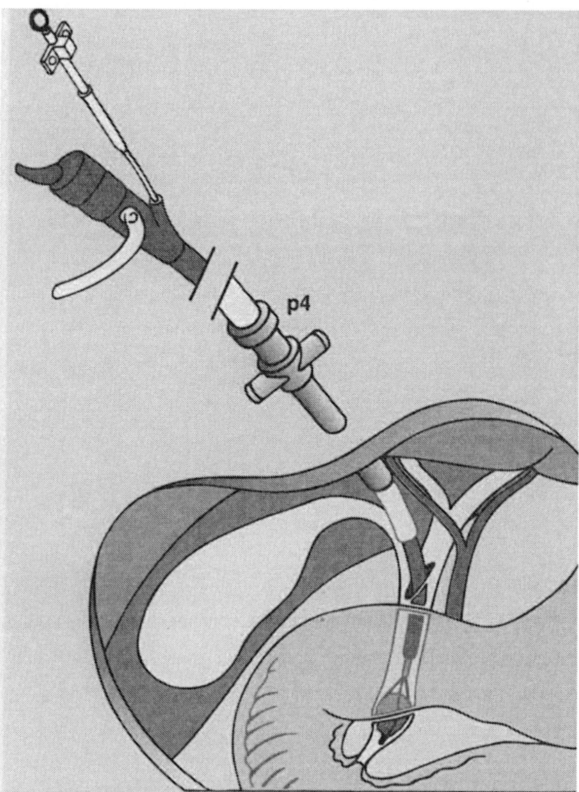

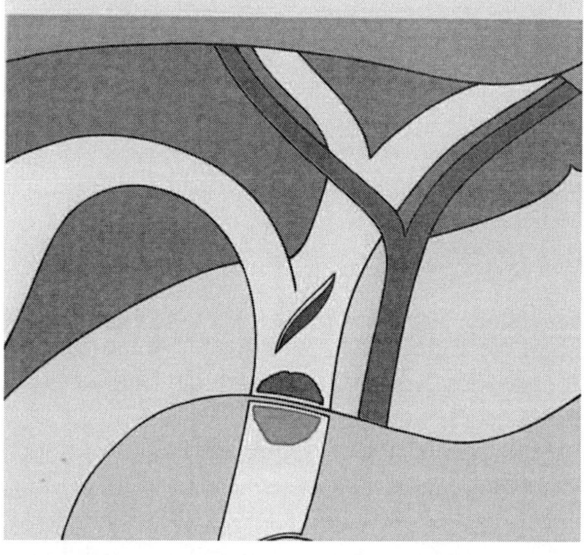

gante Methode, allerdings ist sie u. U. sehr zeitaufwendig und zudem unnötig, weil es in den allermeisten Fällen möglich ist, Gallengangsteine, die während der LC vorgefunden werden, im Gallengang zur Choledochotomie zu verschieben. Dies kann durch Massieren des Gallengangs, durch leichtes Ansaugen oder durch blindes Heranziehen mit Hilfe eines Embolektomiekatheters oder eines speziellen, mit Luft gefüllten Ballonkatheters geschehen.

Dissektion des Ductus choledochus und Choledochotomie. Der für die Cholangiographie benutzte Katheter bleibt liegen. Die Präparation des Ductus choledochus kann sich auf ein Minimum beschränken, weil nur die vordere Wand freigelegt werden muß. Haltenähte sind unnötig und würden nur unnötige Aktionen über die Zugänge bedeuten und die Ports blockieren. Die Inzision der Vorderwand des Ductus choledochus wird senkrecht, leicht schräg gesetzt und sollte anfangs nicht länger als 1 cm sein (Abb. 10.15). Manchmal ist bei großen Steinen eine Erweiterung erforderlich, wir haben aber in der Praxis festgestellt, daß die Choledochotomie (dank des hohen Elastinanteils der Gefäßwand) sehr weit aufdehnbar ist und sogar die Passage von Steinen mit einem 30–50 % größeren Durchmesser als die Inzision möglich ist. Die Choledochotomie wird am besten mit einem ausfahrbaren Diamantmesser, ersatzweise mit einer scharfen Präparierschere, ausgeführt. Blutungen aus den Schnittstellen werden sorgfältig im Softmodus elektrokoaguliert. Nun wird mit kräftigem Druck physiologische Kochsalzlösung über die Sonde in den Ductus cysticus injiziert. Dadurch gelingt es häufig, den Stein zur Öffnung zu drängen. Dort kann er mit einer löffelförmigen Zange gefaßt und entfernt werden.

Extraktion durch Absaugen. Als nächster Schritt wird der Sauger über die Choledochotomie eingeführt, so daß die Spitze vor dem Oddi-Sphinkter zu liegen kommt (Abb. 10.16). Mit niedrigem Sog wird nun versucht, den Stein an der Saugerspitze festzusaugen. Auf diese Weise wird der Stein an die Choledochotomie herangeführt und dort mit einer Zange übernommen und entfernt. Mit dieser einfachen Technik gelingt es oft, den Gallengang vollständig von Steinen zu befreien.

Abb. 10.14. Laparoskopische Steinextraktion mit flexiblem Choledochoskop und Dormia-Körbchen über eine supraduodenale Choledochotomie. Der flexible Kunststoffschlauch (Rüsch, Deutschland) verhindert, daß das Endoskop beschädigt wird

Abb. 10.15. Die Inzision in der Vorderwand des Gallengangs wird weit unten, leicht schräg gesetzt und sollte anfangs nicht länger als 1 cm sein

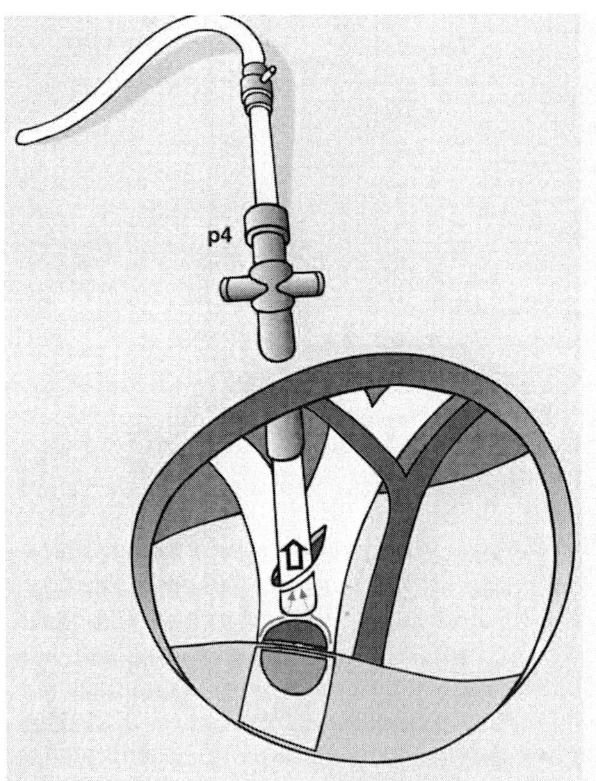

a

b

Abb. 10.16. a Extraktion durch Absaugen. Die Saugerspitze zeigt in Richtung auf den Choledochussphinkter. **b** Vom aktivierten Sauger angesaugte Steine werden über die Choledochotomie entfernt

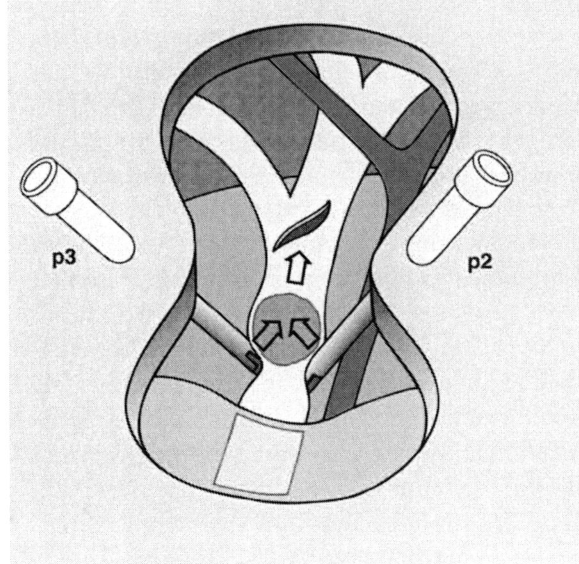

Abb. 10.17. Ausstreifen des Gallengangs

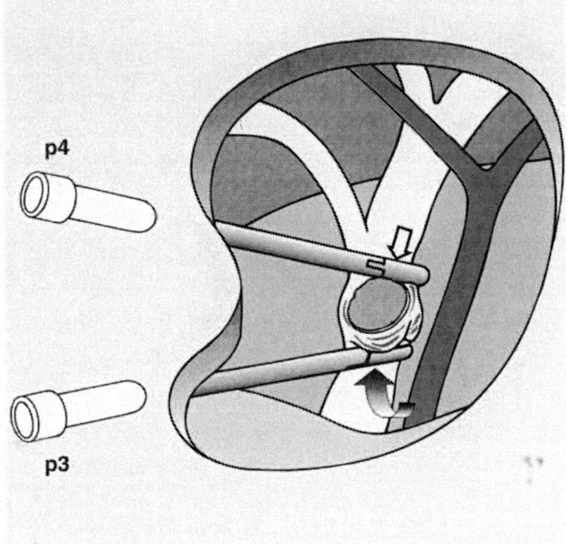

Abb. 10.18. Wenn der Stein an die Choledochotomie herangebracht ist, wird der Gallengang mit der einen Faßzange oberhalb der Choledochotomie zusammengepreßt, mit der anderen Zange wird das Herausnehmen des Steins bewirkt

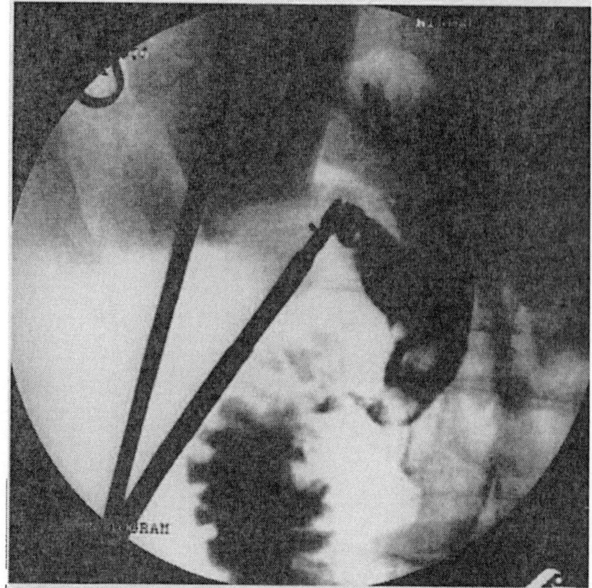

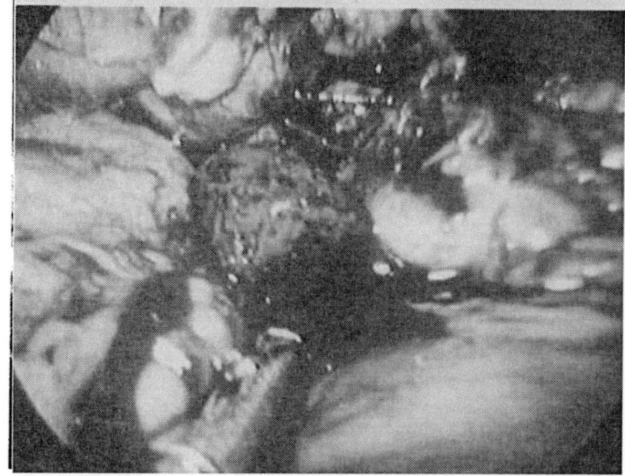

Abb. 10.19. Großer okklusiver Stein (**a**), durch Massieren des Gallengangs verschoben und Entfernung durch die Choledochotomie (**b**)

Massieren des Gallengangs. Man verwendet 2 atraumatische Zangen mit runden Maulteilen, um, von beiden Seiten von außen gegen die Wände des Gallengangs drückend, diesen, am unteren Ende beginnend, nach proximal sozusagen auszustreifen (Abb. 10.17). Wenn der Stein die Choledochotomie erreicht hat, wird mit der einen Zange der Gallengang komprimiert und mit der anderen der Stein hervorluxiert (Abb. 10.18). Nach unserer Erfahrung lassen sich mit dieser Technik große Steine gut entfernen (Abb. 10.19).

Extraktion mit Hilfe von speziellen Ballonkathetern. Wenn die bisher beschriebenen Methoden fehlschlagen, werden durch eine große Medicut-Kanüle ein Ballonkatheter (2 ml) in den Ductus choledochus und über den Sphinkter hinaus in das Duodenum eingeführt. Der Ballon wird mit Luft gefüllt und vorsichtig zurückgezogen, bis er auf den Widerstand durch den Sphinkter trifft. Um den Sphinkter überwinden zu können, wird vorübergehend etwas Luft abgelassen, unmittelbar hinter dem Sphinkter wird der Ballon aber sofort rasch wieder gefüllt. Der Ballon wird nun weiter durch den Gallengang zurückgezogen, und die darin befindlichen Steine werden auf diese Weise zur Öffnung hingeschoben.

Extraktion unter Sicht mit dem Choledochoskop. Nach unserer Erfahrung gelingt es durch konsekutive Anwendung der 3 beschriebenen Methoden in 80% der Fälle, den Gallengang innerhalb von 30 min von Steinen zu befreien. In diesen Fällen erfolgt eine abschließende Inspektion des Gallengangs mit dem flexiblen Choledochoskop. Bei den übrigen 20% der Patienten werden die Steine unter Sicht mit einem Dormia-Körbchen extrahiert.

Dazu wird das flexible Choledochoskop an das Spülsystem (s. oben) und die CCD-Kamera angeschlossen und über einen separaten 5,5-mm-Zugang rechts unterhalb des Xiphoids in Höhe des Ductus choledochus eingeführt. Die Spitze des Choledochoskops wird 1 cm weit in das Lumen des Gallengangs vorgeschoben. Während der Spülung wird die Wand des Gallengangs mit einer atraumatischen Zange an der Öffnung um das Choledochoskop herum gespanntgehalten (Abb. 10.20). Das gesamte Gallengangsystem wird inspiziert (sowohl proximal als auch distal), und vorgefundene Steine werden unter Sicht mit dem Dormia-Körbchen eingefangen und zur Choledochotomie verbracht, von wo sie einzeln mit einer löffelförmigen Zange aufgenommen und geborgen werden. Nach der Ausräumung des Gallengangs wird die choledochoskopische Inspektion des Gallengangsystems wiederholt.

Drainage des Gallengangs. Die Drainage des Gallengangs ist im Anschluß an die supraduodenale Exploration unerläßlich, da es nach diesem Eingriff über mehrere Tage hinweg aufgrund der

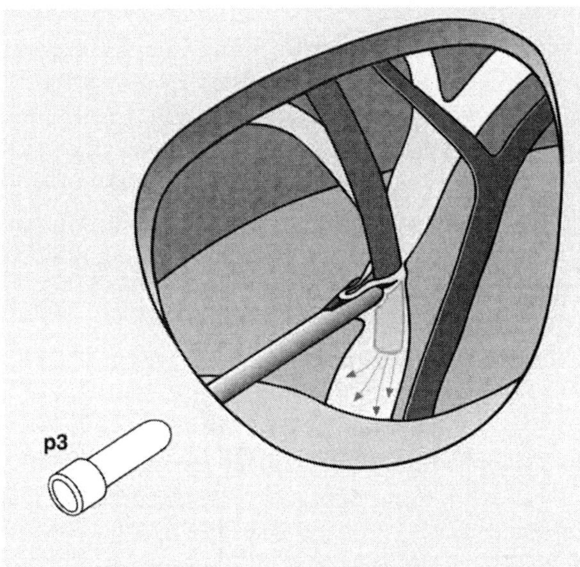
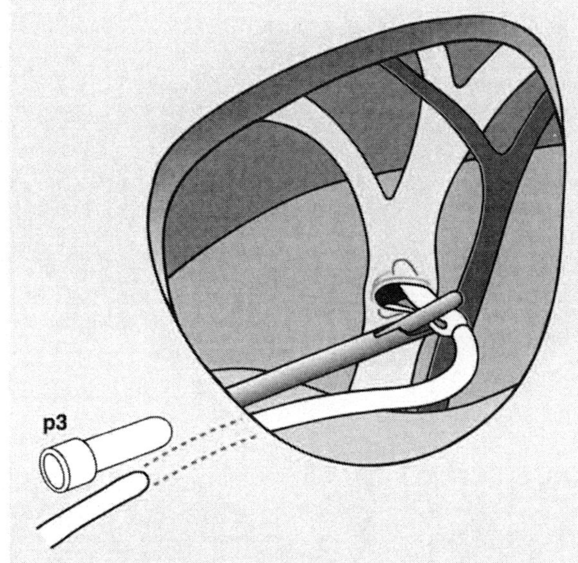

Abb. 10.20. Die Spitze des Choledochoskops wird 1 cm weit in das Lumen des Gallengangs vorgeschoben. Während der Spülung wird die Wand des Gallengangs mit einer atraumatischen Zange an der Öffnung um das Choledochoskop herum gespanntgehalten

Ödembildung zu einem Rückstau kommt [14]. Darüber hinaus ergibt sich dadurch die Möglichkeit, postoperativ über den Drainageschlauch nochmals eine Cholangiographie durchzuführen, um nochmals zu verifizieren, daß keine Steine mehr vorhanden sind. Für die Drainage stehen 2 Möglichkeiten zur Verfügung: Einführen eines T-Drains und Dekompression des Gallengangs.

1. Legen eines T-Drains: Dies ist die Standardtechnik für die Drainage des Gallengangs. Der kurze horizontale Abschnitt einer 14-Charr-Latexsonde wird auf eine Gesamtlänge von höchstens 1,5 cm gekürzt und gespalten. Diese kleinen Änderungen erleichtern das Einführen dieses Abschnitts in den Gallengang erheblich. Die Sonde wird durch eine kleine Stichwunde in der rechten Flanke in die Peritonealhöhle eingebracht, und zwar so, daß der lange Abschnitt direkt auf die Choledochotomie zuläuft. Dieser gerade Verlauf in Richtung Choledochotomie ist dann von Bedeutung, wenn postoperativ doch noch Steinreste festgestellt werden sollten. Über den gerade verlaufenden Drain wird die perkutane Steinextraktion über

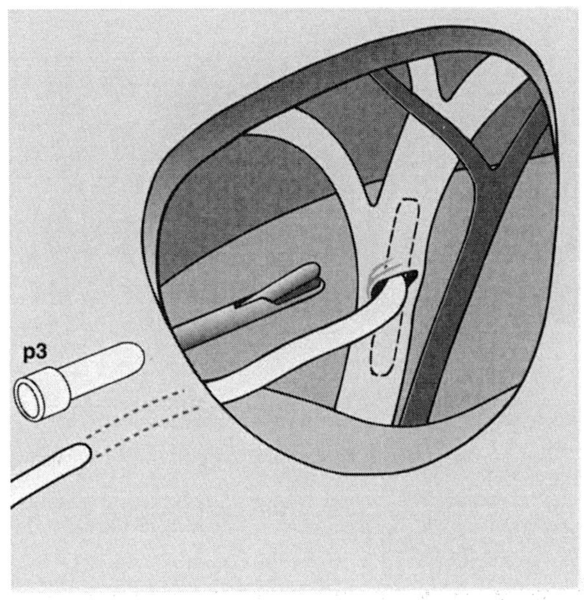

Abb. 10.21. Der T-Drain wird mit einer atraumatischen Zange zusammengefaltet und in den Gallengang eingeschoben (**a**), dann wird die Zange losgelassen (**b**)

diesen Zugang erleichtert. In diesem Zusammenhang ist noch zu erwähnen, daß von einer Zuführung des T-Drains über eine der Trokarhülsen abzusehen ist, weil diese so gut wie nie die ideale Plazierung ermöglichen. Wenn der Schlauch in die Peritonealhöhle eingebracht ist, wird der T-Abschnitt mit einer atraumatischen Zange zusammengefaltet und in den Gallengang eingeschoben, so daß er beim Los-

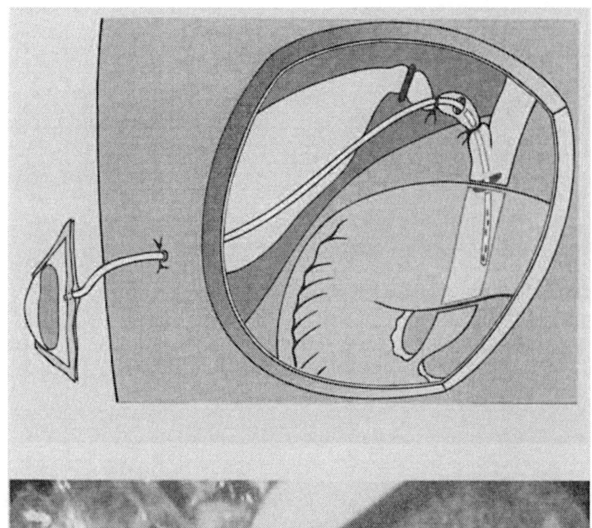

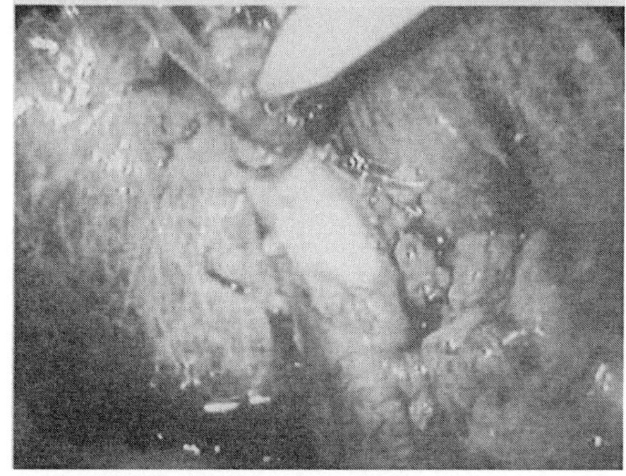

Abb. 10.22. a Die Kinderernährungssonde wird über den Zystikus weit in den Gallengang hineingeschoben. Der Zystikus wird mit einer Ligatur vor Durchtrennung und einem Roeder-Schiebeknoten mit Catgut um den Drainageschlauch herum befestigt. Ein zweiter Roeder-Knoten wird wenige Millimeter weiter seitlich medial zum Klipp am Übergang vom Zystikus zur Gallenblase plaziert. **b** Zystikusdrainage in situ

lassen der Zange die richtige Position einnimmt (Abb. 10.21). Wenn dies erreicht ist, wird das extrahepatische Gallengangsystem mit physiologischer Kochsalzlösung gespült.

2. Drainage des Ductus cysticus: Wir bevorzugen inzwischen diese Technik, weil die Patienten sich danach schneller wieder erholen [15]. Ursprünglich wurde eine Kinderernährungssonde aus weichem Polyäthylen (7–8 Charr) verwendet. Sie ermöglicht eine ausreichende Drainage (durchschnittlich 300 ml/Tag) und bietet gleichzeitig eine sehr gute Zugangsmöglichkeit für

eine postoperative Cholangiographie. Der Cholangiographiekatheter wird durch die Kinderernährungssonde ersetzt. Diese wird über eine große Medicut-Kanüle in die rechte Flanke eingebracht und dann über den Ductus cysticus tief in den Gallengang vorgeführt (Abb. 10.22). Vor kurzem haben wir einen speziellen Katheter für die Drainage des Ductus cysticus mit einem S-förmig ausgebildeten Ende entwickelt, den wir jetzt benutzen. Dieser Katheter (Cook, USA) ist in 2 Größen erhältlich (7,5 Charr und 8,5 Charr) und er verfügt über eine eigene Einführhilfe. Der Ductus cysticus wird mit einer Ligatur vor Durchtrennung und einem Roeder-Schiebeknoten mit Catgut um den Drainageschlauch herum befestigt. Ein zweiter Roeder-Knoten wird wenige Millimeter weiter seitlich medial zum Klipp am Übergang vom Ductus cysticus zur Gallenblase plaziert. Anschließend wird der Ductus cysticus zwischen lateraler Ligatur und dem Klipp mit einer gebogenen Schere durchtrennt. Zur Überprüfung der Durchgängigkeit wird physiologische Kochsalzlösung über die Sonde in den Ductus cysticus infundiert.

Nahtverschluß des Gallengangs. Die Inzision des Gallengangs wird durch 2–3 resorbierbare 4/0-Einzelnähte (Polysorb, beschichtetes Vicryl) verschlossen. Wenn ein T-Drain gelegt wurde, wird die Choledochotomie am oberen Ende über dem langen Abschnitt des T-Drains verschlossen, der T-Drain kommt dann am unteren Ende der Inzision zu liegen (Abb. 10.23). Bei einer Drainage über den Ductus cysticus wird ein kompletter primärer Verschluß der Choledochotomie durchgeführt (Abb. 10.24). In jedem Fall wird nach dem Nahtverschluß entweder über die Sonde im Ductus cysticus oder über den T-Drain physiologische Kochsalzlösung injiziert, um die Dichtigkeit zu überprüfen.

Abschließende Cholangiographie und Einführen der subhepatischen Drainage. Eine Kontrastdarstellung zur Kontrolle der Durchgängigkeit des Gallengangsystems ist immer durchzuführen (Abb. 10.25). Außerdem wird bei diesen Patienten stets eine subhepatische Drainage gelegt. Diese wird über den medioklavikularen Port eingeführt und im subhepatischen Raum nahe der Chole-

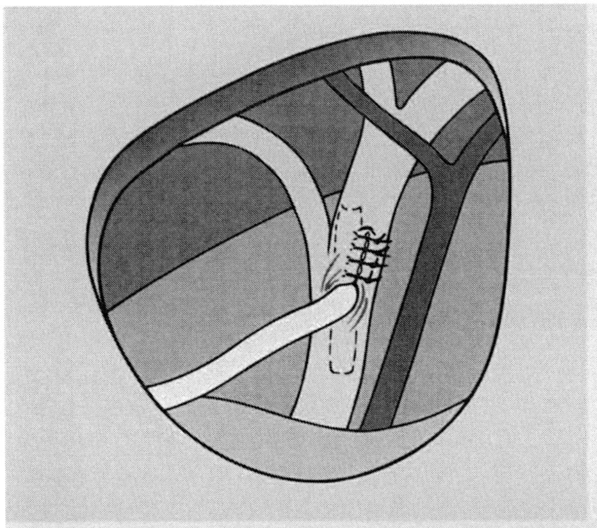

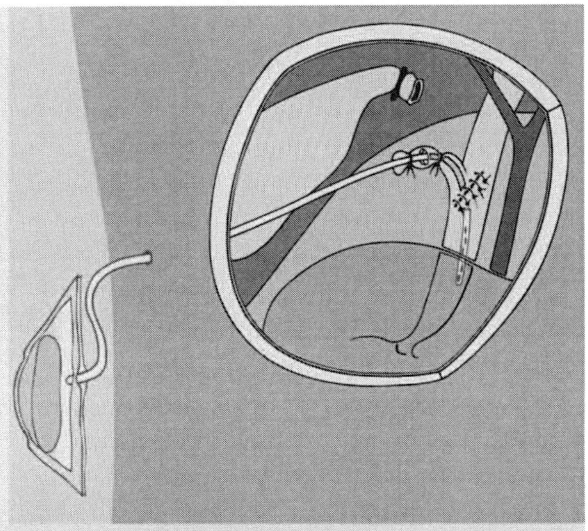

a

10.24 a

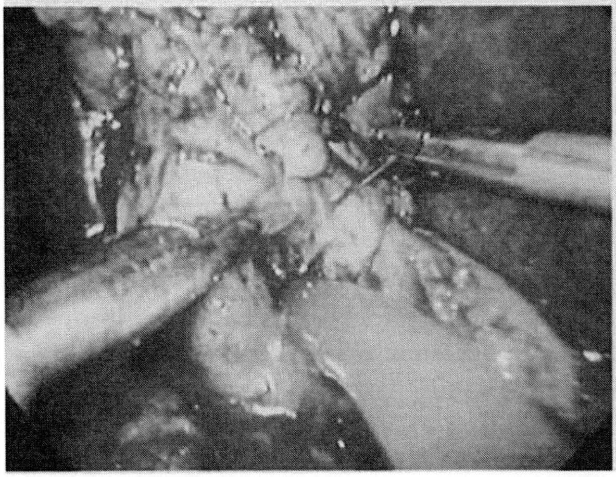

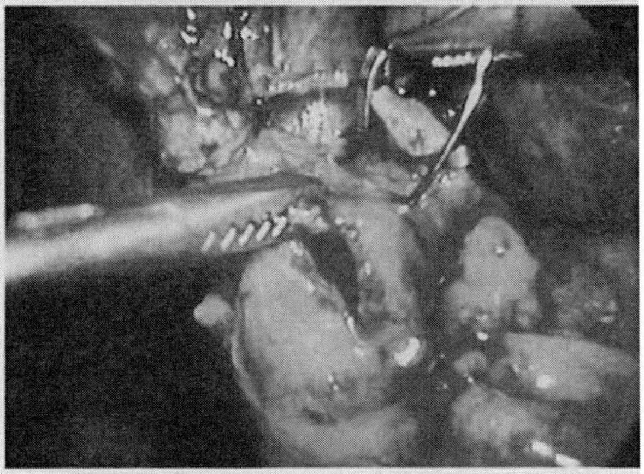

b

10.24 b

▲
Abb. 10.23. a Verschluß der Choledochotomie nach Plazierung des T-Drains. Die Inzision wird über dem langen Abschnitt des T-Drains geschlossen, der dann am unteren Ende der Inzision zu liegen kommt. **b** Verschlossene Choledochotomie mit T-Drain

Abb. 10.24. a Primärer Verschluß des Gallengangs nach Legen der Zystikusdrainage. **b** Nahtverschluß des Gallengangs

Abb. 10.25. Abschließendes Cholangiogramm zur Über- ▶ prüfung der kompletten Durchgängigkeit des Ganges

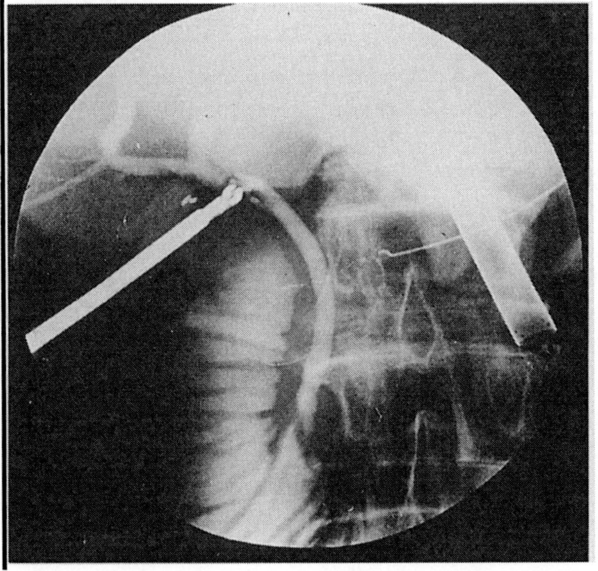

dochotomie plaziert. Der Drain wird an ein geschlossenes Drainagesystem angeschlossen. Danach wird das Pneumoperitoneum abgelassen und Drainageschlauch, T-Drain oder Ductus-cysticus-Sonde durch Nähte an der Haut befestigt.

Postoperative Behandlung

Die nasogastrische Sonde wird nach der Erholung von der Narkose entfernt, weil bei diesen Patienten ein Ileus erfahrungsgemäß nur sehr selten auftritt. Bei Patienten, die einen Ikterus aufweisen, wird die Urinproduktion noch ein paar Tage lang überwacht. Nach unserer Erfahrung weist die Gallekultur bei ungefähr 30% der Patienten nach laparoskopischer Exploration Bakterien auf (gramnegative Aerobier). Aus diesem Grund verordnen wir bei allen diesen Patienten eine 5tägige Zephalosporingabe.

Patienten mit Drainage des Ductus cysticus. Die Sonde wird 48 h lang geschlossen abgeleitet und dann abgeklemmt. Wenn dies in den folgenden 12 h zu einer Erhöhung der Gallesekretion über die subhepatische Drainage führt, wird die Zystikussonde wieder geöffnet und innerhalb von 24 h eine Cholangiographie durchgeführt. In den meisten Fällen allerdings wird die Unterbrechung ohne diese Folgen bleiben, woraufhin der subhepatische Drain entfernt und der Patient mit der durch einen Okklusionsverband geschützten verschlossenen Sonde nach Hause entlassen werden kann (3. bis 4. Tag). 7–10 Tage später stellt sich der Patient wieder ein, um eine postoperative Cholangiographie durchzuführen. Wenn die Ergebnisse dieser Untersuchung zufriedenstellend sind, wird die Sonde unter intravenöser Sedierung entfernt.

Patienten mit Drainage über einen T-Drain. Patienten mit einer Drainage über einen T-Drain erholten sich in der Regel langsamer und entwickeln in der Regel einen leichten Ileus, der aber meistens innerhalb von 48 h wieder abklingt. Die Dauer des Klinikaufenthaltes ist unterschiedlich, normalerweise ist die Entlassung vom 6. postoperativen Tag an möglich, bei älteren Patienten jedoch häufig erst später. In Fällen, in denen die Versiegelung des T-Drains beeinträchtigt ist (ältere Patienten, Diabetiker, Patienten mit beeinträchtigtem Immunsystem), bleibt die Sonde noch mindestens 2 Wochen liegen. Sonst wird sie in der Regel zwischen dem 7. bis 10. Tag entfernt, vorausgesetzt die Cholangiographie über den T-Drain zeigt normale Verhältnisse.

Klinische Ergebnisse

Es liegen zwar erst wenige Berichte vor, die bisherigen Ergebnisse waren jedoch äußerst ermutigend und weisen eine geringe postoperative Morbidität und eine niedrige Rate bezüglich der verbliebenen Steine auf. Wahrscheinlich infolge der häufig vor dem Einführen des flexiblen Ureteroskops erforderlichen Ballondilatation kam es zur Sprengung des Ductus cysticus. Diese Komplikation ist jedoch während der Operation zu erkennen und problemlos durch eine Durchstechungsligatur des Zystikusstumpfes zu beheben. Nach der Entfernung von Steinen über den Zystikus tritt häufig ein Amylaseanstieg auf (20%), eine klinisch signifikante Pankreatitis kommt jedoch selten vor. Eine weitere Komplikation ist das Entweichen von Gallenflüssigkeit. Sie trat bei unserem Patientengut in 4% der Fälle nach supraduodenaler Exploration des Gallengangs auf, das Problem löste sich aber immer von selbst, wenn intraoperativ ein subhepatischer Drain gelegt wurde. In unserer Serie von 40 Patienten ist kein Todesfall zu verzeichnen. Bei einem Patienten kam es infolge einer Verschlingung der Ausleitung des T-Drains mit einer Schlinge des oberen Jejunums zum Darmverschluß.

Zurückgebliebene Steine sind bei Patienten mit einem postoperativen Zugang zum Gallengangsystem (T-Drain) vorzugsweise durch eine endoskopische perkutane Steinextraktion über den T-Drain zu entfernen. Es ist durchaus möglich (und auch sinnvoll), einige Wochen (für die Versiegelung) abzuwarten, ehe dieser Eingriff vorgenommen wird. Dazu wird zunächst der Führungsdraht eingeführt, dann wird der T-Drain entfernt und dann der Trakt dilatiert. Anschließend wird vor dem Einführen des flexiblen Choledochoskops über den Führungsdraht in den Gallengang eine

Amplatz-Scheide eingeführt. Für dieses Vorgehen ist eine gute radiologische Bildqualität sehr wichtig.

Bei Patienten, bei denen kein T-Drain gelegt wurde, ist die endoskopische Sphinkterotomie mit Steinextraktion die Methode der Wahl. Bei erfahrenen Operateuren liegt die Erfolgsquote hierfür bei 90 %. Bei liegender Zystikussonde ist bei allen Patienten eine erfolgreiche endoskopische Steinextraktion möglich, indem ein Führungsdraht über die Sonde durch den Gallengang in das Duodenum eingebracht wird.

Literatur

1. Cetta F (1991) The role of bacteria in pigment gallstone disease. Ann Surg 213:315−326
2. Schein CJ (1978) Postcholecystectomy syndromes. Harper and Row, Hagerstown
3. Dubois F, Icard P, Berthelot G, Levard H (1990) Coelioscopic cholecystectomy. Ann Surg 211:60−62
4. de Watteville JC, Gailleton R, Gayral F, Testas P (1992) Is routine intravenous cholangiography before laparoscopic cholecystectomy useful? Eurosurgery Congress, Brussels, June 1992 (Abstr)
5. Neoptolomos JP, Carr-Locke DL, Fossard DL (1987) Prospective randomized study of preoperative endoscopic sphincterotomy versus surgery alone for common bile duct stones. Br Med J 294:470−474
6. Southern Surgeons Club (1991) A prospective analysis of 1518 laparoscopic cholecystectomies. N Engl J Med 324:1073−1078
7. Cuschieri A, Wood RAB, Metcalf MJ, Cumming JGR (1983) Long term experience with transection choledochoduodenostomy. World J Surg 7:502−504
8. Sackier JM, Berci G, Paz-Partlow M (1991) Laparoscopic transcystic choledocholithotomy as an adjunct to laparoscopic cholecystectomy. Am Surg 57:323−326
9. Sackier J, Berci G, Phillips E et al (1991) The role of cholangiography in laparoscopic cholecystectomy. Arch Surg 126:1021−1026
10. Petelin JB (1991) Laparoscopic approach to common duct pathology. Surg Lap Endosc 1:33−41
11. Hunter JG (1992) Laparoscopic transcystic common duct exploration. Am J Surg 163:53−58
12. Berci G, Hamlin JA, Daykhovsky L, Sackier J, Paz-Partlow M (1990) Common bile duct lithotripsy. Gastrointest Endosc 36:137−139
13. Shapiro SJ, Gordon LA, Daykhovsky L, Grundfest W (1991) Laparoscopic exploration of the common bile duct. J Laparosc Endosc 1:333−341
14. Holdsworth RJ, Sadek SA, Ambikar S, Baker PR, Cuschieri A (1989) Dynamics of bile flow through the human choledochal sphincter following exploration of the common bile duct. World J Surg 13:300−306
15. Shimi S, Banting S, Cuschieri A (1992) Cystic duct drainage after laparoscopic exploration of the common bile duct. Min Invas Ther 1:273−276

11 Laparoskopische Splenektomie

A. CUSCHIERI

Einleitung

Eine Splenektomie gilt heutzutage als indiziert bei Traumata, zur Behandlung von Patienten mit bestimmten hämatologischen Erkrankungen und in manchen Fällen zum Staging des Morbus Hodgkin. Bei Traumata geht die Tendenz in den letzten Jahren dahin, das Organ zu erhalten, indem Verletzungen versorgt oder je nach Größe des Defekts eine Segmentresektion durchgeführt wird; die Indikation für die Splenektomie bleibt auf schwere Verletzungen 4. Grades, einschließlich Ruptur des Milzhilus begrenzt [1]. Die Argumentation für die Erhaltung der Milz stützt sich auf das Risiko einer schweren Sepsis nach Splenektomie infolge bakterieller Infektionen, überwiegend durch *Streptococcus pneumoniae* [2, 3]. Eine kürzlich durchgeführte Literaturübersicht hat allerdings ergeben, daß sich dieses Risiko hauptsächlich auf Säuglinge und Kleinkinder beschränkt und darüber hinaus ein signifikanter Zusammenhang zur zugrundeliegenden Krankheit besteht, deretwegen die Splenektomie durchgeführt wurde [4]. Demzufolge ist die Häufigkeit einer Sepsis am niedrigsten, wenn die Splenektomie wegen eines Traumas erfolgte.

Bei elektiven Eingriffen wird üblicherweise eine Impfung mit polyvalentem Pneumokokkenimpfstoff durchgeführt, obwohl der Nachweis einer effektiven Schutzwirkung dieser Maßnahme nicht erbracht ist [5, 6]. Aus immunologischer Sicht ist eine Impfung nur dann sinnvoll, wenn sie vor der Entfernung der Milz begonnen wird, weil nur dann die T-unabhängigen Lymphozyten stimuliert werden. Bei Säuglingen und Kindern ist eine Penizillinprophylaxe ratsam.

Indikationen und Kontraindikationen für die laparoskopische Splenektomie

Kleinere Verletzungen der Milzpole sind laparoskopisch unter Verwendung von Omentum und Fibrinkleber zu behandeln, bisher wurden laparoskopische Splenektomien jedoch nur unter elektiven Bedingungen durchgeführt. Die Beurteilung der Größe der Milz, von der die Durchführbarkeit der laparoskopischen Splenektomie abhängt, erfolgt durch die körperliche Untersuchung und eine Ultraschallaufnahme der Milz. Bei Patienten, die unter idiopathischer thrombozytopenischer Purpura (ITP) (Morbus Werlhof) leiden, sind ideale Bedingungen für einen laparoskopischen Eingriff gegeben, und zwar aus 2 Gründen: Die Milz ist bei diesen Patienten nur mäßig vergrößert und zweitens ist das Risiko einer postoperativen Sepsis sehr gering [4]. Weitere Indikationen für die laparoskopische Splenektomie sind die erworbene hämolytische Anämie, der Morbus Hodgkin (> 15 cm) sowie Zysten und Tumoren der Milz. Nach Ansicht des Autors stellt eine massive Splenomegalie (> 20 cm) in jedem Fall eine Kontraindikation für einen laparoskopischen Eingriff dar.

Präoperative Diagnostik und Operationsvorbereitung

Zusätzlich zum vollen Blutbild einschließlich Messung von Thrombozytenzahl und Gerinnungszeit ist eine Ultraschallaufnahme zur Bestimmung der Größe der Milz zu empfehlen, weil sich danach die Notwendigkeit einer interventionellen Arteriographie und die Art des operativen Vorgehens bestimmen läßt. Bei den meisten Patienten mit

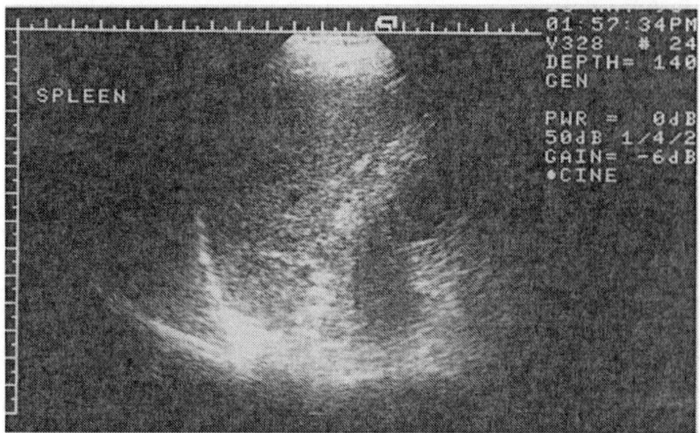

Abb. 11.1. Ultraschallaufnahme der Milz

ITP beträgt die Größe der Milz, gemessen an der Längsachse, nicht mehr als 12 cm (Abb. 11.1). Wenn die Milz größer ist (> 15 cm) kann durch eine Arteriographie mit Embolisierung („gel foam", Spiralen usw.) der Milzarterie am Vortag des operativen Eingriffs die Größe der Milz reduziert und dadurch der laparoskopische Eingriff erleichtert werden. Alternativ kann auch am Beginn der Operation eine primäre Ligatur der Milzarterie durchgeführt werden (s. unten).

Patienten mit ITP haben in der Regel über einen längeren Zeitraum Steroide in Form von Prednisolon (oral) eingenommen, in der perioperativen Phase wird parenteral Hydrokortison gegeben. Bei einer Thrombozytenzahl von mindestens 50000 besteht keine Notwendigkeit für eine präoperative Thrombozytengabe, die präoperative Gabe von Human-IgG ist dann ausreichend. Eine medikamentöse Prophylaxe durch subkutane Gabe von Heparin zur Verhinderung von Venenthrombosen ist bei jeder laparoskopischen Splenektomie angezeigt, wegen dem Anstieg der Thrombozytenzahl, der bei der überwiegenden Mehrheit der Patienten in der postoperativen Phase auftritt. Die erste Dosis (5000–8000) wird bei Einleitung der Narkose subkutan gegeben. Darüber hinaus tragen alle Patienten während der Operation angepaßte Antithrombosestützstrümpfe.

Anästhesie

Die laparoskopische Splenektomie wird unter Allgemeinnarkose mit endotrachealer Intubation durchgeführt. Einzelheiten der Durchführung und die Prämedikation legt der behandelnde Anästhesist fest. Eine Antibiotikaprophylaxe in Form einer Einmaldosis Cephalosporin wird nach Einleitung der Narkose routinemäßig gegeben. Eine 14-Charr-Salem-Magensonde wird eingeführt, über die ständig leicht abgesaugt wird, damit der Magen während des gesamten Eingriffs kollabiert bleibt. Vor Anlage des Pneumoperitoneums wird ein Blasenkatheter gelegt, der nach Abschluß der Operation entfernt wird.

Lagerung des Patienten und Hautvorbereitung

Der Patient wird in Halbseitenlage mit leichter Beinwärtskippung (15–30°) des Operationstisches gelagert, unter dem linken Brustkorb wird ein 6 cm dicker Sandsack unterlegt. Durch eine leichte seitliche Neigung des Tisches nach rechts kann die Darstellung der Milz durch Anhebung des linken subphrenischen Raumes weiter verbessert werden (Abb. 11.2). Die Haut des Abdomens und des unteren Brustkorbs wird mit Seife gewaschen und mit einem Antiseptikum der Wahl desinfiziert. Das

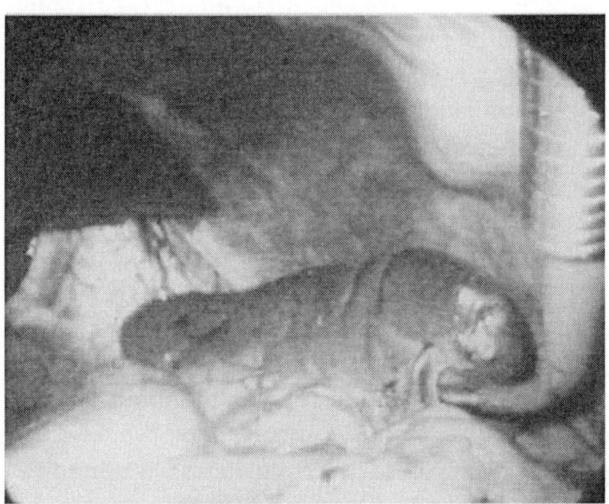

Abb. 11.2. Darstellung der Milz durch entsprechende Lagerung des Patienten und Einstellen des Operationstisches, wie im Text beschrieben

Abb. 11.3. Abdeckung. Das freie Areal erstreckt sich vom ▶ Rippenbogen bis zur suprapubischen Region und seitlich bis zu den Flanken

Abb. 11.4. Stellung des Operationsteams und Anordnung der Hilfsgeräte (*O* Operateur)

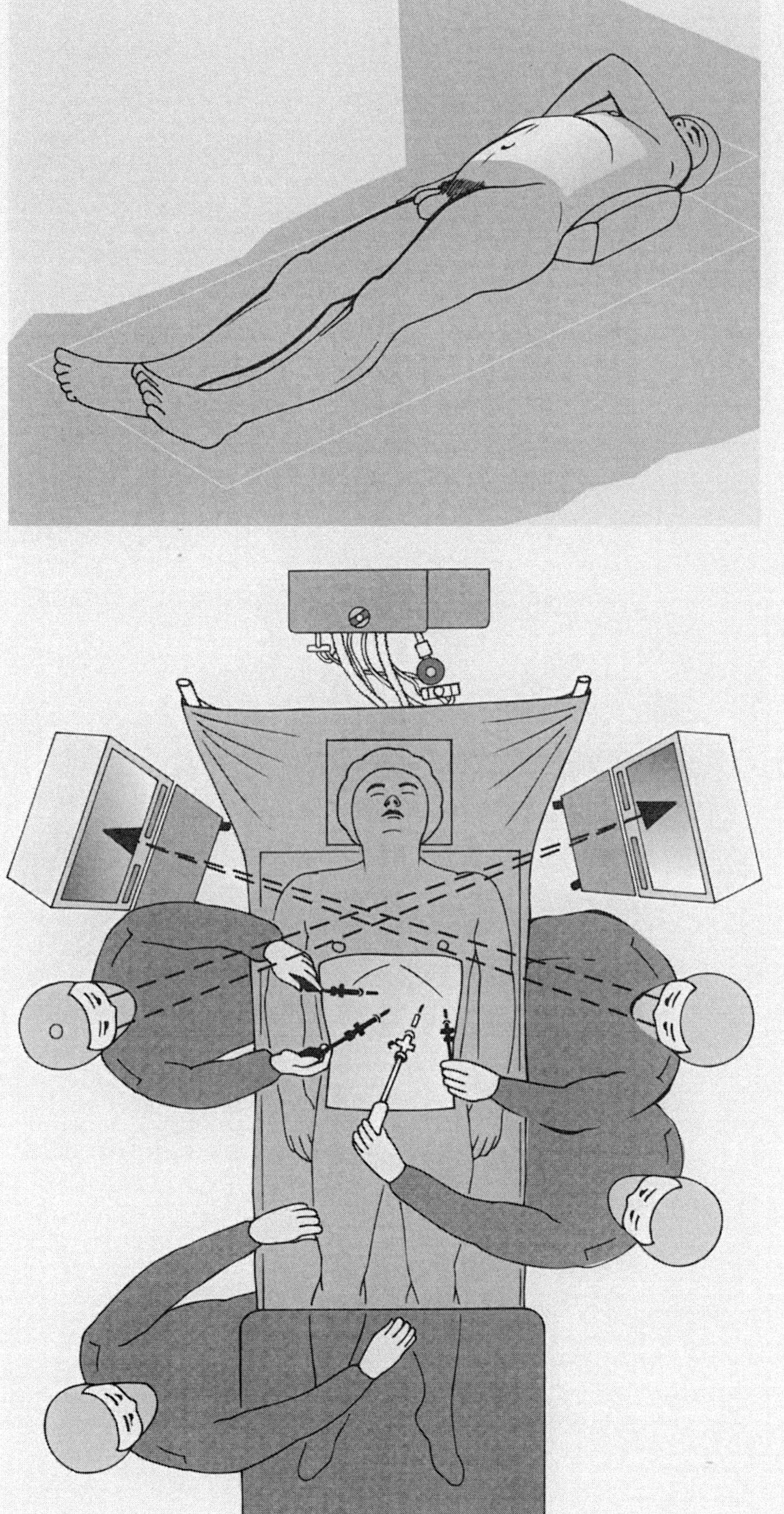

11.3

11.4

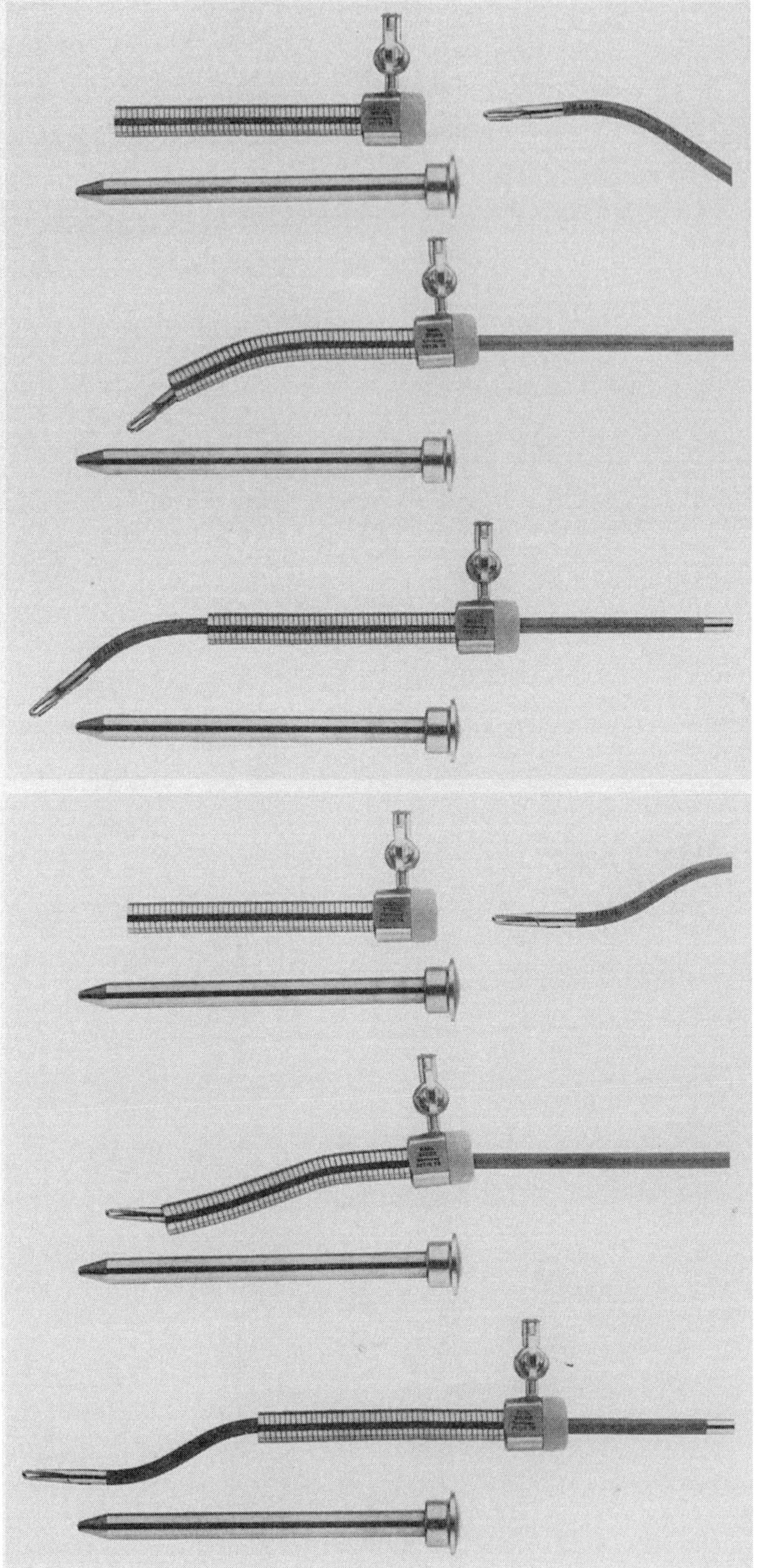

so vorbereitete Areal erstreckt sich von der Brustwarzenlinie bis zum Schambein und seitlich weit in die Flanken. Die Abdeckung läßt das Abdomen vom Rippenbogen bis zur suprapubischen Region und seitlich bis in die linke Flanke frei (Abb. 11.3).

Stellung des Operationsteams und Anordnung der Hilfsgeräte

Der Operateur steht auf der rechten Seite des Operationstisches. Wenn kein verstellbarer pneumatischer Laparoskophalter verwendet wird (First Assistant, Leonard, Philadelphia), steht die Person, die die Kamera bedient, neben dem ersten Assistenten auf der linken Seite. Die Operationsschwester steht rechts neben dem Operateur, der sterile Instrumententisch steht rechts von ihr (Abb. 11.4).

Der Einsatz von 2 Monitoren ist sehr wichtig, weil der erste Assistent ebenfalls operativ tätig wird, und zwar bei der Ligatur der kurzen Magengefäße sowie bei der Präparation und Ligatur der Gefäße des Milzhilus. Das HF-Gerät, vorzugsweise mikroprozessorgesteuert (Erbe, Tübingen), die Saug-/Spüleinheit, Insufflator und Kameraeinheit sind in einem Gerätewagen hinter dem Operateur untergebracht. Der Einsatz eines pulsierenden Spülsystems bietet den Vorteil, daß bei der Dissektion des Milzhilus Blutgerinnsel gut entfernt werden können.

Spezielle Instrumente und Einmalartikel

Neben der Standardausrüstung wird für die laparoskopische Splenektomie die folgende Ausrüstung gebraucht:

- 10-mm-30°-Vorausblickoptik,
- koaxial gebogene Instrumente und flexible Trokarhülsen (Abb. 11.5 a, b),
- Retraktionsstab zum Weghalten der Leber,

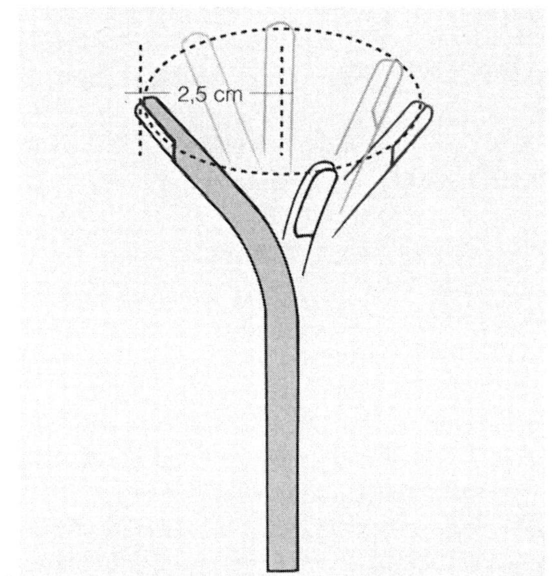

11.6

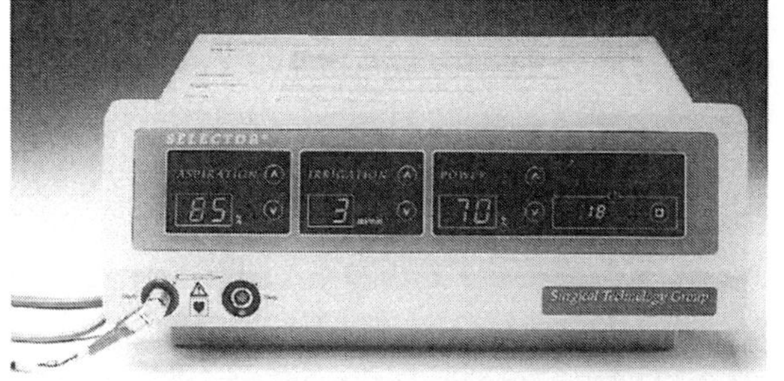

11.7 a

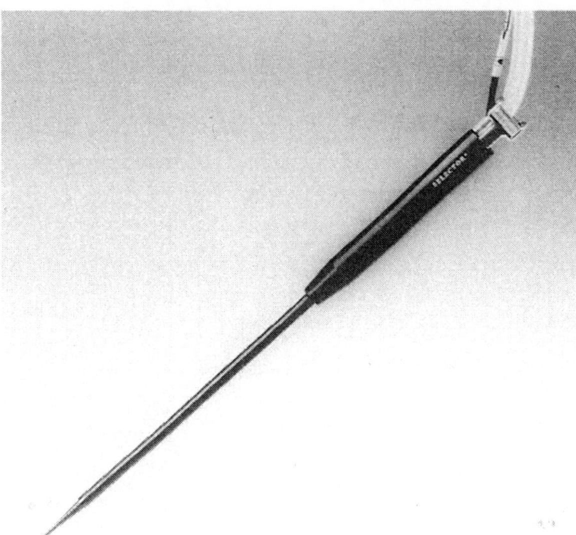

11.7 b

◄ Abb. 11.5. a Koaxial gebogene Instrumente, die über wiederverwendbare flexible Metalltrokarhülsen eingeführt werden (Storz, Tuttlingen). **b** Koaxial bajonettförmige Instrumente werden mit denselben flexiblen Trokarhülsen verwendet

Abb. 11.6. Aktionsradius der Spitze eines koaxial gebogenen Instrumentes bei Rotation um die Achse um 360°

Abb. 11.7 a, b. Ultraschallpräparationsgerät Selector und Ultraschallsonde (Surgical Technology Group, Andover, GB)

– Einmalartikel:
  · Ligatur (120–150 cm) aus Dacron oder schwarzer Seide auf einem Knotenschieber (USSC, Norwalk, USA; Ethicon, Norderstedt),
  · EndoGIA mit Gefäßmagazin (USSC, Norwalk, USA).

Die koaxial oder bajonettförmig gebogenen Instrumente, die über wiederverwendbare flexible Metalltrokarhülsen eingeführt werden, ermöglichen durch Rotation des Schaftes [7] die Änderung der Arbeitsrichtung und erleichtern damit die Präparation um die Milzpole und hinter der Milz (Abb. 11.6). Durch Ultraschallpräparation [8] mit der Selector-Sonde (Surgical Technology Group, Andover, GB) (Abb. 11.7) kann bei der Abpräparation der Gefäße des Milzhilus vom Pankreasschwanz und der Freipräparation der Milzhinterseite von Retroperitoneum, perirenalem Fett und Nebenniere erheblich Zeit gewonnen werden.

Operationsschritte der laparoskopischen Splenektomie

Position der Trokare und Trokarhülsen

Die Einstichstellen für die Trokare sind in Abb. 11.8 dargestellt. Die Trokarhülse für die Optik (11 mm, p1) wird 2 cm links oberhalb des Nabels plaziert. Über eine zweite 11-mm-Trokarhülse (p5) unterhalb des rechten Rippenbogens, seitlich des Xiphoids wird ein Kunststoffstabretraktor zur Retraktion des linken Leberlappens eingeführt. Dies ist jedoch nur dann erforderlich, wenn der linke Leberlappen sehr groß ist und über den Magenfundus ragt. Eine flexible 8-mm-Metalltrokarhülse (p2) wird links in der Leistengegend, 2 cm unterhalb des Rippenbogens plaziert. Die übrigen Einstiche werden wie folgt plaziert: rechts neben der Mittellinie, auf halber Strecke zwischen Nabel und Xiphoid (8 mm, p3, flexibel) und im rechten Epigastrium in der Linea semilunaris (5,5 mm, p4).

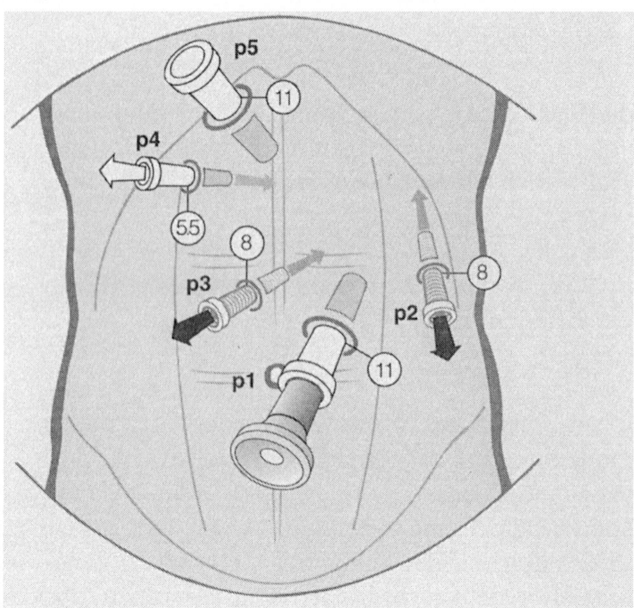

Abb. 11.8. Plazierung der Trokare und Trokarhülsen

Präparation der Milz

Durch die oben beschriebene Lagerung des Patienten kann bei der Mehrzahl der Patienten eine gute Sicht auf die Vorderfläche der Milz erreicht werden. Manchmal findet sich das große Omentum aufgerollt, wodurch das Organ verdeckt wird. In diesem Fall wird das Omentum mit einer atraumatischen Zange gefaßt und in den infrakolischen Raum gezogen. Mit einer koaxial gebogenen Babcock-Klemme wird der Magen nahe der großen Kurvatur gefaßt und nach rechts unten retrahiert. Dadurch ergibt sich freie Sicht auf die Vorderseite und den unteren Pol der Milz, der durch eine Peritonealduplikatur mit der linken Kolonflexur verbunden ist.

Durchtrennung des Milzansatzes und Devaskularisierung des unteren Milzpols

Die Durchtrennung des Milzansatzes und Devaskularisierung des unteren Milzpols ist der erste Schritt der Operation. Vor der Durchtrennung des Lig. splenocolicum mit der Schere muß ein Bündel feiner Gefäße in dieser Peritonealduplikatur elektrokoaguliert werden (Abb. 11.9). Dazu wird vor-

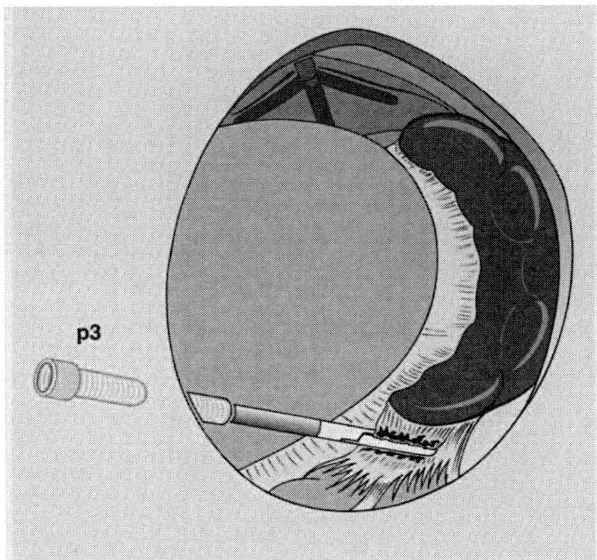
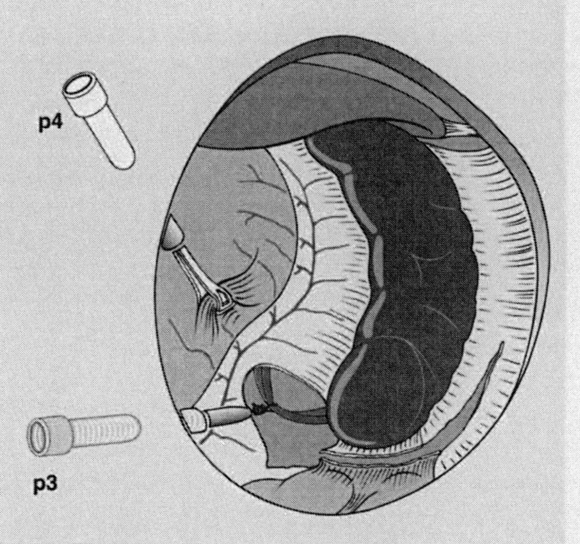

Abb. 11.9. Elektrokoagulation vor der Durchtrennung des Lig. splenocolicum mit der Schere. Es muß im Softmodus koaguliert werden

Abb. 11.11. Proximale Ligatur der zum unteren Pol verlaufenden Gefäße (häufig doppelt angelegt) mit Dacron oder schwarzer Seide auf einem Knotenschieber mit einem extrakorporal geknoteten Schiebeknoten, der vor Ort festgezogen wird

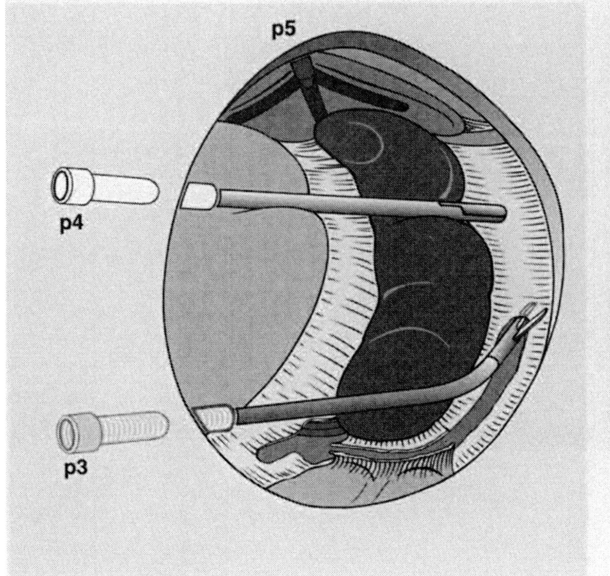
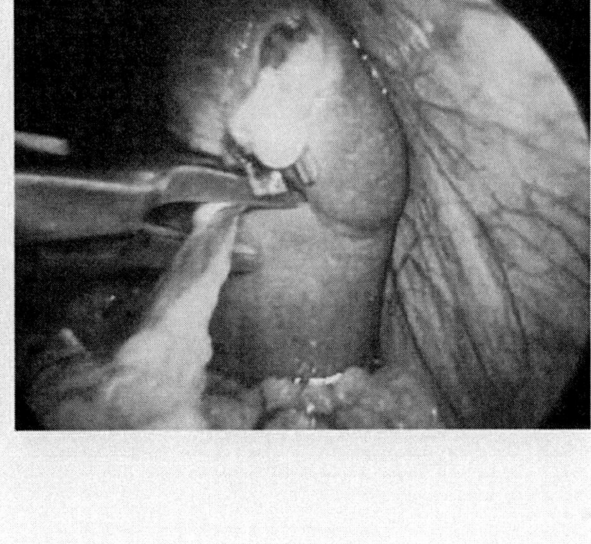

Abb. 11.10. Inzision des Peritoneums

Abb. 11.12. Versorgung der distalen Enden (milzwärts) mit Klipps

zugsweise der Softmodus (ohne Ausbildung von elektrischen Funkenstrecken) angewendet, den das HF-Gerät ACC der Firma Erbe in Tübingen bietet. Im Hinblick auf die unmittelbare Nähe der linken Kolonflexur ist diese Regel von großer Bedeutung. Anschließend erfolgt die Inzision des Peritoneums mit einer koaxial gebogenen Schere (p3) um den unteren Milzpol herum zur Hinterseite des Organs bis zum unteren Ende des Lig. splenorenale und der darunter liegenden Faszie (Abb. 11.10). Die zum unteren Milzpol führenden Gefäße (häufig doppelt angelegt) werden am besten proximal mit Dacron oder schwarzer Seide auf einem Knotenschieber und einem extrakorporalen Schiebeknoten (Tayside- oder Melzer-Knoten) vor der Durchtrennung einzeln ligiert (Abb. 11.11). Die distalen Enden (zur Milz hin) werden mit Klipps versorgt (Abb. 11.12), anschließend werden die Gefäße mit der Schere durchtrennt (Abb. 11.13). Nach der Durchtrennung ist die klare Abgrenzung zwischen dem devaskularisierten unteren Segment der Milz und dem noch perfundierten Parenchym des Organs erkennbar (Abb. 11.14).

Versorgung der kurzen Magengefäße durch Klammernaht und Durchtrennung des Lig. gastrolienale

Die proximale große Kurvatur wird angehoben, um ein avaskuläres Areal nahe der großen Kurvatur unterhalb der kurzen Magengefäße zu identifizieren. Nach der Fenestration des Peritoneums in diesem Areal wird eine koaxial gebogene Schere hinter den Magen eingeführt (Abb. 11.15). Auf diese Weise kann die Unterseite des Lig. gastrolienale freigelegt und proximal ein passendes avaskuläres Fenster ausgewählt und mit der koaxial gebogenen Schere eröffnet werden (Abb. 11.16). Häufig werden gefäßfreie Verwachsungen zwischen hinterer Magenwand und Pankreas vorgefunden. Diese werden mit der Schere so weit durchtrennt, bis genügend Freiraum geschaffen ist. Danach wird der mit einem Gefäßmagazin geladene EndoGIA (USSC, Norwalk, USA) eingeführt und mit der stärkeren Branche nach oben über das Ligament plaziert, das dann durch Aktivierung des Gerätes geklammert und durchtrennt

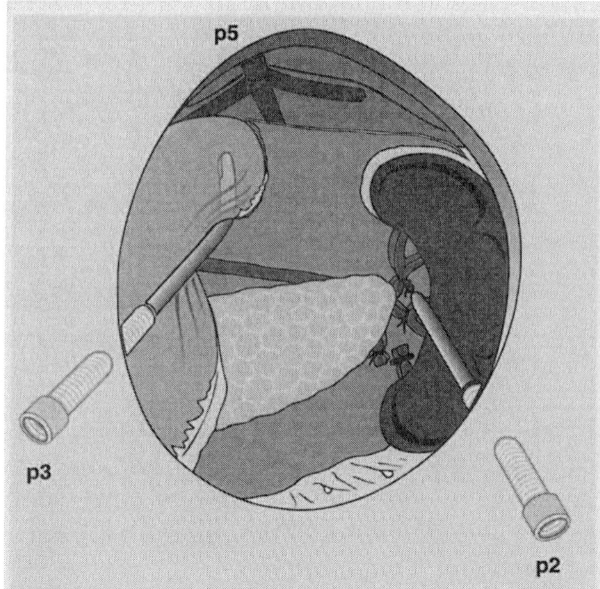

Abb. 11.21. Proximale Ligatur der Gefäße zu den mittleren und oberen Segmenten der Milz

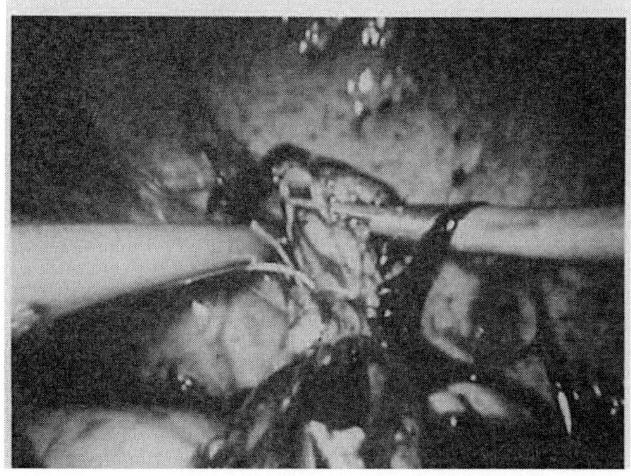

Abb. 11.14. Klare Abgrenzung zwischen devaskularisiertem unterem Segment der Milz und dem noch durchbluteten Parenchym nach der Durchtrennung

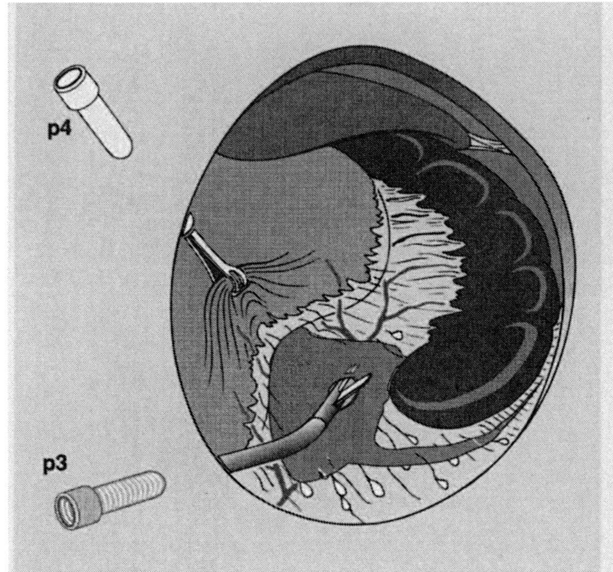

Abb. 11.15. Anheben der proximalen großen Kurvatur, um ein gefäßfreies Areal nahe der großen Kurvatur unterhalb der kurzen Magengefäße identifizieren zu können und Fenestration des Peritoneums mit der koaxial gebogenen Schere

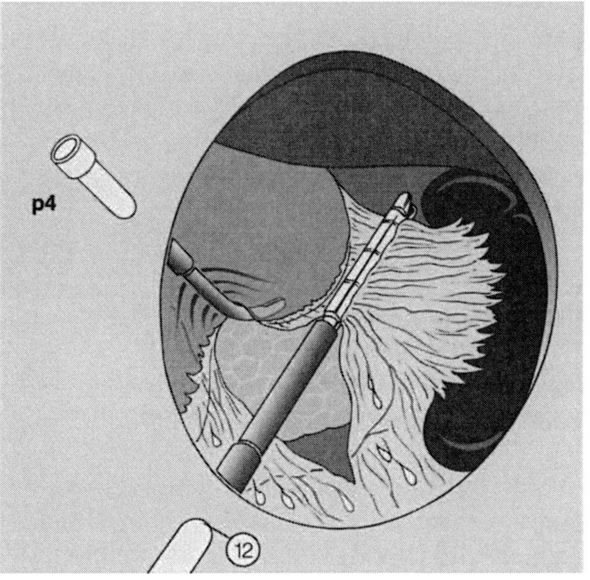

Abb. 11.17. Einführen des EndoGIA mit einem Gefäßmagazin (USSC, Norwalk, USA), Klammern des Ligaments und Durchtrennung

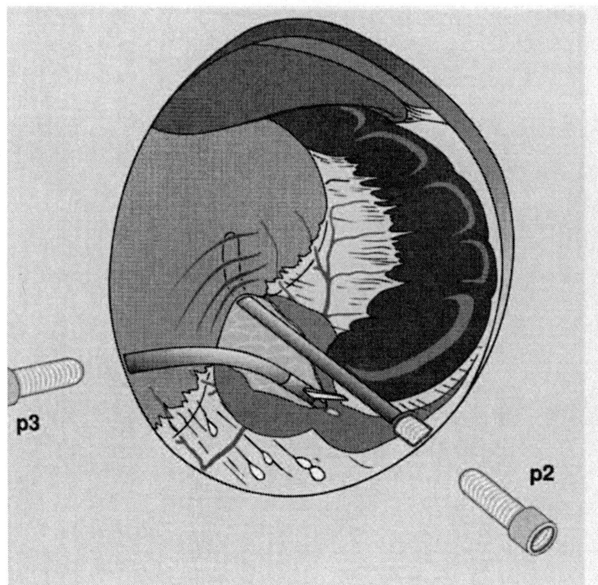

Abb. 11.16. Einführen der koaxial gebogenen Faßzange (p2) hinter den Magen, um die Unterseite des Lig. gastrolienale freizulegen und proximal ein passendes avaskuläres Areal auswählen zu können, welches dann mit der koaxial gebogenen Schere fenestriert wird (p3)

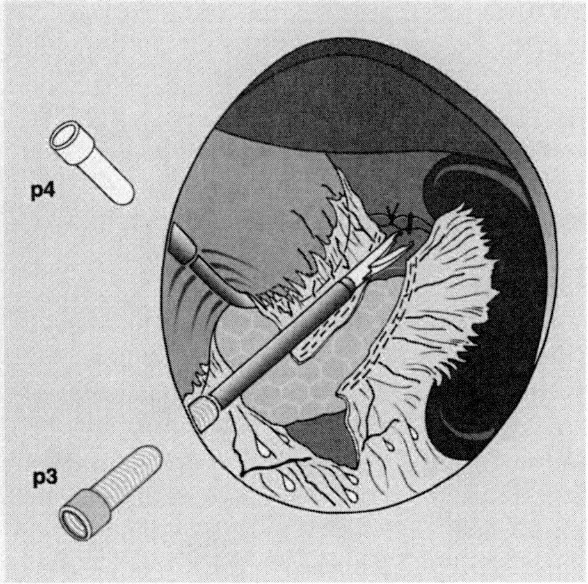

Abb. 11.18. Proximal werden die tiefen kurzen Magen- und Nierengefäße am besten medial ligiert und vor der Durchtrennung seitlich mit Klipps versorgt

wird (Abb. 11.17). In der Regel ist ein einziger Einsatz ausreichend. Dahinter finden sich tiefere kurze Magen- und Zwerchfellgefäße (normalerweise 2). Diese sollten vom Klammergerät nicht mitgefaßt werden, sondern am besten medial ligiert und vor der Durchtrennung lateral mit Klipps versorgt werden (Abb. 11.18).

Durchtrennung der peritonealen Umschlagfalte zwischen Magen, Milz und Zwerchfell und der darunter liegenden Faszienschicht und Mobilisierung des oberen Pols der Milz

Die Peritonealfalte zwischen Milz, gastroösophagealem Übergang und oberem Pol der Milz und Zwerchfell wird durchtrennt und die Präparation über den oberen Pol hinweg fortgeführt (Abb. 11.19). Dadurch wird die Faszienschicht zwischen Milz und Retroperitoneum freigelegt; sie muß ebenfalls mit der Schere durchtrennt werden. In dieser Phase kann häufig die rechte Nebenniere identifiziert werden. Die koaxial und bajonettförmig gebogene Schere leistet dabei besonders gute Dienste.

Präparation des Pankreasschwanzes zur Freilegung der Gefäße zu den mittleren und oberen Segmenten der Milz

Nach der Ligatur der kurzen Magengefäße wird der mobilisierte obere Teil der großen Kurvatur durch den Assistenten nach rechts oben retrahiert, wodurch die Sicht auf Pankreasschwanz und Milzhilus frei wird (s. Abb. 11.19). Der Pankreasschwanz muß vom Milzhilus abpräpariert werden, um eine Verletzung des Pankreas zu vermeiden und um die noch vorhandenen Gefäßverbindungen zum mittleren und oberen Segment der Milz darstellen zu können (s. Abb. 11.19). Dieser Präparationsvorgang erfordert äußerste Sorgfalt, da der versehentliche Abriß kleiner Äste vom Pankreasschwanz zur Milzvene oder -arterie zum Pankreasschwanz eine starke Blutung zur Folge haben würde. Die Präparation des Pankreasschwanzes erfolgt am besten mit einer stumpf endenden Schere (Abb. 11.20) oder durch Ultraschallpräparation. In letzterem Fall sollte das Gerät auf eine

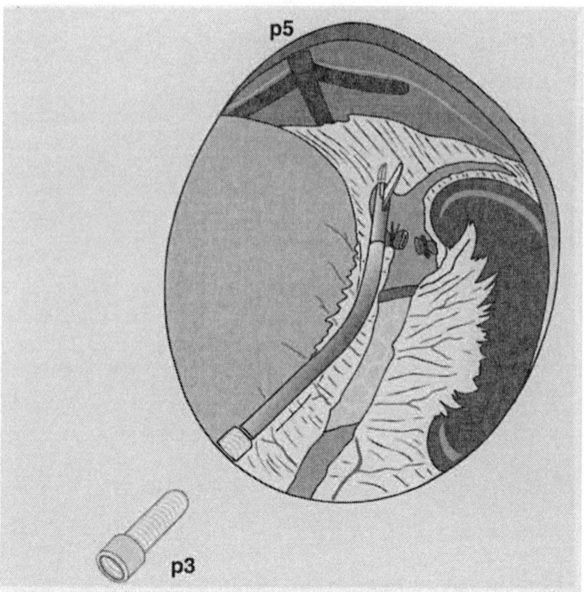

Abb. 11.19. Die peritoneale Umschlagfalte zwischen Milz, gastroösophagealem Übergang, oberem Pol der Milz und Zwerchfell wird mit der koaxial gebogenen Schere durchtrennt und die Präparation über den oberen Pol der Milz hinweg fortgeführt. Dadurch werden der Pankreasschwanz und der Milzhilus freigelegt. Der Pankreasschwanz wird vom Milzhilus abpräpariert, um die Gefäßverbindungen zu den mittleren und oberen Segmenten der Milz darstellen zu können

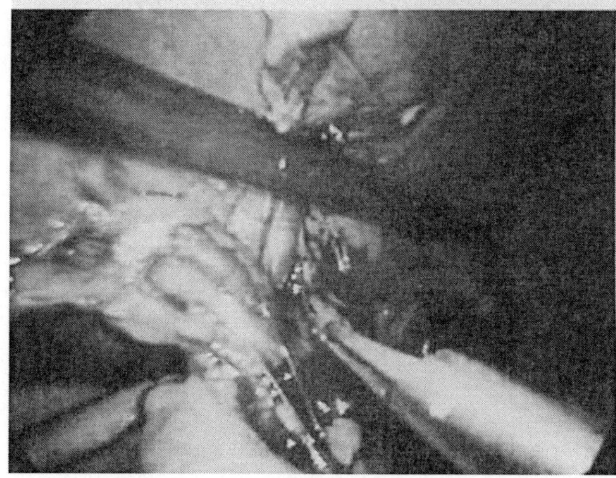

Abb. 11.20. Abgeschlossene Präparation des Milzhilus, die Gefäße zu den mittleren und oberen Segmenten der Milz sind freigelegt

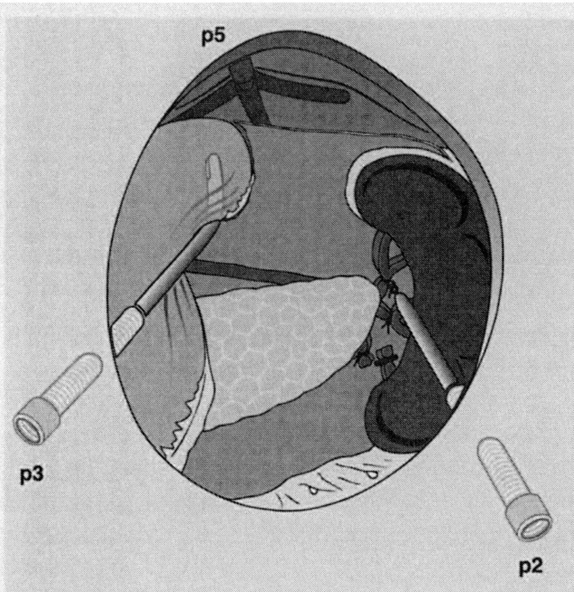

Abb. 11.21. Proximale Ligatur der Gefäße zu den mittleren und oberen Segmenten der Milz

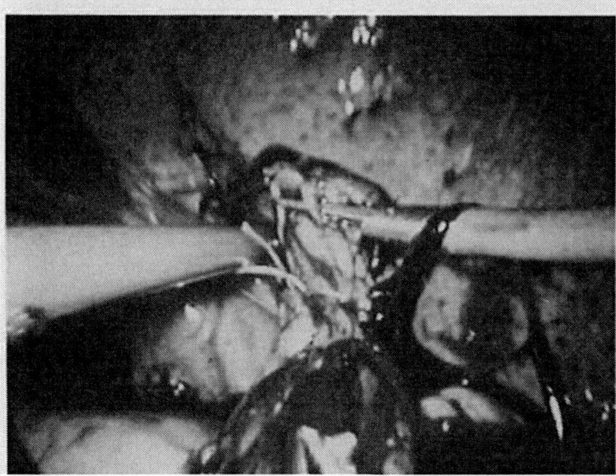

Abb. 11.22. Devaskularisierte Milz

niedrige Vibrationsstufe eingestellt werden. Ideal ist eine Kombination beider Präparationstechniken.

Ligatur der Gefäße zu den mittleren und oberen Segmenten der Milz

Nach Freipräparation der Gefäße zu den mittleren und oberen Segmenten der Milz vom Pankreasschwanz werden diese proximal mit Dacron oder schwarzer Seide auf einem Knotenschieber mit einem extrakorporal geknoteten Schiebeknoten (Tayside oder Melzer) ligiert und dann durchtrennt. Nach adäquater Präparation ist die Ligatur dieser Gefäße problemlos durchzuführen (Abb. 11.21). Die Durchtrennung der Gefäße hat eine einheitlich dunkle Verfärbung der gesamten Milz zur Folge (Abb. 11.22). Die distalen Enden dieser Gefäße zur Milz hin bleiben offen, um das Ausbluten der Milz zu ermöglichen (s. unten).

Ausbluten der Milz nach Durchtrennung der Gefäße

Das Saug-/Spülinstrument wird in das linke Epigastrium zum Milzhilus hin plaziert. Anschließend werden die Gefäße zum mittleren und oberen Segment mit der Schere 1 cm distal zur Ligatur durchtrennt (Abb. 11.23). Das aus dem Milzparenchym ausfließende Blut wird sofort abgesaugt. Gleichzeitig wird mit warmer heparinisierter Hartmann-Lösung gespült, um die Bildung von Blutgerinnseln zu verhindern, während die Prozedur so lange fortgesetzt wird, bis die Blutung aus der Milz zum Stillstand gekommen und das Areal trocken ist. Durch diese einfache Maßnahme kann eine Verkleinerung der Milz um 50 % erzielt werden (Abb. 11.24). Das Ausbluten der Milz ist erlaubt, wenn die Splenektomie wegen einer benignen Erkrankung durchgeführt wird, es ist allerdings kontraindiziert, wenn ein Morbus Hodgkin oder ein anderer Tumor Grund für die Operation sind.

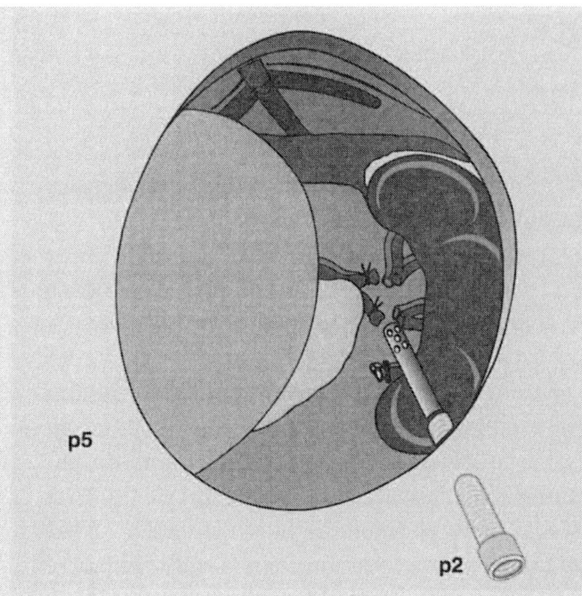

Abb. 11.23. Durchtrennung der Gefäße zu den mittleren und oberen Segmenten mit der Schere 1 cm distal der proximalen Ligatur. Das aus dem Milzparenchym ausfließende Blut wird abgesaugt, gleichzeitig wird mit warmer heparinisierter Hartmann-Lösung gespült

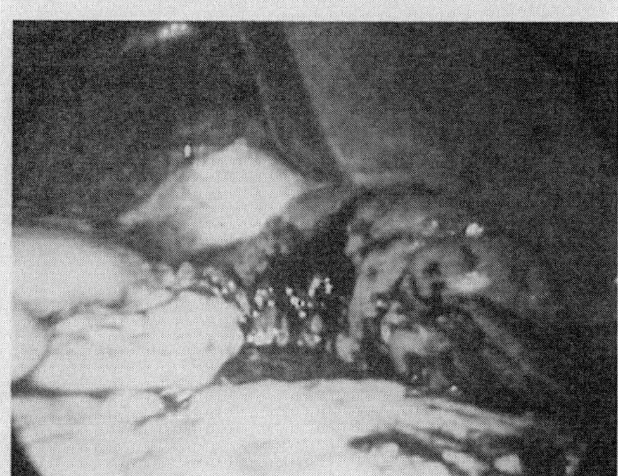

Abb. 11.24. Ausgeblutete Milz

Durchtrennung des Lig. splenorenale und der Faszie

Das Lig. splenorenale und die darunter liegende Faszie werden mit der Schere durchtrennt, auch kleine blutende Gefäße werden dabei sorgfältig koaguliert. Während dieses Vorgehens wird die nun erheblich verkleinerte Milz mit einer Babcock-Klemme am abgelösten Milzhilus gefaßt und nach rechts gezogen (Abb. 11.25). Mit der Freipräparation der Hinterseite der Milz vom perirenalen Fett wird der Eingriff abgeschlossen.

Vor der Extraktion wird eine sorgfältige Inspektion des Operationsareals vorgenommen, um die vollständige Hämostase sicherzustellen und Nebenmilzen auszuschließen. Dies ist besonders wichtig bei Patienten mit ITP.

Extraktion des Organs

Die geschrumpfte abgelöste Milz wird an den Gefäßen des Hilus gefaßt und in einen Bergebeutel eingebracht (Abb. 11.26). Dann wird die Öffnung des Beutels nach außen gebracht und die Milz im Innern des Beutels mit einer McIndoe-Schere zerkleinert, bevor der Beutel samt Inhalt durch eine 2,5 cm lange Inzision extrahiert wird (die Einstichstelle unter dem Rippenbogen wird vergrößert und zusätzlich aufgedehnt). Wir verwenden seit einiger Zeit ein Spezialgerät aus superelastischem Gedächtnisstahl, mit dem das Organ in Scheiben zerteilt wird. Das ausgelöste Organ wird in den Drahtbehälter des Schneideinstruments aufgenommen, der in ein Bergesystem aus reißfestem Nylon (Cameron Balloons, Bristol, GB) gesteckt wird. Die Öffnung des Bergesystems wird nach extrakorporal gezogen, und die nach Aktivierung des Instruments entstandenen Scheiben werden dann einzeln entfernt.

Postoperative Behandlung

Den Patienten ging es ausnahmslos gut, postoperative Komplikationen oder Todesfälle waren nicht zu verzeichnen. Bei unserer ersten laparoskopischen Splenektomie kam es aber zu einer

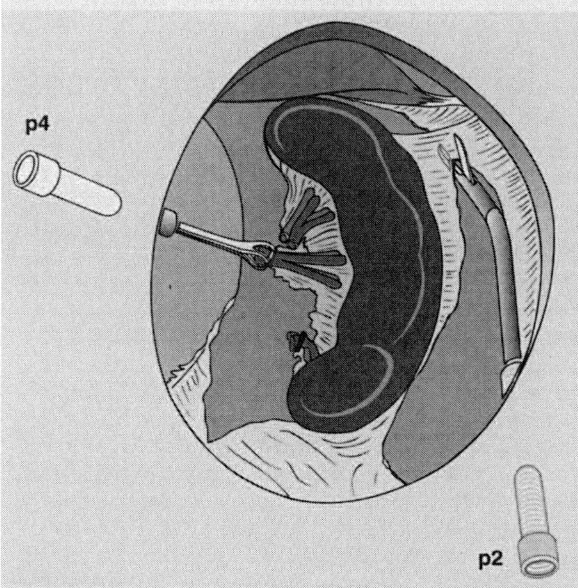

Abb. 11.25. Mit einer Babcock-Klemme wird die geschrumpfte Milz an den zum Milzhilus verlaufenden Gefäßen gefaßt und zur rechten Seite verlagert. Das Lig. splenorenale und die darunter liegende Faszie werden mit der Schere durchtrennt, auch kleine blutende Gefäße müssen sorgfältig koaguliert werden

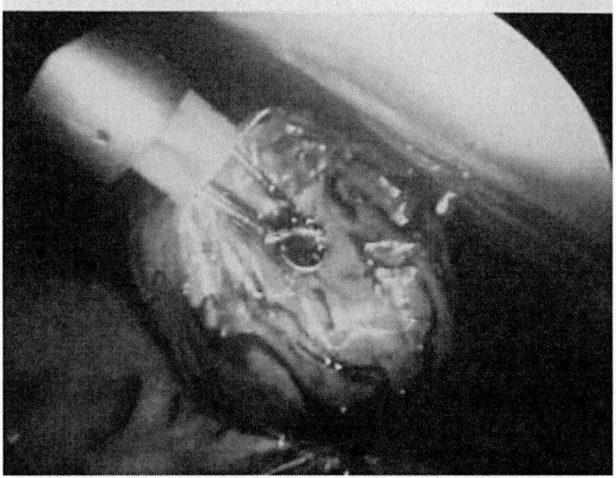

Abb. 11.26. Extraktion der ausgebluteten Milz in einem Bergebeutel

Blutung aus einer kleinen Vene zum Pankreasschwanz hin, die versehentlich durch Zug abgerissen wurde. Der intraoperative Blutverlust betrug 500 ml, eine Bluttransfusion wurde nicht für nötig erachtet. Der postoperative Hämoglobinwert betrug bei diesem Patienten 10 g/100 mm. Die meisten Patienten klagten innerhalb der ersten 24 h über Schmerzen in der Schulter, sie konnten jedoch alle am Tag nach der Operation das Bett verlassen. Eine signifikante Atonie trat nicht auf; mit der Zufuhr flüssiger Nahrung kann in der Regel innerhalb von 24 h begonnen werden. Bei allen ITP-Patienten wurden am 3. Tag Thrombozytenzahlen von > 300 000 beobachtet. Die Entlassung aus der Klinik kann in der Regel am 4. postoperativen Tag erfolgen, Aspirintabletten, die sich erst im Darm auflösen, werden verordnet.

Klinische Ergebnisse

Unsere bisherigen Erfahrungen waren sehr günstig und ohne signifikante Komplikationen. Die Präparation kann zweifellos durch die Verwendung distal koaxial gebogener Instrumente und durch Ultraschallpräparation erleichtert werden. Wenn die Zugänge richtig plaziert sind, sollten sich bei der Operation keine größeren technischen Probleme ergeben und mit den richtigen Instrumenten und Erfahrung in der endoskopischen Chirurgie sollte der Eingriff reibungslos verlaufen [9]. Der schwierigste Abschnitt ist die Präparation des Pankreasschwanzes. Die beschriebene Technik der Devaskularisierung des Milzhilus ist ähnlich wie die von Carroll et al. [10, 11], sie bedarf allerdings bei Patienten mit vergrößerter Milz einer Modifikation: Am wichtigsten ist, die Milzarterie vorab freizulegen und oberhalb des Pankreasschwanzes zu ligieren. Dadurch soll die Blutfüllung der Milz verringert werden, die zu einer signifikanten Verkleinerung führt.

Wir haben – entgegen anderer Empfehlungen – bei Erwachsenen mit ITP keine Pneumokokkenimpfung durchgeführt, weil diesbezügliche Studien in unserer Klinik bei diesen Patienten, wenn überhaupt, nur ein minimales Risiko einer Sepsis nach Splenektomie ergeben haben. Dies gilt allerdings nicht für Kleinkinder, Kinder mit Thalassämie und

Erwachsene mit Erkrankungen der Leber und Lymphomen [4]. Unsere Patienten erhalten lediglich einen speziellen Ausweis, der die Splenektomie dokumentiert, und sie werden angewiesen, ihren Hausarzt zu benachrichtigen, wenn Fieber auftreten sollte.

Literatur

1. Oakes DD, Charters AC (1981) Changing concepts in the management of splenic trauma. Surg Gynec Obstet 153:181–185
2. King H, Shumacker HB Jr (1952) Susceptibility to infection after splenectomy performed in infancy. Ann Surg 136:239–242
3. O'Neal BJ, McDonald JC (1981) The risk of sepsis in the asplenic adult. Ann Surg 194:775–778
4. Holdsworth RJ, Irving AD, Cuschieri A (1991) Postsplenectomy sepsis and its mortality rate: actual versus perceived risks. Br J Surg 78:1031–1038
5. Schlaeffer F, Rosenbeck S, Baumgarten-Kleinen A, Crieff Z, Alkan M (1985) Pneumococcal infections among immunized and splenectomized patients in Israel. J Infect 10:38–42
6. Giebink GS, Schiffmann G, Krivit W, Quie PG (1979) Vaccine-type pneumococcal pneumonia. Occurrence after vaccination in an asplenic patient. JAMA 241:2736–2737
7. Cuschieri A, Shimi S, Banting S, Van Velpen G, Dunkley P (1993) Coaxial curved instruments for minimal access surgery. Surg Endosc (in press)
8. Cuschieri A, Shimi S, Banting S, Van Velpen G (1993) Endoscopic ultrasonic dissection for thoracoscopic and laparoscopic surgery. Surg Endosc (in press)
9. Cuschieri A (1992) Technical aspects of laparoscopic splenectomy: hilar segmental devascularization and instrumentation. J R Coll Surg Edinb (in press)
10. Carroll BJ, Phillips EH, Semel CJ, Fallas M, Morgenstern L (1992) Laparoscopic splenectomy. Surg Endosc 6:183–185
11. Gossot D, Debiolles M, El Meteini M et al (1992) Laparoscopic splenectomy: an experimental study (abstr). Second European Congress of Viscero-synthesis, Luxembourg, 1992

12 Laparoskopische Eingriffe am Magen

A. Cuschieri

Einleitung

Die Zahl der elektiven Eingriffe wegen peptischer Ulzera hat sich in den letzten 20 Jahren durch die Einführung von H_2-Rezeptorantagonisten [1] deutlich verringert, inzwischen ist allerdings eindeutig nachgewiesen, daß präpylorische Ulzera auf diese Medikation nicht ansprechen und einer chirurgischen Behandlung bedürfen [2, 3]. Die überwiegende Mehrzahl der operativen Eingriffe erfolgt heutzutage aufgrund akuter (Perforation, Blutung) und chronischer Komplikationen (Stenose) der Ulkuskrankheit, allem Anschein nach wurden jedoch in den vergangenen Jahren wieder zunehmend mehr Patienten zur elektiven chirurgischen Behandlung überwiesen, wegen fehlender Compliance bei medikamentöser Langzeitbehandlung aber auch aufgrund der Möglichkeit, den Eingriff laparoskopisch durchzuführen. Die endoskopischen Techniken der Vagotomie wie trunkuläre Vagotomie, selektiv proximale Vagotomie (SPV), posteriore trunkuläre Vagotomie und anteriore Seromyotomie wurden bereits in Band 1 in den Kapiteln 20 und 21 beschrieben, Kapitel 22 befaßt sich mit der laparoskopisch-chirurgischen Behandlung perforierter Ulcera duodeni.

Bei nichtrezesierbaren Magenkarzinomen zeitigen palliative Eingriffe generell schlechte Ergebnisse [4], bei Tumoren im Antrum mit einem Verschluß des Magenausgangs kann jedoch Patienten durch eine proximale anteriore Gastroenterostomie durchaus geholfen werden. Dasselbe gilt für Tumoren am Pankreaskopf, die sich auf das Duodenum und die Umgebung des Pylorus ausgedehnt haben. In diesen Fällen wird eine Gastroenterostomie in Kombination mit einer biliodigestiven Anastomose durchgeführt (s. Kapitel 9).

Bei Patienten mit einer Bulbärparalyse wird eine perkutane Gastrostomie durchgeführt. Dieses Verfahren ist inzwischen unter der Bezeichnung perkutane endoskopische Gastrostomie (PEG) vielerorts in die Routine eingegangen [5, 6]. Der Eingriff kann ohne großen Zeitaufwand laparoskopisch durchgeführt werden, ebenso wenig aufwendig ist eine Katheterjejunostomie zur Nahrungszufuhr bei Patienten, die sich nicht ausreichend oral ernähren können.

Präoperative Diagnostik und Operationsvorbereitung

Bei allen Eingriffen wird bei der Narkoseeinleitung Cefuroxim als Antibiotikaprophylaxe verordnet. Eine medikamentöse Prophylaxe tiefer Venenthrombosen wird bei Älteren und Karzinompatienten gegeben, außerdem sollten diese Patienten während der Operation spezielle Antithrombosestützstrümpfe tragen. Um sicherzustellen, daß der Magen während des gesamten Eingriffes vollständig kollabiert bleibt, wird eine 16-Charr-Magensonde gelegt, über die konstant leicht abgesaugt wird.

Anästhesie

Alle in diesem Kapitel beschriebenen Operationen werden unter Allgemeinnarkose mit endotrachealer Intubation durchgeführt. Einzelheiten bei der Durchführung und die Prämedikation legt der behandelnde Anästhesist fest.

Lagerung des Patienten und Hautvorbereitung

Für Eingriffe am Magen wird der narkotisierte Patient auf dem Rücken gelagert, der Operationstisch wird insgesamt in Beintieflage gekippt. Die Haut des gesamten Abdomens wird mit Seife gewaschen und desinfiziert. Bei der Abdeckung mit sterilen Tüchern wird das Areal zwischen Rippenbogen und suprapubischer Region freigelassen.

Stellung des Operationsteams und Anordnung der Hilfsgeräte

Bei laparoskopischen Eingriffen am Magen steht der Operateur überwiegend auf der linken Seite des Operationstisches, der Kameramann ebenfalls. Erster Assistent und Operationsschwester stehen auf der rechten Seite. Wichtig ist der Einsatz von 2 Monitoren. Das möglichst mikroprozessorgesteuerte HF-Gerät (Erbe, Tübingen), Saug-/Spülgerät, Insufflator, Lichtquelle und Kameraeinheit sind in einem Gerätewagen hinter dem Operateur abgestellt.

Laparoskopische Gastrostomie nach Witzel

Instrumente und Einmalartikel

Neben der Standardausrüstung für laparoskopische Operationen werden zwei 5-mm-Nadelhalter, ein kunststoffbeschichteter Nahthalter, ein 10-mm-Retraktionsstab aus Kunststoff und eine gerade Duval- oder Babcock-Klemme gebraucht. Außerdem wird ein Gastrostomieschlauch aus Silikon mit Ballonspitze (14–16 Charr) eingesetzt. Für die Naht wird 3/0 Polysorb-Nahtmaterial mit Endoskinadeln verwendet (USSC, Norwalk, USA).

Plazierung der Trokare und Trokarhülsen

Die Einstichstellen für die Trokarhülsen sind in Abb. 12.1 dargestellt. Die Optik wird über den subumbilikalen Zugang links der Mittellinie (11 mm,

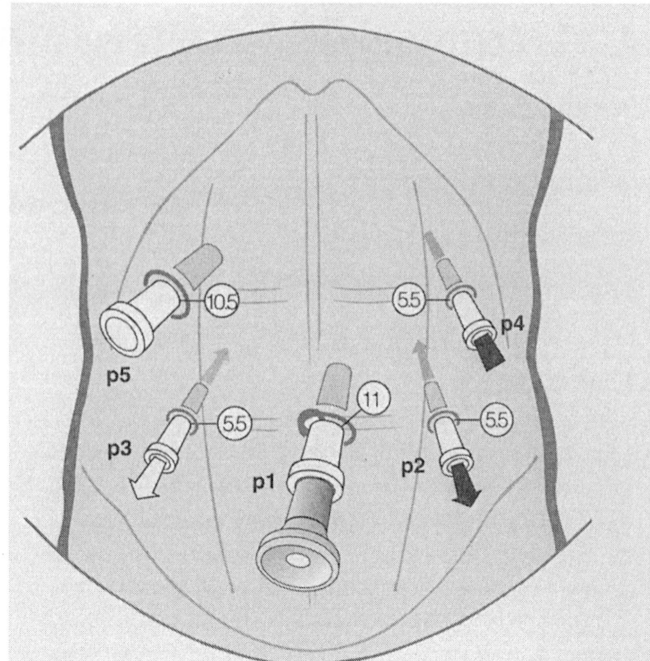

Abb. 12.1. Trokareinstichstellen für die laparoskopische Gastrostomie nach Witzel

p1) eingeführt. Die beiden Arbeitstrokarhülsen (5 mm, p2 und p3) werden entlang der Linea semilunaris, ungefähr auf Nabelhöhe plaziert. Für die Retraktion wird auf der rechten Seite unterhalb des Rippenbogens in der vorderen Axillarlinie ein 10,5-mm-Zugang (p5) plaziert, ein weiterer 5,5-mm-Port links unterhalb des Rippenbogens wird zum Straffhalten der Naht durch den Assistenten gebraucht (p4).

Operationsschritte

Lobus quadratus und linker Leberlappen werden vorab zusammen mit dem Komplex aus Lig. falciforme und Lig. teres mit dem Retraktorstab aus Kunststoff angehoben, der Magen wird an der großen Kurvatur gefaßt und nach unten gezogen. Möglicherweise noch in die Sicht auf die Vorderfläche des mittleren Magendrittels ragende Anteile des großen Netzes werden nach unten geschoben. Nun wird auf halber Strecke zwischen kleiner und großer Kurvatur mit dem HF-Messer unter Verwendung von Schneidestrom in Längsrichtung inzidiert, bis die Mukosa erreicht ist. Der obere Rand der inzidierten Muskelschicht des

Magens wird gefaßt und nach oben weggezogen, so daß die Mukosa mit dem HF-Messer eröffnet werden kann. Hierbei kommt es trotz Anwendung von HF-Strom häufig zu Blutungen an den Schnittkanten der Mukosa. Diese müssen im Softmodus koaguliert werden, nachdem die blutenden Gefäße der Submukosa mit einer isolierten Zange gefaßt wurden. Nun wird das Sauginstrument eingeführt und der Magen leergesaugt. Über eine Inzision im linken Epigastrium – die passende Stelle wird durch Palpation von außen bestimmt – wird der Gastrostomiekatheter in die Peritonealhöhle eingeschoben und dann von innen gefaßt und weiter hineingezogen. Vor dem Einführen wird der Ballon auf seine Dichtigkeit geprüft. Der Katheter muß so weit in den Magen vorgeschoben werden (mindestens 7 cm), daß die Spitze am Pylorus, besser noch im oberen Teil des Duodenums, zu liegen kommt. Die Position der Katheterspitze kann durch Aufblasen des Ballons leicht überprüft werden.

Durch die erste Naht wird der Katheter in Tabaksbeuteltechnik am Eintritt in den Magen mit tiefen seromuskulären Stichen befestigt. Die Naht beginnt oben an der Hinterseite des Katheters und wird am Ende um den Katheter herum festgezogen und mit einem intrakorporalen mikrochirurgischen Standardknoten gesichert. Das lange Fadenende wird dann nochmals um den Katheter herumgeschlungen und mit dem kurzen Faden des ersten Knotens verknotet. Das Tunnelieren des Gastrostomiekatheters in die Magenwand erfolgt durch eine fortlaufende Naht. Mit tiefen seromuskulären Stichen wird die Magenwand zu beiden Seiten des Katheters ungefähr 2,5 cm proximal vor dem Eintritt in den Magen gefaßt. Nach dem Festziehen des Anfangsknotens werden die Magenwände um den Schlauch herum mit einer fortlaufenden Naht in Richtung Gastrostomie und noch 1 cm darüber hinaus approximiert, wobei der Assistent immer mit dem kunststoffbeschichteten Nahthalter die Spannung auf die Naht aufrechterhält. Wenn sowohl der Katheter als auch die Gastrostomie vollständig übernäht sind, wird das Ende der Naht mit einem Aberdeen-Knoten gesichert. Alternativ kann die Naht auch mit dem langen Ende eines Ankerknotens beendet werden, der vom Operateur eingebracht und festgezogen wird, während der Assistent die Naht unter

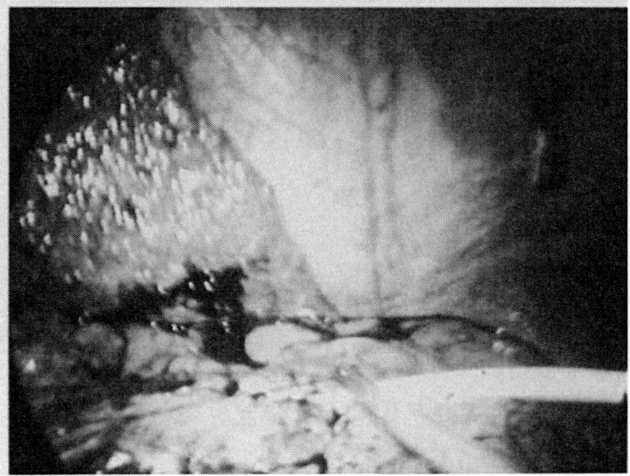

Abb. 12.2. Abgeschlossene Tunnelierung des Gastrostomiekatheters

Spannung hält. Am Ende dieses Operationsschrittes sind die Gastrostomie und der davor liegende Abschnitt des Katheters vollständig in der Magenwand versenkt (Abb. 12.2).

Durch Zug von außen auf den Katheter wird der tunnelierte Abschnitt an die vordere Bauchdecke herangezogen, ohne daß eine Spannung entsteht. Dazu kann es u. U. erforderlich sein, den intraabdominellen Druck zu reduzieren, um diese Approximierung zu erleichtern.

Die Fixierung des Gastrostomiekatheters an der Eintrittstelle in die Bauchdecke kann durch eine innere oder eine externe Naht erfolgen.

Innere Naht

Für die innere Naht wird ein vorgeknoteter Dundee-Anfangsknoten am Ende einer atraumatischen Naht verwendet. Der Knoten wird extrakorporal vorbereitet und über eine Reduzierhülse durch die Bauchdecke an die Stelle gebracht, an welcher der Katheter von innen durch die Bauchdecke austritt. Danach wird der Faden durch die entsprechende Stelle des tunnelierten Areals tief seromuskulär gestochen. Mit dem Nadelhalter wird durch die Schlinge das Nahtende gefaßt und durch diese zurückgezogen, bevor die Schlinge vom Ende her zugeschoben und der Knoten festgezogen wird. Nach der Approximierung des tunnelierten Areals hinter dem Katheter (Abb. 12.3)

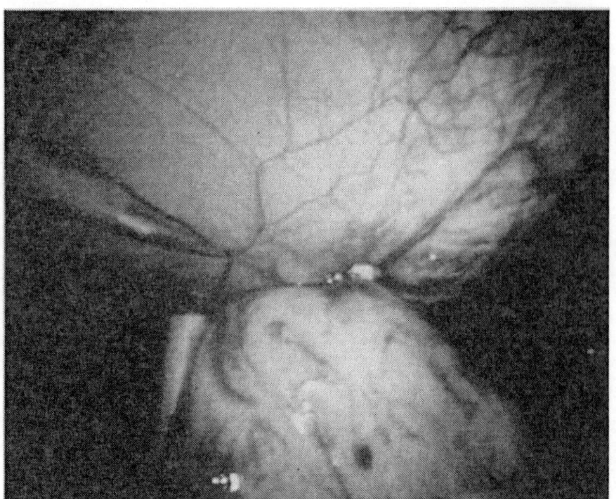

Abb. 12.3. Abgeschlossene Approximierung des tunnelierten Areales hinter dem Katheter

erfolgt auf die gleiche Weise die Approximierung durch eine Naht vor dem Katheter.

Externe Technik

Dazu werden 2 atraumatische Nähte auf geraden 60-mm-Nadeln verwendet. Nach der Vergrößerung der Hautinzision für den Katheter auf ca. 2 cm Länge wird die Nadel durch die Subkutis und die Muskelschichten hinter dem Katheter in die Peritonealhöhle eingestochen und dort mit einem Nadelhalter übernommen. Dann wird hinter dem Katheter durch den Magen ein- und wieder ausgestochen (Abb. 12.4 a) und die Nadelspitze wieder in Richtung auf die Einstichstelle gerichtet (Abb. 12.4 b). Für das Durchstechen der Bauchdecke von innen nach außen wird die folgende Technik angewendet: Mit dem einen Nadelhalter wird die Nadel in der Mitte gefaßt und in Richtung Ausstich gelenkt, mit dem zweiten Nadelhalter wird sie weiter distal gefaßt und durch die Bauchwand gestochen. Wenn die Nadel wieder nach außen gebracht ist, werden die beiden Nahtenden mit einer Spencer-Wells-Zange festgehalten. Die gleiche Naht wird auch vor dem Katheter angebracht, und die beiden Nähte werden dann so miteinander verknotet, daß der Magenschlauch zur Bauchdecke hin approximiert wird. Zuletzt werden noch die Hautinzisionen mit absorbierbarem Nahtmaterial verschlossen.

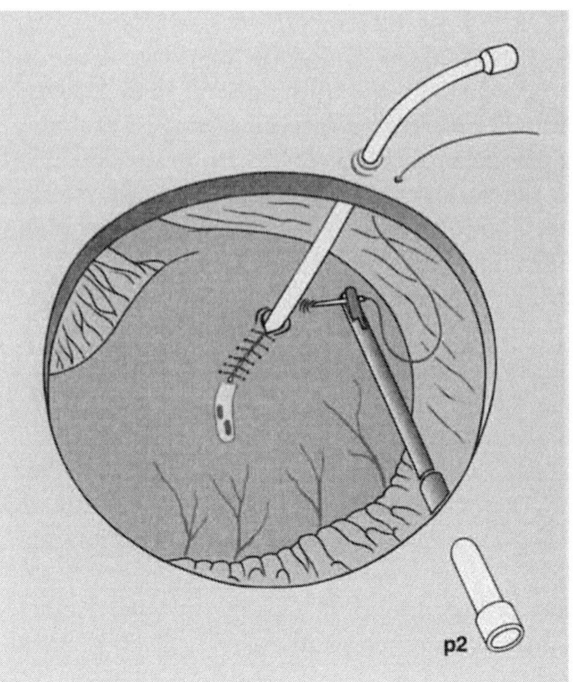

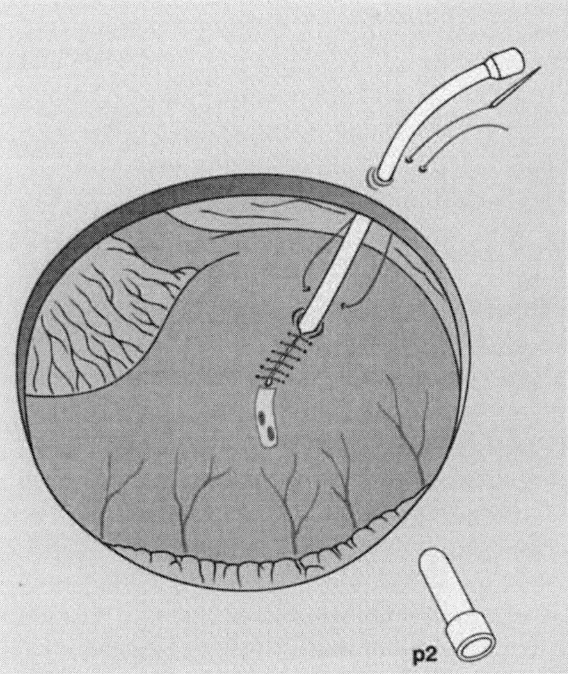

Abb. 12.4 a, b. Externe Fixierung des Magenschlauches an der vorderen Bauchdecke. **a** Die gerade 60-mm-Nadel wird hinter dem Katheter durch die Bauchdecke in die Peritonealhöhle eingestochen. **b** Dann wird die Nadel hinter dem Katheter durch den Magen gestochen und dann wieder nach außen geführt

Katheterjejunostomie

Für die laparoskopische Anlage einer Jejunostomie zur Nahrungszufuhr stehen 2 Techniken zur Auswahl: Bei der einen wird eine Schlinge des oberen Jejunums ungetunnelt intubiert und die Schlinge durch externe Nähte [7] an der Bauchdecke befestigt, für die Befestigung gibt es auch eine spezielle Technik, bei der 4 T-Halter um den Jejunostomie-Katheter herum angebracht werden. Eine alternative Technik dazu, die vom Autor bevorzugt wird, ist eine Jejunostomie, ähnlich dem Verfahren nach Witzel mit Anlage eines Tunnels. Veröffentlichungen vergleichender Studien zu diesen beiden Methoden liegen bisher nicht vor. Die extern fixierten Techniken ohne Tunnellierung sind schneller durchführbar, die andere Methode bietet jedoch mehr Sicherheit, daß der Katheter nicht verrutscht.

Laparoskopische Jejunostomie ohne Tunnelierung mit externer Fixierung

Plazierung der Trokare undTrokarhülsen

Die Einstichstellen der 3 Trokarhülsen sind in Abb. 12.5 dargestellt: ein 10,5-mm-Zugang für die Optik (p1), zwei 5,5-mm-Zugänge für atraumatische Zange und Nadelhalter (p2, p3).

Operationsschritte

Der Patient wird in Anti-Trendelenburg-Position gelagert, und das Jejunum wird nach Anheben der linken Hälfte des Colon transversum aufgesucht. Das Jejunum wird gefaßt und nach proximal bis zum Treitz-Band verfolgt. Die richtige Schlinge wird gefaßt (normalerweise im Abstand von ca. 50 cm zur Flexura duodeni). Durch Palpation wird die für die Jejunostomie richtige Stelle an der Bauchdecke ertastet. Dabei sollte darauf geachtet werden, daß die Jejunumschlinge später ohne Zug zur vorderen Bauchwand geleitet werden kann. Die entsprechende Stelle wird durch eine kleine Stichwunde markiert. Nun wird über eine nasogastrische Sonde Luft insuffliert, um die oberen Jejunumschlingen aufzublähen, wodurch die nach-

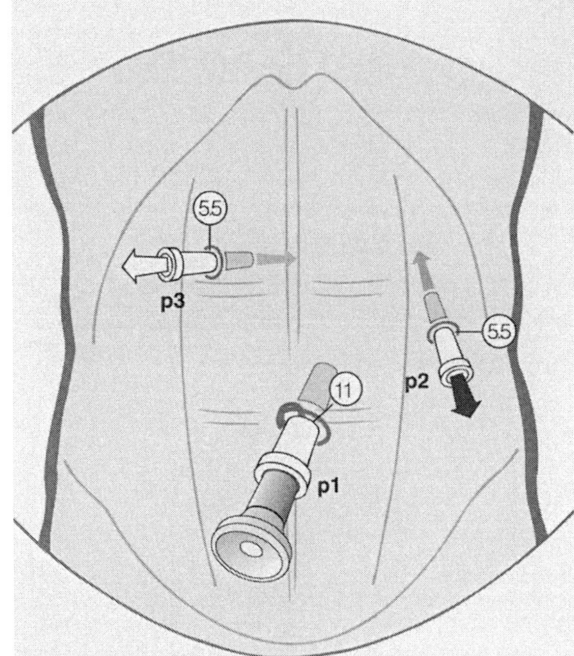

Abb. 12.5. Trokareinstichstellen für die Jejunostomie ohne Tunnellierung

folgenden Schritte erheblich erleichtert werden, ebenso das Einführen des Jejunostomiekatheters.

Für die Fixierung der Jejunumschlinge gibt es 2 Möglichkeiten:

1. Die einfachste Lösung ist die Anlage von 3 externen monofilen Haltenähten mit einer geraden atraumatischen 60-mm-Nadel. Die Nadel wird durch die Bauchdecke eingestochen. Dann wird sie mit einem Nadelhalter übernommen, durch die seromuskuläre Darmwand gestochen, umgedreht und wieder nach außen gebracht. 3 dieser Haltenähte werden in gleichem Abstand zueinander und zur für die Jejunostomie vorgesehenen Stelle an der antimesenterischen Seite der Jejunumschlinge angebracht. Bis der Katheter gelegt ist, werden die Haltenähte mit kleinen Arterienklemmen gehalten.
2. Bei der zweiten Methode werden 4 Brown/-Mueller-T-Halter verwendet. Diese werden einzeln in eine geschlitzte Nadel eingelegt, die dann durch die verschiedenen Gewebeschichten in das Jejunumlumen eingeführt wird. Dort wird der T-Halter vorgeschoben und die Nadel daraufhin zurückgezogen. Durch Zug auf den Halter kann die Darmwand an die vordere

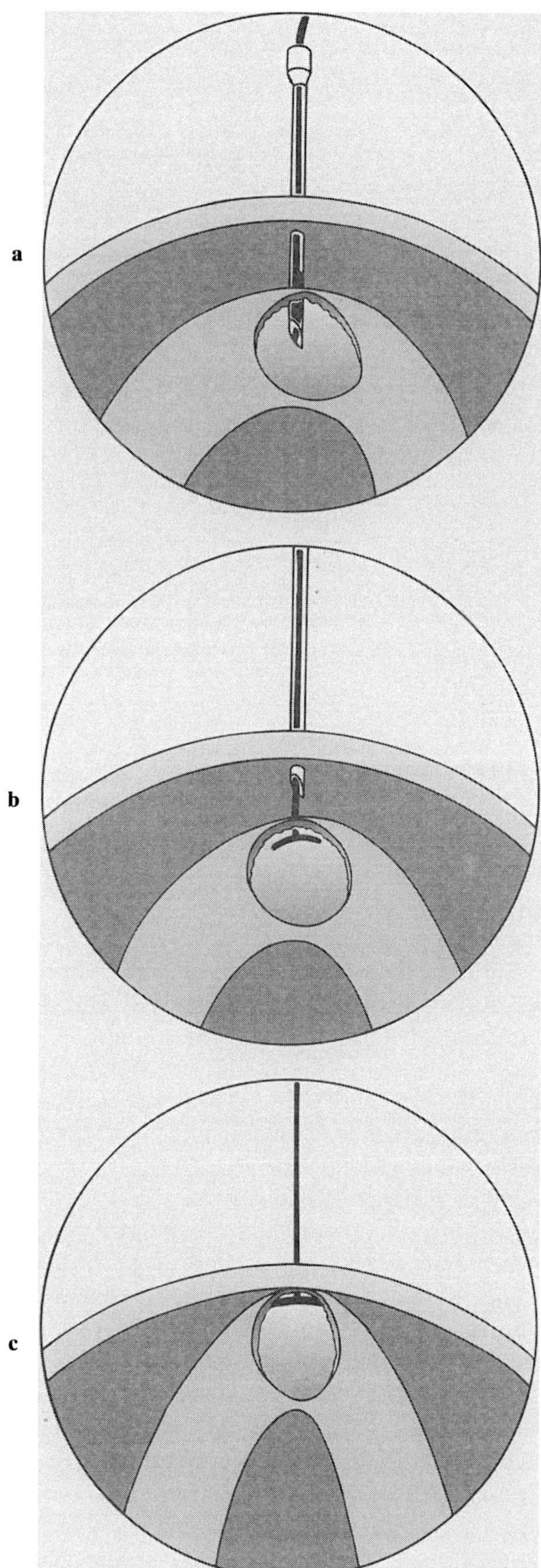

Abb. 12.6 a–c. Mechanismus der T-Halter. Nach dem Einführen in das Darmlumen wird der T-Halter beim Zurückziehen der Nadel vorgeschoben. Durch Zug auf den T-Halter wird die Darmwand an die vordere Bauchdecke approximiert

◀

Bauchdecke approximiert werden (Abb. 12.6). 4 dieser T-Halter werden jeweils in quadratischer Anordnung zueinander um die für die Jejunostomie vorgesehene Stelle plaziert.

Der nächste Schritt besteht darin, den Jejunostomiekatheter einzuführen, wobei kommerziell vertriebene Nadel-Jejunostomie-Sets (z. B. Vivonex) verwendet werden. Diese enthalten jeweils eine 18-gg-Nadel, einen J-förmigem Führungsdraht, eine Peel-away-Einführhülse mit integriertem Dilatator und eine J-förmige Jejunostomiesonde (8–12 Charr). Die 18-gg-Nadel ist an eine mit Luft gefüllte Spritze angeschlossen und wird über eine zuvor angelegte Inzision perkutan an der ausgewählten Stelle der antimesenterischen Seite der Jejunumschlinge (zwischen den 3 externen Nähten oder den 4 T-Haltern) in den Darm eingestochen. Zur Bestätigung der richtigen Position der Nadelspitze im Darmlumen wird Luft in die Jejunumschlinge injiziert. Dann wird der Führungsdraht durch die Nadel in das Jejunum eingeführt, die Nadel entfernt und die Einführhülse mit dem Dilatator in das Darmlumen vorgeschoben. Danach werden Führungsdraht und Dilatator wieder entfernt, die Einführhülse bleibt zurück. Der Jejunostomiekatheter wird mindestens 10 cm weit in das distale Jejunum eingebracht. Die Peel-away Einführhülse wird dann abgezogen.

Als nächstes wird die Darmwand um den Katheter herum gegen die Bauchdecke festgezogen, entweder durch Verknoten der 3 externen Nähte, oder die T-Halter werden unter Zug gesetzt und mit dem Aluminiumring verklemmt. Der Jejunostomiekatheter wird an der Austrittstelle an die Haut festgenäht.

Die Nähte bzw. T-Halter können nach 10–14 Tagen entfernt werden, wenn Darmwand und Bauchdecke miteinander verklebt sind.

Laparoskopische Jejunostomie nach Witzel

Instrumente und Einmalartikel

Es werden die gleichen Instrumente und Einmalartikel gebraucht wie für die laparoskopische Gastrostomie. Außerdem werden eine Sonde mit einem Silikonballon an der Spitze (14–16 Charr) und für die Naht 3/0-Polysorb- (USSC, Norwalk, USA) oder Vicrylnahtmaterial (Ethicon, Norderstedt) mit Endoskinadeln verwendet.

Plazierung der Trokare und Trokarhülsen

Die Einstichstellen für die 4 Trokare sind in Abb. 12.7 gezeigt. Für die Optik wird subumbilikal, rechts der Mitte, ein 11-mm-Zugang plaziert (p1). Die beiden Arbeitstrokare (5,5 mm, p2 und p3) werden in der Linea semilunaris in Nabelhöhe plaziert. Der Zugang für den Assistenten (5,5 mm, p4) liegt links unterhalb des Rippenbogens.

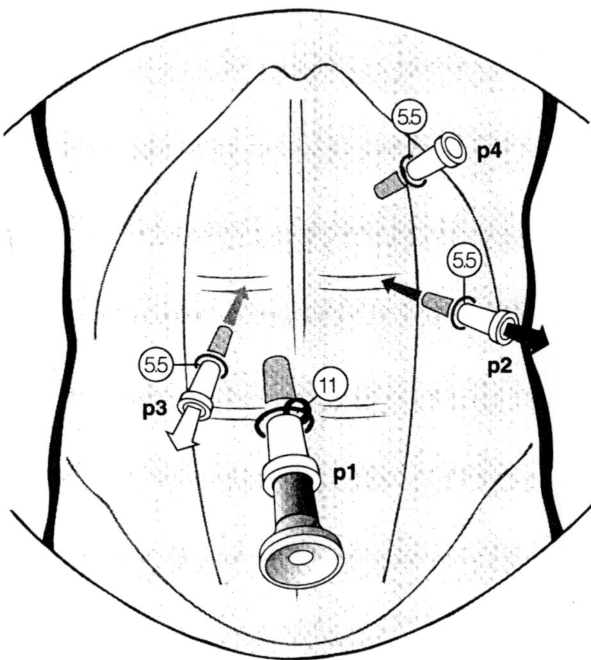

Abb. 12.7. Trokareinstichstellen für die laparoskopische Jejunostomie nach Witzel

Operationsschritte

Zunächst gilt es, die richtige Schlinge des oberen Jejunums aufzusuchen. Dazu wird die linke Hälfte des Colon transversum vom Assistenten gefaßt und angehoben, während der Operateur mit 2 atraumatischen Darmfaßzangen das obere Jenunum bis zum Treitz-Band verfolgt. Die richtige Schlinge, von der aus problemlos eine Verbindung zum oberen linken Quadranten der Bauchdecke geschaffen werden kann, ist in der Regel ca. 60–80 cm von der Flexura duodenalis entfernt. Nachdem die richtige Stelle für den Katheter von außen durch Palpation ermittelt wurde, wird mit einem spitzigen Skalpell eine Inzision der Bauchdecke angelegt und der Jejunostomiekatheter mit Hilfe einer Spencer-Wells-Zange in die Peritonealhöhle eingebracht. Auf der antimesenterischen Jejunumschlinge wird eine seromuskuläre Tabakbeutelnaht (Kreisdurchmesser 1–1,5 cm) mit 2/0-Polysorb oder Vicryl auf einer Endoskinadel angelegt. Dann wird der Darm mit dem HF-Haken innerhalb der Naht eröffnet und der Katheter ca. 10–12 cm tief in das Jejunum vorgeschoben. Anschließend wird die Tabakbeutelnaht festgezogen und mit Hilfe von zwei 5-mm-Nadelhaltern durch einen intrakorporalen mikrochirurgischen Standardknoten gesichert. Das lange Nahtende wird um den Schlauch geschlungen und nochmals verknotet. Ein ca. 3 cm langer extraluminaler Abschnitt des Katheters und die Enterostomie werden in der zuvor für die Gastrostomie beschriebenen Technik mit einer fortlaufenden Naht in die Jejunalwand versenkt.

Auch die Fixierung der Jejunostomie an der Austrittstelle in der vorderen Bauchdecke wird wie bei der Gastrostomie entweder durch interne oder externe Naht durchgeführt.

Vagotomie und Antrektomie beim chronischen präpylorischen Ulkus

Nach der Einführung der laparoskopischen Chirurgie herrscht hinsichtlich der elektiven chirurgischen Behandlung von Patienten mit nicht medikamentös behandelbaren Ulcera duodeni eine gewisse Verunsicherung. Neben eindeutig akzeptierten Indikationen zur chirurgischen Behandlung finden verschiedene Operationstechniken Anwendung, die gelegentlich auch die Erfahrungen und die Ergebnisse älterer fundierter Studien zu Effizienz und unerwünschten Nebenwirkungen chirurgischer Methoden völlig außer acht lassen [7]. Diesbezüglich steht zweifellos fest, daß die bilaterale trunkuläre Vagotomie mit Dilatation des Pylorus eine nicht gesicherte Methode darstellt, gleichgültig ob sie laparoskopisch, thorakoskopisch oder offen durchgeführt wird.

Früher veröffentlichte chirurgische Studien haben ergeben, daß die besten Ergebnisse beim unkomplizierten Ulcus duodeni mit dem Verfahren der Parietalzellvagotomie unter Erhaltung der Nervenversorgung zum Antrum erzielt werden. Dazu wird entweder die klassische SPV [8, 9] oder die posteriore trunkuläre Vagotomie mit anteriorer Seromyotomie [10–12] durchgeführt. Diese beiden Verfahren zeitigen gleich gute Ergebnisse [13] und sind inzwischen ohne größeren Zeitaufwand laparoskopisch durchzuführen [14]. Auch nach dem von Hill et al. [15] zuerst beschriebenen Verfahren der posterioren trunkulären Vagotomie mit anteriorer SPV kann laparoskopisch operiert werden [16], allerdings liegen über die Wirksamkeit noch keine umfangreichen Langzeitstudien vor.

Alleoben genannten Operationen sind jedoch bei Patienten mit präpylorischen Ulzera [3] mit nicht akzeptierbar hohen Rezidivraten verbunden, so daß in diesen Fällen die bilaterale trunkuläre Vagotomie mit Antrektomie die einzige wirksame chirurgische Behandlung darstellt.

Instrumente und Einmalartikel

Die bilaterale trunkuläre Vagotomie mit Antrektomie ist bei Verwendung von Instrumenten mit geradem, starrem Schaft mit sehr viel Mühe und Zeitaufwand verbunden. Durch den Einsatz koaxial gebogener Instrumente kann der Eingriff erheblich schneller durchgeführt werden. Außerdem werden gebraucht: ein Kunststoffretraktionsstab, zwei 5-mm-Nadelhalter, ein kunststoff- oder diamantbeschichteter Nahthalter und atraumatisches 3/0-Nahtmaterial (resorbierbar oder nichtresorbierbar) auf Endoskinadeln. Der Autor bevorzugt

Polysorbnähte (USSC), aber auch beschichtetes Vicryl läßt sich gut verarbeiten. Von den nichtresorbierbaren Materialien ist Seide laparoskopisch viel einfacher zu handhaben als Polyamid. Weitere verwendete Einmalartikel sind u.a. ein Foley-Katheter, Endoligaturen (Surgitie von USSC oder Ethibinder von Ethicon) und der EndoGIA (USSC). Es werden sowohl blaue als auch weiße Magazine gebraucht.

Der Magen wird durch konstant niedrige Absaugung über eine nasogastrische 16-Charr-Sonde kollabiert gehalten.

Plazierung der Trokare und Trokarhülsen

Die Einstichstellen und die Art der Trokarhülsen sind in Abb. 12.8 dargestellt. Der Optiktrokar (11 mm, p1) wird unmittelbar unterhalb des Nabels eingebracht, die beiden Arbeitstrokarhülsen (flexible Metallhülsen, p2 und p3) in der Linea semilunaris in Nabelhöhe. Unter dem Rippenbogen wird auf beiden Seiten je ein 15-mm-Zugang plaziert. Diese beiden Trokarhülsen werden zum Einführen des EndoGIA-Klammernahtgerätes gebraucht, über die rechte wird außerdem der linke

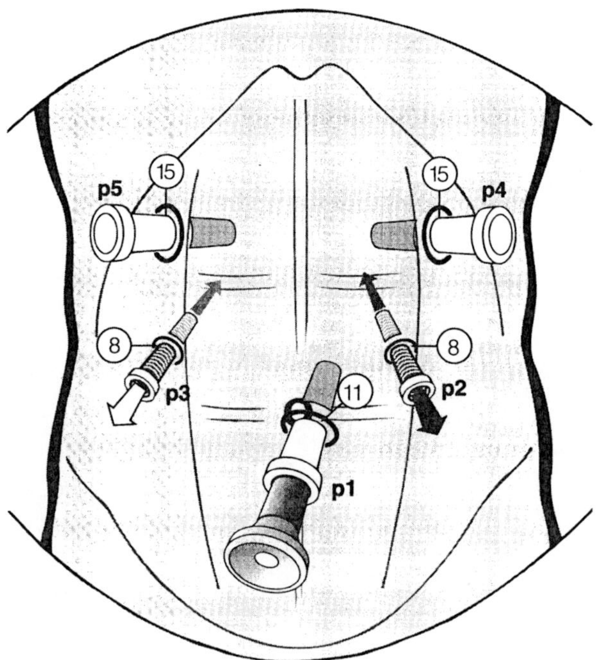

Abb. 12.8. Trokareinstichstellen für die bilaterale trunkuläre Vagotomie mit Antrektomie

Leberlappen retrahiert, und sie dient mit Hilfe einer 5,5-mm-Reduzierhülse als Zugang für Halte- und Faßinstrumente des Assistenten.

Operationsschritte

Darstellung des Hiatus und trunkuläre Vagotomie

Der mittlere Anteil der Leber wird mit Hilfe einer Schlinge um Lig. falciforme und Lig. teres angehoben. Mit dem schwarzen Kunststoffretraktionsstab wird über den Zugang unter dem rechten Rippenbogen der linke Leberlappen angehoben und dadurch die Sicht auf den Hiatus oesophageus ermöglicht. Zunächst wird die bilaterale trunkuläre Vagotomie in der in Band 1, Kapitel 20, beschriebenen Technik durchgeführt. Um sicherzustellen, daß eine komplette Vagotomie ausgeführt wurde, müssen der Ösophagus vollständig freipräpariert und alle akzessorischen Vagusäste einschließlich der Nn. Grassi durchtrennt werden.

Identifizieren und Markieren des Pylorus

Die Identifizierung des Pylorus ist sehr wichtig und sollte als nächster Schritt ausgeführt werden. Er wird durch eine Naht auf der Vorderseite markiert. Auf diese Maßnahme sollte keinesfalls verzichtet werden, weil es sonst bei der Antrektomie infolge von Sickerblutungen Schwierigkeiten bereitet, das distale Ende der Resektion zu bestimmen und die große Gefahr besteht, daß entweder antrales Gewebe zurückgelassen oder zu weit bis in den Ansatz des Duodenums hinein reseziert wird, wodurch die Anlage der Anastomose erheblich erschwert würde.

Mobilisierung des Antrums

Die Mobilisierung des Magens beginnt am Übergang am mittleren Magendrittel durch Ligatur und Durchtrennung eines oder zweier Gefäße zwischen der gastroepiploischen Arkade und der großen Kurvatur. Diese Gefäße sind immer in Fett eingebettet und können deshalb mit Klipps nicht

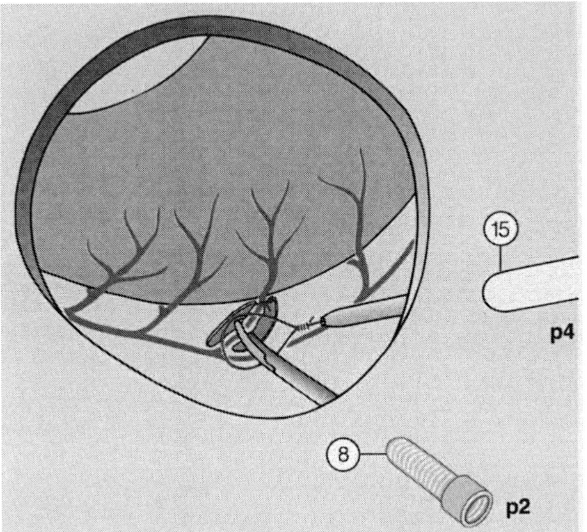

Abb. 12.9. Technik der Ligatur der Gefäße zwischen gastroepiploischer Arkade und großer Kurvatur

sicher versorgt werden. Die Technik des Autors sieht eine Ligatur vor Durchtrennung mit Chrom-Catgut am distalen Ende mit einem Roeder- oder Melzer-Knoten vor. Anschließend wird eine gebogene Faßzange in eine vorbereitete Endoligatur eingeführt und diese am Abgang aus der gastroepiploischen Arkade auf das Gefäß gesetzt (Abb. 12.9). Das Gefäß wird dann zwischen Faßzange und proximalem Knoten durchtrennt. Die Endoligatur wird in die richtige Position gebracht und hinter der Faßzange festgezogen, bevor diese geöffnet wird.

Nun wird der Magen mit der koaxial gebogenen Faßzange angehoben, evtl. vorhandene Adhäsionen zwischen Magenrückseite und Pankreas werden mit der koaxial gebogenen Schere durchtrennt. Während nun der EndoGIA (mit weißem Magazin) über den Zugang unter dem linken Rippenbogen eingeführt wird, bleibt der Magen weiter nach oben gezogen. Die Maulteile des Klammernahtgerätes werden über dem großen Netz plaziert, dann wird das Gerät in die Nähe der großen Kurvatur gebracht und aktiviert. Dieser Vorgang wird so oft wiederholt, bis die rechte A. gastroepiploica und die begleitende Vene erreicht sind. Die Ligatur vor Durchtrennung dieser beiden Gefäße (Abb. 12.10) erfolgt am besten mit Seide oder Dacron unter Verwendung eines extrakorporalen Schiebeknotens nach Tayside oder Melzer.

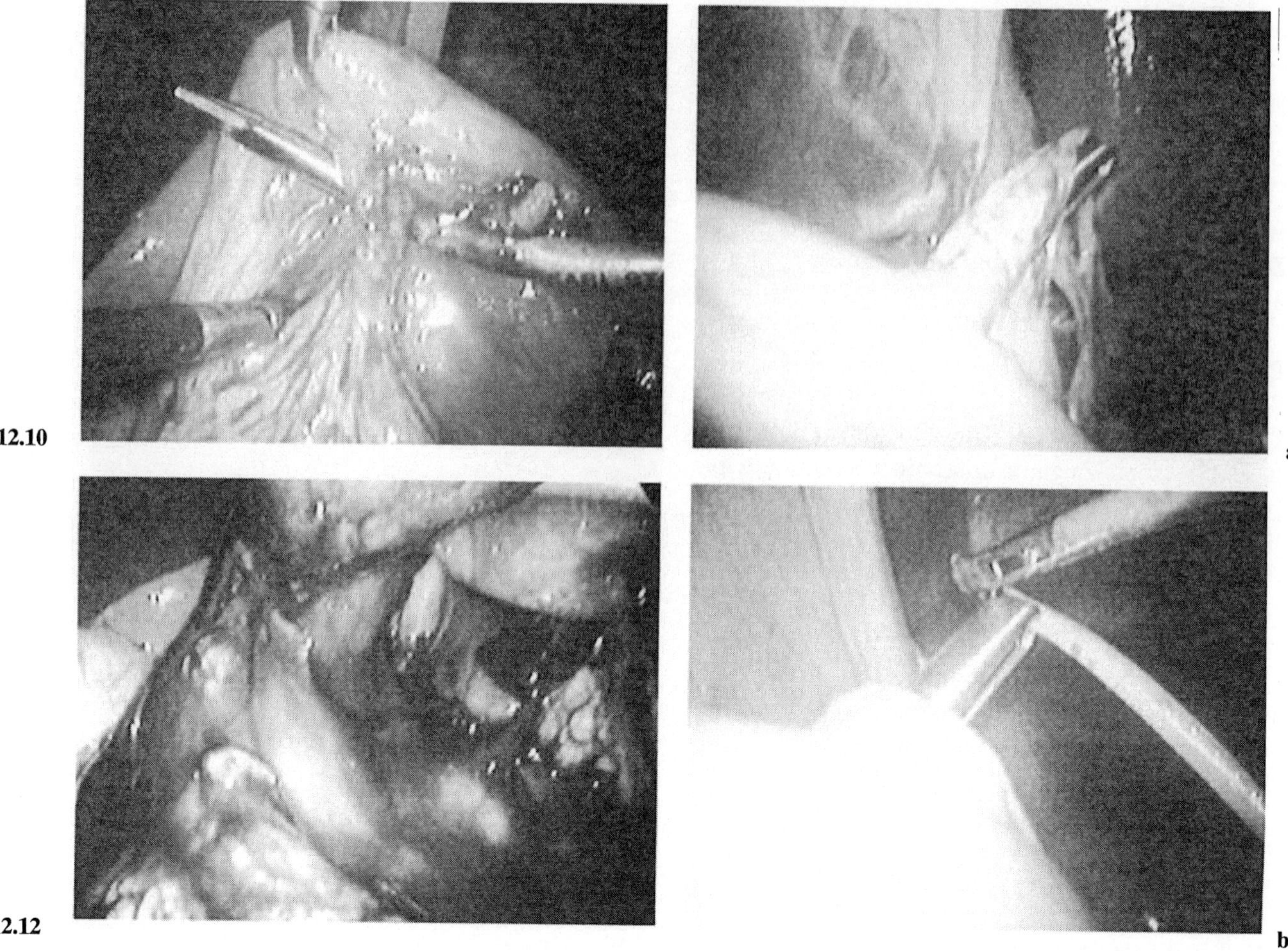

Abb. 12.10. Vor der Ligatur wird eine koaxial gebogene schnabelförmige Faßzange um A. und V. gastroepiploica dextra herumgeführt

Abb. 12.11 a, b. Gebogene Faßzange wurde hinter den Magen geführt, um das kleine Netz zu spannen

Abb. 12.12. Abgeschlossene Mobilisierung des Antrums

Für die Sicherung des distalen Endes wird wiederum eine Endoligatur in einer gebogenen Faßzange verwendet, wie oben beschrieben.

Danach wird eine Zange mit schnabelförmigen Maulteilen hinter den Magen vorgeführt, um das kleine Netz nach vorne zu schieben bzw. zu ziehen (Abb. 12.11). Dieses wird mit der Schere im gefäßfreien Bereich zwischen Duodenum und gastroösophagealem Übergang durchtrennt. Bei manchen Patienten ist dabei als Anomalie eine A. hepatica aus der A. gastrica sinistra anzutreffen. Diese sollte, wenn irgend möglich, erhalten bleiben. Die A. und V. gastrica sinistra werden durch Nahtligatur nahe der mobilisierten kleinen Kurvatur, 1 cm proximal der vorgesehenen Durchtrennungslinie versorgt. Dazu wird eine 3/0-Naht aus Seide auf einer Endoskinadel durch die Serosa der kleinen Kurvatur geführt und dann mit einem mikrochirurgischen Standardknoten über den Gefäßen geknotet. Die A. gastrica dextra wird in einer ähnlichen Technik ebenfalls vor der Durchtrennung umstochen, und zwar am proximalen Ende und mit 3/0 schwarzer Seide. Vor der Durchtrennung der Arterie wird noch zusätzlich zum Antrum hin ein Klipp gesetzt. Damit ist die Mobilisierung des distalen Magenanteils abgeschlossen (Abb. 12.12).

Versorgung durch Klammernaht

Wie weit auf der proximalen Seite geklammert wird, hängt von der Art der beabsichtigten Rekonstruktion ab. Für einen Billroth-I-Eingriff wird der EndoGIA mit 3,0 cm oder der größere gasangetriebene Typ mit 6,0 cm (blaue Magazine) über den Zugang am linken Rippenbogen (p4) von der kleinen Kurvatur aus leicht schräg angesetzt. Die Enden der Maulteile sollten ca. 2,5–3 cm Abstand zur kleinen Kurvatur haben, wobei sich dieser Abstand letztlich nach dem Durchmesser des Anfangsteils des Duodenums richtet (Abb. 12.13 a). Dann wird das Klammernahtgerät aktiviert (Abb. 12.13 b). Das 3,0-cm-Gerät muß zweimal überlappend eingesetzt werden, um die entsprechende Distanz zu versorgen. Für eine Polya-Rekonstruktion wird die proximale Klammernaht bis zum Erreichen der großen Kurvatur fortgeführt, die Durchtrennung erfolgt in diesem Fall leicht schräg von der kleinen Kurvatur in Richtung große Kurvatur. In der Regel sind hierzu 2 Einsätze des Klammernahtgerätes ausreichend, manchmal werden 3 benötigt. Danach kann man den linken Leberlappen wieder herunterfallen lassen, der Retraktionsstab wird nun zum Anheben des rechten Leberlappens eingesetzt, um die Pylorusregion darzustellen.

Die Technik der Durchtrennung des Duodenums richtet sich ebenfalls nach der Art der beabsichtigten Anastomose. Für eine Polya- bzw. End-zu-Seit-Anastomose nach Billroth I wird das Duodenum komplett mit dem EndoGIA (blaue Magazine) knapp distal des Pylorus abgesetzt.

Für gastroduodenale Rekonstruktionen (End-zu-End oder End-zu-Seit) verläuft die Magenresektionslinie vom Ende der Klammerreihe ausgehend senkrecht nach unten bis zur großen Kurvatur. Die Durchtrennung und Eröffnung des Magens erfolgt mit dem L-förmigen HF-Haken unter Verwendung von Schneidestrom. Dabei kommt es häufig zu Blutungen aus Gefäßen der Submukosa, die mit einer isolierten Zange mit schnabelförmigen Maulteilen gefaßt und elektrokoaguliert werden. Wenn eine End-zu-End-Anastomose zwischen Magen und Duodenum geplant ist, wird die Resektion sowohl distal als auch proximal mit dem HF-Haken ausgeführt.

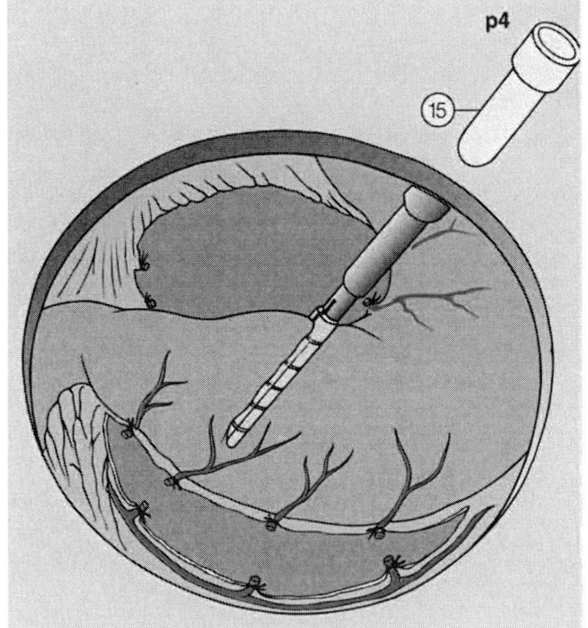

a

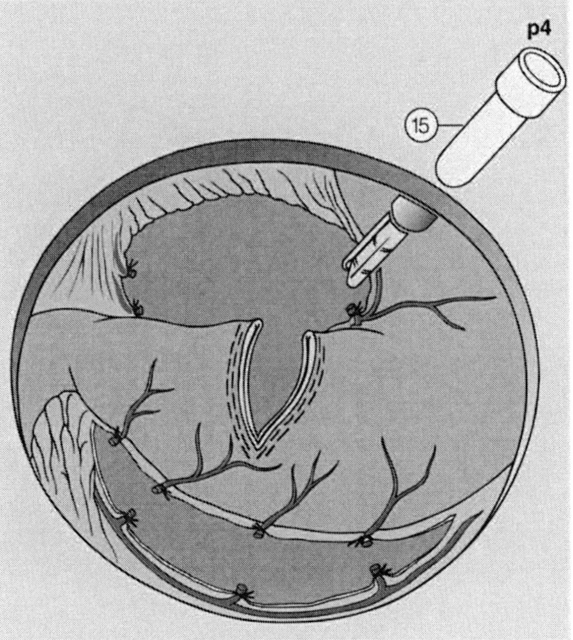

b

Abb. 12.13 a, b. Partielle proximale Durchtrennung für Eingriffe nach Billroth I. **a** Der gasangetriebene 60-mm-EndoGIA wird von der kleinen Kurvatur aus in ungefähr 2,5–3 cm Abstand dazu schräg angesetzt. **b** Durch Aktivierung des Klammernahtgerätes wird ein Teil der Distanz zwischen kleiner und großer Kurvatur mit Klammern versorgt und durchtrennt

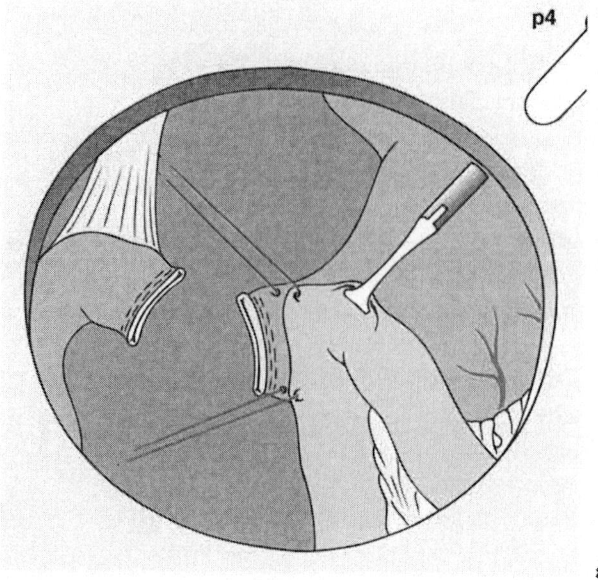

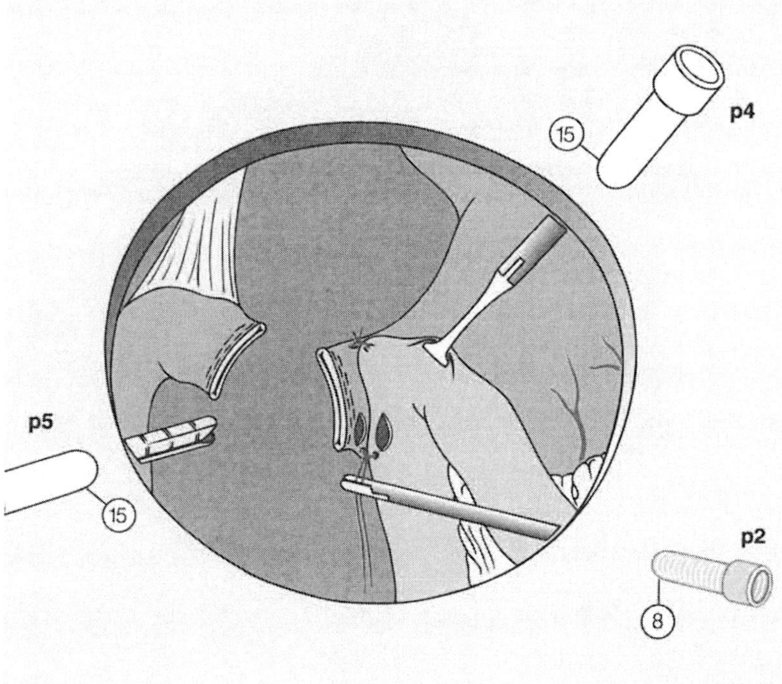

Über den 12-mm-Zugang unter dem linken Rippenbogen wird ein Bergebeutel zur Aufnahme des abgetrennten Antrums eingeführt. Die Extraktion wird besser auf einen späteren Zeitpunkt verschoben, wenn die Anastomosierung abgeschlossen ist.

Abb. 12.14 a, b. Polya-Anastomose (antekolisch). **a** Die ausgewählte Jejunumschlinge wird an den mit Klammern versorgten Magenabschnitt herangeführt und mit 2 Haltenähten befestigt, die mit Knoten gesichert werden. **b** Inzision an der Unterseite der Jejunumschlinge und dem angrenzenden Areal des Magens

Anastomose

Polya-Anastomose (antekolisch). Diese Technik ist am einfachsten durchzuführen, und zwar ausschließlich mit dem EndoGIA (blaue Magazine). Zunächst wird eine passende Schlinge des oberen Jejunums, in einem Abstand von ungefähr 40–50 cm vom Treitz-Band ausgewählt und vom Assistenten mit einer atraumatischen Zange an den mit Klammern versorgten Magenabschnitt herangeführt, so daß die ableitende Schlinge an der kleinen Kurvatur zu liegen kommt. Eine tiefe seromuskuläre Naht mit 3/0-Nahtmaterial wird durch den oberen antimesenterischen Bereich des Jejunums und danach durch die Magenvorderwand knapp proximal der Klammerreihe nahe der kleinen Kurvatur gestochen. Die Naht wird mit einem intrakorporalen mikrochirurgischen Knoten beendet und dann abgeschnitten. Eine entsprechende Naht wird an der gegenüberliegenden Seite nahe der großen Kurvatur angebracht. Diese Naht wird nach dem Verknoten nicht abgeschnitten (Abb. 12.14 b). Unter anhaltendem Zug auf die untere Naht werden mit dem HF-Haken der untere Teil der anliegenden Jejunumschlinge und das angrenzende Areal des Magens nahe dem Haltefaden eröffnet (Abb. 12.14 b). Die Branchen des gasgetriebenen 6,0-cm-Klammernahtgerätes werden über das Lumen des Jejunums bzw. des Magens eingeführt, die Enden der Branchen werden nach vorne angehoben und dann geschlossen. Wenn die Position der beiden Branchen für richtig erachtet wird, kann das Gerät aktiviert und danach entfernt werden. Wenn ein 30-mm-Stapler verwendet wird, dann muß die zweite Klammerreihe die erste um etwa 10 mm überlappen. Nach Abschluß dieses Schrittes wird die Vorderwand der Anastomose angehoben, um das Innenlumen zu inspizieren und evtl. noch vorhandene Mukosaverbindungen mit der Schere zu durchtrennen. Die unten verbleibende Öffnung wird mit einer tiefen seromuskulären fortlaufenden Naht nach oben bis zur Klammernaht verschlossen, wobei der lange Haltefaden verwendet wird. Die Naht wird entweder mit einem Aberdeen-Knoten abgeschlossen oder mit einem separaten Ankerknoten verknotet.

Gastroduodenale End-zu-Seit-Anastomose nach Billroth I. Bei dieser Technik wird die Anastomose entlang einer schrägen, vom oberen Ende der Klammernaht des Duodenumstumpfes ausgehenden Linie so geführt, daß das untere Nahtende das Duodenum im Pars II erreicht (Abb. 12.15 a). Die Naht wird von Hand durchgeführt. Am oberen Ende wird die seromuskuläre Naht durch den Magen und dann lateral vom oberen Ende der Klammernaht durch das Duodenum gestochen und geknotet (Abb. 12.15 a). Eine entsprechende Ecknaht wird am unteren Ende gelegt, und nach dem Knoten wird das Fadenende vom Assistenten gehalten, um die Linie der Anastomose auszurichten. Die Hinterwandnaht wird in fortlaufender Technik mit tiefen seromuskulären Stichen bis zum unteren Ende durchgeführt (Abb. 12.15 b), dort wird die Naht mit dem vom Assistenten gehaltenen Nahtende verknotet. Anschließend werden Duodenum und Magen auf beiden Seiten der vollendeten posterioren Nahtlinie mit dem HF-Haken eröffnet. Dabei wird das Operationsfeld häufig durch Gallefluß aus dem Duodenum verdunkelt. In diesem Fall wird über eine Inzision im rechten Epigastrium ein 12-Charr-Foley-Katheter in das deszendierende Duodenum eingelegt und mit Luft geblockt. Die Vorderseite der Anastomose erfolgt entweder durch eine fortlaufende Naht oder mit Einzelknopfnähten mit invertierenden Nähten.

End-zu-End-Anastomose nach Billroth I. Bei dieser Technik muß ein 12-Charr-Foley-Katheter gelegt werden, um den Gallefluß zu unterbinden und gleichzeitig die posteriore Wand des Duodenums auszuspannen. Bei der Naht werden alle Schichten mitgefaßt. Die obere Naht wird gestochen und mit einem extrakorporalen Knoten abgeschlossen. An der Unterseite der Anastomose wird eine entsprechende Naht ausgeführt und verknotet, das Nahtende wird vom Assistenten weiter unter Spannung gehalten. Dann wird die Nadel der oberen Naht durch die Magenwand in das Magenlumen eingestochen, so daß die Naht an der Hinterwand der Anastomose von der Mukosaseite aus gestochen wird. Der Assistent hat darauf zu achten, daß die Spannung auf die Naht gleichmäßig ist, er verwendet dazu einen kunststoffbeschichteten Nahthalter. Wenn die gegenüberlie-

    A. Cuschieri

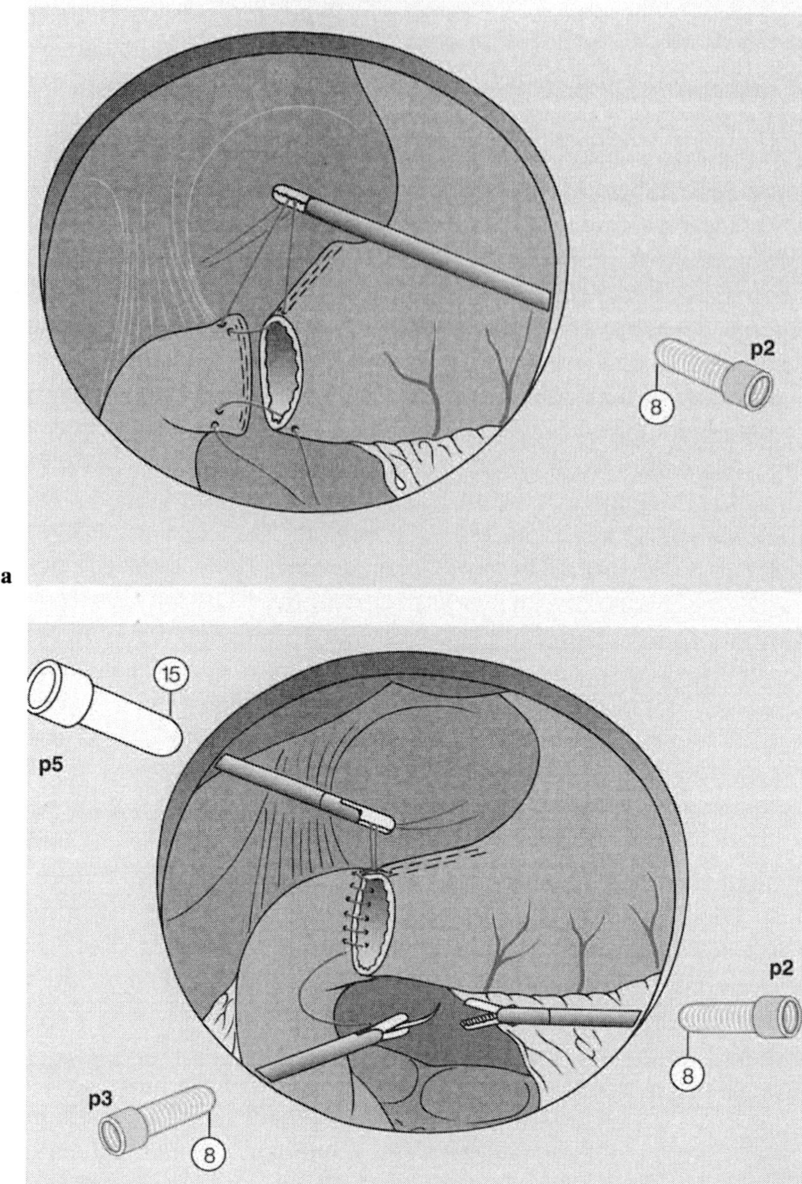

Abb. 12.15 a, b. Gastroduodenale End-zu-Seit-Anastomose nach Billroth I. **a** Seromuskuläre Nähte am proximalen und distalen Ende. **b** Posteriore fortlaufende Nahtreihe mit tiefen seromuskulären Stichen

gende Seite erreicht ist, wird die Naht am Magen nach außen gestochen und mit dem Ende der unteren Naht verknotet. An der Vorderseite kann die Anastomose entweder mit einer fortlaufenden Naht oder durch Einzelknopfnähte ausgeführt werden. Kurz vor dem Abschluß der Naht der Vorderseite der Gastroduodenostomie wird die Luft aus dem Ballonkatheter abgelassen und dieser entfernt (Abb. 12.16).

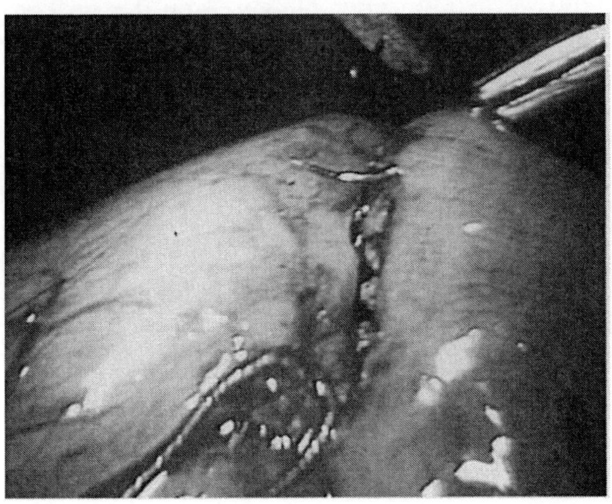

Abb. 12.16. Gastroduodenostomienaht

Extraktion des Antrums und Peritoneallavage

Unabhängig von der angewendeten Technik wird zum Abschluß immer über die nasogastrische Sonde Luft zugeführt, um die Dichtigkeit der Anastomose zu überprüfen. Danach wird die Luft aus dem Magen abgelassen, die Sonde bleibt jedoch liegen. Das resezierte Antrum wird im Inneren eines Bergebeutels über einen der subkostalen Zugänge extrahiert. Hierzu wird zuvor ein spekulumähnlicher Retraktor in die Wundöffnung eingeführt, um diese zu erweitern. Das Peritoneum wird sorgfältig mit Kochsalzlösung gespült und dann trockengesaugt. Nachdem möglicherweise noch vorhandene Blutgerinnsel oder Gewebereste entfernt wurden, können die Trokarhülsen unter Sicht entfernt und das Pneumoperitoneum abgelassen werden. Eine Drainage ist nicht erforderlich.

Gastroenterostomie

Die Indikation für eine laparoskopische Gastroenterostomie kann bei Patienten mit einer Pylorusstenose infolge chronischer Ulcera duodeni gestellt werden. In der Regel wird der Eingriff in Kombination mit einer trunkulären Vagotomie durchgeführt, ausgenommen bei älteren Patienten oder bei Vorliegen einer Hypazidität. Darüber hinaus wird der Eingriff als Palliativtherapie bei inoperablen Karzinomen des Antrums, des Duodenums oder des Pankreas durchgeführt [18]. Laparoskopisch am einfachsten durchzuführen ist die anteriore (antekolische) Gastrojejunostomie, bei der eine Anastomose zwischen der oberen Jejunumschlinge und dem Magen angelegt wird, und zwar nahe der großen Kurvatur, vor dem Colon transversum und dem großen Netz. Eine posteriore Anastomose (retrogastrisch) kann zwar auch laparoskopisch durchgeführt werden, diese ist jedoch ungleich schwieriger.

Anteriore Gastrojejunostomie

Instrumente und Einmalartikel

Die Durchführung der anterioren Gastrojejunostomie ist zwar mit geraden (starren) laparoskopischen Instrumenten möglich, kann allerdings durch die Verwendung koaxial gebogener Scheren und schnabelförmiger Zangen erheblich erleichtert werden. Außerdem werden zwei 5-mm-Nadelhalter und ein kunststoffbeschichteter Nahthalter gebraucht. Für die Naht werden atraumatisches 3/0-Nahtmaterial mit Endoskinadeln in resorbierbarer (Polysorb oder beschichtetes Vicryl) oder nichtresorbierbarer (Sofsilk, USSC oder Polyamid) Form verwendet. Als weitere Einmalartikel werden noch Endoligaturen (Surgitie oder Ethibinder) und ein EndoGIA-Klammernahtgerät mit blauen Magazinen gebraucht.

Plazierung der Trokare und Trokarhülsen

Die Position der Einstichstellen ist in Abb. 12.17 dargestellt. Die Trokarhülse für die Optik (11 mm, p1) wird knapp unterhalb des Nabels plaziert, die beiden Arbeitstrokare (5,5 mm, p1 und p2) jeweils in Nabelhöhe in der Linea semilunaris. Eine 15-mm-Trokarhülse (p4) zur Aufnahme des Endo-GIA-Klammernahtgerätes wird unter dem rechten Rippenbogen in der vorderen Axillarlinie in Höhe der großen Kurvatur eingeführt; die entsprechende Stelle wird durch Palpation festgestellt. Dieser Zugang wird auch für die Retraktion (mit einer Reduzierhülse) verwendet, außerdem hält

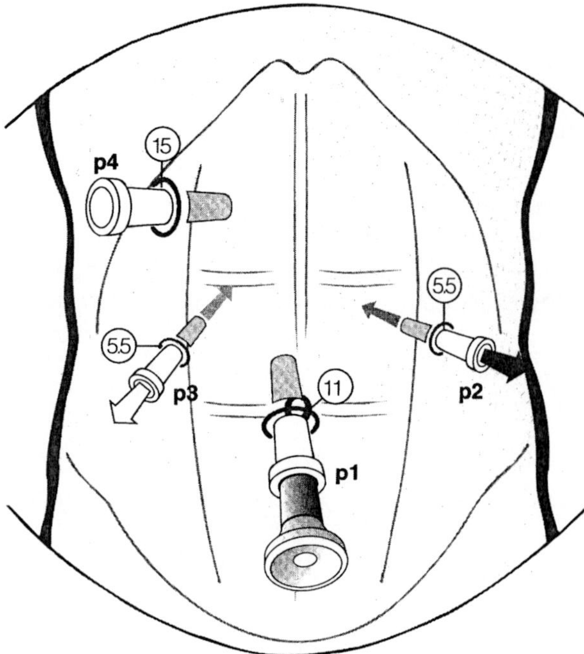

Abb. 12.17. Trokareinstichstellen für die Gastroenterostomie

der Assistent über diesen Zugang den Faden bei der Naht unter Zug.

Operationsschritte

Der erste Schritt besteht darin, mit Hilfe eines Zügels um Lig. falciforme und Lig. teres diese und den zentralen Anteil der Leber anzuheben, um die Sicht auf das vordere Magenantrum freizulegen. Wenn es sich nicht um eine Malignität handelt, liegt die ideale Ansatzstelle für die Anastomose der Jejunumschlinge im Antrum entlang der großen Kurvatur. Wenn ein stenosierendes Karzinom die Ursache für den Eingriff ist, wird die Gastrojejunostomie 5 cm proximal des Tumors angelegt. Es wird eine Jejunumschlinge ungefähr 40–50 cm vom Übergang vom Duodenum zum Jejunum ausgewählt. Dazu muß die linke Hälfte des Colon transversum vom Assistenten angehoben werden, während der Operateur die oberen Jejunumschlingen bis zum Treitz-Band verfolgt. Die ausgewählte Schlinge wird durch eine Serosanaht markiert, die locker verknotet wird.

Danach richtet sich das Augenmerk auf den Magen. An der für die Anastomose vorgesehenen Stelle werden ein oder mehrere von der großen Kurvatur zur gastroepiploischen Arkade verlaufende Gefäße wie für die Antrektomie beschrieben (s. oben) ligiert und durchtrennt. Als nächstes werden der Magen und die Jejunumschlinge durch Anlage von tiefen seromuskulären Ecknähten im Abstand von ca. 5 cm miteinander verbunden. Die linke Ecknaht wird zuerst angelegt. Die Nadel wird am antimesenterischen Rand durch das Jejunum und dann an entsprechender Stelle durch die Magenwand gestochen. Die Naht wird intrakorporal mikrochirurgisch verknotet, ein langes Fadenende verbleibt. Dieser Faden wird durch den Assistenten unter Spannung gehalten, während der Operateur die Naht auf der rechten Seite anlegt und verknotet. Der Faden wird nicht abgeschnitten, er wird später dazu verwendet, die Inzision zu verschließen, die zum Einführen des Klammernahtgerätes erforderlich ist (s. unten). Die rechte Ecknaht wird hochgehalten, um die entsprechenden Inzisionen für die Branchen des EndoGIA im Jejunum und im Magen anzubringen. Anschließend werden die beiden Branchen des EndoGIA in den Magen bzw. in das Jejunum eingeführt. Danach werden die Branchen und dadurch die beiden Organe angehoben, bevor das Gerät geschlossen und geklammert wird. Nun wird der EndoGIA gelöst und entfernt. Der EndoGIA (3 cm) wird mit einem neuen Magazin geladen und wieder eingeführt und es wird eine zweite Klammernaht hinter der ersten angebracht; am linken Ende der ersten Naht sollte die zweite um ca. 0,5–1 cm überlappend angesetzt werden. Wenn ein EndoGIA mit 6 cm Branchenlänge zur Verfügung steht, ist für die Anastomose nur ein Einsatz erforderlich. Zur Überprüfung der Anastomose (Abb. 12.18) wird die Vorderwand der Gastrojejunostomie angehoben. Nach unserer Erfahrung sind in ungefähr 10 % der Fälle noch Schleimhautbrücken vorhanden, die mit der Schere durchtrennt werden.

Zuletzt ist noch der Nahtverschluß des verbleibenden Defekts auszuführen. Mit dem lang gelassenen Faden auf der rechten Seite werden die beiden Wundränder durch eine fortlaufende seromuskuläre Naht approximiert. Die Naht wird nach links bis zur Klammernaht fortgeführt (Abb. 12.19). Den Abschluß bildet entweder ein Aberdeen-Knoten oder das Verknoten mit einem sepa-

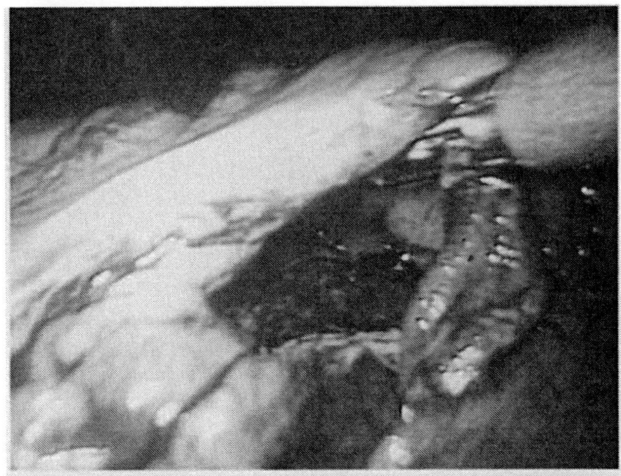

Abb. 12.18. Endoskopische Nahaufnahme einer durch Klammernaht versorgten anterioren Gastrojejunostomie

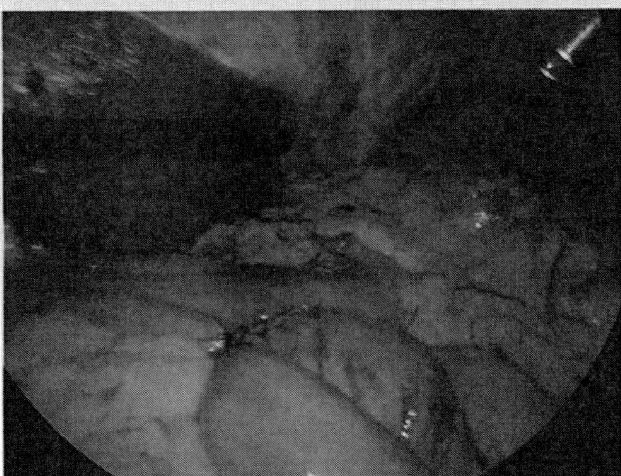

Abb. 12.19. Abgeschlossene anteriore Gastroenterostomie

raten Ankerknoten. Zur Überprüfung der Anastomose wird über die nasogastrische Sonde Luft zugeführt, um den Magen aufzudehnen. Wenn keine Undichtigkeit zu erkennen ist, kann die Luft wieder entfernt werden, die Sonde bleibt liegen.

Posteriore Gastrojejunostomie

Einstichstellen und Instrumente

Es werden dieselben Instrumente und Einmalartikel wie für die anteriore Gastrojejunostomie verwendet, die Einstichstellen werden an denselben Stellen plaziert. Auch für diese Technik wird

der Magen mit konstant niedrigem Sog über eine Magensonde leer gehalten, und Lig. falciforme/ Lig. teres werden wie zuvor beschrieben durch eine Schlinge angehoben.

Operationsschritte

Der Eingriff beginnt mit der Eröffnung der Bursa omentalis in Höhe des mittleren Magendrittels und der Ligatur und Durchtrennung der Gefäße zwischen großer Kurvatur und gastroepiploischer Arkade in der zuvor beschriebenen Technik.

Um die Gefäße zum mittleren Kolon identifizieren zu können, wird die linke Hälfte des Colon transversum vom Assistenten angehoben. Links von diesen Gefäßen wird mit der Schere eine 3 cm lange Inzision im Mesocolon transversum angebracht. Mit einer atraumatischen Zange wird, ungefähr 20 cm vom Treitz-Band entfernt, die obere Jejunumschlinge gefaßt und durch die Öffnung im Mesokolon in die Bursa omentalis hochgezogen. Colon transversum und großes Netz müssen nun nicht länger hochgehalten werden, sie können auf der Faßzange aufliegen, mit welcher der Darm gehalten wird. Mit einer gebogenen Duval-Klemme wird sodann die mobilisierte große Kurvatur von vorne gefaßt und nach oben gezogen, um die Bursa omentalis, die Vorderwand des Magens und die mit der Darmfaßzange hochgehaltene Jejunumschlinge darzustellen. Diese Faßzange kann entfernt werden, nachdem der Assistent die Schlinge mit einer anderen atraumatischen Zange, die zwischen Colon transversum und Magen in die Bursa omentalis eingeführt wurde, übernommen hat. Nun wird die hochgezogene Jejunumschlinge rechts an die hintere Magenwand genäht und der Assistent kann die Schlinge loslassen, der Faden wird lang gelassen. Dann wird die linke Ecknaht in ungefähr 5 cm Abstand angelegt, mit einem Knoten gesichert und abgeschnitten. Die Anlage der Anastomose erfolgt, wie zuvor beschrieben, mit dem EndoGIA-Klammernahtgerät, der Verschluß des Defekts erfolgt ebenfalls durch eine fortlaufende Naht. Abschließend wird der Mesokolonschlitz durch mehrere Einzelknopfnähte an die Magenwand angenäht.

Pyloroplastik

Die Anlage einer Pyloroplastik nach Heineke-Mikculicz ist laparoskopisch ohne größere Schwierigkeiten möglich, Voraussetzung ist allerdings, daß der Operateur die Technik der Einzelknopfnaht mit intrakorporalem Knoten beherrscht. Der Eingriff wird entweder in Kombination mit einer bilateralen trunkulären Vagotomie bei einer Ulcus-duodeni-Erkrankung oder zur Wiederherstellung der Nahrungspassage bei Patienten mit einer Gastroparese unterschiedlicher Genese ausgeführt. Eine Gastroparese tritt manchmal bei Patienten mit einer Refluxerkrankung (sie kann durch eine Fundoplicatio ausgelöst sein, aber auch spontan auftreten) und bei Diabetikern auf. Neben der klinischen Verdachtsdiagnose aufgrund der entsprechenden Symptome muß die Diagnose der Gastroparese durch Entleerungsstudien nach radioaktiv markierten standardisierten Mahlzeiten bestätigt werden. Bei nachgewiesener verzögerter Magenentleerung ist eine trunkuläre Vagotomie kontraindiziert, allerdings wird im Anschluß an den Eingriff eine Langzeittherapie mit H_2-Rezeptorantagonisten verordnet, wenn keine Hypochlorhydrie vorliegt. Bei Patienten, die gleichzeitig unter symptomatischem gastroösophagealem Reflux leiden, wird die Pyloroplastik in einer Sitzung mit einer laparoskopischen Antirefluxoperation durchgeführt.

Die laparoskopische Anlage einer Pyloroplastik nach Finney dürfte Schwierigkeiten bereiten, weil sie die vollständige Mobilisierung der Pars-II-duodeni sowie des proximalen Teiles des Pars-III-duodeni erfordert. Dieser Eingriff wird auch in der offenen Chirurgie nur noch selten durchgeführt, und nach Kenntnis des Autors wurde bisher kein Versuch unternommen, ihn laparoskopisch durchzuführen.

Pyloroplastik nach Heineke-Mikculicz

Instrumente und Einmalartikel

Neben den üblichen starren laparoskopischen Instrumenten werden folgende Instrumente benötigt: zwei 5,5-mm-Nadelhalter, ein kunststoffbezogener Nahthalter, eine gerade Babcock-Klemme und ein Foley-Ballonkatheter. Für die Naht wird 3/0-Seide oder Polyamid mit Endoskinadeln verwendet.

Plazierung der Trokare und Trokarhülsen

Die Position der Einstichstellen ist in Abb. 12.20 dargestellt. Die Optik wird über einen Zugang in der subumbilikalen Region, links der Mittellinie (11 mm, p1) eingeführt. Die beiden Arbeitstrokarhülsen (5,5 mm, p2 und p3) werden jeweils in der Linea semilunaris in Nabelhöhe eingeführt. Der Zugang für den Assistenten (5,5 mm, p4) liegt unterhalb des rechten Rippenbogens in der vorderen Linea axillaris. Lobus quadratus und das 5. Segment des rechten Leberlappens werden mit Hilfe eines Zügels um Lig. falciforme/Lig. teres angehoben (s. S. 189). Zur Verhinderung von übermäßigem Gallefluß aus der Antroduodenotomie, wodurch das Operationsfeld während der Ausführung der Pyloroplastik beeinträchtigt würde, kann vorübergehend ein Foley-Ballonkatheter in den Pars-II-duodeni eingelegt werden.

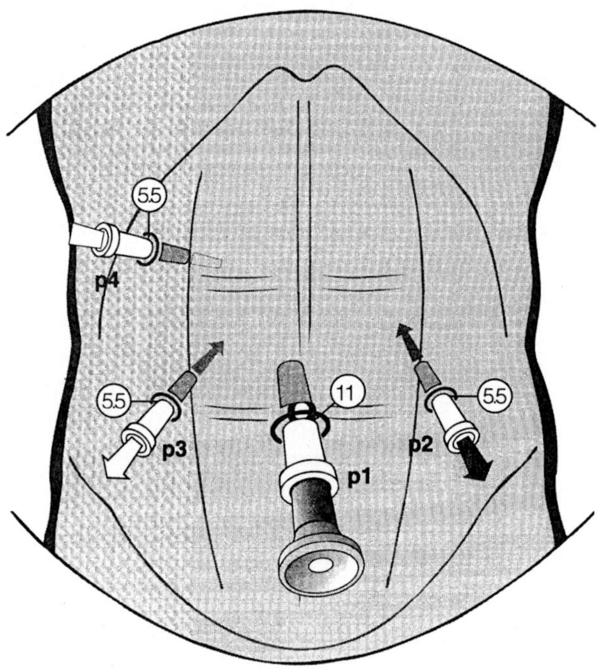

Abb. 12.20. Trokareinstichstellen für die Pyloroplastik

Operationsschritte

Eine wichtige Voraussetzung ist, daß der Magen während des gesamten Eingriffes vollständig kollabiert bleibt; dazu wird der Magen konstant mit niedrigem Sog über eine nasogastrische 16-Charr-Sonde leergesaugt. Zunächst wird ein Zügel um Lig. falciforme und Lig. teres angelegt, um den zentralen Anteil der Leber von der Pylorusregion ab-

zuheben. Durch Orientierung an den präpylorischen Mayo-Venen wird die genaue Position des Pylorus ermittelt und mit einer Markierungsnaht am unteren Rand versorgt. Die Naht wird intrakorporal verknotet und 3 cm vom Knoten entfernt abgeschnitten. Die beabsichtigte Inzision für die Pyloroplastik wird dann zunächst durch Elektrokoagulation im Softmodus entweder mit einem Spatulum nach Berci oder einem L-förmigen HF-Haken vorkoaguliert. Die Markierungslinie sollte waagrecht im Zentrum der antropyloroduodenalen Region liegen und in einer Länge von 4 cm vom Bulbus duodeni quer über den Pylorussphinkter zum benachbarten Antrum verlaufen. Nun wird die Inzision vertieft. Dies erfolgt vorzugsweise durch mikroprozessorgesteuerten HF-Schneidestrom, entsprechend Schaltstufe 3 am HF-Generator (ACC, Erbe, Tübingen). Während des Schneidevorgangs werden mit einer isolierten

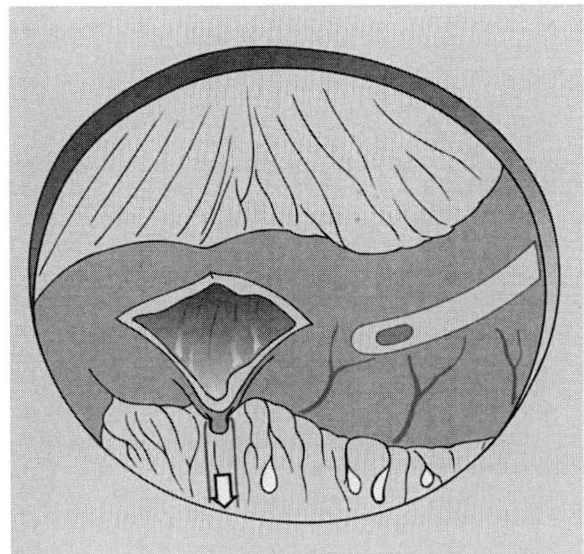

Abb. 12.21. Durch Zug an der Haltenaht am unteren Ende wird die waagrechte Inzision in eine senkrecht ausgerichtete Rautenform gebracht

Abb. 12.22. Die langen Fadenenden der ersten Einzelknopfnaht, mit der die Wundränder am proximalen Ende der rautenförmigen Öffnung approximiert werden, dienen dazu, die Schnittstellen unter Spannung zu halten, um den Einstich der nächsten Naht zu erleichtern

▼

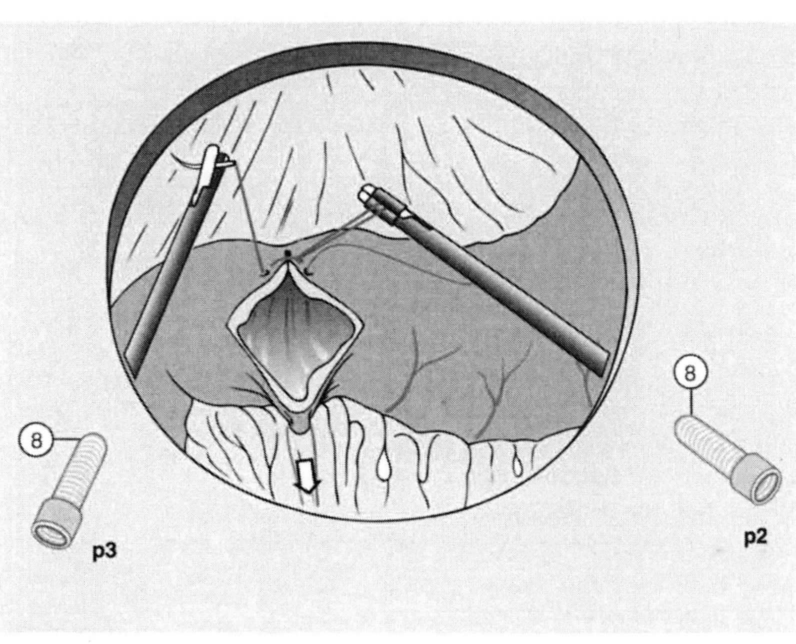

Faßzange, die mit der linken Hand bedient wird, blutende Gefäße in der Submukosa sofort gefaßt und koaguliert. Wenn der Schnitt abgeschlossen ist, wird die waagrechte Inzision durch Zug an der zuvor angebrachten Markierungsnaht am unteren Pylorusrand in eine Rautenform gebracht (Abb. 12.21). Normalerweise tritt aus dem Magen nur wenig Flüssigkeit aus, größere Mengen Galle können jedoch häufiges Absaugen erforderlich machen. Wenn der Gallenaustritt nicht zum Stillstand kommt und zu einer Beeinträchtigung der Sicht über das Operationsfeld führt, kann man sich mit einem 12-Charr-Foley-Katheter behelfen, der wie im Abschnitt „Antrektomie" beschrieben, eingelegt wird.

Zur Anlage der Pyloroplastik werden invertierende Allschichtnähte verwendet. Unter anhaltenden Zug auf die Haltenaht werden die Ränder der rautenförmigen Öffnung durch den ersten Stich am oberen Ende approximiert, die Naht wird innen verknotet und der Faden lang gelassen. Die Anlage der nächsten Naht wird erheblich erleichtert, wenn der Assistent durch Zug an den langen Nahtenden der vorherigen Naht die Inzision unter Spannung hält (Abb. 12.22); der Defekt wird bis auf 1 cm verschlossen, die beiden letzten Nähte müssen zuerst gestochen und dann erst verknotet werden. Wenn ein Foley-Katheter gelegt wurde, wird er vor dem Verknoten der beiden letzten Nähte entfernt. Nach Abschluß der Naht der Pyloroplastik wird eine 50-ml-Spritze an die nasogastrische Sonde angeschlossen und Luft zugeführt, um die Dichtigkeit der Naht zu überprüfen, die Sonde bleibt nach der Operation liegen.

Postoperative Behandlung

Wir entfernen die nasogastrische Sonde früh, und zwar sofort nach dem Aufwachen aus der Narkose. 12 h nach der Operation wird eine zweite Dosis eines Antibiotikums verabreicht. In der Regel sind in den ersten 24 h Schmerzmittel in Form von Opiaten erforderlich. Bei allen Patienten nach Gastroenterostomie, gastroduodenaler Anastomose oder Pyloroplastik wird am 3. oder 4. postoperativen Tag ein Gastrografinschluck zur Überprüfung der Dichtigkeit der Anastomose durchgeführt. Bis zu diesem Zeitpunkt wird bis auf einige Schlucke Wasser pro Stunde keinerlei orale Kost verabreicht. Bei Patienten nach laparoskopischer Gastrostomie oder Jejunostomie wird vor Beginn der enteralen Ernährung, in der Regel 24 h nach dem Eingriff, eine Kontrastmitteldarstellung durchgeführt.

Literarur

1. Alexandre-Williams J (1991) A requiem for vagotomy. BMJ 302:547–548
2. Strom M, Berstad A, Bodemar G, Walan A (1986) Results of short and long-term cimetidine treatment in patients with juxtapyloric ulcers, with special reference to gastric acid and pepsin secretion. Scand J Gastroenterol 21:521–530
3. Andersen D (1985) Prevention of ulcer recurrence — medical versus surgical treatment. The surgeon's view. Scand J Gastroenterol 20[Suppl 110]:89–92
4. Srivastava A, Hughes LE (1986) Role of palliative surgery in gastric cancer. In: Preece PE, Cuschieri A, Wellwood JM (eds) Cancer of the stomach. Grune and Stratton, London, pp 189–207
5. Miller RE, Winkler WP, Kotler DP (1988) The Russell percutaneous endoscopic gastrostomy: key technical steps. Gastrointest Endosc 34:339–341
6. Deitel M, Bendago M, Spratt EH, Burul CJ, To TB (1988) Percutaneous endoscopic gastrostomy by the pull and introducer methods. Can J Surg 31:102–104
7. Albrink MH, Foster J, Rosemurgy AS, Carey LC (1992) Laparoscopic feeding jejunostomy: also a simple technique. Surg Endosc 6:259–260
8. Cuschieri A (1992) Laparoscopic vagotomy. Surg Clin N Am 72:357–367
9. Amdrup E, Andersen D, Hostrup H (1978) The Aarhus county vagotomy trial. An interim report on primary results and incidence of sequelae following parietal cell vagotomy and selective gastric vagotomy in 748 patients. World J Surg 2:85
10. Stoddard CJ, Vassilakis JS, Duthie HL (1978) Highly selective vagotomy or truncal vagotomy and pyloroplasty for chronic duodenal ulceration; a randomized, prospective clinical study. Br J Surg 65:793
11. Taylor TV, Gunn AA, MacLeod DAD (1982) Anterior lesser curve seromyotomy and posterior truncal vagotomy in the treatment of chronic duodenal ulcer. Lancet ii:846–848
12. Taylor TV, Holt S, Heading RC (1985) Gastric emptying after lesser curve myotomy and posterior truncal vagotomy. Br J Surg 72:620–622
13. Taylor TV, Lythgoe JP, McFarland JB, Gilmore IT, Thomas PE, Ferguson GH (1990) Anterior lesser curve seromyotomy and posterior truncal vagotomy versus truncal vagotomy and pyloroplasty in the treatment of chronic duodenal ulcer disease. Br J Surg 77:1007–1009

14. Oostvogel HJM, van Vroonhoven TJMV (1988) Anterior lesser curve seromyotomy with posterior truncal vagotomy versus proximal gastric vagotomy. Br J Surg 75:121–124

15. Katkhouda N, Mouiel J (1991) A new surgical technique of treatment of chronic duodenal ulcer without laparotomy by videocoelioscopy. Am J Surg 161:361–364

16. Hill GL, Barker CJ (1978) Anterior highly selective vagotomy with posterior truncal vagotomy: a simple technique for denervating the parietal cell mass. Br J Surg 65:702–705

17. Bailey RW, Flowers JL, Graham SM (1991) Combined laparoscopic cholecystectomy and selective vagotomy. Surg Laparosc Endosc

18. Wilson RG, Varma JS (1992) Laparoscopic gastroenterostomy for malignant duodenal obstruction. Br J Surg 79:1348

13 Laparoskopie und laparoskopische Kontaktultrasonographie bei Erkrankungen der Leber, des Gallengangsystems und der Bauchspeicheldrüse

A. Cuschieri

Die diagnostische Laparoskopie ermöglicht im Hinblick auf die Behandlung akuter und chronischer intraabdomineller Erkrankungen höchst relevante klinische Untersuchungsergebnisse, besonders hilfreich ist sie jedoch bei Erkrankungen der Leber, des Gallengangsystems und der Bauchspeicheldrüse. Bei malignen intraabdominellen Erkrankungen [1–9] ist das Verfahren nicht nur zur Artdiagnose, sondern auch zur Beurteilung des Tumorstadiums so eindeutig von Nutzen, daß sich die Frage stellt, weshalb es nicht schon früher als präoperative Untersuchung routinemäßig angewendet wurde; immerhin hat sich die Situation im Lauf der letzten Jahre drastisch verändert. Anstelle der wiederholten Anwendung teurer Verfahren wie der Computertomographie (CT) und der Magnetresonanztomographie (MRT) mit oder ohne perkutane Biopsieentnahme ermöglicht die diagnostische Laparoskopie in den meisten Fällen nicht nur die direkte Inspektion des Tumors und die Entnahme einer zuverlässigen Gewebeprobe, sondern häufig auch die exakte Bestimmung des Krankheitsstadiums und liefert Informationen über die Ausbreitung und Resezierbarkeit des Primärtumors. Alle diese Vorteile gelten in jedem Fall für Karzinome der Bauchspeicheldrüse, der Leber, des Magens, der Speiseröhre und für kolorektale Karzinome. Es gibt kein radiologisches Verfahren, mit dem eine Peritonealkarzinose oder kleine Metastasen der Leber auch nur annähernd so zuverlässig diagnostiziert werden können wie durch die Laparoskopie [5, 6].

Die diagnostische Laparoskopie sollte deshalb als integraler Bestandteil der allgemeinchirurgischen Praxis etabliert werden. Die Technik der diagnostischen Laparoskopie und die allgemeinen Indikationen für das Verfahren wurden in Kapitel 14 des 1. Bandes beschrieben. Das vorliegende Kapitel befaßt sich speziell mit der laparoskopischen Untersuchung von Patienten mit Erkrankungen der Leber, der Galle und der Bauchspeicheldrüse.

Laparoskopische Beurteilung von Erkrankungen der Leber

Zahlreiche Berichte [10–12], Monographien [9] und Farbatlanten [13] dokumentieren den Nutzen der diagnostischen Laparoskopie zur Beurteilung sowohl benigner als auch maligner Erkrankungen der Leber.

Chronische Erkrankungen der Leber

Die Laparoskopie bietet u.a. den großen Vorteil, bei Patienten mit chronischen Lebererkrankungen den makroskopischen Aspekt und die Größe der Leber direkt visuell beurteilen zu können, und sie gibt Auskunft darüber, ob eine Knotenbildung an der Oberfläche, eine portale Hypertension oder eine Splenomegalie vorliegen. Gleichzeitig bietet sie vielerlei Möglichkeiten der Biopsieentnahme sowohl aus erkranktem Leberparenchym als auch aus anderen unklaren Prozessen. Bei jeder Art der Biopsieentnahme können Komplikationen in Form von Blutungen auftreten, insbesondere bei Patienten mit einer Lebererkrankung im fortgeschrittenen Stadium mit Blutgerinnungsstörungen und Thrombozytopenie. Derartige Zwischenfälle sind jedoch durch Kompression oder ggf. durch Elektrokoagulation leicht zu beherrschen. Verglichen mit der blinden perkutanen Technik ist die laparoskopische Biopsieentnahme ohne Zweifel sicherer und erbringt auch bessere diagnostische Ergebnisse. Durch die Kombination der visuellen Beurteilung der Leber und einer histologischen

Untersuchung der entnommenen Gewebeprobe ist in nahezu allen Fällen eine sichere Diagnosestellung möglich.

Ganz besonders hilfreich ist die Laparaskopie bei Patienten mit Aszites. Sie gibt Aufschluß über die Beschaffenheit der Aszitesflüssigkeit (serös, gallig verfärbt, chylös oder hämorrhagisch), über den Zellgehalt und über den Zustand des Peritoneums (Entzündungsherde oder oberflächliche Knoten) und ermöglicht so eine genaue Diagnosestellung. Allerdings erfordert die diagnostische Laparoskopie bei Aszitespatienten besondere Sorgfalt, weil die mit Luft gefüllten Dünndarmschlingen auf der Oberfläche der Aszitesflüssigkeit schwimmen und nahe an der vorderen Bauchwand liegen. Daraus ergibt sich die absolute Notwendigkeit besonderer Vorsichtsmaßnahmen, um der Gefahr einer Darmverletzung beim Einstich der Veress-Nadel vor der Anlage des Pneumoperitoneums zu begegnen. Eine Möglichkeit, dieses Problem auszuschalten ist die offene Laparoskopie. Alternativ dazu kann die Veress-Nadel sehr vorsichtig ohne Schlauchanschluß mit offenem Ventil eingestochen werden. Sobald die Nadelspitze in die Peritonealhöhle vorgedrungen ist, wird bei diesem Vorgehen Aszitesflüssigkeit aus der Perforation herausfließen. Zur Absenkung des intraabdominellen Druckes sollte vor dem Beginn der Insufflation und der Einführung der Trokarhülsen ausreichend Flüssigkeit abgezogen werden (1–2 l). Im Verlauf der laparoskopischen Untersuchung ist u. U. weiteres Absaugen von Flüssigkeit erforderlich, um die Peritonealhöhle gründlich inspizieren zu können.

Maligne Erkrankungen der Leber

Die Beurteilung maligner Erkrankungen der Leber erfordert die eingehende Untersuchung der Oberfläche der Leber, eine Kontaktultrasonographie des Leberparenchyms und eine gezielte Biopsieentnahme. Durch dieses kombinierte Vorgehen ist eine exakte Diagnosestellung mit histologischer Abklärung sowohl von Primär- als auch von Sekundärtumoren möglich, außerdem kann die Größe der Tumormasse abgeschätzt werden, um die Möglichkeit einer Resektion realistisch beurteilen zu können.

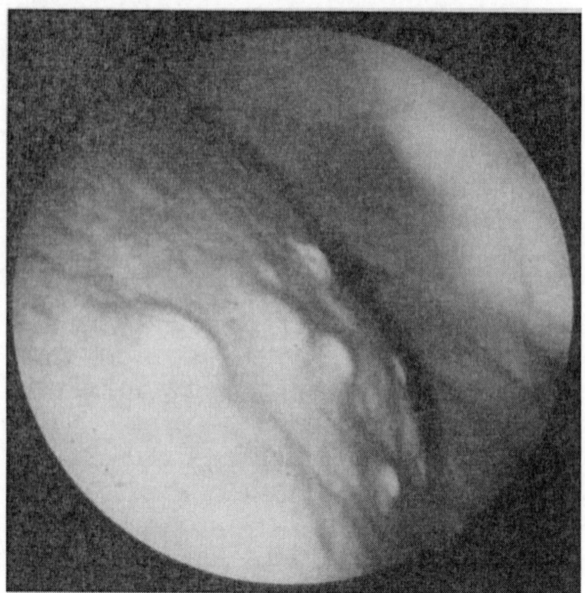

Abb. 13.1. Metastasen der Leber, ausgehend von einem Karzinom im Colon sigmoideum

Bei Metastasen (Abb. 13.1) kann, nach Kenntnis der Größe, der Anzahl der Knoten und ihrer lokalen Ausbreitung und abhängig davon, ob beide Leberlappen betroffen sind, eine Entscheidung über die grundsätzliche Indikation einer Therapie bzw. die Art der Therapie getroffen werden.

Bei Primärtumoren der Leber können außer dem Zustand des Leberparenchyms (normal oder zirrhotisch) die genaue Lokalisation, Größe, Beteiligung der Segmente, Infiltration des Diaphragmas und das Vorhandensein von Metastasen abgeklärt werden. Aufgrund dieser Informationen ist eine Entscheidung über die Durchführbarkeit einer Resektion möglich.

Die Laparoskopie ermöglicht auch die Diagnose eines cholangiolären Karzinoms des Leberhilus. Durch Retraktion des rechten Leberlappens und der Gallenblase vom Lig. hepatoduodenale kann der Tumor dargestellt werden. Tumorgröße und genaue Lokalisation, die Beurteilung der lokalen Infiltration, Beteiligung der Lymphknoten und Befall der Leber können durch eine laparoskopische Ultrasonographie abgeklärt werden.

Laparoskopische Untersuchung der Bauchspeicheldrüse

Nach Ansicht des Autors ist die laparoskopische Untersuchung in der Behandlung sowohl benigner als auch maligner Erkrankungen der Bauchspeicheldrüse unerläßlich. Sie liefert wichtige Informationen über Art und Ausmaß des Tumors, und bei Pankreaskarzinomen ist es die einzige konstant zuverlässige Methode zur Evaluierung der Tumorstreuung und Inoperabilität [5–8]. Bei diesen Patienten sollte die diagnostische Laparoskopie als ein fester Bestandteil der Routinebehandlung angesehen werden. Dadurch kann einem wesentlichen Anteil der Patienten mit einem Karzinom im fortgeschrittenen Stadium eine unnötige Laparotomie erspart werden. Bei inoperablen Karzinomen kann die palliative Behandlung eines Ikterus und einer Duodenalstenose ebenfalls laparoskopisch durchgeführt werden (Kapitel 10). Nach den publizierten Erfahrungen des Autors anhand einer Serie von Patienten mit Pankreaskarzinomen fand sich in allen Fällen bei der Laparotomie die Bestätigung der unmittelbar zuvor bei der Laparoskopie diagnostizierten Inoperabilität [6]. Bei ungefähr 20 % der Patienten allerdings war der Tumor laparoskopisch als operabel beurteilt worden, wohingegen sich bei der Laparotomie herausstellte, daß eine Resektion wegen einer Infiltration der V. portae nicht möglich war. Diese Studie wurde jedoch vor der Einführung der laparoskopischen Ultrasonographie durchgeführt, welche inzwischen die zuverlässige Erkennung einer Infiltration der Gefäße ermöglicht.

Diagnose von Pankreaskopfkarzinomen

Diese Patienten weisen einen Ikterus mit Gallenstauung auf, und die Diagnose kann in der Regel durch eine Ultraschalluntersuchung des Abdomens und eine anschließend durchgeführte endoskopische retrograde Cholangiopankreatographie (ERCP) bestätigt werden. Die Vorbereitung für die Laparoskopie schließt die intramuskuläre Gabe eines Vitamin-K-Analogons und das Legen eines Blasenkatheters zur Messung der ausgeschiedenen Urinmenge ein. Der Eingriff wird in Allgemeinnarkose durchgeführt, deshalb ist eine entsprechende Gabe von Kristalloidlösungen erforderlich; bei Einleitung der Narkose wird ein Diuretikum verordnet. Da die komplette Dekompression von Magen und Duodenum eine wichtige Voraussetzung für die laparoskopische Darstellung des Pankreaskopfes ist, wird eine nasogastrische 16-Charr-Salem-Sonde gelegt, über die konstant mit niedrigem Sog abgesaugt wird.

Trokareinstichstellen und Instrumente

Für die Basisuntersuchung werden 4 Zugänge gebraucht (Abb. 13.2). Die 30°-Schrägblickoptik wird über eine subumbilikal plazierte 11-mm-Trokarhülse eingeführt. Die beiden Arbeitstrokarhülsen (5,5 mm) werden jeweils in der Linea semilunaris in Nabelhöhe angebracht. Über den linken 10,5-mm-Port unterhalb des Xiphoids hebt der Assistent mit dem schwarzen 10-mm-Kunststoffretraktor den Lobus quadratus und den rechten Leberlappen und gleichzeitig das Lig. falciforme hepatis an. Für die laparoskopische Ultraschalluntersuchung des Pankreaskopfes und des Lig. hepatoduodenale und der darin verlaufenden

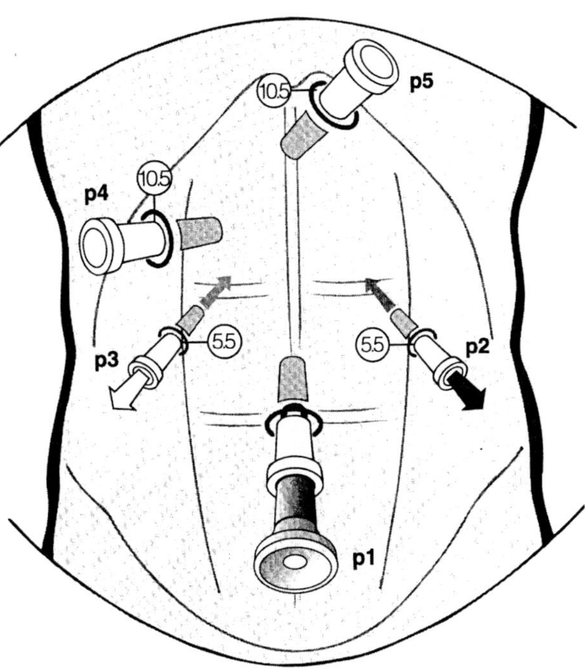

Abb. 13.2. Trokareinstichstellen für die laparoskopische Untersuchung des Pankreaskopfes

Strukturen wird ein zusätzlicher 10,5-mm-Zugang gebraucht. Dieser wird auf der rechten Seite in der vorderen Axillarlinie angelegt.

An Instrumenten werden Dissektionsscheren, HF-Haken und verschiedene isolierte traumatische und atraumatische Faßzangen verwendet. Für das Cholezystocholangiogramm, das bei Patienten, die einen Ikterus haben und eine Raumforderung im Pankreaskopf aufweisen, als obligater Bestandteil der laparoskopischen Untersuchung anzusehen ist, wird am besten eine Veress-Nadel verwendet. Um bei diesen Patienten eine effiziente und vollständige radiologische Darstellung des Gallengangsystems zu erreichen, sollte unbedingt ein modernes fahrbares C-Bogen-Gerät mit Bildwandler und digitaler Belichtungstechnik eingesetzt werden. Darüber hinaus sollte noch die Ausrüstung für die Biopsieentnahme (Trucut, Bioptit) und die zytologische Untersuchung (Feinnadelaspirationssystem) zur Verfügung stehen. Außerdem sollten noch zwei 5-mm-Nadelhalter und atraumatisches Nahtmaterial auf Endoskinadeln auf dem sterilen Instrumententisch bereitliegen.

Laparoskopische Diagnosestellung und Staging

Die diagnostische Laparoskopie und das Staging werden in 6 Schritten in der folgenden Reihenfolge ausgeführt:

1. Inspektion von Peritonealhöhle, Omentum, Serosa des Dünndarms und der Leber und Biopsieentnahme an verdächtigen Stellen,
2. Inspektion und Palpation von Gallenblase, Duodenum und Lig. hepatoduodenale,
3. Biopsie- und Zytologieprobeentnahme aus dem Primärtumor,
4. Cholezystocholangiographie,
5. Mobilisierung des Pankreaskopfes und des duodenalen C,
6. Ultraschalluntersuchung von Pankreaskopf, V. portae und Leber.

1. Inspektion der Peritonealhöhle: Nach der Inspektion der Peritonealhöhle und der Leber können der Tumor und die lokale Infiltration in benachbarte Strukturen beurteilt werden. Aus verdächtigen oder deutlich als Metastasen erkennbaren Veränderungen auf dem Peritoneum (einschließlich des Diaphragmas und Lig. falciforme) oder in der Leber werden Biopsien entnommen und eine histologische Untersuchung durch Gefrierschnitt durchgeführt. Wenn sich daraus eine Bestätigung ergibt, daß Metastasen vorliegen, ist die detaillierte Untersuchung des Primärtumors mit Biopsieentnahme und Ultrasonographie (Schritte 2, 3, 5 und 6) nicht notwendig und das weitere Vorgehen beschränkt sich darauf, festzustellen, ob der Tumor auch auf das Duodenum übergegriffen hat. Anschließend ist zu entscheiden, ob die palliative Behandlung in Form einer biliodigestiven Anastomose oder durch endoskopisches Einsetzen eines Stents auszuführen ist.

2. Inspektion und Palpation. Das Lig. falciforme hepatis der Lobus quadratus und der rechte Leberlappen werden vom Assistenten hochgehalten, indem er den Kunststoffretraktor schräg unterhalb des Gallenblasenhalses plaziert (Abb. 13.3). Das Magenantrum wird mit einer atraumatischen Faßzange nahe der großen Kurvatur gefaßt und nach unten gezogen. Dies führt dazu, daß die Tumormasse, die von hinten auf das Duodenum drückt, nach vorne hervortritt. Die Verschiebbarkeit des Tumors zur Seite hin wird mit einer atraumatischen Zange geprüft. Anschließend wird das Areal zwischen Leber und Duodenum inspiziert. In der Regel ist der erweiterte Ductus choledochus gut zu erkennen (Abb. 13.4), in manchen Fällen erstreckt sich der Tumor bis hinter den Bulbus duodeni nach oben. Ebenso sind vergrößerte Lymphknoten in der Porta hepatis und auf der rechten Seite des Gallenganges weit unten zu beobachten.

Nachdem die Faßzange vom Antrum entfernt wurde, wird das Duodenum an der Vorderwand gefaßt und zur Beurteilung der Infiltration vom Tumor weggezogen. Die Untersuchung wird in Höhe des Pylorus begonnen und am Bulbus duodeni entlang bis zur Pars II des Duodenums fortgeführt, wobei darauf geachtet wird, wie weit sich das Duodenum anheben und bewegen läßt und ob Verhärtungen der Darmwand vorliegen.

3. Biopsie- und Zytologieprobeentnahme aus dem Primärtumor. Wenn beim Herunterziehen des

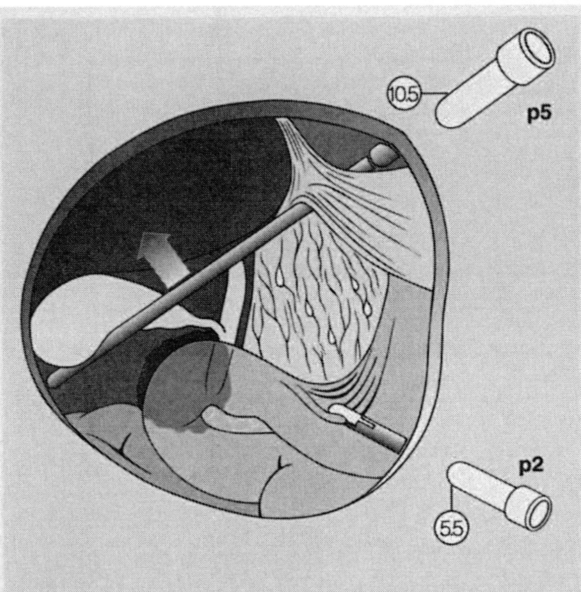

Abb. 13.3. Das Lig. falciforme hepatis, der Lobus quadratus und der rechte Leberlappen werden hochgehalten, indem der Kunststoffretraktor schräg unterhalb des Gallenblasenhalses plaziert wird, das Antrum wird nahe der großen Kurvatur gefaßt und nach unten gezogen

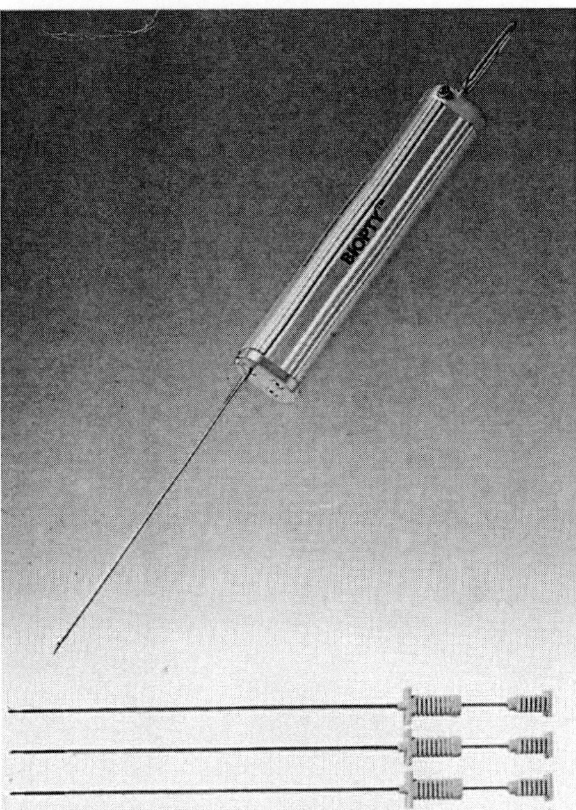

Abb. 13.5. Federgeladenes Punktionsnadelsystem Biopty zur transduodenalen Biopsieentnahme

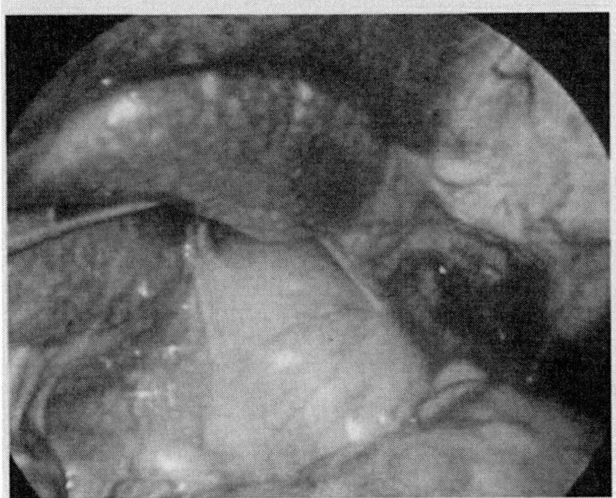

Abb. 13.4. Erweiterter Ductus choledochus bei einem Patienten mit inoperablem Pankreaskopfkarzinom

Magens ein Tumor im Pankreaskopf zu tasten ist, erfolgt die Biopsieentnahme am sichersten in der transduodenalen Technik. Dazu ist das System von Biopty mit federgeladenen Punktionsnadeln ideal geeignet (Abb. 13.5), allerdings kann für diesen Zweck auch eine lange Trucut-Einwegnadel ver-

wendet werden. In jedem Fall wird die Einstichstelle für die Nadel durch die Magenvorderwand durch Palpation mit dem Finger ermittelt. An der betreffenden Stelle wird mit einem spitzen Skalpell eine kleine Inzision angelegt, durch welche die Biopsienadel eingeführt und zum proximalen Ende des zweiten Duodenumabschnittes geführt wird (Abb. 13.6 a). Die Nadel wird durch das Duodenum hindurch so weit vorgeführt, bis man spürt, daß die Nadelspitze den Tumor erreicht hat. Danach wird sie noch ungefähr 1 cm weit eingeführt und dann die Probe entnommen (Abb. 13.6 b). Wenn ein ausreichendes Präparat gewonnen wurde, wird der Defekt in der vorderen Duodenumwand mit einer Einzelknopfnaht mit schwarzer Seide oder Polyamid verschlossen und mit einem intrakorporalen Knoten, der mit zwei 5-mm-Nadelhaltern ausgeführt wird, gesichert (Abb. 13.6 c).

Anstelle der Punktionsnadeltechnik kann auch eine Feinnadelaspirationszytologie durchgeführt

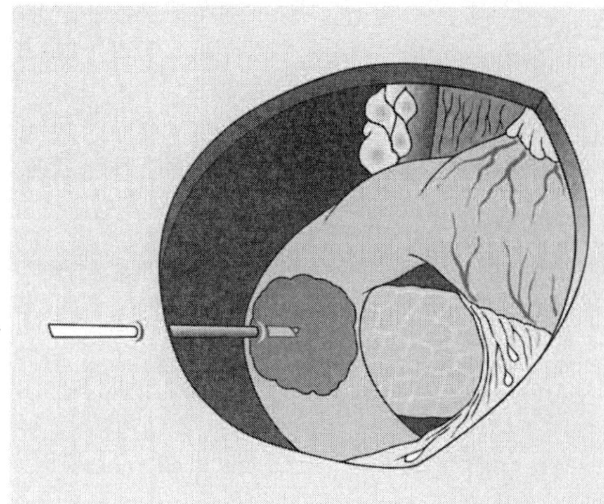

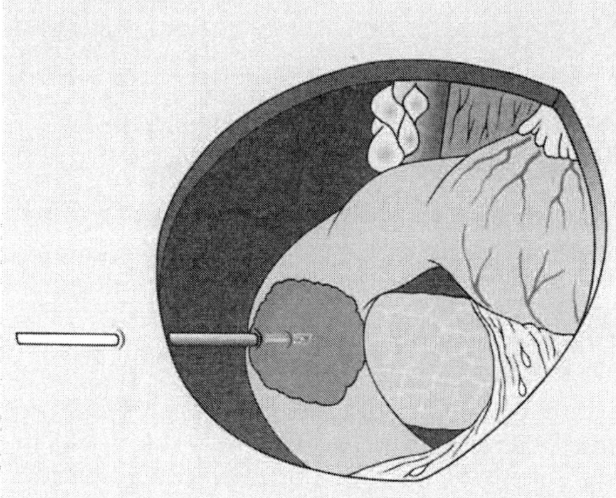

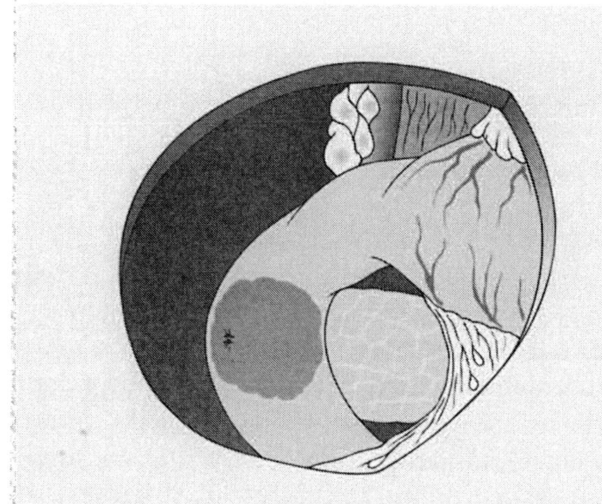

Abb. 13.6 a–c. Transduodenale Biopsieentnahme aus einem Tumor im Pankreaskopf. **a** Führungsnadel, **b** Vorschieben der Nadel, Biopsieentnahme und Entfernen der Nadel, **c** mit einer Naht versorgte Inzision der vorderen Duodenumwand

◄

werden, die damit gewonnene Probe ist jedoch weniger ergiebig. Der Vorteil der Feinnadelaspiration besteht darin, daß der kleine Einstich der Nadel in die Vorderwand des Duodenums keine Naht erforderlich macht.

4. *Cholezystocholangiographie.* Eine Indikation für die Cholezystocholangiographie besteht: a) wenn die ERCP einen kompletten oder annähernd kompletten Verschluß des Gallengangs ergibt, so daß die proximale Seite des Gallengangsystems nicht dargestellt ist [14–16] und b) vor der laparoskopischen Anlage einer biliodigestiven Anastomose, wenn die Untersuchung unerläßlich ist für die Festlegung der Art der Anastomose: Cholezystojejunostomie oder Choledochojejunostomie, je nachdem wie nahe sich der Tumor nach oben an den Übergang des Ductus cysticus in den Ductus choledochus heran ausdehnt [17].

Für die Durchführung der laparoskopischen Cholezystocholangiographie ist ein modernes fahrbares C-Bogen-Röntgengerät mit der entsprechenden Software erforderlich (z.B. Diasonics, Utah, USA), die eine schnelle digitale Belichtung und Speicherung ermöglicht (Abb. 13.7).

Das am besten geeignete Instrument für die Cholezystocholangiographie ist die Veress-Nadel. Diese wird über Infusionsschläuche und einen Dreiwegehahn an zwei 50-ml-Saugspritzen (eine ist mit physiologischer Kochsalzlösung, die andere mit 20- bis 30 % igem Natriumamidotrizoat gefüllt) und an eine Saugleitung angeschlossen. Die Einstichstelle für die Veress-Nadel (über der Fundusmitte und in einer Linie mit der Längsachse der Gallenblase) wird durch Palpation der vorderen Bauchdecke bestimmt. Die Nadel wird über eine kleine Schnittwunde in die Peritonealhöhle eingeführt. Wenn die Nadelspitze vor der Gallenblase liegt, wird der federgeladene innere stumpfe Mandrin zurückgezogen, so daß die abgeschrägte scharfe Spitze vorne liegt (Abb. 13.8 a). Diese wird nun durch den Gallenblasenfundus in das Lumen

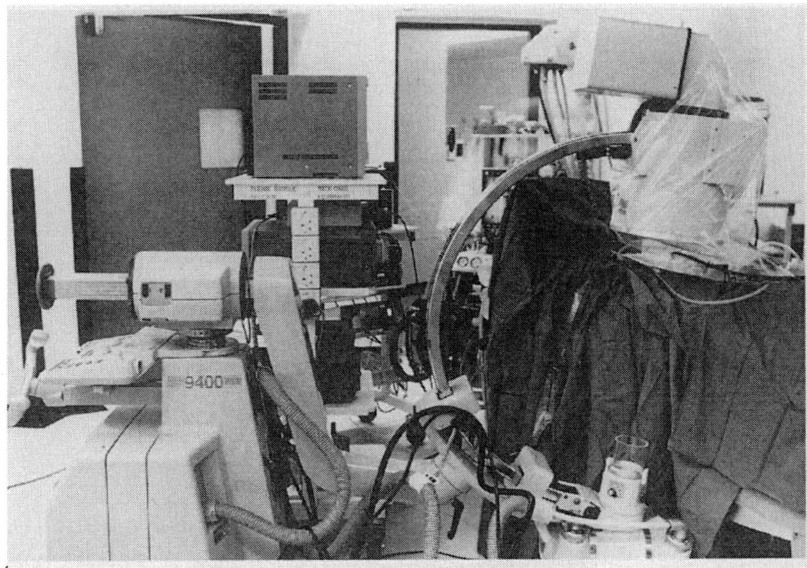

Abb. 13.7 a, b. Modernes fahrbares C-Bogen-Röntgengerät mit der entsprechenden Software, die eine schnelle digitale Belichtung und Speicherung ermöglicht

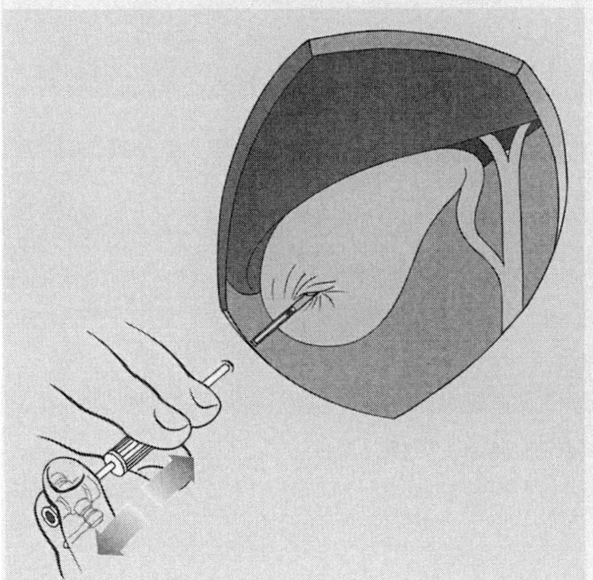

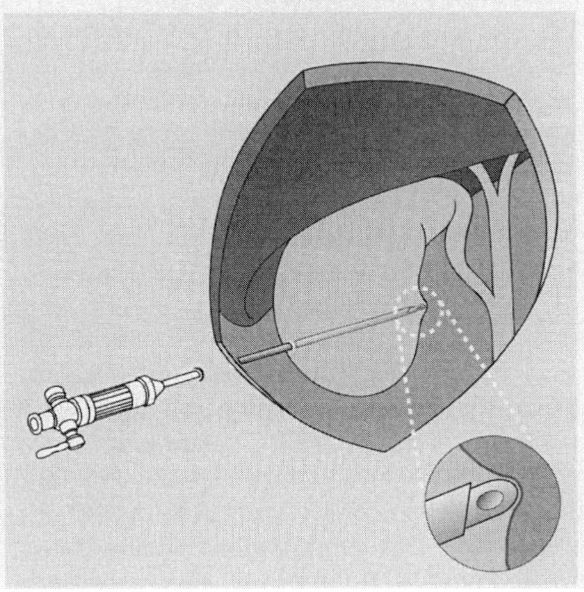

Abb. 13.8 a, b. Transzystische Cholezystocholangiographie. **a** Einstich mit der abgeschrägten scharfen Spitze der Veress-Nadel durch den Gallenblasenfundus in das Lumen. Wenn die Nadelspitze im Lumen ist, wird der innere Mandrin losgelassen. **b** Durch Bewegen der Nadel wird die optimale Position bestimmt, indem die mediale Gallenblasenwand mit der stumpfen, abgerundeten Spitze gespannt wird

eingeführt, gleichzeitig wird der stumpfe innere Mandrin wieder losgelassen. Zur Bestätigung der Position der Nadelspitze im Lumen werden einige Milliliter physiologischer Kochsalzlösung injiziert, und anschließend wird kurz aspiriert. Danach wird die Veress-Nadel weiter vorgeschoben und durch Bewegen der Nadel die optimale Position nahe dem Gallenblasenhals ermittelt, von der aus mit der stumpfen, abgerundeten Spitze die mediale Gallenblasenwand gespannt werden kann (Abb. 13.8 b). Wenn diese Position gefunden ist, wird die Galle fast vollständig aus der Galle abgesaugt. Vor Beginn der Cholangiographie wird das Kopfteil des Operationstisches nach unten (30°) und leicht nach rechts geneigt und der C-Bogen wird in Position gebracht, wobei die üblichen Vorsichtsmaßnahmen zu treffen sind, um eine Kontamination des Operationsareals zu verhindern. Bei Verwendung von Metalltrokarhülsen werden diejenigen, die in das Areal hineinragen, das durchleuchtet werden soll, vorübergehend über einen strahlendurchlässigen Stab entfernt und nach Beendigung der Cholangiographie wieder eingeführt.

Die Cholangiographie beginnt mit der Injektion des Kontrastmittels. Durchschnittlich werden ungefähr 40–50 ml gebraucht, um die Gallenblase so weit zu füllen, daß der Ductus cysticus und danach das Gallengangsystem dargestellt werden können. Während der Untersuchung können über einen Fußschalter Aufnahmen gemacht werden (Abb. 13.9). Die wichtigsten Informationen, die das Cholezystocholangiogramm liefert, sind der Abstand zwischen der Mündung des Ductus cysticus und der Obergrenze des Tumors und der Zustand des proximalen Gallengangsystems: Ausmaß der Dilatation, Vorhandensein sekundärer Steine, andere Läsionen oder Strikturen. Nach Beendigung des Cholezystocholangiogramms wird die Gallenblase leergesaugt, die Veress-Nadel wird erst entfernt, wenn die Gallenblase vollständig kollabiert ist (Abb. 13.10). Wenn die Dekompression des Gallengangsystems im Hinblick auf die sofortige laparoskopische Anlage einer biliodigestiven Anastomose erforderlich ist, kann die kleine Perforation der Gallenblase vernachläßigt werden. Ist die Dekompression nicht beabsichtigt, wird die Punktion mit einer Einzelknopfnaht mit 3/0-Polysorb oder -Vicryl verschlossen. Der abschließende intrakorporale Knoten wird mit zwei 5-mm-Nadelhaltern ausgeführt. Auf keinen Fall darf für den Verschluß eine Endoligatur verwendet werden, da dies unweigerlich die Nekrose der in der Schlinge gefaßten Gallenblasenwand zur Folge hätte.

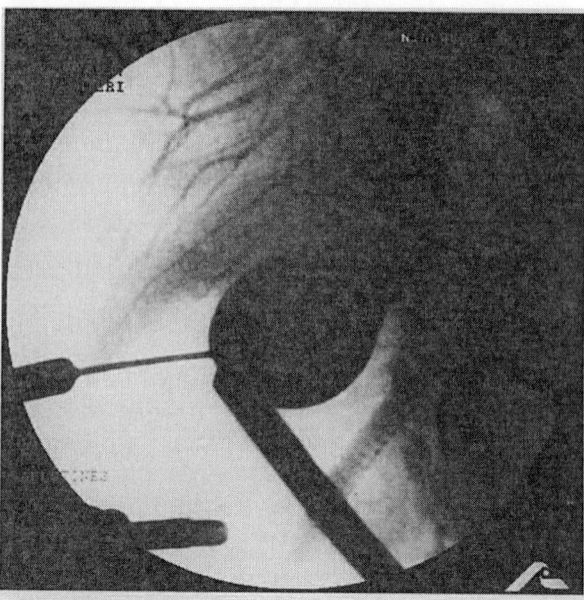

Abb. 13.9. Cholezystocholangiogramm eines Patienten mit t inoperablem Pankreaskopfkarzinom

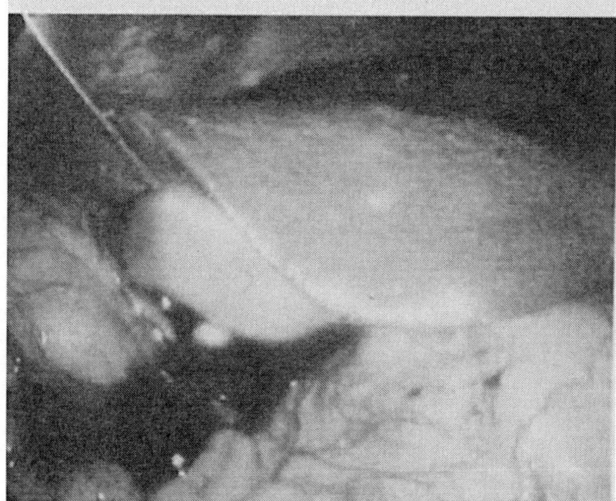

Abb. 13.10. Nach Beendigung des Cholezystocholangiogramms wird soviel Galle aspiriert, daß die Gallenblase kollabiert, ehe die Veress-Nadel entfernt wird

5. Mobilisierung des Pankreaskopfes und des duodenalen C. Die Mobilisierung des Pankreaskopfes und des Duodenums erfordert Erfahrung, und die Durchführung mit geraden laparoskopischen Instrumenten kann sehr schwierig sein. Allerdings kann das Vorgehen durch die Verwendung koaxial gebogener Instrumente, die über flexible Metalltrokarhülsen eingeführt werden, erheblich erleich-

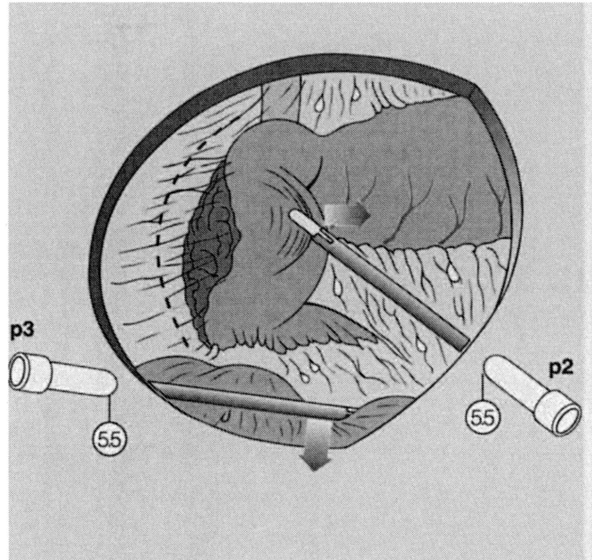

Abb. 13.11. Der Bulbus duodeni wird nach links und die Leberflexur nach unten gezogen, um die „Fossa paraduodenale" unterhalb der Gallenblase darzustellen

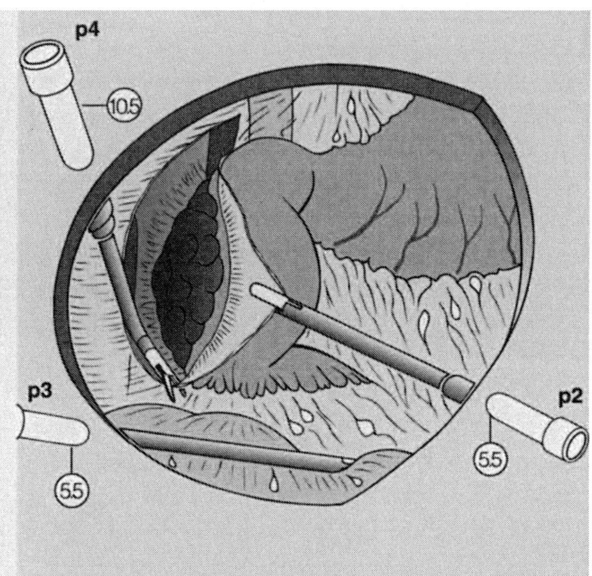

Abb. 13.13. Präparation der Faszienschicht zwischen der Hinterfläche des Pankreaskopfes und V. cava inferior mit einer koaxial gebogenen Schere; dazu wird die Pars II des Duodenums angehoben

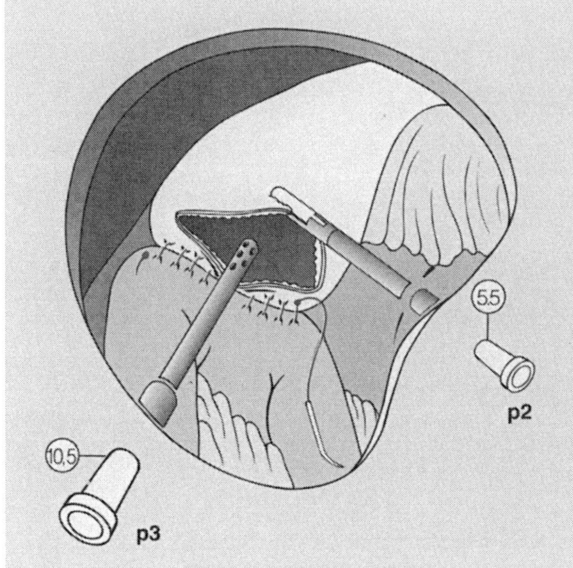

Abb. 13.12. Durchtrennung des Peritoneums seitlich der Pars II des Duodenums mit einer koaxial gebogenen Schere oder einem HF-Haken

tert werden. Der Bulbus duodeni wird vom Operateur mit einer koaxial gebogenen Duval-Zange gefaßt und nach links gezogen. Gleichzeitig faßt der Assistent die Leberflexur und retrahiert sie nach links unten. Durch dieses kombinierte Vorgehen wird die „Fossa paraduodenale" unterhalb der Gallenblase dargestellt (Abb. 13.11). Seitlich der Pars II des Duodenums wird das Peritoneum mit einer koaxial gebogenen Schere oder mit einem HF-Hakenmesser eröffnet (Abb. 13.12). Bei Verwendung von HF-Strom ist das mikroprozessorgesteuerte ACC-System (Erbe, Tübingen) aus Sicherheitsgründen besonders empfehlenswert. Mit der gebogenen Duval-Zange wird anschließend die Pars II des Duodenums gefaßt und angehoben, um die Faszienschicht zwischen Hinterfläche des Pankreaskopfes und der V. cava inferior mit der koaxial gebogenen Schere zu durchtrennen (Abb. 13.13). Wenn der Tumor sich nach hinten ausdehnt, vernarbt diese Schicht, und es sollte auf keinen Fall versucht werden, eine Durchtrennung vorzunehmen, weil der Tumor sich als inoperabel erweisen wird und die Dissektion mit dem sehr hohen Risiko einer starken Blutung durch eine Verletzung der V. cava, der V. suprarenalis dextra oder der V. renalis sinistra verbunden wäre.

Untersuchung des Pankreaskörpers und des Pankreasschwanzes

Diese Untersuchung kann in 2 verschiedenen Techniken durchgeführt werden: supragastrisch oder infragastrisch [4, 18, 19]. Die beiden Techniken können sich teilweise auch ergänzen, da sie beide bei demselben Patienten angewendet werden können und Anzahl und Position der Zugänge gleich sind. Die supragastrische Technik ermöglicht bei schlanken Patienten eine gute Darstellung des mittleren Anteils des Pankreas. Schwierig durchzuführen ist sie bei korpulenten Patienten, und bei Verwachsungen zwischen Pankreas und Bursa omentalis ist sie gar nicht anwendbar. Außerdem ist es mit dieser Technik nicht möglich, das Pankreas nahe der A. gastroduodenalis und den Pankreasschwanz eingehend zu inspizieren. Der infragastrische Zugang ist dagegen technisch fast immer möglich, weil Adhäsionen dabei gelöst werden können und das gesamte Areal von der A. gastroduodenalis rechts bis zum Pankreasschwanz und dem Milzhilus auf der linken Seite dargestellt werden kann.

Trokareinstichstellen und Instrumente

Für die supragastrische und die infragastrische Technik der laparoskopischen Untersuchung des Pankreas werden jeweils 4 Trokarhülsen gebraucht. Die Einstichstellen dafür sind in Abb. 13.14 dargestellt. Die Optik wird über einen subumbilikalen 11-mm-Zugang eingeführt. Die beiden Arbeitstrokarhülsen (5,5 mm für gerade Instrumente, flexible 8-mm-Metalltrokarhülsen für koaxial gebogene Instrumente) werden auf beiden Seiten in Nabelhöhe in der Linea semilunaris plaziert. Eine 10,5-mm-Trokarhülse wird im rechten oberen Quadranten in der vorderen Axillarlinie eingeführt. Dieser Zugang wird überwiegend vom Assistenten benutzt, er dient auch zum Einführen der Ultraschallsonde. Zur eingehenden Ultraschalluntersuchung des Pankreas wird in der Regel an der gleichen Stelle auf der linken Seite noch ein 10,5-mm-Zugang angelegt (s. unten).

Sowohl die infragastrische als auch die supragastrische Technik der laparoskopischen Darstellung des Pankreas sind zwar mit geraden Standard-

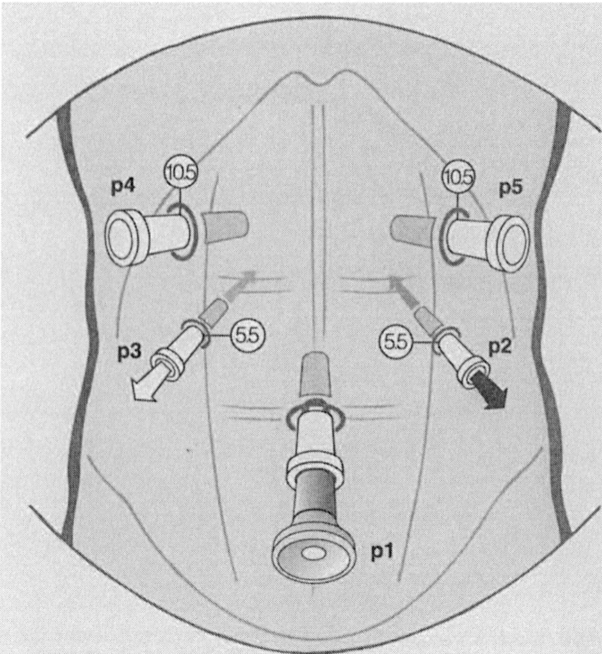

Abb. 13.14. Trokareinstichstellen für die Untersuchung des Pankreaskörpers und des Pankreasschwanzes

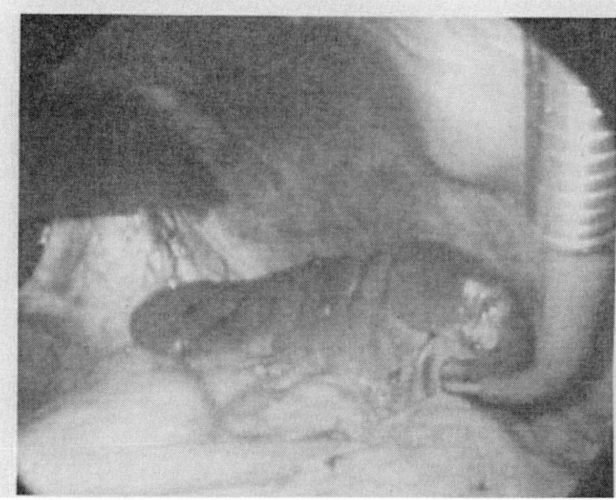

Abb. 13.15. Koaxial gebogene Instrumente, die über flexible Metalltrokarhülsen eingeführt werden

instrumenten durchführbar, zweifellos kann jedoch das Vorgehen bei beiden Methoden durch die Verwendung koaxial gebogener Instrumente mit flexiblen Metalltrokarhülsen erheblich erleichtert werden (Abb. 13.15). Neben der Vereinfachung der Arbeit fällt auch noch eine verkürzte Dauer des Eingriffs bei der Verwendung gebogener

Instrumente ins Gewicht. Für beide Techniken ist unbedingt eine 30°-Schrägblickoptik erforderlich.

An Hilfsgeräten werden eingesetzt: HF-Generator, Saug-/Spülsystem, und die Ausrüstung für die Biopsieentnahme (Punktionsnadeln/Nadeln für die Feinnadelaspirationszytologie). Damit der Magen vollständig kollabiert bleibt, wird eine nasogastrische 16-Charr-Salem-Sonde eingeführt, über die bei beiden Techniken konstant mit niedrigem Druck abgesaugt wird.

Supragastrische Technik

Der Operationstisch bleibt für den supragastrischen Zugang während des gesamten Eingriffs in Kopfhochlage (30°) gestellt. Während der Assistent das Lig. falciforme und den Lobus quadratus nach oben retrahiert, wird die vordere Magenwand im mittleren Drittel mit einer Babcock- oder Duval-Klemme gefaßt und nach unten gezogen (Abb. 13.16). Das kleine Netz wird mit der Schere in genügendem Abstand von der kleinen Kurvatur, um nicht zu nahe an die linke Magengefäßarkade zu kommen, in Querrichtung leicht schräg durchtrennt. Die Inzision wird so erweitert, daß sie von der Antrumregion bis zum transparenten Abschnitt (Pars flaccida) nahe dem gastroösophagealen Übergang reicht (Abb. 13.17), vorausgesetzt es liegt keine Anomalie einer linken A. hepatica vor, die manchmal von der A. gastrica sinistra aufsteigt. In diesem Fall wird das kleine Netz nur bis kurz vor diesem Gefäß eröffnet, weil es erhalten bleiben muß. Die koaxial gebogene Greifzange wird mit der Spitze nach unten hinter dem Magen plaziert und als Haken benutzt, um den Magen zur Bauchdecke hin und nach kaudal anzuheben, wodurch der Pankreaskörper freigelegt wird. Nun wird das Instrument an der kleinen Kurvatur entlang zuerst nach rechts geschoben, so daß der proximale Teil des Pankreaskörpers zu sehen ist und dann nach links, um die linke Hälfte des Pankreas darzustellen (Abb. 13.17). Das freigelegte Organ wird mit einer geschlossenen atraumatischen Zange palpiert, und aus verdächtigen Stellen werden Biopsieproben entnommen. Der geschlängelte Verlauf der distalen Milzarterie an der Oberseite des Pankreas entlang kann sehr gut verfolgt werden.

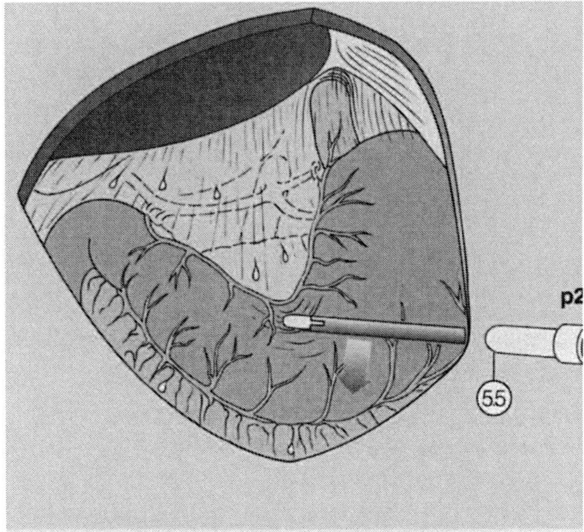

Abb. 13.16. Fassen und Retrahieren der Magenvorderwan[d] m mittleren Drittel

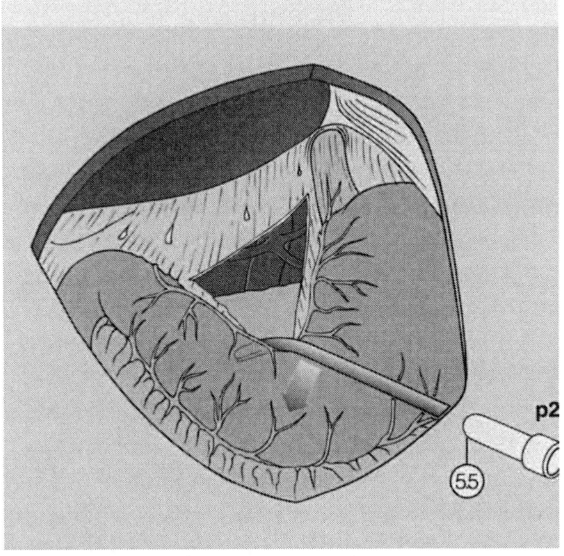

Abb. 13.17. Durchtrennung des kleinen Netzes leicht schräg in Querrichtung in genügendem Abstand zur kleinen Kurvatur, um nicht zu nahe an die linke Magengefäßarkade zu kommen, und Erweiterung der Inzision von der Antrumregion bis zum transparenten Abschnitt nahe dem gastroösophagealen Übergang. Zur Untersuchung des Pankreas in der supragastrischen Technik wird die koaxial gebogene Greifzange als Haken benutzt, um den Magen nach oben und nach distal zu retrahieren und den Pankreaskörper freizulegen. Die gebogene Zange wird an der kleinen Kurvatur nach rechts geführt, um den proximalen Abschnitt des Pankreaskörpers zu inspizieren, und dann nach links, zur Darstellung der linken Hälfte des Pankreas

Infragastrische Technik

Mit der infragastrischen Technik ist zweifellos eine bessere Darstellung des Pankreas zu erzielen, außerdem ist sie selbst dann durchführbar, wenn Verwachsungen zwischen hinterer Magenwand und kleinem Netz mit dem Pankreas vorliegen. Allerdings nimmt sie mehr Zeit in Anspruch und die Ausführung ist technisch anspruchsvoller.

Der erste Schritt besteht darin, nahe der großen Kurvatur eine Öffnung im großen Netz anzulegen. Dazu wird der Magen zwischen Magenmitte und Beginn des oberen Drittels mit einer koaxial gebogenen Greifzange gefaßt, so daß die große Kurvatur angehoben wird, um ein gefäßfreies Areal zwischen den von der gastroepiploischen Arkade zum Magen verlaufenden Gefäßen zu identifizieren. In der Regel müssen 2 oder 3 dieser Gefäße versorgt und durchtrennt werden, um eine genügend große Öffnung zu erzielen. Da diese Magengefäße sehr weich und in Fett eingelagert sind, halten Klipps darauf nicht gut und sie bluten häufig trotz korrekter Klippapplikation weiter. Da die Klipps im weiteren Verlauf des Eingriffs außerdem leicht abgestreift werden könnten, müssen diese Gefäße in der großen Kurvatur durch Ligatur versorgt werden. Dazu wird folgendermaßen vorgegangen: Das Peritoneum wird an beiden Seiten des betreffenden Gefäßes inzidiert (Abb. 13.18) und das Gefäß am Austritt aus der Arkade mit 1/0-Chrom-Catgut vor der Durchtrennung ligiert und mit einem extrakorporalen Knoten gesichert. Anschließend wird eine vorgeknotete Endoligatur aus Chrom-Catgut eingeführt und das Gefäß nahe der Magenwand mit einer gebogenen Faßzange, die durch die Schlinge geführt wurde, gefaßt (Abb. 13.19). Nach Durchtrennung des Gefäßes mit der Schere wird die Endoligatur hinter dem Instrument angelegt (Abb. 13.20) und dann um das Gefäß festgezogen und gesichert (Abb. 13.20), ehe die Zange entfernt wird (Abb. 13.21). Das lange Fadenende der Endoligatur wird abgeschnitten. Dieser gesamte Vorgang wird an benachbarten Gefäßen wiederholt, bis eine ausreichend große Öffnung erzielt ist. Danach wird die hintere Magenwand mit einer koaxial gebogenen Faßzange angehoben, so daß der mittlere Teil des Pankreas freigelegt wird. Bei der überwiegenden Mehrzahl der Patienten sind Verwachsungen zwi-

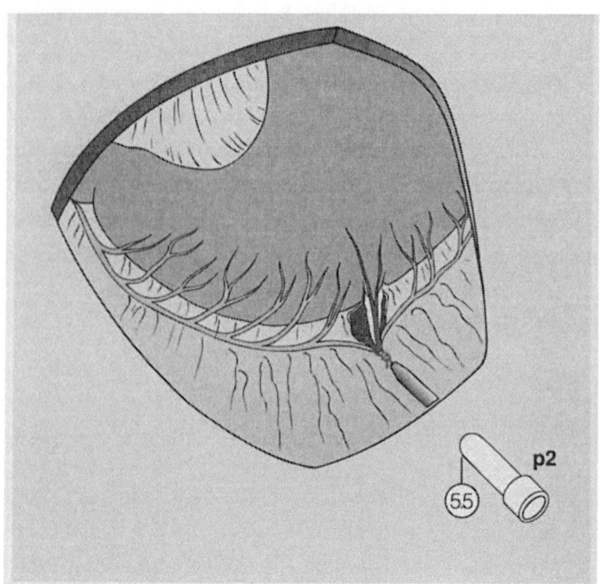

Abb. 13.18. Ligatur und Durchtrennung der Gefäße nahe der großen Kurvatur, um eine Öffnung unterhalb des Magens anzulegen. Durchtrennung des Peritoneums an beiden Seiten des betreffenden Gefäßes und Ligatur des Gefäßes vor Durchtrennung am Austritt aus der Arkade mit einem extrakorporalen Schiebeknoten aus 1/0-Chrom-Catgut

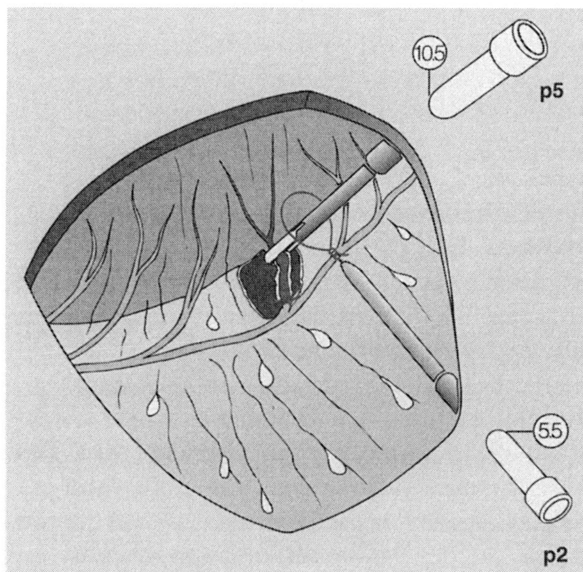

Abb. 13.19. Eine gebogene Zange wird durch die Schlinge geführt, ehe die Endoligatur nahe der Magenwand angelegt wird

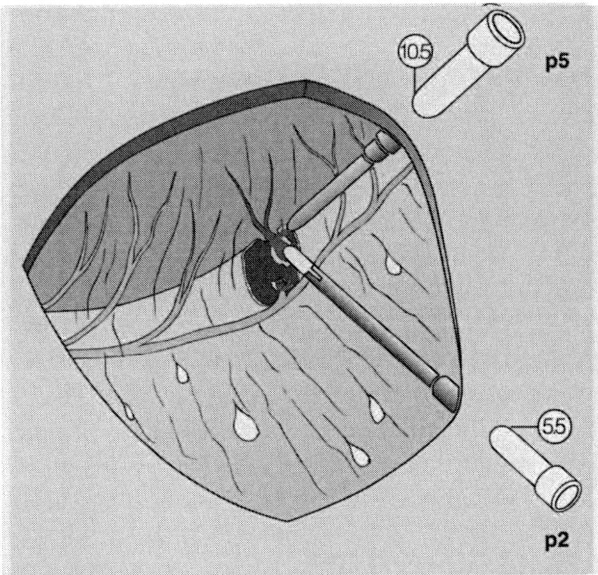

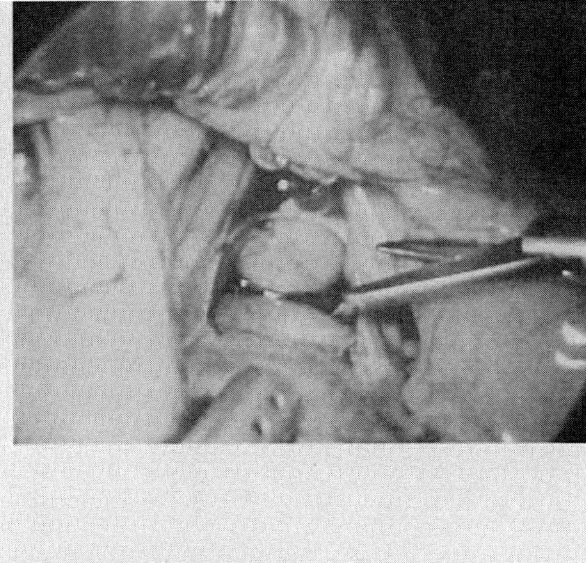

Abb. 13.20. Nach Durchtrennung des Gefäßes wird die Endoligatur hinter der Faßzange um das Gefäß festgezogen und gesichert

Abb. 13.22. Durchtrennung von Verwachsungen zwischen hinterer Magenwand und Pankreas

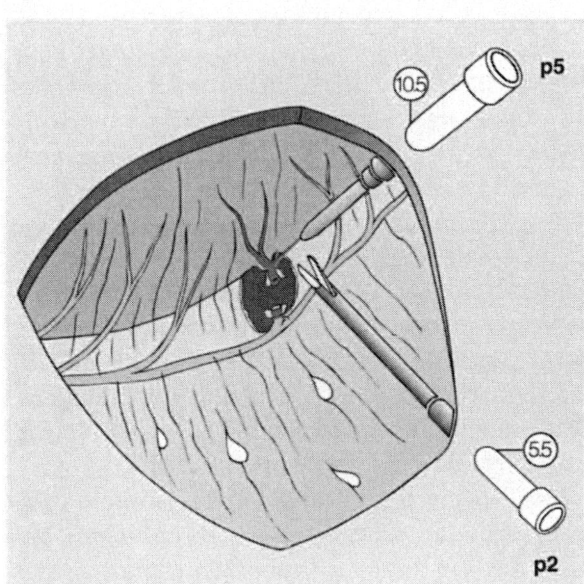

schen der Magenhinterwand und dem Pankreas vorhanden. Diese werden mit einer koaxial gebogenen Schere durchtrennt (Abb. 13.22). Schließlich kann die gesamte Oberfläche des Pankreas von der rechts liegenden A. gastroduodenalis bis zum Pankreasschwanz, der Milzarterie und dem Hilus auf der linken Seite inspiziert und palpiert werden (Abb. 13.23 a–c). Aus Tumoren werden Biopsieproben entnommen oder alternativ eine Feinnadelaspirationszytologie vorgenommen.

Abb. 13.21. Die Faßzange wird entfernt und der Faden mit der Schere durchtrennt

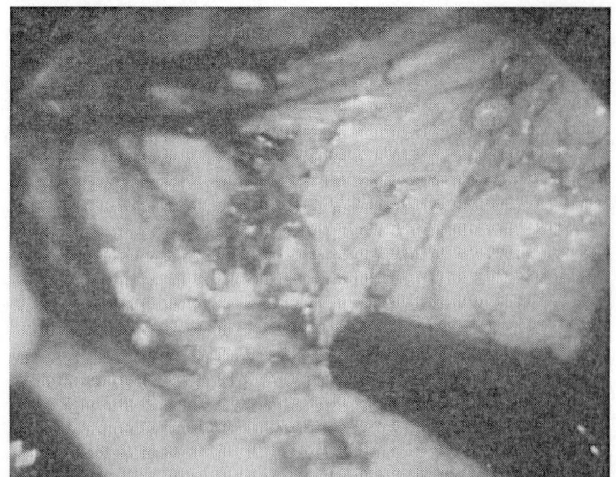

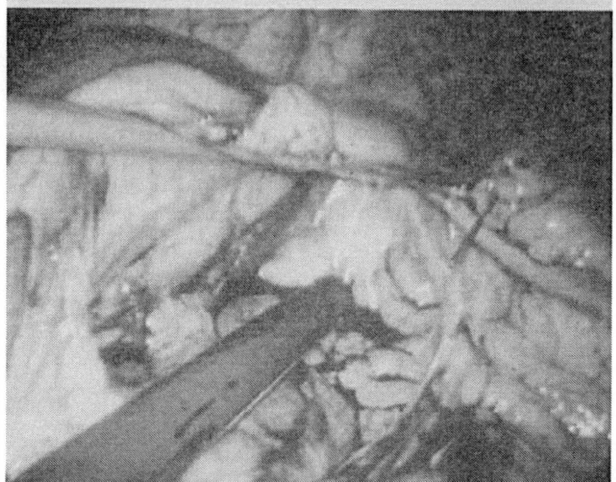

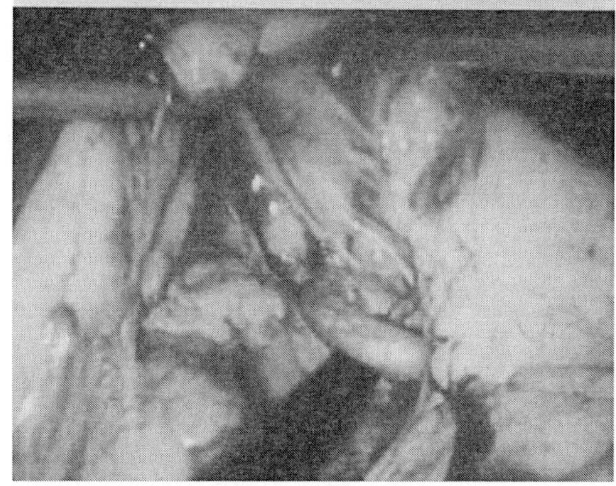

Abb. 13.23 a–c. Darstellung der Bursa omentalis in der infragastrischen Technik. **a** A. gastroduodenale, Pankreashals und proximaler Pankreaskörper, **b** linke Pankreashälfte, **c** A. linealis

Laparoskopische Ultraschalluntersuchung

Das Spektrum der laparoskopischen Untersuchung zwecks Diagnose und Staging hat sich durch die Einführung laparoskopischer Ultraschallsonden und fahrbarer Echtzeitgeräte erheblich erweitert. Für die modernen Ultraschalltransducer wird überwiegend Blei-Zirkonium-Titan (PZT) verwendet, für einige der neueren Sonden aber auch Vinylidenfluorid-Trifluoräthylenkopolymer (P [VDF-TrPE]). Die meisten modernen Geräte verfügen über mechanische oder elektronisch gesteuerte Echtzeitsysteme. Die Scangeschwindigkeit wird durch die Geschwindigkeit der Schallwellen bestimmt, und die Auflösung ist abhängig von der Wellenlänge und dadurch von der Verstärkung im Gewebe [20]. Unabhängig von der Frequenz der Schallwellen (MHz) beruht die Verbesserung der Auflösung in modernen Ultraschallscannern auf einer hochentwickelten elektronischen Signalverarbeitung der reflektierten Schallwellen, durch welche die Aufzeichnung der empfangenen Signale in einem größeren Bereich in spezieller Videotechnik möglich wird.

Die sowohl in der offenen als auch in der laparoskopischen Chirurgie angewendete Kontaktultrasonographie erlaubt den Einsatz von Hochfrequenzsonden (5–7,5 MHz), die eine maximale Auflösung erzielen. Da die Sonde direkt in Kontakt mit dem Gewebe ist, stellt der Verlust an Eindringtiefe (maximale Tiefe bei diesen Frequenzen = 5–6 cm), der bei höheren Schallwellenfrequenzen unvermeidlich ist, kein Problem dar. Wenn der Organdurchmesser diesen Bereich überschreitet (z. B. den rechten Leberlappen), kann durch Scanning der beiden gegenüberliegenden Seiten die ganze Tiefe erfaßt werden.

Der Nutzen der intraoperativen Kontaktultrasonographie (IOCUS) steht in der offenen Chirurgie bei Operationen von Lebertumoren, des Gallengangsystems und des Pankreas inzwischen außer Frage [21–27]. Sie ermöglicht die Diagnose von Raumforderungen in der Leber, die durch präoperative Untersuchungen mit bildgebenden Verfahren nicht erkannt wurden und die intraoperativ weder zu tasten noch zu sehen sind, ebenso wie die ultraschallgeführte Biopsieentnahme, und sie ermöglicht die Beurteilung der Inoperabilität bzw. die Festlegung der erforderlichen Größe der

Resektion [21–25]. Insulinome des Pankreas können durch die Kombination von Palpation und IO-CUS in 100 % der Fälle lokalisiert werden [26]. Die Berichte über die Anwendung der Technik zur Diagnose von Gallengangsteinen in der offenen Cholezystektomie sind positiv [27], allerdings ist noch nicht geklärt, ob die IOCUS ein effektiver Ersatz für die intraoperative Cholangiographie sein kann.

Bisher liegen erst wenige Berichte über die laparoskopische Anwendung der Kontaktultrasonographie vor [28–30], die Ergebnisse sind jedoch ermutigend, und es gibt keinen Grund, weshalb die IOCUS hier nicht ebenso erfolgreich eingesetzt werden könnte wie in der offenen Chirurgie. Die laparoskopische Ultrasonographie wurde bisher zur Diagnose von Erkrankungen der Leber und der Gallenblase, von Gallengangsteinen, zum Staging von Tumoren im Pankreaskopf und der Leber sowie zur Untersuchung des Leberparenchyms auf Sekundärtumoren eingesetzt. Seit kurzem haben wir die Anwendung der Kontaktultrasonographie auch auf die Untersuchung des Pankreashalses und des Pankreaskörpers ausgeweitet [31].

Wir haben in unserer Klinik 2 Systeme für laparoskopische Diagnose und Staging evaluiert und eingesetzt: das System Aloka SSD 500 (Tokio, Japan) mit einer 7,5-MHz-High-density-linear-array-Sonde (Abb. 13.24) und den Laparoscan (Endomedix, Irvine, CA, USA) mit einer 5-MHz-Sonde mit geradeaus und zur Seite wirkender Sonde. Sowohl das Aloka-System als auch die Laparoscan-Sonden werden über eine Standardsonde mit 10,5 mm Durchmesser eingeführt. Generell wird mit den Linear-array-Sonden die Anatomie besser wiedergegeben, sie erzielen eine bessere Auflösung sowohl im Nahbereich als auch in der Tiefe. Mehr als jedes andere bildgebende Verfahren erfordert die Ultrasonographie geübte Bediener, und für die Auswertung ist viel Erfahrung notwendig. Chirurgen sind zweifellos aufgrund ihrer Kenntnisse der strukturellen und topographischen Anatomie binnen relativ kurzer Zeit in der Lage, die Ultrasonographie zuverlässig zu beherrschen. Wie nützlich die Ultrasonographie laparoskopisch eingesetzt werden kann, hängt gewiß in gleichem Maße von der Aneignung der erforderlichen Fertigkeit in der Handhabung der

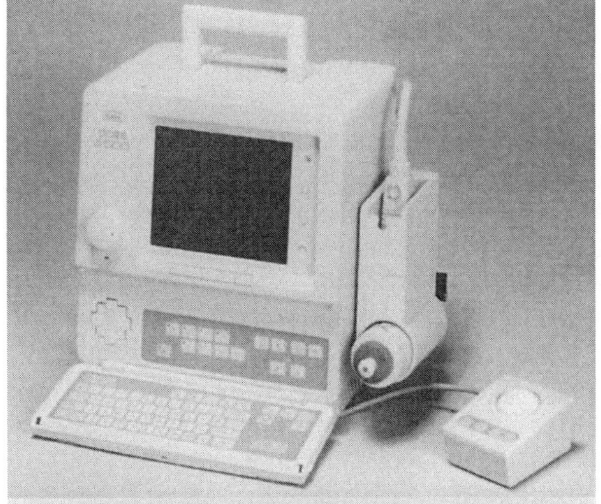

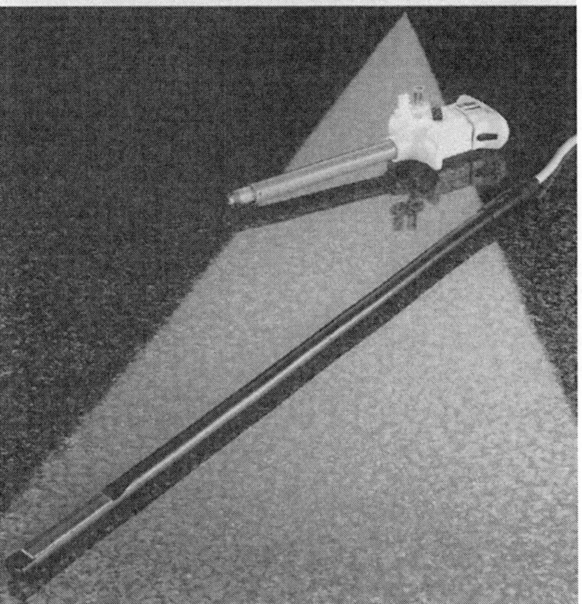

Abb. 13.24. a Laparoskopisches Ultraschallsystem von Aloka und **b** Ultraschallsonde

Sonde und der Interpretation der Ultraschallbilder ab wie von der Qualität der Ausrüstung und der verwendeten Sonde. Der beste Rat an einen Chirurgen ohne Vorkenntnisse in der Ultrasonographie ist sicher der, die Hilfe eines erfahrenen Ultraschallspezialisten in Anspruch zu nehmen (in der Regel ein Radiologe), indem dieser ihn bei so vielen Eingriffen anleitet, die notwendig sind, um sowohl in der Anwendung der Technik als auch in der Interpretation der Ergebnisse die notwendige Erfahrung zu erwerben.

Laparoskopische Ultraschalluntersuchung der Leber

Die laparoskopische Ultraschalluntersuchung der Leber ist zur Beurteilung von Zirrhosen, zur Diagnose herdförmiger Läsionen und Metastasen und zur Evaluierung der Resezierbarkeit von Primärtumoren von unschätzbarem Wert [29, 30]. Die Kontaktultrasonographie erlaubt die Diagnose tiefliegender Läsionen im Leberparenchym, die die Leberkapsel nicht erreichen und deshalb bei der Inspektion der Oberfläche der Leber bei der diagnostischen Laparoskopie nicht zu erkennen sind.

Die Technik ist ähnlich wie in der offenen Chirurgie. Bei Verwendung der Aloka-Sonde beginnt das Ultraschallscanning auf der anterosuperioren Fläche mit der Identifizierung der V. cava auf der Rückseite der Leber und danach der 3 Lebervenen, welche die 4 Sektoren der Leber markieren. Die einzelnen Sektoren werden nacheinander von der V. cava abwärts bis zum freien Leberrand untersucht. Nach Beendigung der Unterseite der anterosuperioren Fläche wird die Sonde hinter den Leberlappen plaziert, um das Leberparenchym von der Gegenseite zu untersuchen. Durch dieses Vorgehen wird erreicht, daß die gesamte Tiefe des Organs (insbesondere auf der rechten Seite) erfaßt wird.

Zystische Strukturen im Leberparenchym sind leicht zu identifizieren, da sie die Schallwellen wenig oder gar nicht reflektieren, eine gute Darstellung erlauben und scharf begrenzte Membrane aufweisen. Feste Tumoren sind schwieriger darzustellen und weisen 3 verschiedene sonographische Muster auf: hyporeflexiv, hyperreflexiv oder komplex. Hyporeflexive Läsionen unterscheiden sich meistens von Zysten durch andere Reflexmuster und unscharfe Ränder. In der Regel werden feste Tumoren ohne Nekrose hyporeflexiv dargestellt [32]. Hyperreflexive Läsionen reflektieren den Schall intensiv und einheitlich: ein Hinweis auf eine hervortretende Gefäßkomponente in Form eines dilatierten Gefäßes [32]. Auch Zellverfettungen können stärkere Reflexe aufweisen. Komplex dargestellte Läsionen weisen sowohl hyper- als auch hyporeflexive Areale auf, was auf gesunde bzw. nekrotische Stellen innerhalb einer Läsion hinweist. Maligne Tumoren zeigen manchmal alternierende hypo- und hyperrefkexive Ringe, sog. „Kuhaugen". Allerdings ist zu betonen, daß es keine zuverlässigen ultrasonographischen Zeichen gibt, um benigne und maligne Tumoren oder Primärtumoren und Metastasen in der Leber zu unterscheiden.

Hämangiome in der Leber sind die am deutlichsten als hyporeflexiv in Erscheinung tretenden Läsionen. Sie sind allerdings auch makroskopisch bei der Laparoskopie leicht zu identifizieren, auch weil sie komprimierbar sind. Aus Hämangiomen sollten niemals Biopsien entnommen werden.

Wenn eine feste Läsion gefunden wird, erfolgt eine ultraschallgeführte Biopsieentnahme mit Hilfe einer Bioptit- oder Trucut-Nadel.

Laparoskopische Ultraschalluntersuchung der Gallenblase und des extrahepatischen Gallentrakts

Die laparoskopische Ultraschalluntersuchung ist sehr hilfreich zur Beurteilung von Erkrankungen der Gallenblase. Eine Indikation für die direkte Kontaktultrasonographie besteht bei Patienten mit Symptomen, die auf eine Erkrankung der Gallenblase hinweisen, und bei denen die Ergebnisse der normalen präoperativen Diagnostik entweder normal bzw. nicht eindeutig ausfallen oder Anlaß zum Verdacht auf eine ernsthafte Krankheit geben. Die häufigste Indikation besteht bei Patienten mit Gallenkolik, deren Untersuchungsergebnisse negativ sind. Bei einigen dieser Patienten sind durch die laparoskopische Kontaktultrasonographie kleine Steine oder „biliary sludge" festzustellen. Auch die Diagnose anderer Läsionen wie Adenomyomatose, Cholesterose und Polypen kann durch die Ultraschalluntersuchung im Rahmen der diagnostischen Laparoskopie bestätigt werden. Bei Karzinomen der Gallenblase gibt die Kontaktultrasonographie Auskunft über das Ausmaß der Infiltration der Organwand bzw. ob und bis zu welchen Sektoren eine Infiltration des Leberparenchyms vorliegt.

Die laparoskopische Ultraschalluntersuchung der extrahepatischen Gallengänge auf Gallengangsteine wird gegenwärtig in einer Reihe von Zentren evaluiert [28]. Die ersten Ergebnisse sind zwar ermutigend, es ist jedoch zu bezweifeln, ob es damit möglich ist, ebenso detaillierte Ergebnisse wie durch die intraoperative Cholangiographie zu erzielen, und es erscheint deshalb unwahrscheinlich, daß das Ultraschallverfahren diese Kontrastuntersuchung ersetzen kann. Die laparoskopische Ultraschalluntersuchung kann in leichten unkomplizierten Fällen ohne vorheriges Auftreten eines Ikterus oder einer akuten Pankreatitis als Ersatz für die intraoperative Cholangiographie zum schnellen Ausschluß von Gallengangsteinen durchgeführt werden. Wenn Gallengangsteine vorgefunden werden, muß eine Bestätigung durch die intraoperative Cholangiographie erfolgen. Eine weitere, sehr nützliche Einsatzmöglichkeit für die laparoskopische Farbdopplerultrasonographie (allerdings vorerst potentiell, weil noch nicht erhältlich) sind schwierige laparoskopische Cholezystektomien. Hier wäre die Technik ideal geeignet zur Identifizierung der Gefäßstrukturen, einschließlich der A. hepatica communis und ihrer Verzweigungen.

Detailliertere Ergebnisse sind durch die intraluminale Ultraschalluntersuchung der Gallenblase zu erzielen. Diese Technik, die perkutan angewendet wird, ermöglicht Aufnahmen vom Inneren der Gallenblase und der Gallengänge [33] und dokumentiert Steinschlamm, Steine, Strikturen des Gallengangs und Tumoren. Außerdem vermittelt sie wichtige Informationen über intraluminale Füllungsdefekte, pathologische Veränderungen der Gallenblasenwand und der Gallengänge und erlaubt die Untersuchung auf andere Weise nichterreichbarer Areale des Gallengangsystems.

Ultraschalluntersuchung des Pankreaskopfes

Nach der obenbeschriebenen Mobilisierung des Pankreaskopfes bietet sich eine ausgezeichnete Möglichkeit, das Pankreas per Ultraschall zu untersuchen, indem die Linear-array-Sonde von Aloka mit dem Transducer nach vorne hinter dem Pankreaskopf angelegt wird. Dadurch ist es möglich, das Pankreasparenchym, den im Pankreas liegenden Abschnitt des Gallengangs, den „common channel" und die Ampullaregion sowie die Läsion und eine mögliche Ausdehnung auf den Ductus pancreaticus und die V.portae eingehend zu untersuchen.

Kontaktultraschalluntersuchung des Pankreaskörpers und des Pankreasschwanzes über den infragastrischen Zugang

Dieses Verfahren ist die beste Technik zur genauen Darstellung der anatomischen Verhältnisse des Pankreas, und es wurde bereits erfolgreich zur Lokalisierung okkulter Inselzelladenome eingesetzt [31]. Dazu wurde das System von Aloka verwendet. Da gegenwärtig nur gerade Sonden verfügbar sind, werden 2 Zugänge gebraucht: einer rechts, subkostal, zur Untersuchung der distalen Pankreashälfte und ein zweiter, ipsilateral, zur Untersuchung des Halses und des proximalen Teils des Pankreaskörpers (Abb. 13.25). Während des Scanvorgangs liegt die Sonde in der Längsachse des Organs, begonnen wird am oberen Rand, und die Sonde wird auf der Vorderfläche bis zum unteren Rand des Pankreas geführt (Abb. 13.26). In der linken Pankreashälfte ist dabei der Pankreasgang knapp oberhalb der Milzvene zu erkennen, dazwischen liegt die zentrale Arterie des Pankreas (Abb. 13.27). Auf der rechten Seite sind die V. portae und ihr Übergang in die Milzvene, der proximale Pankreasgang und die zentrale Arterie des Pankreas deutlich zu erkennen (Abb. 13.28). Nach Abschluß der Vorderfläche wird die Sonde mit nach oben gerichtetem Transducer an der Unterseite angelegt, um das Pankreas und einen möglicherweise vorhandenen Tumor anzuheben (s. Abb. 13.25). Dieses Vorgehen ermöglicht eine sehr gute Darstellung des tiefer gelegenen Anteils des Pankreas und der Knoten an der Hinterseite des Pankreas.

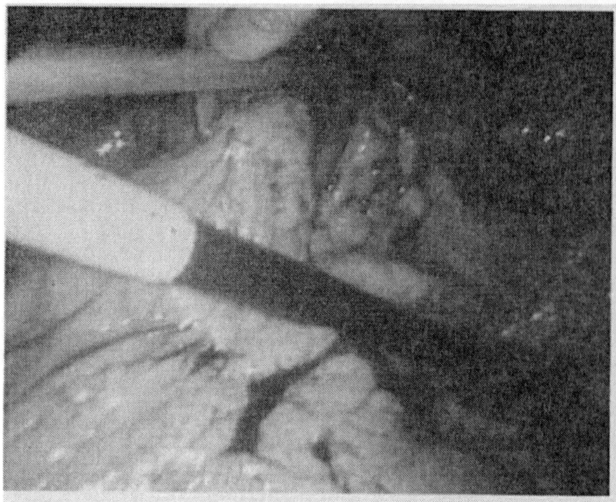

Abb. 13.25. Untersuchung der distalen Pankreashälfte mit der Sonde

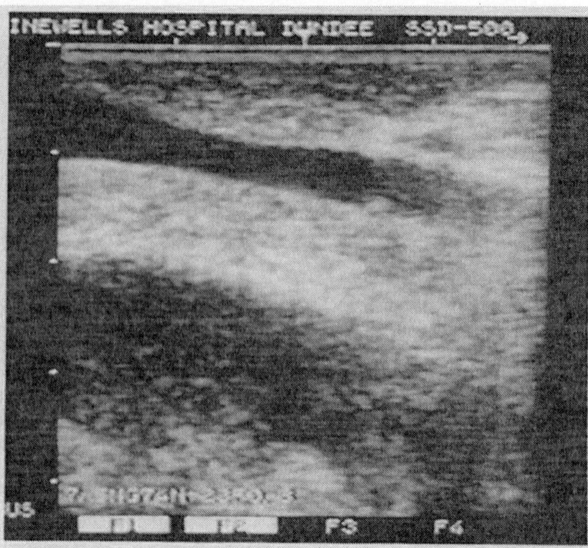

Abb. 13.27. Der Pankreasgang in der distalen Pankreashälfte oberhalb der V. linealis, dazwischen die zentrale Arterie des Pankreas

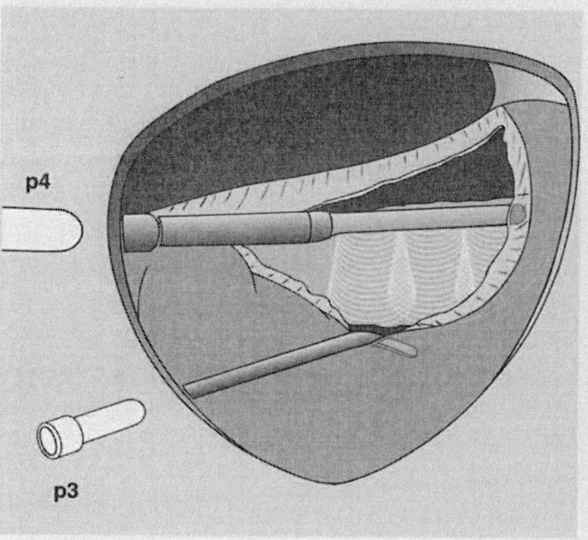

Abb. 13.26. Beim Scannen der beiden Pankreashälften wird die Sonde in der Längsachse des Organs angelegt, der Vorgang wird am oberen Rand begonnen, und die Sonde wird dann auf der Vorderfläche bis zum unteren Rand des Pankreas geführt

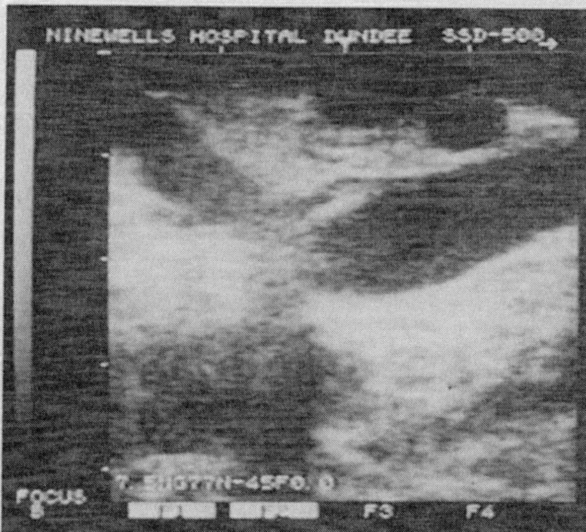

Abb. 13.28. Die V. portae am Übergang in die V. linealis, proximaler Pankreasgang und zentrale Arterie des Pankreas in der proximalen Pankreashälfte

Literatur

1. Lightdale CJ (1982) Clinical application of laparoscopy in patients with malignant neoplasms. Gastrointest Endosc 28:99–102
2. Shandall A, Johnson C (1985) Laparoscopy or scanning in oesophageal and gastric carcinoma? Br J Surg 22:449–451
3. Possik RA, Franco EL, Pires DR et al (1986) Sensitivity, specificity and predictive value of laparoscopy for the staging of gastric cancer and for the detection of liver metastases. Cancer 58:1–6
4. Cuschieri A, Hall AW, Clark J (1978) Value of laparoscopy in the diagnosis and management of pancreatic cancer. Gut 19:672–677
5. Warshaw AL, Tepper JE, Shipley WU (1986) Laparoscopy in the staging and planning of therapy for pancreatic cancer. Am J Surg 158:76–80
6. Cuschieri A (1988) Laparoscopy for pancreatic cancer: does it benefit the patient? Eur J Surg Oncol 14:41–44
7. Ishida H, Furukawa Y, Kuroda H et al (1981) Laparoscopic observation and biopsy of the pancreas. Endoscopy 13:68–73
8. Ishida H (1983) Peritoneoscopy and pancreas biopsy in the diagnosis of pancreatic disease. Gastrointest Endosc 29:211–218
9. Berci G, Cuschieri A (1984) Practical laparoscopy. Baillière Tindall, London
10. Henning H, Look K (1985) Laparoskopie. Thieme, Stuttgart
11. Fornari F, Rapaccini L, Cavanna L et al (1988) Diagnosis of hepatic lesions: ultrasonically guided fine needle biopsy or laparoscopy? Gastrointest Endosc 34: 231–234
12. Jensen DM, Berci G (1981) Laparoscopy: advances in biopsy and recording techniques. Gastrointest Endosc 27:150–153
13. Beck K (1984) Colour atlas of laparoscopy. Saunders, Philadelphia
14. Berci G, Morgenstern L, Shore JM, Shapiro S (1973) A direct approach to the differential diagnosis of jaundice. Laparoscopy with transhepatic cholecystocholangiography. Am J Surg 126:372–378
15. Cuschieri A (1975) Value of laparoscopy in hepatobiliary disease. Ann Coll Surg Engl 57:33–38
16. Irving AD, Cuschieri A (1978) Laparoscopic assessment of the jaundiced patient. Br J Surg 65:678–680
17. Shimi S, Banting S, Cuschieri A (1991) Laparoscopy in the management of pancreatic cancer: endoscopic cholecystojejunostomy for advanced disease. Br J Surg 79:317–319
18. Meyer-Burg J, Ziegler U, Palma C (1969) Zur supragastralen pankeaskopie. Ergebnisse aus 125 laparoskopien. Dtsch Med Wochenschr 97:1969–1971
19. Strauch M, Lux G, Ottenjann R (1973) Infragastric pancreascopy. Endoscopy 5:30–32
20. Wells PN (1988) Ultrasound imaging. J Biomed Eng 10:548–554
21. Bismuth H, Castaing D, Garden OJ (1987) The use of operative ULTRASOUND in the surgery of primary liver cancer. World J Surg 11:610–614
22. Parker GA, Lawrence W Jr, Horsley JS et al (1989) Intraoperative ultrasound of the liver affects operative decision making. Ann Surg 209:569–576
23. Clarke MP, Kane RA, Steele G Jr et al (1989) Prospective comparison of preoperative imaging and intraoperative ultrasonography in the detection of liver tumours. Surgery 106:849–855
24. Brower ST, Dumitrescu O, Rubinoff S et al (1989) Operative ultrasound establishes resectability of metastases by major hepatic resection. World J Surg 13:649–657
25. Russo A, La Rosa C, Cajozzo M et al (1989) Screening for liver metastases of colorectal carcinoma by the routine use of intraoperative echography. Minerva Chir 44:1893–1900
26. Galiber AK, Reading CC, Charboneau JW (1988) Localization of pancreatic insulinoma: comparison of pre- and intraoperative US and CT and angiography. Radiology 166:504–508
27. Mosnier H, Audy JC, Boche O, Guivarc'h M (1992) Intraoperative sonography during cholecystectomy for gallstones. Surg Gynec Obstet 174:469–473
28. Rothlin M, Schlumpf R, Largiader F (1991) The technique of intraoperative ultrasonography in laparoscopic cholecystectomy. Chirurg 62:899–901
29. Fornari F, Civardi G, Cavanna L et al (1989) Laparoscopic ultrasonography in the study of liver disease. Preliminary results. Surg Endsc 3:33–37
30. Miles WFA, Paterson-Brown, Garden OJ (1992) Laparoscopic contact hepatic ultrasonography. Br J Surg 79:419–420
31. Pietrabissa A, Shimi S, Cuschieri A Detection of occult insulinoma by laparoscopic infragastric pancreatic contact ultrasound scanning
32. Tanaka S, Kitamura T, Imaoka S et al (1983) Hepatocellular carcinoma: sonographic and histological correlation. Am J Roentgenol 140:701–707
33. van Sonnenberg E, D'Agostino HB, Sanchez RL et al (1992) Percutaneous intraluminal US in the gallbladder and bile ducts. Radiology 182:693–696

Sachverzeichnis

A

Abszesse in der Leber 181
Adenokarzinome der Bauchspeichel-
drüse 183
Aorta descendens 113, 116, 127
Äthylenoxid (Ethylene oxide, EO)
6
Adhäsionen, dichte 113
Alkalische Phosphatase 205
Anästhesie
Allgemeinnarkose 100, 133, 144,
226, 239
balancierte Narkose 100
Einlungen- 100, 133, 154
Inhalationsnarkose 100
Komplikationen 107
Peridural- 100
periumbilikale Infiltrationsnarkose
100
Regional- 100
Spinal- 100
Anästhesiologische Nachsorge 105
Anästhetika 100, 101
Analgetika 101, 106
Anastomose
Handnaht 190
Insuffizienz 131
Klammernaht 196
Undichtigkeiten 129
Antibiotika 114, 154, 183, 207, 226
Antikoagulanzien 154
Antiphlogistika, nichtsteroidale 106
Antrektomie 245
Argongaskoagulation 28
Arhythmie 109
Azidose 100
kardiale 100, 113, 127
Arterien
A. gastrica dextra 129, 248
A. gastrica sinistra 129, 248
Anomalie der A. hepatica 248
Arteriographie, interventionelle 225
Aszites 262
Atelektase 109, 129, 144
Atropin 107
Aufzeichnungssysteme, digitale 82
Augenschutz 103
Augenverletzungen 103
Autoklaven 6

Autohistofunktion 11
AESOP (Automated endoscopic
system for optimal positioning) 3
Azidose 100

B

Ballonextraktionskatheter 208
Beatmung, Kontrolle 100 ff.
Behelfsthorakotomie 150, 154, 156,
160, 162
Beleuchtung, intraluminale 17
Benigne Tumoren 143
Ösophagustumoren 144
Bergebeutel 156, 236
„Bergetrokar" 73
Betacam 82
Betacam SP 82
Bildgebende Verfahren 10
Bifunktionale Schneide- und Koagu-
lationsinstrumente 30
Bildstörungen
Cross-colour 79
Cross-luminance 79
Biliodigestive Anastomose 183
Bioabsorbierbare Kunststoffe 10
Bioaktive Materialien 9
Bioinerte Materialien 9
Biokompatibilität 9, 10
Biopsie und Zytologieentnahme
Mediastinum 148
Primärtumor 264
transduodenale 264
Biotolerante Materialien 9
Blasenkatheter 106, 114, 184, 207
Blockade, komplette arteriovenöse
138
Blutdruckmessung 102
CPAP (Continuous positive airway
pressure) 109
PEEP (Positive endexpiratory
pressure) 109
Blutgaswerte 102, 114, 133
Blutungen 114
massive Aorta- 131
Milz- 225
Bradykardie 107, 137
fortdauernde und symptomatische
138
Breischluck 144

Bronchiektase 153, 171
Bronchitis, chronische 154
Bronchopneumonie, postoperative
171
Bronchoskopie 154
Bronchus 164
Bulbärparalyse 239

C

C-Bogen-Gerät 10
Bildspeicherung 10
digitale Bildverarbeitung 10
Echtzeitsubtraktion 10
„Road mapping" 11
CCD- (Charge-coupled device)
Kameras 84
Chiptechnologie 13, 84
CCIR-Standard (Comité Consultatif
International des Radiocommuni-
cations) 77
Cholangiographie
abschließende 220
intraoperative 10, 101, 205
perkutane transhepatische 202
postoperative 220
präoperative, mit intravenöser
Infusion 205
Cholangiokarzinom 242
Choledochoduodenostomie 206
Choledochojejunostomie 186, 197
Choledocholithotomie 206
Choledochoskop, flexibles 208
Choledochotomie 220
Cholezystektomie, laparoskopische
205
Cholezystocholangiographie 179,
187, 188, 266
Cholezystojejunostomie 186, 187
Chondrom 153
Chrominanzbandbreite 81
Chronische
Bronchitis 154
Erkrankungen der Leber 241
Colour-under-Technologie 80
Compliance, schlechte intrakranielle
104,
Compositesignal (FBAS) 78
Computertomographie (CT) 8, 10,
40, 68, 144, 154

CO_2
Embolie 17, 100, 107, 108
Emphysem 17
endexspiratorische CO_2-Messung
102
Insufflation 20 ff., 99 ff., 130
Insufflation mit niedriger Flowrate
120
CPAP-PEEP-Protokoll nach
Benumof 109

D
Darstellung des Operationsfeldes
17
Dehnung, hydraulische 20
Denaturierung des Lipoprotein-
komplexes 176
Design
ergonomischer Handgriff 46
Polaris-Handgriff 46
Desinfektion 5, 7
Devaskularisierung des unteren Pols
der Milz 230
Diagnostische Beurteilung von
Raumforderungen im Mediastinum
143, 144
Digitale Subtraktionsangiographie
(DSA) 10
Digitale Aufnahme- und -wieder-
gabesysteme 14
Dilatation
des D. choledochus 214
passive 37
Dissektion
D. choledochus 216
Hydro- 174
Lymphknoten 131
Ösophagus 114, 124
mittleres Ösophagusdrittel 127
unterer Ösophagus 127
unterer zervikaler Ösophagus
126
simultan, zervikal 129
Ultraschall- 33
V. azygos 121
Wasserstrahl- 174
Distension, mechanische 17
Diuretika 184
Divertikel der Speiseröhre 144
Doppellumentubus 100
Dopplersonographie 12, 106
Dormia-Körbchen 34, 245
Drainage
Thorax- 109
mit Wasserschloß 128
Dreidimensionale Sicht (3D) 1
Droperidol 106
Ductus cysticus
Ballondilatation 212
Steinextraktion 216 ff.
Teratome 150
Durchtrennung

des Milzansatzes 230
V. azygos 123
Dyspnoe 105

E
Echtzeitbildgebung 11
Echtzeitsubtraktion 10
Einlungenanästhesie 100, 129
Eiskristalle 175
Elektrokardiogramm (EKG) 102
Emphysem, subkutanes 99, 105
EndoGIA 69, 123, 185
Endo-Overholt 64
Endo-Retraktor 185, 208
„Endoshears" 58
Endo-Skinadeln 185
Endoskope
einmalverwendbare 13
flexible 14, 114, 120, 124
semiflexible 14, 16
Stablinsensysteme 13, 15
starre Chip- 14
endoskopische
Eingriffe im Mediastinum 143
Kameras 13, 85 ff.
Klammernahtgeräte 69, 156, 165
Klippapplikatoren 66, 156
Lungenresektionen 153
Ösophagektomie 129
retrograde cholangiopankreatiko-
graphische Studie (ERCP) 205
Sphinkterotomie 206
endoskopisches Stenting 183
Endoskopwärmer 24
End-zu-End-Anastomose Billroth I
249, 251
End-zu-Seit-Anastomose, gastroduo-
denale, Billroth I 231
Energetische Systeme 26
Entdachung einfacher Leberzysten
177
Enterostomie 245
Epikardschrittmacher 133 ff., 138
Erbrechen 100, 106
ERCP 205
$ETCO_2$-Wert 108
Extrakorporale Schiebeknoten 1
Extraktionshilfen 72

F
Faßzangen 49 ff.
Feinnadelaspirationszytologie 265
Feinnadelelektroden 26
Fenestration eines Perikardialergus-
ses 133
Fernsehnormen 77
Fibrome 143
„First Assistant" 35
Formaldehyd 6
Freipräparieren
Bronchien 164, 168
Fissur 164

Hiatus und trunkuläre Vagogomie
247
Mediastinum 120, 124
Milz 230
Pankreas 237
Speiseröhre 124
V. azygos 121

G
Gallenblase, Eröffnung 180
Gallengang (Ductus choledochus)
Drainage 218
Steinextraktion mit Ballonkatheter
218
T-Drain 208, 219
Gallengangrevision, laparoskopische
215
Gallengangsteinentfernung 205 ff,
über den D. cysticus 208
Laser 214
Gallenstein(e)
Cholesterin 205
Extraktion 189, 193
große okklusive 208
Gallenstein-Lithotripsie 34
Gas
Drucksteuerung 20
Embolie 99, 106
Fluß 22
Insufflation 20
Reservoir 23
Temperatur 23
Gaslose Laparoskopie 17
Gastroduodenale End-zu-Seit-
Anastomose Billroth I 249
Gastroduodenostomie 232
Gastroenterostomie 190, 239, 233
Gastroepiploische Arkade 247
Gastrografin 151
Gastrojejunostomie 201
anterior (antekolisch) 253
posterior (retrogastrisch) 255
Gastroparese 256
Gastrostomie, perkutane 239
Gewebeprobe, Entnahme 261
Gewebevereinigung 58
Glutaraldehyd 6

H
H_2O_2-Niedertemperaturplasma-
sterilisation 6
Hämangiome der Leber 276
Hamartome 153
Hämatokritmessung 106
Hämatothorax 172
Handgriffe 46
koaxiale Wirkungsweise 47
transaxiale Wirkungsweise 47
Handinstrumente 46
„Harmonic scalpel" 32
Heineke-Mikulicz- Pyloroplastik
256

Hepatikojejunostomie 202
Herzgeräusche 107
High definition television (HDTV) 13, 82, 83
Hilfsgeräte
HF-Generator, mikroprozessorgesteuert 229
HF-Geräte 26, 116
Insufflationsgerät 20
Lichtquelle 17
Nahtgeräte 62
Saug-/Spül-Vorrichting 62
Videoausrüstung 13, 79, 84
Hilfstechnologien 173
Hochfrequenzchirurgie (HF-) 26, 32
Hyatiden 173
Hydraulische Dehnung 20
Hydrodissektion 174
Hydrolaparoskop 24
Hygiene 6, 7
Hyperkapnie 100, 108
Hypertension 108
Hypotension 107
Hypoxämie 109

I
Idiopathische thrombozytopenische Purpura (ITP, Morbus Werlhof) 207
Ikterus 177, 202, 205
Inertgaskoagulation 28
Inoperabilität 114, 128, 131, 187, 263
Inselzelladenome 277
Instrumente
aktiv bewegliche 57
bajonettförmig gebogene 53, 116
bifunktionale zum Schneiden und Koagulieren 30, 31
Cook-Nadelhalter 61
Dissektionsspatel mit variabler Krümmung 125
„Endoshears" 57
„Endostich" 63
Faßzangen 49
Faden- und Schlingenführer mit variabler Krümmung 116, 119, 121
flexibles Choledochoskop 208
zur Gewebevereinigung 58
Hand- 46 ff.
für die HF-Chirurgie 30
HF-Haken 116
Koagulations- 31
Knotenschieber 64
koaxial gebogene 116, 117
für die laparoskopische Cholangiographie 45
Ligatur- 63
für die mechanische Präparation 57
monofunktionale 27
multifunktionale 2, 31, 71

Nadelhalter 61, 186
Nahtgeräte 62
Operationsmediastinoskop 113
Perikardhaken 133
perkutan anwendbare 44
Retraktoren 48
Roticulator, 4.5 TA 166
Schiffchen-Nadel 62
spreizbarer Retraktor, thorakoskopischer 148
mit variabler Krümmung 56
für den Zugang 36
Zerlegbarkeit 8
Instrumentenhalter 35
Insufflation 20
Intraabdomineller Druck 20, 106
Intraluminale Beleuchtung 17
Intraoperative Cholangiographie (IOC) 10, 101, 189
Intraoperative Kontaktultrasonographie (IOCUS) 274
Intrapleuraler Katheter 128
Ionenplasmakoagulation 173

J
„Jitter" 78
Joule-Thomson-Effekt 23
„Joystick"-Steuerung 15

K
Kameras
CCD- 13, 84
Ein-Chip- 86, 95
AVT Horn MC 1009/F 88
Circon Micro Digital-1 89
Lemke MC 404 Digital 2 90
MP Video Medicam 900 89
Storz Endocam PAL 87
Stryker 594 Medical Video 87
Wolf CCD Endocam 5501 86
3-Chip- 92, 96
Sony DXC 750 P 93
Storz Tricam 9070 BP 92
Stryker 784 Medical Video 92
Kamerahalter
Martin-Arm 134
Robotrac 35, 134
Kapnographie 108
Kapnometrie 108
Kardiovaskulärer Kollaps 99
Karzinoide 153
Karzinome
Adenokarzinome der Bauchspeicheldrüse 183
Bronchial- 143
des Gallengangs 207
inoperable 253
des Antrums 253
des Duodenums 253
des Magens 239
des Pankreas 253
Leber 261

Magen- 239, 261
Ösophagus- 131, 261
Pankreas- 137
Pankreaskopf- 263
Staging 131, 150, 187
Katheter
Ballon- (Galle) 199
intrapleuraler 128
Jejunostomie 239, 243
peritoneovenöser 100
zentraler Venen- 107
Kavitationseffekt 173
Klammernaht
kurze Magengefäße 232
V. azygos 112
Klemmen, endoskopische Babcock- 199
Klipp(s) 66
Applikatoren 66, 156
zur Gewebeapproximierung 68
„Hem-lock" 68
„Laparo-Clip" 68
„Lapraty"-Knotenklipp 66
Ligatur- 66
Knoten 1, 66
Aberdeen- 191
chirurgischer Anfangsknoten 179
extrakorporaler Jamming-slip-loop- (Dundee) 190
extrakorporaler Schiebeknoten nach Tayside- 66, 232
intrakorporaler chirurgischer Standardknoten 190
Melzer- 66, 232
mikrochirurgischer Standardknoten 190
Roeder- 247
Knotenersatz 64
Knotenschieber 64
Koagulation, 26
Argon- oder Heliumplasma- 173
bipolare 28
Forced 28, 31
Ionenplasma- 173
Inertgas- 28
monopolare 28
Photo- 173
reproduzierbare 26
Soft- 27, 31
Spray- 28, 173
Kombination Insufflation, Spülung, Aspiration 24
Kompartmentsyndrom 103, 105
Komplikationen 105, 171
Komponentenaufzeichnungssysteme 82
Komponentensignal 79
Kontaktultrasonographie 173, 205, 261, 274
Kryotherapie 175
Nebenwirkungen 176

L

Lachgas 101, 108
Lagerung des Patienten 102
  anterolaterale Position 154
  Anti-Trendelenburg-Position 102, 243
  Bauchlage 102, 130
  Durant-Position 107
  linke posterolaterale Position 121, 134
  Lithotomieposition 103, 104
  posterolaterale Bauchlage 114
  Rückenlage 102
  Seitenlage 102
  Trendelenburg-Position 102
„LaparoLift" 19
Laparoskopie, diagnostische 100, 113, 261
Laparoskopische(s)
  Behandlung von Gallengang-steinen 205
  biliodigestive Anastomose 183 ff.
  Eingriffe am Magen 239
  Exploration des D. choledochus 215
  Gallengangrevision 215
  Gastrostomie nach Witzel 240
  Jejunostomie nach Witzel 245
  Kontaktultrasonographie bei Erkrankungen der Leber, des Gallengangsystems und der Bauchspeicheldrüse 173, 261
  Kryotherapie 175
  Leberchirurgie 173
  Splenektomie 225
  Staging 143, 264
  Steinextraktion 216
  Ultraschallsonden 12
  Ultraschalluntersuchung 9
Laserdissektion 34, 121, 175
Leber
  Erkrankungen, chronische 261
  Lappen (s. Lobektomie, Segmentektomien) 153
  Metastasen 131, 262
  Resektionen, laparoskopische 174, 181
  Zysten, einfache 177
Leiomyome 143, 151
Lichtquellen 17
Ligatur
  Instrumente 63
  der Milzgefäße 235
  der V. azygos 123
Linear arrays 11, 12
  Diodenlaser 173
  Sonden 173, 175, 177, 275
Lipome 143
Lithotomie 104
Lithotripsie
  elektrohydraulische 34, 214
  Gallenstein- 34

Laser- 35
  Ultraschall- 34
Lobektomien 153 ff.
  thorakoskopisch-assistierte 162
Luminanzbandbreite 81
Lungen
  Biopsie 153
  Karzinome, kleine Primär- 153
  Metastasen 153
  Neoplasmen, benigne 153
  Ödeme 98
Lungenresektionen
  anatomische (Lobektomie, Segmentektomie, Pneumonektomie) 158, 166
  nichtanatomische (Wedge-) 159
  rechtsseitige Oberlappenresektion 166
  Resektion des mittleren Lungenlappens 168
  Resektion des rechten bzw. linken unteren Lungenlappens 168
Lymphadenektomie 113, 153
Lymphknoten
  Dissektion 143, 148, 154
  peribronchiale 165
  Staging 131
Lymphome 143

M

M II 82
Magenresektion, selektiv-proximal 239
Magnetbandaufzeichnungssysteme 79
  S-VHS 80
  U-matic 79
  U-matic-Hiband Superior performance (SP) 80
  U-matic-High-band 79
  U-matic-Low-band 80
  VHS 79
  Video 8 80
  Video Hi 8 80
Magnetresonanztomographie (MRT) 10
Mediastinalverschiebung 109
Mediastinitis 144
Mediastinoskop, Operations- 113
Mediastinum 143
  diagnostische Beurteilung von Raumforderungen 143
  Lymphadenektomie 113, 153
Meralgia paraesthetica 103
Metastasen 120, 125, 131
Mikrozirkulation, Veränderungen der 176
Milz 225 ff.
  Ausbluten 235
  Nebenmilzen 236
  vergrößerte 237
Mobile Röntgengeräte 10

Mobilisierung
  des Antrums 247
  des Magens 129
  des Pankreaskopfes und des duodenalen C 268
Mobilität des Tumors 120, 128
Monitoring 101, 102
  arterielle Kanüle 102
  endexspiratorische CO_2-Messung 102
  Pulmonalarterienkatheter 102
  Pulsoxymetrie 102
  zentraler Venenkatheter 102
Morbus Hodgkin 225
Morbus Werlhof 225
Morcellatoren 72
Mukolytika 145, 154
Multifunktionale Instrumente für die HF-Chirurgie 31
Muskelrelaxation 100
Myokardinfarkt 138
Myokardischämie 102

N

Nadel(n)
  Elektroden, monopolar und quasibipolar 27
  Endo-Ski- 185
  HF-Nadeln 30
  Schiffchen-Nadel 62
Nadelhalter
  Cook- 61
  MBG 62
Naht
  biliodigestive Anastomose 190
    Haltenaht 196
    Handnaht 190
    Klammernaht 196
  Reduzierhülse 41, 185
  Verschluß des D. choledochus 220
  Verschluß des Gallenganges 220
Nahtgeräte 62, 63
Nahtsysteme, komplexere 62
Neoplasmen, nichtinvasive, der Thymusdrüse 143
Nervenverletzungen, persistierende
  Meralgia paraesthetica 103
  Peronäuslähmung 103
Netzhautblutungen 99
Neurinome 149
Neuropathien
  N. buccalis 104
  N. lingualis 104
  der unteren Gliedmaßen 103
Niedertemperaturplasmasterilisation 6
NMR 68
NTSC-Standard (National Television System Committee) 71

O

Operabilität des Tumors 110

Opiate 101, 106
Optikspülung 24
Optische Systeme 13
„Optisches Skalpell" 36
Organextraktion 72
    onkologische Anforderungen 72
    pathologisch-anatomische Anfor-
        derungen 72
Ösophagus
    benigne Tumoren 144, 148
    Divertikel 144, 148
    Karzinome 144
    Stenose 151
    stumpfe transhiatale Dissektion
        113
Ösophagektomie, subtotale thorako-
    skopische rechts, mit Lymphade-
    nektomie 113 ff.
Ösophagoskopie 144
Oxygenation 101, 109

P
PAL-System 77, 78
Palliativtherapie bei Karzinomen des
    Antrums, des Duodenums oder
    Pankreas 253
Pankreas
    Adenokarzinom 169
    inoperables Karzinom 183
    laparaskopische Untersuchung
        263
parenterale Ernährung 129
passive Dilatation 37
PEEP (positive endexpiratory pres-
    sure) 109
Peressigsäure 6
Peribronchiale Lymphknoten 165
Pericarditis constrictiva 136
Perikardektomie 133 ff.
Perikardialerguß 133
    Fenestration 133
    Inspektion des Perikardialsackes
        136
    Probeexzision zur Artdiagnose
        136
    Tamponade 136
Peritonealhöhle, Inspektion 264
Peritonealkarzinose 261
Perizystektomie 173
Perkutan anwendbare Instrumente
    44
Perkutane endoskopische Gastrosto-
    mie (PEG) 239
Photokoagulation 173
Physiotherapie 144
Piezoelektrischer
    Hochleistungstransducer aus Kera-
        mikmaterial 173
    Transducer 9
Pneumomediastinum 102
Pneumonektomie 139, 153
    linksseitige 169

thorakoskopisch-assistierte 165
Pneumothorax 102, 105, 107
Polya-Rekonstruktion, antekolisch
    249
Portale Hypertension 197, 261
Primäre Gallengangsteine 205
Primärtumoren der Leber 276
Probeentnahme für die Zytologie und
    zur Anlage einer Kultur 136
Probedissektion von Tumoren 128
Professionelle Komponentenauf-
    zeichnungssysteme 82
Puls
    Generator 128
    Oxymetrie 102, 104, 108
    paradoxer 136
    Plethysmographie 102
Pulsierendes Spülsystem 116
Pyloroplastik 129, 256

Q
Quadriplegie 104

R
Reduzierhülsen 41, 185, 187
Reinigung (Reinigbarkeit) 5, 7
    automatisch 6
    von Hand 7
Rekurrensparese 131
Reproduzierbares
    Koagulieren 26
    Schneiden 26
Retraktoren 48, 142
RGB-Signal 71, 78, 84
„Road-mapping"-Funktion 11
„Robotrac" 35
Rollenpumpe 21
Roticulator, 4.5 TA 166

S
Schiffchen-Nadel 62
Schmerzbekämpfung 129
Schneideelektroden
    bipolare 30
    monopolare 30
    quasi-bipolare 30
Schneideinstrumente 30, 31
Schneiden
    optisch kontrolliertes 38
    reproduzierbares 26
Schnittqualität 26
SECAM-System 77
Sekretolytika 145, 154
Sensorik, taktile 1
Seromyotomie, anteriore 239
Shunts
    peritoneovenöse 99
    ventrikuloperitoneale 99
Silberklipp 66
Silikongefäßbändchen 116
Sinusknotensyndrom 138
Skalpell, optisches 36

Splanchnikektomie, bilaterale thora-
    koskopische 202
Splenektomie, laparoskopische 225
Splenomegalie 261
Stapler
    endogastrointestinale Anastomose
        (EndoGIA) 69, 123, 185
    flexible 70
Starre Chip-Endoskope 11
Stenting, radiologisch/endoskopisch
    183
Stents, selbstexpandierende 183
Stereoskope 14
Sterilisation 5, 7
Sterrad-System 6
Subtraktionsangiographie, digitale
    (DSA) 10
S-VHS 78
Swan-Ganz-Katheter 108

T
T-Drain 208, 222
T-Halter 243
Tachyarrhythmien 138
Tachykardie 107
Taktiles Feedback 8
Tamponade
    Perikard- 136
    des rechten Atriums 136
Tandemzange zur Durchführung von
    Ligaturen (Endo-Overholt) 64
Tayside, extrakorporaler
    Schiebeknoten nach 66, 232
Technologie, CCD-Chip- 13, 84
Temperatur der Spülflüssigkeit 125,
    137
Teratome 150
Thorakoskope 16
Thorakoskopie 144, 150
Thorakoskopisch(e)
    assistierte Lobektomie und Pneu-
        monektomie 162
    Ösophagektomie rechts 113 ff.
    Perikardektomie 133 ff.
    Pneumonektomie 153
Thorakotomie, steriles Set mit
    Gefäßklemmen für die offene
    116
Thoraxdrainage 109, 128, 137, 142,
    150
Thyroidektomie 151
Titan 9
Transducer
    piezoelektrische 11
    aus piezoelektrischer Keramik
        159
Transduodenale Biopsie 244
Treitz-Band 251
Trokare und Trokarhülsen (Kanülen)
    36 ff.
    Ballons 43
    flexible Metall- 43, 116, 118, 133

mechanischer Spreizmechanismus
    43
  Reduzierhülsen   41, 187
  Schraubgewinde   43
  selbsthaltende   42
  synthetische elastische   42
  verankerbare   42
Trompetenklappenventil   33
Tubus
  Dislokation   109
  Doppellumen-   108
  Endobronchial-   105
  nicht knickender, Endotracheal-
    100, 103, 108
  Reduzierhülse   175
  rechts- oder linksseitiger Polyvinyl-
    Doppellumen-   108
  Ryle-   129
  Trilumen-   133
Tumoren
  benigne   143, 148
    im Mediastinum   149
    Ösophagus-   113, 144, 150
  Biopsie- und Zytologieentnahme
    von Primärtumoren   264
  infiltrierende, im Mediastinum
    148
  der Milz   225
  des Pankreaskopfes   253
  Staging   150
  der Thymusdrüse   149
Tunnellierungsinstrument   139

U
U-matic   78
Übelkeit   100, 106
Ulcus
  duodeni   239, 253, 256
  pepticum   239
  präpylorisches   239
Ultraschall   10, 11
  deflektierbare Ultraschallköpfe
    12

Diagnostik   106
Dissektion   33, 127, 181
Dissektor   127
Kontaktultrasonographie   173,
    261
Kontrastmittel   11
Lithotripsie   34
Schattengebung, Verstärkung   11
Schneidetechnik   34
Sektorscanner   12
Sonden   159, 181
  laparoskopische   11, 12
therapeutischer   32
Unterwasserschloß   142
Ureteroskop, Einführen   214

V
Vagotomie
  bilaterale trunkuläre   239, 256
    mit Antrektomie   245
  komplette   247
  posteriore trunkuläre   239
  selektiv-proximale (SPV)   239
Venen
  Stau   95
  Thrombose   94, 95
Ventile   40
  aktive   40
  Dichtungen mit unterschiedlichen
    Durchmessern   41
  passive   41
Videoausrüstung   13, 77 ff.
  2000   74
  Betacam   82
  hochauflösende Systeme   83
  M II   82
  Monitor   71
  professionelle S-VHS-Systeme   81
  S-VHS und Video Hi 8   81
  Standard   75
  Technologie   77 ff.
  U-matic   79
  VHS und Video 8   81

Videoendoskopische
  Lungenresektion   153
Visualisierung
  dreidimensionale (3D)   1
  zweidimensionale (2D)   1

W
Wasserstrahlpräparation   174
  Hochdruck-   160
  Wirbelbildung   175
Wedgeresektionen der Lunge   153,
    159

Z
Zangen   1
  Flamingo-, nach Szabo und Berci
    52
  Papageien-, nach Szabo und Berci
    52
Zerlegbarkeit (Instrumente)   8
Zerebrovaskuläre Insuffizienz   126
Zweidimensionales (2D)
  Operationsfeld   1
  Videobild   10
Zwischenzeilenverfahren   79
Zyanose   108
Zysten
  bronchogene   143
  enterogene   143, 150
  Leber-   177
    Aspiration und Inspektion   180
    einfache, infizierte   181
    Entdachung   173, 180
    Exzision   165
    Tochter-   180
  der Milz   207
  pleuroperikardiale   143
Zytologie
  Ausrüstung   266
  Probeentnahme
    aus einem Perikardialerguß   136
    aus einem Primärtumor   264